新版

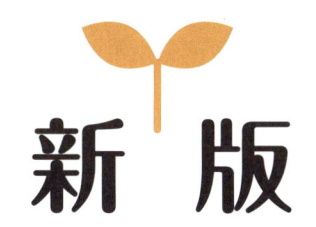

重症心身障害療育マニュアル

監修/岡田喜篤　編集/井合瑞江
石井光子
小沢　浩
小西　徹

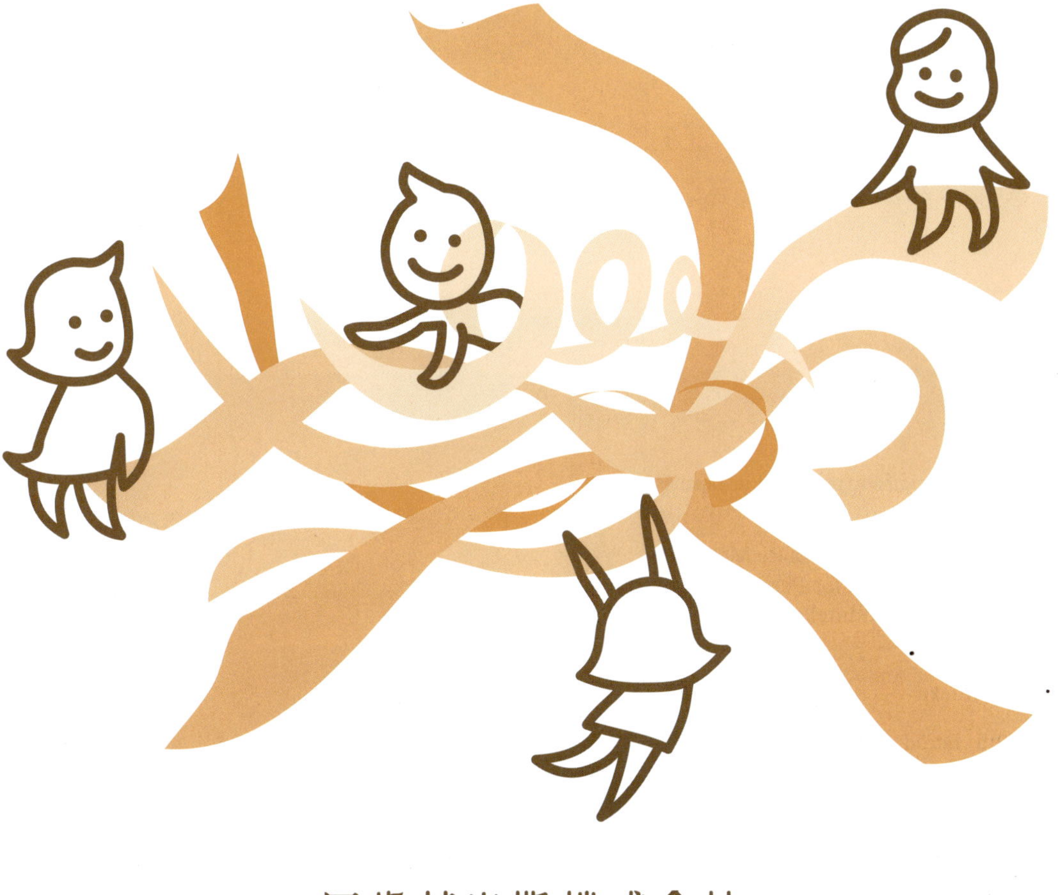

医歯薬出版株式会社

This book is originally published in Japanese under the title of :

JUUSYOUSHINSHINSYOGAI RYOUIKU MANYUARU
(Habilitation Manual for Persons with SMID
-Severe Motor and Intellectual Disabilities)

General editor :
OKADA, Kitoku

© 2015 1st ed.

ISHIYAKU PUBLISHERS, INC.
  7-10, Honkomagome 1 chome, Bunkyo-ku,
  Tokyo 113-8612, Japan

はじめに

　1958（昭和33）年6月22日の全国社会福祉大会第二部会において，「重症心身障害児」という用語が初めて採用されました．以来，56年の歳月が経過したわけですが，重症心身障害という障害概念を法律に定め，そのための福祉体系を整備している国はわが国だけです．

　重症心身障害のある人は世界中に多数いますが，わが国のように医療・教育・福祉を渾然一体として提供している国はほかにありません．1972（昭和47）年頃来日した米国の知的障害の父といわれた G. Turjan 教授（UCLA, MD）は，「滞在中に印象に残ったものは？」という質問に「何といっても重症心身障害児施設です」と答えています．1980年代半ば，スウェーデンの小児神経科医 B.Hagberg 教授は，わが国の15,000床に及ぶ重症心身障害児入所ベッド（当時）を知り，「つくづく羨ましく思う」と絶賛されたそうです．

　こうしてみますと，わが国の重症心身障害児（者）の入所施設，短期入所制度，通園制度，学校教育，その他多くの人たちが創意工夫をこらして実践している家族支援の数々など，そのすべてがわが国独自の創造的所産であり，いわばわが国の文化とさえいえる状況にあると思われます．傲慢だとお叱りを被るかも知れませんが，わが国は，重症心身障害の療育に関するかぎり，先進国であると自負しています．しかし，その成果は，必ずしも本書の執筆者によるものであるとは限りません．

　重症心身障害児（者）の親たちが1964（昭和39）年に「全国重症心身障害児（者）を守る会」を結成したとき，多くの人たちから「そんなに重い障害児を助ける価値があるのか」と言われたり，「役に立たない者に使う税金はない」と言われました．実は，そのような考えをもっていたのは「無理解な一部の人たち」だけではありませんでした．今，この文章を書いているわたし自身もそうだったのです．そのようなわたしたちが，重症心身障害児（者）の皆さんから「ものの本質」とでもいうべきことを次々と教えられてきました．そして今，わたしたちは，重症心身障害児（者）に対してさまざまな配慮を認めてくれているわが国の政治・行政・国民の理解に深い敬意と感謝を抱いています．そのような環境のなかで，わたしたちは誠意を尽くして重症心身障害児（者）にかかわることができるのです．

　重症心身障害児（者）が入所できる施設には大別して2種類あります．ひとつは，独立行政法人国立病院機構（独立行政法人国立精神・神経医療研究センター病院を含む）に属する74病院です．もうひとつは，地方公共団体立または社会福祉法人立の重症心身障害児施設127カ所です（いずれも2014年4月1日現在）．従来，後者の施設は施設設立と同時に，社団法人日本重症児福祉協会に加入して相互の連携や職員研修などを行ってきました．それとともに，重症心身障害児（者）に関する施設間格差を是正して施設機能の共通

化を図るという目的で，「重症心身障害児の療育指針」を発行（1982年）しました．

　発行から10年後には，大きく変わった重症心身障害児（者）を巡る事情に対応するために，日本重症児福祉協会は本格的な療育マニュアルの編纂に着手しました．，1998（平成10）年に刊行された「重症心身障害療育マニュアル」は，内容も大幅に充実させ，広い読者に支えられました．ところが，1997（平成9）年に始まった社会福祉基礎構造改革論議は，2000（平成12）年の社会福祉法ならびに関係法の改正をもたらし，福祉全般の変革が始まり，続いて2003（平成15）年度からは支援費制度が登場しました．それにより法律用語や福祉サービスの仕組みが大きく改定されたことから，2005（平成17）年に「重症心身障害療育マニュアル 第2版」を発行しました．

　障害者自立支援法から，法の廃止，「つなぎ法」，障害者総合支援法へという紆余曲折を経るなか，日本重症児福祉協会は，2013（平成25）年に，公益社団法人日本重症心身障害福祉協会に移行いたしました．新しい公益法人としてのさまざま事業展開のひとつに「ガイドライン委員会」が執行する事業があります．このガイドライン委員会ならびにそのなかに設置された編集委員会により，よりいっそうの公益性に向けて重症心身障害児（者）の療育に関する標準的・実務的なガイドラインとして「新版　重症心身障害療育マニュアル」が編纂，刊行されました．ここにその労苦をねぎらい，深く感謝いたします．読者の皆様には，忌憚のないご批判やご意見をお寄せくださいますようお願い申し上げます．

　終りに，「重症心身障害児の療育指針」の発行以来30余年にわたり，わたしどもの協会が発行する重症心身障害関連の書籍については，医歯薬出版株式会社に格段のご協力をいただいてきました．本書につきましても同様でした．ここに改めて謝意を表する次第です．

2015年3月

公益社団法人日本重症心身障害福祉協会　理事長
岡田喜篤

<執筆者一覧>

● 監修
岡田 喜篤	元北海道療育園	

● 編集
井合 瑞江	神奈川県立こども医療センター神経内科・重症心身障害児施設
石井 光子	千葉県千葉リハビリテーションセンター小児神経科
小沢 浩	島田療育センターはちおうじ神経小児科
小西 徹	長岡療育園

● 執筆（五十音順）

赤石 正美	千葉県千葉リハビリテーションセンターリハビリテーション治療部小児心理発達科
赤滝 久美	大阪電気通信大学医療健康科学部理学療法学科
井合 瑞江	編集に同じ
飯野 順子	秋津療育園
石井 光子	編集に同じ
位田 忍	大阪母子医療センター臨床検査科
伊藤 光子	元北海道療育園
岩城 節子	全国重症心身障害児（者）を守る会
内田 美恵子	埼玉医科大学総合医療センター総合周産期母子医療センター
大谷 聖信	島田療育センターはちおうじ通所科
岡田 喜篤	監修に同じ
小沢 浩	編集に同じ
尾本 和彦	心身障害児総合医療療育センター歯科
金子 断行	株式会社目黒総合リハビリサービス
菅野 徹夫	島田療育センターはちおうじ
岸 さおり	島田療育センターリハビリテーション部言語聴覚療法科
岸本 光夫	重症児・者福祉医療施設ソレイユ川崎
北住 映二	心身障害児総合医療療育センター小児科・むらさき愛育園
口分田 政夫	びわこ学園医療福祉センター草津
倉田 清子	東京都立東大和療育センター
児玉 和夫	堺市立重症心身障害者（児）支援センター ベルデさかい
小西 徹	編集に同じ
塩澤 悦子	島田療育センターはちおうじ
塩澤 伸一郎	元社会医学技術学院理学療法学科
末光 茂	旭川荘
鈴木 康之	東京小児療育病院・みどり愛育園
曽根 翠	東京都立東大和療育センター小児科
高見 葉津	東京都立北療育医療センター訓練科
伊達 伸也	東部島根医療福祉センター
田村 正徳	埼玉医科大学総合医療センター小児科
出店 正隆	大倉山学院
徳光 亜矢	北海道療育園
根津 敦夫	横浜医療福祉センター港南神経小児科
箱崎 一隆	島田療育センターはちおうじ相談支援室
平井 孝明	平井こどもリハビリテーションサービス
平元 東	医療福祉センター札幌あゆみの園
舟橋 満寿子	東京小児療育病院・みどり愛育園
松葉佐 正	熊本市子ども発達支援センター
松山 容子	前 島田療育センターはちおうじ
三田 勝己	星城大学, 北海道療育園
森脇 浩一	埼玉医科大学総合医療センター小児科
山田 美智子	前 神奈川県立こども医療センター神経内科・重症心身障害児施設
横地 健治	聖隷おおぞら療育センター
吉橋 恭子	神奈川県立こども医療センター看護部
渡邉 誠司	伊豆医療福祉センター小児科

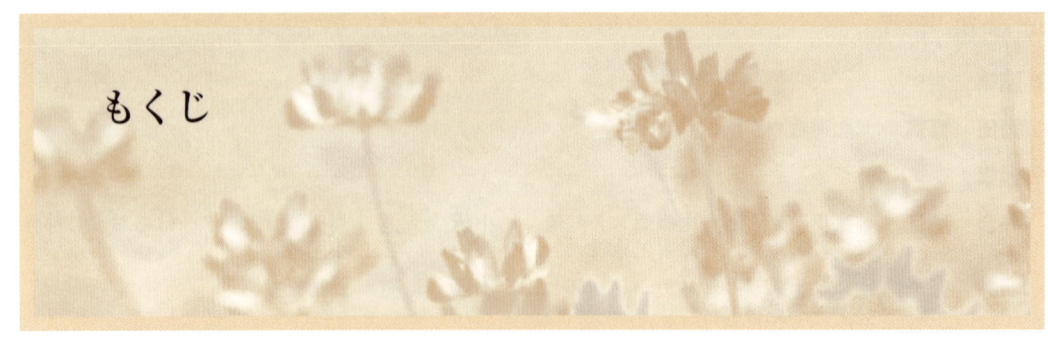

もくじ

はじめに　iii
執筆者一覧　v

第1編　基礎編―重症心身障害の基本的理解

第1章　重症心身障害児（者）の療育と理解……2
1．重症心身障害児（者）問題の変遷　2
　1）重症心身障害を取り巻く社会の変遷　（岡田喜篤・石井光子）　3
　2）重症心身障害の概念と定義の変遷　（横地健治）　10
　3）大島分類・横地分類　13
　4）超重症児（者），準超重症児（者），いわゆる動く重症心身障害児（者）
　　　（鈴木康之）　15
　5）重症心身障害医療・福祉の変遷　（末光　茂）　19
2．障害の概念と療育　24
　1）わが国の障害者基本法にみる障害の概念　（岡田喜篤・三田勝己）　24
　2）WHOによる障害の理解の仕方　24
　3）重症心身障害の障害とは　27
　4）療育について　28
　5）人権への理解と配慮（自己点検・倫理）　（岡田喜篤・平元　東）　30

第2章　重症心身障害児（者）の実態……34
1．重症心身障害児（者）の状態像の診断と評価　（平元　東）　34
　1）脳損傷の原因診断　34
　2）原因診断の留意点　35
　3）合併症の診断　36
　4）主な医療処置（在宅では医療的ケア）状況の把握と評価　37
　5）障害程度の把握と評価　39
2．重症心身障害の発生頻度と発生原因　（松葉佐　正）　41
　1）発生頻度　41
　2）発生原因　42

3．重症心身障害児（者）の予後とライフサイクル　　（鈴木康之・舟橋満寿子）　46
　　1）重症心身障害児（者）の予後　46
　　2）ライフサイクルとその課題　49
4．重症心身障害児施設入所者の実態の変遷　　（三田勝己）　55
　　1）個人チェックリストによる実態調査　55
　　2）大島分類からみた入所者の構成　57
　　3）男女の割合　59
　　4）年齢　59
　　5）病因別発生原因　61
　　6）死亡　63
　　7）個人チェックリストの項目と国際生活機能分類（ICF）との対応　65

第2編　実践編—重症心身障害児(者)にみられる障害と療育の実際

第1章　総論 ……………………………………………………………… 70
1．健康管理の基本的な考え方　　（石井光子・平元　東）　70
　　1）重症心身障害児（者）の健康管理の目指すもの　70
　　2）療育のなかにある健康管理の指標　71
　　3）ライフサイクルからみた健康管理　71
　　4）合併症の相互関係　72
　　5）日常的な健康管理としての医療的ケア　73
　　6）日常の健康状態・体調とその把握の留意点　74
　　7）主な健康チェック項目　74
2．療育としてのリハビリテーション　76
　　1）基本的な考え方　　（児玉和夫）　76
　　2）理学療法　　（平井孝明）　80
　　3）作業療法　　（岸本光夫）　84
　　4）言語聴覚療法　　（岸　さおり）　89
3．重症心身障害児の教育　　（飯野順子）　93
　　1）求められているのは，授業改善と専門性の向上　93
　　2）学校の生命線（ライフライン）は，授業である　94
　　3）授業はコミュニケーションの場，子どもがわかるためのプレゼンテーションを　96
　　4）生涯学習も視野に入れたキャリア発達を促す教育を　97
　　5）授業を，子どものキャリアをつくる「時」として　97
4．重症心身障害児の発達支援　　（赤石正美）　98
　　1）発達支援のポイント　98

2）発達の基盤となる環境の調整　99
　　　3）年齢に応じた環境の調整　100
　　　4）コミュニケーション不全を見直す　100
　　　5）「発達支援」について考える　102
　5．専門性とチームアプローチの考え方　（岡田喜篤）103
　　　1）専門性とは　103
　　　2）重症心身障害児施設や重症心身障害児（者）支援における専門性の意味　103
　　　3）重症心身障害児（者）にかかわる専門性の特徴　104
　　　4）ソーシャルワークの重要性　104
　　　5）チームアプローチについて　105
　6．支える医療としての緩和ケア　（山田美智子）106
　　　1）重症心身障害児（者）のライフサイクル　106
　　　2）「緩和ケア」の概念　107
　　　3）支える医療としての緩和ケア　107
　　　4）「最善の利益」とは何か　108
　　　5）医療内容の選択　108

第2章　各論　112

　1．運動・姿勢維持の障害　112
　　　1）脳性麻痺の概念　（児玉和夫）112
　　　2）運動機能の評価　115
　　　3）筋緊張亢進のマネジメント　（根津敦夫）117
　　　4）変形・拘縮に対する整形外科的対応　（菅野徹夫）122
　2．知的障害　（横地健治）126
　　　1）知的障害の概念　126
　　　2）適応行動評価　129
　3．てんかん　（小西　徹）134
　　　1）てんかんの症状と診断　134
　　　2）てんかんの治療・管理　138
　　　3）発作時の対応，てんかん重積症の治療　141
　　　4）てんかんの経過・予後　142
　　　5）てんかんと日常生活　142
　4．呼吸の障害　143
　　　1）呼吸障害の要因と対応の基本　（北住映二）143
　　　2）気道の通過障害（狭窄，閉塞）と症状　145
　　　3）低酸素症，高炭酸ガス血症　147
　　　4）呼吸障害への対応　（北住映二・金子断行・井合瑞江）148

5．消化管の障害　（石井光子）　162
　　1）便性の異常　162
　　2）嘔吐　164
　　3）胃食道逆流症　164
　　4）腸閉塞（イレウス）　168
6．摂食嚥下の障害　170
　　1）摂食機能の評価と食物形態　（尾本和彦）　170
　　2）摂食指導　（高見葉津）　175
　　3）嚥下障害の評価と対応　（石井光子）　180
　　4）経管栄養法　182
7．栄養の障害　185
　　1）栄養状態の評価　（口分田政夫）　185
　　2）栄養所要量の算定の考え方　186
　　3）微量元素欠乏など栄養の障害　189
　　4）栄養障害への対応　（渡邉誠司）　191
8．歯・口腔の障害　（尾本和彦）　193
　　1）主な口腔病変　193
　　2）誤嚥性肺炎の予防と口腔ケア　196
9．泌尿器科的合併症　（徳光亜矢）　197
　　1）神経因性膀胱　197
　　2）尿路結石　200
　　3）尿路感染症　202
　　4）泌尿器科的疾患を考慮する症状　203
10．感覚入力とその障害　（塩澤悦子・塩澤伸一郎）　204
　　1）感覚とは　204
　　2）感覚はどのように伝わるのか　204
　　3）感覚はどのように発達に影響しているのか　205
　　4）感覚と運動経験の重要性　205
　　5）感覚障害による反応，行動とその対応　205
　　6）環境との関係性　208
　　7）感覚刺激を楽しむ活動　208
11．行動障害への配慮・対処　（出店正隆）　209
　　1）行動障害のとらえ方　209
　　2）行動障害への対応　211
12．その他の障害　214
　　1）体温調節障害　（松葉佐　正）　214
　　2）睡眠障害　（小西　徹）　216

　　　　3）骨折　（伊達伸也）219
　　　　4）褥瘡　（吉橋恭子）224
　　　　5）生活習慣病・婦人科の疾患　（曽根　翠）227
　　　　6）内分泌障害　（位田　忍）230
　　　　7）悪性腫瘍　（倉田清子）233
　　　　8）感染予防　（平元　東）236

第3章　日常生活の支援……………………………………………………240
　1．生活環境　（箱崎一隆・大谷聖信）240
　　　　1）快適な環境の提供　240
　　　　2）部屋の確保，設置　242
　　　　3）ハードを生かすソフトの大切さ　243
　　　　4）家庭での介護・支援環境　243
　2．生活援助　244
　　　　1）援助の心構え　244
　　　　2）食事　245
　　　　3）排泄　249
　　　　4）更衣　251
　　　　5）移動　252
　　　　6）入浴　256
　3．日中活動　（平元　東・伊藤光子）258
　　　　1）活動内容　258
　　　　2）かかわり方の基本的姿勢　261

第3編　社会編——生活を豊かにするために

第1章　在宅の実際……………………………………………………266
　1．NICUの長期入院児の実態　（田村正徳・森脇浩一・内田美恵子）266
　　　　1）ハイリスク新生児の増加　267
　　　　2）NICU長期入院児問題　267
　　　　3）NICU長期入院児の年次的変化　268
　　　　4）NICU長期入院児の基礎疾患　269
　　　　5）NICUから呼吸管理をしながら生後1年以内に転出する児の年次的変化と
　　　　　　基礎疾患　270
　2．在宅の実態　（小沢　浩）271
　　　　1）重症心身障害児（者）の増加　271
　　　　2）在宅の実際　272
　　　　3）調査からみえてきた課題・問題点と今後の展望　274

第 2 章　在宅支援 ……………………………………………………………………… 275
　1．在宅支援の歴史的背景　（小西　徹）　275
　2．相談支援　276
　3．短期入所　277
　4．通所支援　279
　　　　1）重症心身障害児（者）通所支援の歴史的背景　279
　　　　2）重症心身障害児（者）通所支援の実際　280
　　　　3）重症心身障害児（者）通所支援の意義・課題　282
　5．訪問系サービス　282
　6．ICT を活用した遠隔医療と地域生活支援　（三田勝己・赤滝久美）　284
　　　　1）ICT を活用した障害者支援の経緯　284
　　　　2）遠隔医療支援　284
　　　　3）地域生活支援　286
　　　　4）展望：格子型ユビキタス情報支援ネットワーク　287

第 3 章　入所支援 ……………………………………………………………（松山容子）　289
　1．重症心身障害児施設の役割としての入所支援　289
　2．入所の目的　289
　3．入所手続き　290
　4．成年後見人　292
　　　　1）成年後見制度について　292
　　　　2）手続き　292
　　　　3）成年後見登記制度　292
　　　　4）成年後見人の仕事　292

第 4 章　教育 ………………………………………………………………（飯野順子）　294
　1．社会生活を支える教育の現状　294
　　　　1）特殊教育から特別支援教育へ，そして，インクルーシブ教育へ　294
　　　　2）歴史的変遷〜特殊教育から特別支援教育へ　295
　　　　3）インクルーシブ教育システムの構築とは　296
　　　　4）障害の重度・重複化に伴う医療的ケアに関すること　297
　2．教育のさまざまな形　299
　　　　1）障害種別を併せた学校の誕生　299
　　　　2）障害のある子どもが学ぶ場　300
　　　　3）特別支援学校の教育課程　300
　　　　4）条件整備　301

第 5 章　家族への支援 ……………………………………………………（岩城節子）　303
　1．全国重症心身障害児（者）を守る会　303
　　　　1）設立の経過　303

2）「親の会守る会」の活動　303
・2．重症心身障害児（者）の親の思い　305
　　　1）障害の受容と家族の協力　305
　　　2）地域とのかかわり　306
　　　3）障害児教育について　306
　　　4）日中活動の場の確保　307
　　　5）在宅生活を支える制度の活用　307
　　　6）入所施設はもうひとつの家庭　308
・3．重症心身障害児（者）の兄弟姉妹の思い　308
　　　1）初めてのきょうだい支援　308
　　　2）きょうだいの思い　308

■索引　310

第1編 基礎編

重症心身障害の基本的理解

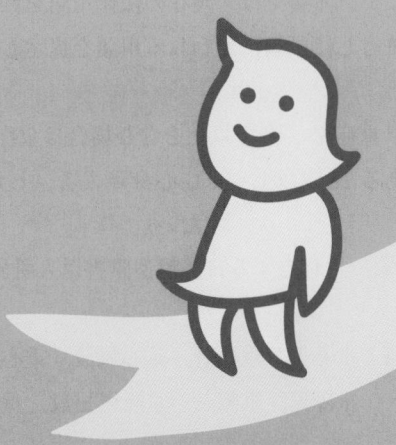

第1章 重症心身障害児（者）の療育と理解

1．重症心身障害児（者）問題の変遷

【本書をお読みくださる皆様へのお断り】

　本書の主題である「重症心身障害」とは，児童福祉法第7条第2項に規定されるように，重度知的障害と重度肢体不自由を重複している状態を意味します．

　しかし，2012（平成24）年に児童福祉法および障害者自立支援法が改正されたことにより，重症心身障害に関する用語や概念について，わかりやすく説明することはたいへん困難になりました．たとえば，「重症心身障害児」が入所する施設は「重症心身障害児施設」とは呼ばれず，「医療型障害児入所施設」が正式名称です．また，同様の障害のある18歳以上の人には特定の名称がなく，そのような18歳以上の人が一定の基準に従って入所する施設は「療養介護事業所」と呼ばれます．しかも，その18歳以上の人が入所する「療養介護事業所」は，児童福祉法にもとづく「医療型障害児入所施設」と一体的に運営されているのです．

　これらの事情を承知しながら，本書の執筆者全員が統一した用語を使用することは困難と思われます．そこで，本書では，現在の法律用語を厳格に使用することは求めず，従来の慣用的な用語を許容し，頻繁に使われる用語を提示します．

> 重症心身障害児＝重症児（18歳以上を含む場合は重症児（者））
> 重症心身障害のある18歳以上＝重症心身障害者（しかし「重症者」と呼ぶことは避けたい）
> （重症児を入所対象の主体とする）医療型障害児入所施設＝重症心身障害児施設
> 　　　　　　　　　　　　　　　　　　　　　　　　　　　　＝重症児施設
> 薦められない用語：重心児，重心者，重心施設，重心病棟，
> 　　　　　　　　　重障児，重障者，重障児施設，重障児病棟

1）重症心身障害を取り巻く社会の変遷

（1）重症心身障害児問題前史

i 古事記にみる重症心身障害児

古事記によれば「イザナギとイザナミの最初の御子には手足の骨がなく，水蛭子（ヒルコ）と名づけられ，葦の船に乗せて流された…」といわれている．「重症心身障害児（重症児）の父」と呼ばれる小林提樹氏は，随筆「私の古事記」（エコノミスト，1968年11月5日号，pp.50-51）のなかで，「水蛭子とは，現代の医学からいうと脳性小児マヒと言えよう．ヒルとは骨のない動物であり，脳性小児マヒの中には，まさに骨のないような動きをする者があるからである．現にある地方では，脳性小児マヒのことを"骨なし"と言っているところがある」と述べている．さらに，初子を思うイザナギとイザナミの心理的葛藤を推理しながら「水蛭子を水に流した時期は生後1歳半頃で，おそらく母親は二人目の子どもを身ごもっていたのだろう」と記述している．そして，古事記に「次に淡島を生んだが，これも御子の数には入らなかった」と書かれていることから，淡島は知的障害児だったとしている．

ii 律令時代から第二次世界大戦終了まで

古事記編纂は712年であり，大宝律令が制定（701年）された時期でもある．水蛭子が生まれたのは紀元前600年以前であろう．宇山勝儀氏によれば，律令時代の生活保障の法令は「戸令（こりょう）」のなかの「鰥寡条（かんかじょう）」であるという．鰥寡とは「妻を失った男と夫に別れた女」を意味する（新明解国語辞典．三省堂，1972）．鰥寡条の対象は，鰥寡，孤独，貧窮（びんぐ），老失（ろうしち）であり，障害者は老失に含まれる．ちなみに重度知的障害者は癡（おろかひと）と呼ばれ，救済の対象となっていたが，実際には無視され，もっぱら家族扶養の原則が強要された．

この方針はその後も続けられ，明治時代の「恤救規則（じゅっきゅうきそく）」や昭和時代の「救護法」もまったく同じであった．つまりわが国では，律令時代から第二次世界大戦終了まで国の制度による福祉的援助は基本的に存在せず，篤志家ないしは一部の藩や府県による非公式な救済活動があるだけだった．

（2）重症心身障害福祉の黎明期

i 慶應義塾大学小児科の障害児外来と小林提樹氏

第二次世界大戦以前から慶應義塾大学小児科学教室では，小川三郎氏が中心となって障害児の外来・相談が行われていた．1928（昭和13）年に小川氏が他病院に転出したため，障害児外来は形式上閉鎖されたが，その後も障害児の相談・受診があり，1925（昭和10）年から外来に参加していた小林提樹氏がいつとはなく障害児担当医となった．やがて小林氏の障害児への思いは深くなり，ほぼ完成していた博士論文を中断し，障害児の診療に没頭するようになった．

ii　日本赤十字社中央病院産院小児科

　軍医予備員として戦地に赴いていた小林氏は，1946（昭和21）年に帰国し，一時は故郷の長野に身を寄せていたが，障害児への強い思いは捨てきれず，日本赤十字社中央病院（日赤）に併設されていた産院の小児科部長として赴任した．戦後間もない東京では，必ずしも子どもが多いわけではなかったが，小林氏のもとにはさまざまな事情を抱えた母子が少なからず訪れた．日赤産院小児科病棟の最初の入院児は12歳の女の子で，出生時の障害による重度肢体不自由と重度知的障害を合併していた．この子は翌年，肺炎で亡くなったが，日赤産院小児科病棟には，このような障害児が次々と入院するようになった．

iii　児童福祉法の制定と乳児院の誕生

　1947（昭和22）年12月12日，児童福祉法が制定され，これにもとづいて翌年7月には日赤に乳児院が併設され，小林氏が院長を兼務することになった．乳児院は「捨て子対策」としての意味合いが強かったが，最初の入所児は重度かつ重複障害を伴う乳児であった．以後，日赤乳児院の入所児の大半は何らかの障害をもっており，医学的にも介護的にも，さらには当時の社会情勢の面からも，難しい対応を迫られるケースが少なくなかった．

（3）問題提起の時代

i　長期入院児に関する行政方針

　日赤産院小児科病棟に入院した障害児の場合，短期間のうちに治療目標を達成して退院するというケースは少なく，結果的に病棟には長期の入院を続けざるを得ないケースが徐々に増えていった．このような状況のなかで，行政当局は健康保険の適用を認めないという方針を通告してきた．1955（昭和30）年のことといわれる．治る見込みのない障害児は，一般の小児科病棟に入院することはできないという理由であった．当時，このような障害児が入院できるのは，児童精神科病院である都立梅ヶ丘病院などであり，そのほかの一般の精神科病院に入院させるのが適当であると指導された．

　この方針に憤りをあらわにした小林氏だったが，退院を進めるしかなかった．どうしても家族が引き取りできないケースは，不本意ながら隣県の精神科病院に入院させたのだったが，面会に行き，その待遇のひどさを目の当たりにした小林氏は，激しい口論の末に連れ戻し，日赤産院小児科病棟にかくまってしまった．常軌を逸したこの行動は今日であれば不可能だが，当時の日赤産院の職員は密かに黙認していたらしい．しかし，食事や衣類については日赤産院として提供できないため，小林氏と数人の看護スタッフが休日のたびにリュックを背に買い出しに出かけたのだった．

ii　乳児院の入所児に関する行政方針

　日赤乳児院の状況もほぼ同様であった．乳児院の入所対象年齢は2歳未満とされていたが，実際には3歳を過ぎても入所を続けるケースが存在していた．1956（昭和31）年，行政当局は乳児院の年齢超過児についても，健康保険による医療給付や生活保護法による医療費扶助を打ち切るという通告を行った．すべての児童を平等に守るはずの児童福祉法

が制定されたにもかかわらず，産院や乳児院にいる障害児たちは，存在を否定され，闇に葬りさられようとしている現実を前にして，小林氏は重大な決意を固めた．

iii　小林氏による問題提起

小林氏はまず，全国乳児院研究協議会の1957（昭和32）年度総会において，「重複欠陥児の処置と対策」と題する発表を行い，障害児の存在とその適切な対応の必要性を訴えた．同年秋に行われた全国社会福祉大会では，各地から参加していた福祉関係者に同様の訴えを行った．以後，小林氏は関係するあらゆる学会や福祉団体の会議などでも精力的に訴え続けた．また，マスコミへの働きかけも熱心で，特に福祉新聞は，1957年の秋以降，しばしば特集記事を掲載するようになった．

iv　重症心身障害児対策委員会の設置

東京都社会福祉協議会は，小林氏に代わって，1958（昭和33）年の全国社会福祉大会において重度ないし重複障害を伴う児童についての報告を行った．折しもこの大会では，前年の大会における小林氏の訴えに呼応するかたちで，富山，石川，滋賀，千葉の各県代表からも重い障害をもつ児童についての訴えがあった．この大会では，全国社会福祉協議会のなかに「重症心身障害児対策委員会」を設置することが決議され，全国規模で具体的な解決策が検討されることとなった．同時に，これまで問題となっていた障害児たちは，重複欠陥児，不治永患児，重複奇形児などさまざまに呼ばれていたが，統一されて「重症心身障害児」と命名された．ただしその内容や定義などは示されず，後の小林氏の説明のように「病院や福祉施設で相手にされなかった障害児たち」が重症心身障害児であった．

（4）施設実現に向けての努力

i　新たな入所施設の実現へ

全国社会福祉協議会が「重症心身障害児対策委員会」を設置し，第1回会議が開催されたのは1958（昭和33）年11月であった．そこでは「新しい概念に基づく入所施設を創設し，ここに児童福祉法の運用から漏れている児童を受け入れる」という方針が出され，これを関係方面に働きかけるということが決定された．

これと並行して，小林氏に実質的な施設運営を熱望する保護者が中心となって，後にわが国初の重症児施設となる島田療育園（現在の島田療育センター）の設立母体となる「財団法人・日本心身障害児協会」が同年設立された．

ii　島田療育園の誕生

島田伊三郎氏から相当な広さの用地が寄贈されたことによって，1961（昭和36）年3月，島田療育園が完成した．周囲の強い要請に押され，園長には小林氏が就任した．当時は法律的にも制度的にも重症児施設なるものは存在しなかったため，島田療育園は，重症児を入院させるという私的な目的で建設され，開院許可を受けた一病院にすぎなかった．多くの人手を要する業務でありながら，それに見合う医療費収入が見込めるはずのない病院であったから，その経営の困難さはだれがみても明らかだった．重症児問題の解決を検討していた厚生省は，重症児施設が公の施設として認められるようになるまで，島田療育園に

対して「委託研究費」という名目の財政援助を行った．重症児に対して国が初めて公費を支弁してくれた歴史的な出来事であった．島田療育園の誕生は，重症児福祉の公的支援を促すこととなり，補助金事業としての重症児施設の発足を促すこととなった．

> **ノーマライゼーションの潮流**
>
> 　1960（昭和35）年前後は，知的障害児（者）に関する限り，世界的にもなお入所施設全盛時代であった．デンマークのN. E. バンク＝ミケルセンが，国内の大規模公立施設の実態に衝撃を受け「ノーマライゼーション」を提唱したのは1959年のことであったが，この北欧型初期ノーマライゼーションには，入所施設否定の概念は存在しなかった．
> 　米国における大規模公立施設時代のピークは1970年で，それまで入所施設はつくられ続けていた．この傾向にブレーキをかけたのは1961年に大統領に就任したジョンF. ケネディであったが，彼は施設を否定したわけではなく，施設の小規模化とその市街地化を図ったのである．やがて，米国に上陸したノーマライゼーションは一気に入所施設否定の思想に変化するが，これを国策として決定したのは，R. ニクソン大統領で，1970年以降のことであった．

（5）指定施設の時代

i　補助金事業による重症児施設の誕生

　重症児施設の制度化がなされるという予測のもとに，1963（昭和38）年，大津市にびわこ学園（現びわこ学園・医療福祉センター草津）が重症児施設として建設され，都下ではそれ以前に病院として認可されていた秋津療育園が重症児施設として正式に名乗りをあげた．

　一方，厚生省はほかの障害児（者）福祉がそうであるように，重症児の福祉も法にもとづく措置とすることを当然としていた．具体的には児童福祉法にもとづく施設への入所を基本とする施策であるが，当時の法案審議は手続き上しばしば長期間を要することがあるため，法整備がなされるまでのあいだ，国が施設を指定して重症児の施設療育を実施するようにした．

　厚生省は，びわこ学園の完成を待って1963（昭和38）年7月26日，事務次官通知「重症心身障害児療育実施要綱」（発児145）を出し，これを同年4月1日にさかのぼって実施することにした．これにより島田療育園とびわこ学園は国の指定する重症児施設となった．発足当時，島田療育園は101床，びわこ学園は40床であった．

　このような流れのなか，親たちは1964（昭和39）年6月13日「全国重症心身障害児（者）を守る会」を結成した．

> **事務次官通知発出の背景**
>
> 　GHQ3原則にもとづいて構築された，法律にもとづく措置制度は，2000（平成12）年の社会福祉法に引き継がれるまでの半世紀のあいだ，わが国の福祉を支配していた．法的整備ができるまで，いわば「つなぎ」として事務次官通知を発出した背景には，いくつかの事情

が絡み合っていた．

　昭和30年代というのは，戦後の貧困から脱却し，わが国が経済成長を果たしつつあった頃である．その要因のひとつには，悲しむべき事態ながら朝鮮戦争による特需があったことは否めない．そして東海道新幹線が完成し，東京オリンピックが開催されようとしていた．当時の社会では，格差・差別観が徐々に人々の心に広がり始めていた．昭和30年代後半以降になると，障害について，特に知的障害については著しい差別・偏見が痛ましい事件を起こしていた．障害児の存在ゆえにその家族や親族が陰湿な仕打ちを受け，母親による子殺しや心中事件が起こっていた．こうした事件が起こるたびに，専門家やメディアは「施設さえあれば悲劇は防ぐことができた」と評した．

ii 国立療養所における重症児療育の開始

　1966（昭和41）年度から，国立療養所（現：独立行政法人国立精神・神経センター病院または独立行政法人国立病院機構の各病院）のうち，80カ所に重症児病棟を計202棟（8,080床）設置することが発表された．法律的な整理がなされないまま，国立・国営の医療機関である国立療養所が重症児の施設療育を行うというのは，関係者にとってもやや唐突な印象は否めなかった．

　1966年度には，北海道八雲療養所を始め，10カ所の国立療養所が重症児病棟新設工事を実施したが，重症児病棟の事業開始は1967（昭和42）年2月以降であった．

（6）重症児施設の法制化

i 児童福祉法の改正

　1967（昭和42）年8月1日，児童福祉法が改正され，重症児施設は児童福祉法にもとづく施設として位置づけられ，その入所は児童福祉法にもとづく措置となった（児童福祉法第43条の4）．重症児の新しい定義は「重度の精神薄弱と重度の肢体不自由を重複する児童」とされた．児童福祉法にもとづく制度であるため，その適用年齢は18歳未満とされるところだが，第63条の3の規定により，18歳以上で同様の状態にある者が，児童と同様に入所継続ないしは新規入所を行うことができるとされていた．重症児に関しては例外的に「児・者一貫体制」とすることが明確に示され，「重症児（者）」と呼ばれるようになった．

　この児・者一貫体制によって，重症児（者）に関する行政責任はすべて統一的に児童相談所におかれるようになった．ただし，東京都だけは法律上の措置権を知事が直接行使する体制をとり，医療機関でもある肢体不自由児施設と重症児施設に関する行政事務は東京都衛生局に委ねられた．

ii 重症児（者）の新しい定義と「動く重症児（者）」問題

　それまでの定義は「重度の身体障害と重度の精神薄弱を重複する児童または18歳以上の者」であり，新しい定義では，障害範囲が明らかに縮小された．その結果，特に問題となったのは，「肢体不自由の程度は軽いか，ほとんど認められず，知的障害の程度が重度ないし最重度という人たち」であった．このような人たちを「動く重症児（者）」または「動ける重症児（者）」と呼ぶようになった．この名称は通称であったが，やがて国立療養所

では公用語のように使われ，当時の中央児童福祉審議会でも用いられていたように，社会的に認知されたものと考えられる．しかし，新しい定義に従えば，上述のような人たちは重症児とはいえない．それゆえに，法案を審議する国会は，付帯決議を行い，現実には排除されることのないような配慮を求めた．

iii 重症児施設の増加

重症児施設が法制化された 1967（昭和 42）年 8 月 1 日までに発足していた重症児施設は，全国で 11 カ所（1,260 床）となっており，これに発足して間もない国立療養所 10 カ所（440 床）を合わせて，21 カ所（1,700 床）が整備されていた．法制化後は，公立・民立の施設新設も比較的順調に進捗し，1975（昭和 50）年度には 38 カ所（4,299 床）となった．その時点で，国立療養所は当初の計画どおり 80 カ所に 8,080 床を整備完了していた．重症児の施設療育の担い手としては，諸条件の相違ゆえに比較することには無理があるものの，量的にはある時期まで国立療養所が主体であったといえる．

後年，国立療養所は国立病院・国立療養所再編計画により統廃合が行われ，さらに独立行政法人などに改組され，重症児病棟の状況も様変わりしている．2014（平成 26）年 4 月 1 日現在，旧国立療養所の重症児（者）病棟は，74 カ所・7,739 床までに減少している（「両親の集い」第 681 号より）．これに対して，公立・民立の重症児施設は持続的に増加しており，127 カ所・12,493 床を数える（公益社団法人日本重症心身障害福祉協会調べ）．その結果，国立病院関係を含む重症児施設は，201 カ所・20,232 床となっている．

（7）重症児支援の多様性

i 施設至上主義の修正

重症児施設の法制化により多くの施設が誕生したが，それとともに，あるタイプの重症児では，入所直後から特異な重篤反応を示すことが知られるようになった．やがてこのような重症児の場合には，本人の分離不安を解消するための十分な準備をしてからでないと，施設に入所することはかえって危険であると考えられるようになった．施設への入所こそが唯一の処遇手段とされた重症児であったが，こうした事実が端緒となって，施設入所以外の対応の可能性や必要性が考えられ始めた．

1981（昭和 56）年の国際障害者年を契機として，いわゆるノーマライゼーションの思想がわが国でも広く知られるようになった．重症児の場合でも，まずは在宅・地域生活を前提とした支援の必要性が唱えられ，そのためには，重症児施設への一般的な入所もさることながら，通園・通所，短期入所，体験入所，母子入所，有目的・有期限入所などが必要であると認識されるようになった．

ii 超重症児問題

1990（平成 2）年前後から，新生児集中治療室（Neonatal Intensive Care Unit：NICU）において，長期入院を続けている障害児の存在が大きな問題となっていた．それは，40 数年前の日赤産院小児科病棟や乳児院の重症児をめぐる状況にも似ていた．急性期の医療対応が一段落しても，日常的に医療ケアを要するために退院させることができず，そのよ

うな重症児が占領するNICUないしは小児科病棟のベッドが年々増え続けていた．その結果，本来の診療にも支障をきたすようになり，重症児施設に対して，このような障害児の受け入れを強く要請するようになった．

すでに一部の重症児施設では，このような障害児を受け入れてはいたが，専門医師の確保，看護体制の確立，医療設備の充足などの問題に加えて，著しい不採算性を伴うものであり，受け入れは容易ではなかった．事態の深刻さを知った日本重症児福祉協会（現・日本重症心身障害福祉協会）は，政府に対応策を要望するとともに，重症児のなかでも特に濃厚な医療ケアを要する障害児を「超重症児」と呼ぶようになった．関係者の努力が実り，超重症児の存在と，その医療費における補てんが不十分ながらも認められるようになったのは，1996（平成8）年の診療報酬改定であった（詳細は15頁参照）．以後，超重症児については，多くの重症児施設が積極的に対応するようになり，今日では重症児施設の果たすべき役割の重要な領域となっている．

（8）社会福祉基礎構造改革以後

ⅰ　措置制度から支援費制度へ

第二次世界大戦後から半世紀以上にわたり，わが国の障害者福祉はいわゆる措置制度によって営まれてきた．1997（平成9）年から議論され，2000（平成12）年に社会福祉法ならびに関連法の制定により完了した「社会福祉基礎構造改革」は，原則として，従来の措置制度を利用契約制度へと移行させるものであった．その結果，身体障害者ならびに知的障害者の福祉サービスは，2003（平成15）年度から「支援費制度」と呼ばれる利用契約制度に移行した．ただし児童福祉サービスにおいては，居宅型施設への入所については従来の措置制度をそのまま継続することになったため，支援費制度と措置制度が共存する仕組みとなった．

ⅱ　支援費制度の破綻から障害者自立支援法へ

大きな期待のもとに始まった支援費制度であったが，発足してまもなく，予想を超えた多くの利用者とサービス需要の増大により，国および地方自治体は多大な出費を余儀なくされ，制度そのものが継続困難になってしまった．そのため，国は抜本的な対応策を講じる必要に迫られ，2004（平成16）年10月に発表された「グランド・デザイン」をもとに，2005（平成17）年10月に「障害者自立支援法」が制定された．そのような混乱のなかで政権交代があり，「障害者自立支援法」は2013（平成25）年「障害者総合支援法」へと名称が変わり，そのあいだにもいわゆる「つなぎ法」として多くの制度改正が行われた（詳細は19頁参照）．

社会福祉基礎構造改革以後の障害者福祉は，法律も制度も社会事業も全面的に変革されており，そのなかで重症児（者）福祉の実態も著しい変貌をみせている．このため，重症児（者）福祉の歴史的な流れをまとめることは誠に至難なことである．後日，改めてその機会が得られるまで割愛させていただきたい．

〔岡田喜篤・石井光子〕

2）重症心身障害の概念と定義の変遷

(1) 法的概念の変遷

　小林氏が対象とした児童は，医学的重症児，介護的重症児，社会的重症児を幅広く含んでいた．島田療育園の発足により，重症児施設の入所対象基準として，重症心身障害が法的に位置づけられることとなった（表 1-1-1）．ただし，時代とともにこの定義は変遷し，現在までその混乱は続いている．

　1963（昭和 38）年の厚生省事務次官通知で示された定義は，当時の小林氏の幅広い対象を追認しているようである．重度の知的障害または肢体不自由のみの障害も対象として認めている．当時の肢体不自由児施設入所者の障害像はそれほど重くはなかったことを考えると，知的障害がないか軽症で，肢体不自由もそれほど重くなくても，重症心身障害に含められていたことになる．

　1966（昭和 41）年の厚生省事務次官通知では，「重度身体障害と重度精神障害の重複」として定義された．また，18 歳以後も「重症心身障害者」として児童と同じく処遇すること（「児・者一貫体制」）を明示した．この定義では，肢体不自由ではなく身体障害なので，視覚障害や聴覚障害も含んでいた．また，知的障害ではなく精神障害なので，精神病も含んでいた．1967（昭和 42）年の児童福祉法改正で，現行の定義である「重度知的障害と重度肢体不自由の重複」が確定したことになる．

　障害者自立支援法つなぎ法のもと，2012（平成 24）年 4 月から重症児施設は廃止され，児童福祉法下の医療型障害児入所施設と障害者自立支援法下の療養介護事業所となった．施設名称から重症心身障害の名は消えたが，入所者の障害名としての重症心身障害は残った．

表 1-1-1　重症心身障害の概念の変遷

1. **1963（昭和 38）年厚生省事務次官通知**
   定義：身体的精神的障害が重複し，かつ，重症である児童（重症心身障害児）
   重症心身障害児施設入所対象選定基準
   1) 高度の身体障害があってリハビリテーションが著しく困難であり，精神薄弱を伴うもの．ただし，盲またはろうあのみと精神薄弱が合併したものを除く．
   2) 重度の精神薄弱があって，家庭内療育はもとより重度の精神薄弱児を収容する精神薄弱児施設において集団生活指導が不可能と考えられるもの．
   3) リハビリテーションが困難な身体障害があり，家庭内療育はもとより，肢体不自由児施設において療育することが不適当と考えられるもの．
2. **1966（昭和 41）年厚生省事務次官通知**
   定義：身体的・精神的障害が重複し，かつ，それぞれの障害が重度である児童および満 18 歳以上の者（重症心身障害児（者））
3. **児童福祉法（第 43 条の 4，1967（昭和 42）年 8 月）**
   「重症心身障害児施設とは，<u>重度の精神薄弱及び重度の肢体不自由が重複している児童</u>を入所させ，これを保護するとともに，治療及び日常生活の指導をすることを目的とする施設とする」（筆者：下線部が重症心身障害の定義を示す）

・「精神薄弱」は後に「知的障害」に言い換えられた

重症心身障害の概念はわが国独自のものであり，海外で参考になるものは見当たらない．英語圏では「profound disability」がわが国の重症心身障害の概念に近い語であろうが，明確に定義されたものではない．なお，日本重症心身障害学会では，「severe motor and intellectual disabilities」を重症心身障害の英語訳としている．

（2）概念の混乱

　重症心身障害の概念は福祉の現場では混乱しているが，それは以下の点によると考えられる．

i　初期の定義による入所者の存在

　1963年の定義に沿って入所した入所者に対して，その後に改定された定義に沿わなくなったからといって退所を求めることはなかった．よって，現在では入所対象とならない重度知的障害（「動く重症児」（後述）と通称されている）の年長成人が，長らく児童福祉法施設に入所していた．なお，現在は成人の施設に入所している形となっている．

ii　重症心身障害の要件である重度知的障害と重度肢体不自由の具体的基準がないこと

　「大島分類」（後述）の区分1〜4をもって重症心身障害とみなす考えがある一方，行政は独自の判定法を用いている．身体障害者手帳（肢体不自由）1〜2級と療育手帳Aの両方の所持である（療育手帳の名称は都道府県により異なる．東京都では「愛の手帳」である）．これは法令として明文化されていないが，全国で共通して運用されているようである．このうち，療育手帳A判定（「愛の手帳」では，1度と2度がこれにあたる）が問題である．本来，A判定は，知能指数（IQ）35未満が基準とされているが，身体障害者手帳1〜2級の肢体不自由を合併していると，IQ 50未満でA判定とされるようである．そうすると，IQ 35〜49（一般的には「中等度」と呼ばれる）の知的障害でも，重症心身障害の判定を受けることになる．これが「肢体不自由児」と重症心身障害との境界を混乱させることになる．

iii　後天性障害の扱い

　知的障害は小児期の発症の障害を指している．具体的には，18歳未満に脳障害が起こった場合にのみ，重症心身障害福祉の対象になりうる．脳障害が起こったのが18歳の誕生日の前と後では，障害像は同じでも障害名は異なり，受ける障害福祉も異なることになる．

iv　医療的ケアを要する障害児（者）の扱い

　医療的ケアを要する障害児（者）が入所できるのは，病院機能をもつ福祉施設に限られる．そのため，医療的ケアを要するならば，重度知的障害と重度肢体不自由の重複に該当しなくても，重症心身障害とみなされ，実際は重症児施設の入所対象とされてきた．本来は重症心身障害ではない適切な障害名称をつけて，正当な重症心身障害福祉対象に包括されるべきと考えられるが，現行の医療型障害児入所施設制度でもそうはなっていない．

（3）重症心身障害として含まれる特殊な類型

i　遷延性意識障害

　難しい問題として，意識障害と知能障害の区別がある．後天性重度脳障害には，意識障

害と命名された「遷延性意識障害」が福祉制度上に位置づけられている．この意識障害は難しい概念であり，以下にその枠組みを概説する．

意識 consciousness は，人が正常に活動するための土台となるものを指す．意識とは，哲学的に難しい問題であり，多様な考え方がある．医学界（精神科を除く）の代表的な考え方では，意識を覚醒 wakefulness とアウェアネス awareness（「意識性」と訳されることもあるが，適切な日本語訳とは言えず，「アウェアネス」とされることが多い）の2軸で理解する．前者は，睡眠・覚醒の日内リズムを前提とした覚醒状態（目覚めている状態）を指す．後者のアウェアネスは難しい概念で，自己および周囲の出来事に対する了解度のようなものである（後述の遷延性意識障害の定義で示した項目が達成可能な状態が，アウェアネスがある状態と理解されたい）．

知能障害は正常の意識のもとに営まれる知的行為の制約を指す．つまり，覚醒していて，アウェアネスが正常であることを前提としている．よって，知的行為が高度に制約を受けている場合，アウェアネスがないので知的機能が発揮できないのか，アウェアネスは正常だが知能障害が重度なためなのか，その区別は容易ではない．前者ならば，英語では「vegetative state」と呼ばれるが，わが国では「遷延性意識障害」と命名されている．診療医が脳外科医だった場合，小児期発症の重度脳障害がこのように診断されることは多い．わが国の福祉制度上の遷延性意識障害の定義は，①自力での移動が不可能であること，②意味のある発語を欠くこと，③意思疎通を欠くこと，④視覚による認識を欠くこと，⑤原始的な咀嚼，嚥下などが可能であっても，自力での食事摂取が不可能であること，⑥排泄失禁状態であること，のうち5項目以上に適合する場合である．これは欧米で使われている植物状態の定義とほぼ同じであり，この定義に合致する状態をもって，アウェアネスがないとするのが，世界的なコンセンサスである．小児期に発症したこの状態を，アウェアネスは正常で，重度知能障害によってもたらされていると解釈することもできる．そうすれば，「重症心身障害」ということになる．こうしてみると，小児期発症の遷延性意識障害は重症心身障害に含めてよいと思われる．

ii 横地分類A1-C

意識を覚醒とアウェアネスの2軸でみる立場では，覚醒のない状態は「昏睡 coma」と呼ぶ．覚醒がなければ，当然アウェアネスもないことになる．このうち，大脳・脳幹機能の永続的停止と判定されたものが「脳死 brain death」である．脳死の判定基準に合致しない昏睡は「慢性昏睡 chronic coma」と呼ばれる．脳死の判定基準は機械的なものなので，脳死と慢性昏睡の境界は曖昧である．また，外界に対する反応性がみられず，いつも眠っているような状態は，意識障害なのか重症心身障害なのかが問題となる．このような状態像を後述の横地分類では「A1-C」として取り上げている．これも福祉上は重症心身障害に含めればよいと筆者は考える．

iii 完全閉じ込め状態（totally locked-in state）

前述の横地分類A1-Cのようにみえるが，意識障害も知能障害も存在しない状態はありうる．こうした状態は，近年，人工呼吸を施行した筋萎縮性側索硬化症（ALS）の末期像

として注目されている．人工呼吸継続中に筋萎縮はさらに進行し，目も動かず，声も出ず，すべての表出を喪失した状態になりうる．運動機能以外は侵されない病気なので，知能は正常なはずである．このような状態は，従来からある用語の「閉じ込め状態」と区別され，「完全閉じ込め状態 totally locked-in state」と呼称されている．近年の新生児医療の進歩により，先天性の重症神経筋疾患が生存するようになってきており，一部重症例では，表情・眼球眼瞼運動・声・四肢運動の表出がまったくできないが，知能障害をきたしうる大脳異常は検査上，見出されないことがある．こうした小児は完全閉じ込め状態とみなすことができ，近年増えてきている．この状態像も重症心身障害福祉の対象であると筆者は考える．

3）大島分類・横地分類

（1）大島分類

重症心身障害の定義にある重度知的障害と重度肢体不自由の具体的基準は法的には示されていない．そこで，従来使われてきたのが，東京都立府中療育センターの大島一良氏によってつくられたIQと移動機能の2軸分類である（**図1-1-1**）[1]．後に「大島分類」と呼ばれるようになり，このうち区分1～4が重症心身障害とみなされてきた．従来の知的障害程度分類によれば，IQ 20～34は重度であり，IQ 20未満は最重度である．大島分類はこれによっており，重症心身障害を満たす重度知的障害程度とは，重度または最重度としている．一方，重度肢体不自由とは，座れないか，座れても歩行障害にはあたらない状態を指すとされていた．

（2）横地分類

筆者は，大島分類の縦軸を知的発達段階で示すこと，横軸の移動機能をより具体的に細分することを意図し，「横地分類」を作成した（**図1-1-2**）[2]．重度・最重度知的障害のIQは，偏差知能指数をとる知能テストでは算出不能であり（126頁参照），発達年齢を算出し，暦年齢で除す方式でしか算出できない．そのため，新分類では縦軸を知的発達段階のスケールとした．正常・軽度・中等度・重度・最重度知的障害の境界をなすIQ値は70・50・35・20であり，対象が成人ならば，これに対応する発達年齢は12歳半・9歳・6歳・3歳半となる．この一番下が3歳半では，区分が粗すぎるので，発達年齢1歳の区切りも加えた．重度の知的障害では，概念的技能（適応行動のひとつ）と知能を区別することは困難である．そこで，縦軸は概念的技能の発達段階とした．重症心身障害の定義に合致する知的障害程度を横地分類の縦軸にどう位置づけるかは決められてはいない．成人では，Cは重度知的障害に，AとBは最重度知的障害におおむね対応している．前述した行政の基準では，A，B，C，Dとも重症心身障害と判定される．地域の事情に合わせて，施設ごとに重症心身障害の概念を横地分類上に位置づけるのが現実的である．筆者の施設では，A，Bが重症心身障害に合致する知的障害程度として運用している．小児では，年

					IQ
21	22	23	24	24	80
20	13	14	15	16	70
19	12	7	8	9	50
18	11	6	3	4	35
17	10	5	2	1	20
走れる	歩ける	歩行障害	座れる	寝たきり	

図 1-1-1　大島分類

					＜知的発達＞
E6	E5	E4	E3	E2	E1　簡単な計算可
D6	D5	D4	D3	D2	D1　簡単な文字・数字の理解可
C6	C5	C4	C3	C2	C1　簡単な色・数の理解可
B6	B5	B4	B3	B2	B1　簡単な言語理解可
A6	A5	A4	A3	A2	A1　言語理解不可
戸外歩行可	室内歩行可	室内移動可	座位保持可	寝返り可	寝返り不可

＜特記事項＞
C：有意な眼瞼運動なし
B：盲
D：難聴
U：両上肢機能全廃
TLS：完全閉じ込め状態

＜移動機能＞

図 1-1-2　横地分類

齢を経れば，縦軸のレベルが上がっていくので，これを踏まえた弾力的運用が必要である．
　移動機能については，大島分類より分類項目を増やした．特に，寝たきりの重症者を細分化し，寝返りもできないような最重症者を評価できるようにした．こうした人には，定期的な体位変換介助が必須となり，多大な介護量を要するからである．また，食事に全面的介助が必要な最重症者を「両上肢機能全廃相当」として，上肢機能の重症者を評価できるようにした．重症心身障害の定義に合致する肢体不自由程度を横地分類の横軸にどう位

置づけるかについては，1，2，3，4とすることに問題はないであろう．

　前述したように特殊な重症心身障害の類型として，「A1-C」，「完全閉じ込め状態（TLS）」も横地分類のなかに位置づけた．具体的判定法は「横地分類記載マニュアル」[2]を参照されたい．

（横地健治）

文　献
1) 大島一良：重症心身障害の基本的問題．公衆衛生，35：648-655，1971．
2) 重症心身障害療育学会：横地分類．http://www.zyuusin1512.or.jp/gakkai/yokochian.htm

4）超重症児（者），準超重症児（者），いわゆる動く重症心身障害児（者）

（1）超重症児（者）とは

　重症児（者）医療は進化し，医療・介護のニードが濃厚になってきた．同じ大島分類1であっても，必要とされる医療・介護サービスがまったく異なる場合が生じる．そのほかの群でも医療的介護度が高い重症児（者）もでてきている．特に，呼吸機能，消化管機能の維持に要する看護・介護支援の重度化への評価が必要になった．機能分類では障害程度を区分できなくなってきている．

　重症児施設制度の運営基盤は，福祉制度と医療保険制度である．障害者総合支援法になった現在もその骨格は踏襲されている．このうち診療報酬は医療を支える制度であり，慢性的で反復する医療的サービスを維持するシステムになっていない．頻回の吸引や人工呼吸に代表される継続する医療行為が必要とされる重症児（者）では，やればやるほど経費的に困難さが増す．それを診療報酬として補填し，障害者のケアを保障する必要が生まれた．大島分類[1]を基準とする重症児（者）の概念では対応できない障害児グループ，"超重症児（者）"概念の誕生である．

　1996（平成8）年，筆者らはその概念の基準を決めるために医療行為の実態をスコア化し，障害分類の基準とすることを提案した[2]．それが超重症児（者）スコアである．医療行為を大きく10点，5点，3点の3群に分け，その中間に8点も設定した（**表1-1-2**）．その合計点と，看護スタッフがより重度障害と感じる判断をすりあわせたところ，スコア合計25点以上と未満で差があることがわかった．超重症児（者）であるかどうかはこの25点が分岐点と思われた．

　スコア合計25点以上の群の看護費用，機材費，消耗品費などを実測し，診療報酬の不足分として試算したところ，日に約2,000点（20,000円）の不足だった．この実態により診療報酬の是正を求めた結果，日に200点の超重症児（者）加算が設定された．設定は現実を反映できずに低額であったが，障害が機能区分によらず，ニード（介護）区分により判断されることになったのである．

表1-1-2　超重症児（者）スコア（初版）

1. 運動機能：坐位まで
2. 介護スコア
   呼吸管理
   （1）レスピレーター管理　10
   （2）気管内挿管・気管切開　8
   （3）鼻咽頭エアウェイ　8
   （4）O₂吸入またはSpO₂ 90％以下が10％以上　5
      インスピロン加算　3
   （5）1回/時間以上の吸引　8
      6回/日以上の吸引　3
   （6）ネブライザーの常時使用　5
      ネブライザーの3回/日以上　3
   食事機能
   （1）IVH　10
   （2）経管，経口摂食　5
      姿勢制御，手術，服薬などで改善しないコーヒー様嘔吐　5
   他の項目
   （1）血液透析　10
   （2）定期導尿3回/日以上または人工肛門　5
   （3）体位交換6回/日以上　3
   （4）過緊張3回以上の臨時薬　3

表1-1-3　超重症児（者）スコア（現行）

1. 運動機能：坐位まで
2. 判定スコア
   （1）レスピレーター管理　10
   （2）気管内挿管・気管切開　8
   （3）鼻咽頭エアウェイ　5
   （4）O₂吸入またはSpO₂ 90％以下の状態が10％以上　5
   （5）1回/時間以上の吸引　8
      6回/日以上の吸引　3
   （6）ネブライザー
      6回/日以上または継続使用　3
   （7）IVH　10
   （8）経口摂食（全介助）　3
      経管（経鼻・胃ろう含む）　5
   （9）腸ろう・腸管栄養　8
      （9'）持続注入ポンプ使用　3
   （10）手術，服薬でも改善しない過緊張で発汗による更衣と姿勢修正を3回/日以上　3
   （11）継続する透析　10
   （12）定期導尿　3回/日以上　5
   （13）人工肛門　5
   （14）体位交換6回/日以上　3

注1；毎日行う機械的気道加圧を要するカフマシン，NIPPVなどはレスピレーター管理に含む
注2；（1）と（2）は重複加算可
注3；（8）（9）はどちらか1つ
　　　（9'）は（9）施行の場合のみ
＊基準：準超重症児（者）10点以上，超重症児（者）25点以上

　このスコアは年々進歩する医療・介護実態に応じて変化すべきものとして提案されていた．そこで2008（平成20）年，筆者らは重症児施設，国立病院機構の9カ所の調査をもとにスコアの改定を行った．主な変更点は，排痰技法を含めた気道手技の評価，腸瘻など栄養摂取法の項目の整備，インスピロン・ネブライザーの再評価などである（**表1-1-3**）．同時にスコア評価の基準を示した（**表1-1-4**）[3]．

　スコア改訂を受けて，加算点数が上げられた．その時点での適正加算額は，実績評価から1,400点となるべきはずであった[4]が，400点にとどまった．同時期にNICUなどからの移動を促す意味で6歳未満の増額（6歳以下は600点），さらには移行支援の加算などが制度化されたが，6歳で区別する根拠はなく，実態を反映するものではない．行政判断でNICUから施設への誘導をした結果である．ただ，15歳以下の発症に限定されたのは，制度乱用を避ける意味で適正な対応であった（2014年現在）．

表 1-1-4 　超重症児（者）スコア評価の視点

＊スコア内容が若干変動しても，スコア合計が基準点を 6 カ月以上超えていることが判定基準である．このため毎月の評価と記録が必要である．

① レスピレーター使用例は，必ずしも気管切開施行例ではない．しかし，体位変換や適切な肺理学療法による排痰を行っているにもかかわらず，呼吸維持のために，気道加圧を要するカフマシン，NPPV，IPV などを毎日施行する必要がある場合は，レスピレーター管理に含む．

② 気管内挿管は，洗浄や吸引などで一時的に行うものは含まない．

③ 鼻咽頭エアウェイは夜間のみであっても，毎日定期的に施行している場合は加算される．

④ 気道管理や適切な肺理学療法を行い，排痰されているにもかかわらず，酸素を使用しなければ，1 割以上の時間，SpO_2 が 90% 以上の酸素飽和度が維持できない場合，酸素療法の適応となる．過剰な酸素投与は，気道粘膜にとって有害であることにも配慮が必要である（過剰な酸素投与：SpO_2 100% が続く場合など）．

⑤ 頻回の吸引：去痰剤投与や体位排痰を含め，十分な肺理学療法などを行っていても，一定以上の吸引回数が必要な場合．したがって肺理学療法と並行する．

⑥ ネブライザー：吸気を湿潤させることで，排痰を促進する目的で使用するネブライザーを対象とする．薬液の有無は問わない．レスピレーター回路内の加湿器は除外する．また，持続使用とは 1 日に 2 時間以上の場合をいう．

　ネブライザー使用で点数が上がり，超重症児（者）になることが多々ある．加湿については不快感を伴うことや，痰をかえって増加させるという場合があり，ネブライザーの適応は慎重でなければならない．

⑦ 中心静脈から毎日，栄養輸液を必要としている場合．不定期に利用している場合（ポートも同様）は含まれない．

⑧ 経口摂取，経管栄養，腸瘻を利用しての栄養に関しては，重複せずどれか 1 つを選択する．

⑨ 腸瘻は，幽門機能が低下している症例に適応され，その必要性を評価することが望ましい．ただし，腸瘻からの注入に関しては持続に一定時間を要するために，持続注入ポンプを使用している場合は，さらに 3 点加算する．

　胃部へのポンプ使用は含まない．

⑩ GER は，呼吸障害とともに障害増悪の主要因子である．その背景には姿勢変形・消化管機能障害とその原因である筋緊張の異常がある．その対応には，姿勢管理，消化管運動改善薬，Nissen 噴門形成術施行，腸瘻などで対応するが，なお発汗やコーヒー様嘔吐で更衣を要するほどの場合，スコア評価する．

⑪ 腹膜透析・血液透析を含む．

⑫ 定期導尿には人工膀胱を含む．

（2）準超重症児（者）とは

　超重症児（者）スコアを活用する経過のなかで，スコア合計 25 点に満たないものの，やはり通常の重症児（者）とは医療・介護ニードが違うグループの存在が目立つようになった．しばしば超重症児（者）になるリスクを抱え，その改善に苦慮することが多い．超重症児（者）の状態が改善して医療ケアが軽くなる場合も，かえって状態が不安定で注意を要し，看護負担が大きくなることがある．少なくとも，超重症児（者）スコアが 10 点を超えることは，何らかの医療ニードが継続することを示す．そこでスコア 25 点未満〜10 点を抜き出してみると，この群は肺炎などの合併症，それらによる点滴などの処置頻度が明らかに通常の重症児（者）とは異なっていた．超重症児（者）ほどではないにしても，

状態が不安定で常に配慮を要することがわかった．このグループを準超重症児（者）と呼ぶことにした[4,5]．

　準超重症児（者）加算として，6歳未満で200点，それ以上で100点が認められているが，改訂時の試算では1,000点の加算が適正のはずであった（2014年現在）．やはり6歳で区切る根拠はない．医療ニードは超重症児（者）と大差はない．今後も実態の調査を行って，経費的に適正な評価にすることが，重い障害児（者）の生存保障につながると思われる．

（3）いわゆる動く重症心身障害児（者）など

　全国で重症児施設，国立療養所重症児病棟の整備が始まった昭和40年代前半は，介護度の高い各種の障害に対応する入所施設が少なかった．入所対応を必要としても，近隣に適切に対応ができる入所施設がないこともあった．そこで国は重度の肢体不自由児やほかの施設では対応しきれない知的障害児の重症児施設への入所を認めてきた．"周辺重症児者"もしくは"社会的重症児（者）"といわれる．そのかなりの部分を運動機能のよい障害児が占め，"動く重症児（者）"と呼ばれてきた（大島分類5，6，10，11，17，18など）．重症児施設，国立病院機構入所児（者）の約20％とされる．重症児施設に入所する運動機能のよい重症児（者）という意味だが，独立した障害概念として認められているものではない．

　一方で，自傷，他害，破壊など行動が激しく問題になるグループの存在が認知され，強度行動障害といわれるようになった（**表1-1-5**）[6]．知的障害児施設や精神科病棟で対応

表1-1-5　強度行動障害判定基準表

行動障害の内容		1点	3点	5点
1	ひどい自傷	週1回以上	日1回以上	1日中
2	強い他傷	月1回以上	週1回以上	1日に頻回
3	激しいこだわり	週1回以上	日1回以上	1日に頻回
4	激しい物壊し	月1回以上	週1回以上	1日に頻回
5	睡眠の大きな乱れ	月1回以上	週1回以上	ほぼ毎日
6	食事関係の強い障害	週1回以上	ほぼ毎日	ほぼ毎食
7	排泄関係の強い障害	月1回以上	週1回以上	ほぼ毎日
8	著しい多動	月1回以上	週1回以上	ほぼ毎日
9	著しい騒がしさ	ほぼ毎日	1日中	絶えず
10	パニックがひどく指導困難			困難
11	粗暴で恐怖感を与え指導困難			困難

＊上記基準によってチェックした結果，家庭にあって通常の育て方をし，かなりの養育努力があっても，過去半年以上さまざまな強度の行動障害が継続している場合，10点以上を強度行動障害とし，20点以上を特別処遇の対象とする．
　強度行動障害スコアが10点以上で，医療度判定スコアが24点以上のものが，重症児施設，国立病院機構の障害者施設等入院基本料算定病棟，児童・思春期精神科入院医療病棟に入院する場合，管理加算がつく．

されることもあるが，重症児施設，国立病院機構で動く重症児（者）として入所している場合もある．基本的には自閉症などを併せもつことの多い重度の知的障害である．その発症には，生来の育成対応が不適切であったことが背景にあることが多いと考えられる．したがって，服薬・行動療法などだけでなく，経験のあるスタッフによる総合的な育成指導を要する．治療・指導経過を加味して入院医療加算が設定されている．

　現在，肢体不自由児施設や知的障害児施設も加齢に伴い，重複障害化，重度化が進んでいる．それら関連施設・生活介護施設の入所利用者であっても，経管栄養，導尿，喀痰吸引など医療サービスが常時必要な場合も多い．また，知的障害児（者）が車椅子で移動介助を要し胃瘻から栄養が維持されていたり，寝たきりになっている場合もまれではない．これらを含め，重症児施設の入所対象でない障害児（者）の適切な処遇の検討が，大きな課題となっている．そのような重症児施設外の地域障害児（者）への医療提供のニーズに応えるべく障害者施設等入院基本料が生まれていることを認識しておきたい．

〔鈴木康之〕

文　献

1) 大島一良：重症心身障害の基本的問題．公衆衛生，35：648-655，1971．
2) 鈴木康之，田角　勝，山田美智子：超重度障害児（超重症児）の定義とその課題．小児保健研究，54：406-410，1995．
3) 鈴木康之・他：超重症児の判定について－スコア改訂の試み－．日本重症心身障害学会誌，33：303-309，2008．
4) 鈴木康之：超重症心身障害児とは－超重症児と準超重症児について－．小児看護，24：1090-1095，2001．
5) 鈴木康之，平元　東：医療的ケアによる障害区分について－超重症児と準超重症児に定義について－．日本重症心身障害学会誌，26：35-42，2001．
6) 中島洋子：強度行動障害と強度行動障害特別処遇事業．重症心障害療育マニュアル　第2版（江草安彦・監修）．医歯薬出版，2005，pp.40-43．

5）重症心身障害医療・福祉の変遷

(1) 重症心身障害を取り巻く法律・制度

i　児童福祉法改正に伴う法制化とその後

　1967（昭和42）年8月1日，重症児者施設は法にもとづく医療施設となり，その入所は児童福祉法にもとづく措置となった（旧児童福祉法第43条の4）．当時は18歳を超える重症心身障害者は例外的な存在であるとして，当分のあいだ，重症児施設への入所が認められ，障害者自立支援法の導入まで維持されてきた．

　入所施設における直接処遇職員の配置基準は，当初2対1であったものが，その後の見直しにより，1973年度には1.5対1，さらに1974年度からはおおむね1対1に定められ，今日に至っている．

　この間，重症児者施設は質・量ともに着実に充実してきた．

ii　障害者基本法の制定

　1970（昭和45）年，障害者の自立や社会参加を支援するための施策について基本事項を定めた法律「心身障害者対策基本法」は，23年後の1993（平成5）年に一部改正され，

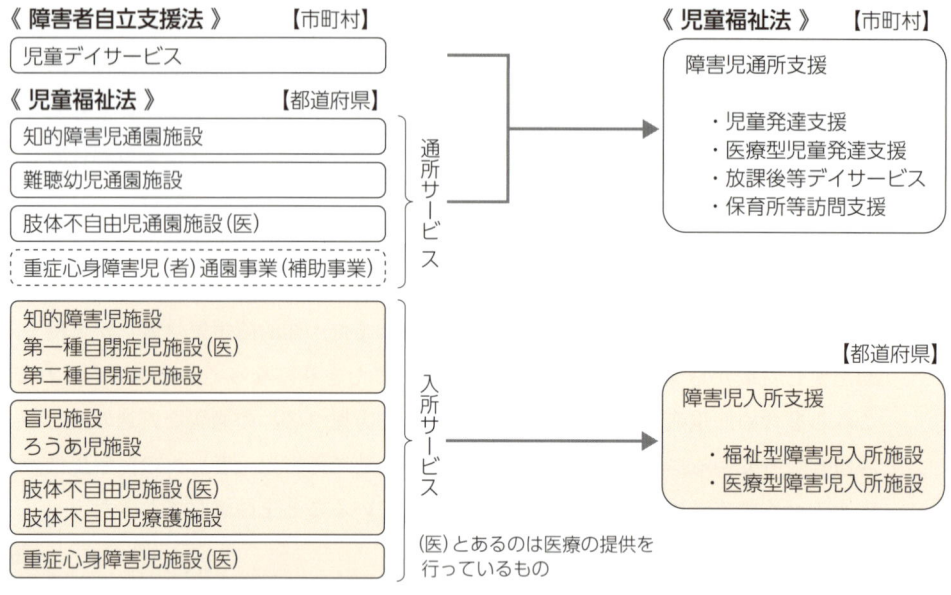

図 1-1-3　障害児施設・事業の一元化 (文献2より)

「障害者基本法」に改題された．そこには，すべての障害者はその尊厳にふさわしい処遇を保障される権利を有するとともに，社会を構成する一員として社会，経済，文化，その他あらゆる分野の活動に参加する機会が与えられることが基本理念として規定された．

iii　障害者自立支援法の制定

2000（平成12）年の公的介護保険の導入に続き，2006（平成18）年4月1日，「障害者自立支援法」の一部が施行され，同年10月1日から全面施行された．この法律により，障害者施策は大きく変わることを余儀なくされた．

つまり，障害者施策の3障害一元化，利用者本位のサービス体系への再編，支給決定の透明化・明確化，そして安定的な財源の確保などが図られることになった[1]．

身体障害，知的障害，精神障害の3障害種別を越えたサービス・制度の統一化を図るために，それまで10種以上あった障害児施設・事業は，図 1-1-3 のように移行することになった[2]．ただし，障害児は児童福祉法で従来どおり対応するため，18歳未満の重症児は児童福祉法で，18歳以上の重症心身障害者については障害者自立支援法での対応になった（図 1-1-4）．

職員配置基準については，重症児施設と療養介護事業とのあいだに差が認められるが，障害児施設に障害者事業，つまり療養介護事業を併設する際には，職員配置基準の一体化を実現することになっている（図 1-1-5）．

あわせて日中と夜間での施設サービスの分離や障害程度区分の導入（重症心身障害者を療養介護事業で対応することと障害程度区分の判定5・6が対象）などが具体化した．

iv　「障がい者総合福祉法」に向けた動き

障害者自立支援法における自己負担などの問題点が指摘されるなか，2009（平成21）

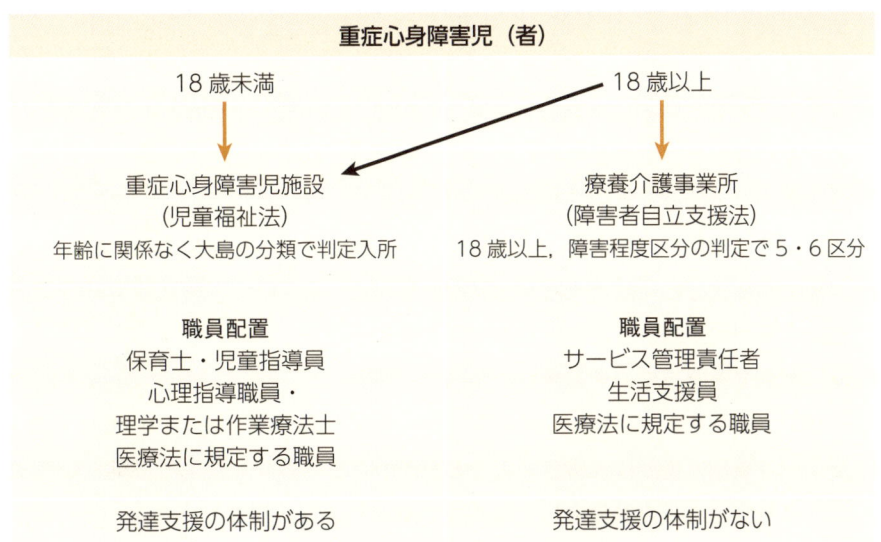

図 1-1-4　重症児（者）の施設入所に関する制度の現状比較（→現在，→旧児童福祉法）

(秋山勝喜：障害者自立支援法等の見直しと重症心身障害児・者〜この子らを世の光に〜．両親の集い，627：52，2009．)

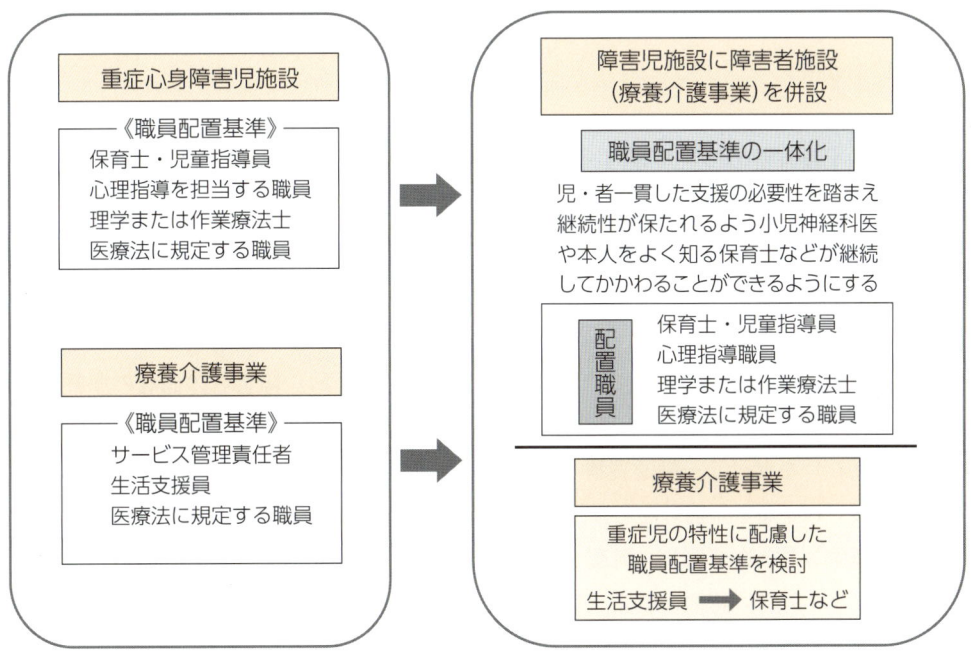

図 1-1-5　重症児（者）の療育体制の方向（全国重症心身障害児（者）を守る会作成資料）

年9月，障害者自立支援法の廃止が表明された．その後は2012（平成24）年，「障がい者制度改革推進本部等における検討を踏まえて障害保健福祉施策を見直すまでの間において障害者等の地域生活を支援するための関係法律の整備に関する法律」いわゆる「つなぎ

法」[2]，そして 2013（平成 25）年 4 月に「障害者総合支援法」が一部施行，2014 年（平成 26）年 4 月に完全施行に至った．

またこの間「障がい者総合福祉法」（仮称）に向けた内閣府の推進会議ならびにその下の総合福祉部会で議論が重ねられ，2011（平成 23）年 9 月に提言のとりまとめがなされた[3]．その障がい者総合福祉法の骨格に関する総合福祉部会の提言では，制度の谷間や制度間の空白の解消や是正，本人のニーズに沿った支援サービスの提供などが盛り込まれた．

障害程度区分は「障害支援区分」に改められ，知的障害と精神障害者について，低い判定になる傾向が高かったのを見直す作業に入った．

v 重症児通園事業のその後

1967（昭和 42）年，重症児施設がスタートした当時は，全国 1 万 7,000 人の重症児（者）をすべて重症児施設に入所させることが国の目標であり，家族の悲願でもあった．逐次公法人立重症児施設の整備と国立療養所の転換により，現在では 2 万 1,600 床余を用意するに至った．

1989（平成元）年にスタートした重症児（者）通園モデル事業は 1996（平成 8）年には一般事業化された．つなぎ法により従来の予算補助事業から恒久的な法定施設に位置づけられ，さらに障害者総合支援法により「生活介護事業」と児童福祉法による「児童発達支援」の枠組みでの対応になった．その実態は，児童発達支援単独は 6.9％，生活介護事業 44.9％，両者の併存 48.1％である（全国重症心身障害日中活動支援協議会．2014 年 1 月 17 日現在）．

（2）国連「障害者の権利に関する条約（障害者権利条約）」と障害者虐待防止法

i 国連「障害者権利条約」

障害者権利条約は，障害者の人権および基本的自由の享有を確保し，障害者の固有の尊厳の尊重を促進することを目的として，障害者の権利の実現のための措置などについて定められた条約である．

この条約の主な内容として，①一般的原則（第 3 条）：障害者の固有の尊厳，自律および人の自立に対する尊重，非差別，社会への完全かつ効果的な参加および包容（インクルージョン）など，②一般的義務（第 4 条）：合理的配慮の実施を怠ることを含め，障害にもとづくいかなる差別もなしに，すべての障害者のあらゆる人権および基本的自由を完全に実現することを確保し，促進することなど，③障害者の権利実現のための措置：身体の自由（第 14 条），拷問の禁止（第 15 条），表現の自由（第 21 条）などの自由権的権利および教育（第 24 条），労働および雇用（第 27 条）などの社会権的権利について締約国がとるべき措置などが規定されている．社会権的権利の実現については漸進的に達成することを許容している．

この障害者権利条約は，2006（平成 18）年 12 月 13 日に国連総会において採択され，2008（平成 20）年 5 月 3 日に発効した．わが国は 2007（平成 19）年 9 月 28 日に署名，2014（平成 26）年 1 月 20 日に批准書を寄託し，同年 2 月 19 日に効力が発生した．

表1-1-6 病床別の入所児（者）数　　　　　　　　　　　（2014年11月）

病床別	（月）延べ入所児（者）数	（日）平均入所児（者）数
障害者施設等入院病棟	231,518	7,717.3
特殊疾患病棟	76,680	2,556.0
療養病棟	37,644	1,254.8
精神科病棟	4,029	134.8
一般病棟	4,723	157.4
合計	354,594	11,819.8

ii 障害者虐待防止法

2012（平成24）年10月1日，「障害者虐待の防止，障害者の養護者に対する支援などに関する法律（障害者虐待防止法）」が施行された．この法律では，障害者に対する虐待の禁止や障害者虐待の定義が明確化され，発見者に対する通報義務や市町村の立入調査権限などが定められている．

iii 障害者差別解消法

2016（平成28）年4月，「障害を理由とする差別の解消の推進に関する法律（障害者差別解消法）」が施行された．この法律では，行政機関や民間事業者による「障害を理由とする差別」の禁止や合理的配慮の提供義務，差別の具体的内容などを示す「対応要領」・「対応指針」の作成などが定められている．

（3）診療報酬体系の推移

診療報酬体系については，国の制度改革のなかで重症心身障害の特性に即した体系を要望し続け，今日に至っている．

1967（昭和42）年の児童福祉法改正時には，基本的には1類看護で，利用者4人に1人といった非常に厳しい看護体制を余儀なくされていた．その後，特2類（2.5人に1人）の導入，そして最近の入院基本料10：1（昔でいうところの利用者約2人に1人）の看護体制へと徐々に看護職員の手厚い配置を選択できるようになってきた．しかし，看護師確保の困難さと入所者の病態像の多様性などから，特殊疾患療養病棟などを選択せざるをえない施設も少なくないため，**表1-1-6**のように現時点では多様である．

特に超重症児（者）・準超重症児（者）が利用者の3割を超える状況のなかで，病棟別の7対1看護などの必要性が求められてはいるが実現するに至っておらず，病棟間で傾斜配置を行って対応せざるをえない実状である．

一方，理学療法，作業療法，言語聴覚訓練，さらには心理療法などについては，徐々にその必要性と効果が認められ，職員配置も充実してきている．ただし，重症児（者）特有の専門性に応じた報酬単価には至っておらず，「脳血管疾患リハビリテーション料」を運用せざるをえない現状下にある．

〔末光　茂〕

文　献

1) 厚生労働省障害保健福祉部企画課：「障害者自立支援法」のポイント．障害者総合支援法について．平成25年7月9日．
　http://www.mhlw.go.jp/file.jsp?id=141015&name=2r98520000036ozu.pdf
2) 厚生労働省社会・援護局障害保健福祉部障害福祉課／地域移行・障害児支援室：障害保健福祉関係主管課長会議資料．平成23年6月30日．
3) 内閣府：障害者総合福祉法の骨格に関する総合福祉部会の提言（概要）．平成23年9月26日．http://www8.cao.go.jp/shougai/suishin/kaikaku/s_kaigi/k_35/pdf/s2-1.pdf

2．障害の概念と療育

　本書で取り上げる障害とは，社会福祉の領域ないしはリハビリテーションの領域で使われる障害を意味し，通常は，法律ないしは行政用語として理解されることが多い．しかし，その場合の概念は，しばしば表面的なもので，今日の障害者問題を語る場合は必ずしも適切ではない．そのため本書では，障害のより本質的な理解として，世界保健機関（WHO）の提唱する概念を述べることにする．

1）わが国の障害者基本法にみる障害の概念

　2011年8月に改正された障害者基本法の第2条において「障害者」の定義が見直され，「身体障害，知的障害，精神障害（発達障害を含む．）その他の心身の機能の障害（以下「障害」と総称する．）がある者であって，障害及び社会的障壁により継続的に日常生活又は社会生活に相当な制限を受ける状態にあるものをいう」とされた．さらに第2条第2項に，社会的障壁とは「障害がある者にとつて日常生活又は社会生活を営む上で障壁となるような社会における事物，制度，慣行，観念その他一切のものをいう」という一文が追加された．このことは「障害」が，個人に帰属する「医学モデル」から「社会モデル」としての概念を取り入れた定義へ変更されたことを意味する．さらに，障害者福祉に関する理念法ともいえる障害者基本法によって，わが国の障害者は，従来の身体障害，知的障害，精神障害（発達障害を含む）という3障害に加えて，難病などの慢性疾患に伴う機能障害なども含まれることとなった．この変更は，国連の障害者権利条約の考え方に合わせたものである．

2）WHOによる障害の理解の仕方

（1）国際障害分類（ICIDH）の障害モデル

　1981年の国際障害者年の前年，WHOは「機能障害・能力障害・社会的不利の国際分類（International Classification of Impairments, Disabilities, and Handicaps）」を刊行した．これは通称「国際障害分類（ICIDH）」と呼ばれている．

```
疾病・変調 → 機能障害 → 能力障害 → 社会的不利
                    ─────────────────────↑
```

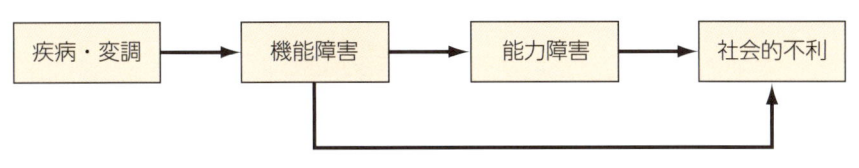

図 1-1-6　ICIDH の障害モデル

　ここでは，障害は疾病ではなく，疾病・変調・傷害など健康状態の変化によってもたらされる諸帰結を意味する概念であるとされる．**図 1-1-6** に示されるように，疾病や変調が原因となって，機能障害が起こり，ついで能力障害がもたらされ，その結果として社会的不利をきたすというものである．同時に，機能障害から直接に社会的不利が引き起こされる場合もあるという．たとえば，急性の精神症状から回復した人が，なんら能力障害はないのに，依然として「精神病者」という烙印を押されて社会的不利を被る場合などである．

　ICIDH が高く評価されたのは，障害を 3 つの異なる次元で理解するという階層構造を示した点であった．Impairment（機能障害）とは，医学的・生物学的に理解する次元で，たとえば，「分娩異常にもとづく四肢の痙直性麻痺」と表現するような場合を意味する．Disability（能力障害）とは，日常生活にどのような影響が及ぶかという次元の理解で，たとえば，四肢の痙直性麻痺のために「歩行・食事摂取・衣服の着脱・排泄などに制限がある」と表現する場合である．Handicap（社会的不利）とは，社会的存在としてどのような影響を被るかという次元の理解で，たとえば，歩行困難のために車椅子を使用して移動している人が，外出しようとしたら「段差が多くて自由に行動できなかった」とか「車椅子で使用できるトイレがないので町中で長居はできなかった」という場合などである．

　WHO の思想は，このような理解の仕方を示しながら，障害者の問題は，本人の問題であるとともに，環境と支援の問題として理解されなければならないというものであった．それまで，Impairment の次元でしか理解しようとしなかったわれわれにとっては，まさに「目からうろこ」の思いであった．

（2）ICIDH の課題と改定への努力

　世界中に大きな影響を与えた ICIDH ではあったが，その評価や期待が大きかっただけに，さまざまな批判や注文も寄せられた．詳しく述べる紙数はないが，**図 1-1-6** に示される因果関係は，あまりに医学モデルに偏して一方向的であること，機能障害・能力障害・社会的不利という表現は，障害者のマイナス面のみを強調し，プラスの部分を無視するものであること，おかれた環境の影響を軽視していること，などが指摘されたのであった．なお，この「モデル」という用語は，様式や模型などを指すのではなく，概念またはパラダイム（規範）のことを意味する．

　このため，WHO は 1990 年から改定作業にとりかかり，1992 年以降は毎年国際的な改定会議を開催した．アルファ案，ベータ 1 案，ベータ 2 案と命名された草案について世界

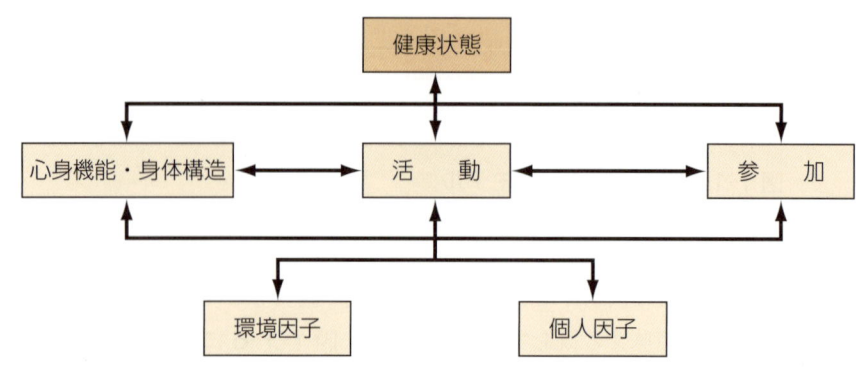

図 1-1-7　ICF の生活機能モデル

的な検討がなされ，それらを集大成した最終案が 2001 年 5 月 22 日の WHO 総会で採択され，「International Classification of Functioning, Disability and Health, ICF, 2001（生活機能・障害・健康の国際分類）」が発表された．これは，わが国では「国際生活機能分類」と呼ばれ，必要に応じて副題「―国際障害分類改定版 2001―」をつける場合がある．

（3）国際生活機能分類（ICF）の生活機能モデル

ICF は，国際障害分類の改定版でありながら，あえて障害のみを対象とするのではなく，人の生活に関するすべてを対象としている．ICF でも 3 つの次元で理解することは変わりないが，マイナス面を強調するのではなく，プラス面をも重視する立場から中立の言葉を用いている．すなわち，機能障害ではなく「心身機能・身体構造 body function and structure」，能力障害ではなく「活動 activity」，社会的不利ではなく「参加 participation」である．そして，**図 1-1-7** のようなモデルを提示している．

ICF では，ICIDH で「疾病・変調」とされていたものが「健康状態」と表現されている．これは，疾病，変調，傷害，外傷などの包括的用語であり，さらには妊娠，加齢，ストレス，先天異常，遺伝的素質なども含んでいるという．生活機能 functioning とは，心身機能・身体構造，活動，参加の包括用語で，個人とその人の背景因子（環境因子と個人因子）との相互作用のうちの肯定的な側面を表すものである．一方，ICF では，用語の新しい使い方として disability（障害）を説明している．これは，ICIDH の disability（能力障害）とは異なり，機能障害（構造障害を含む），活動制限，参加制約の包括用語であって，個人とその人の背景因子（環境因子と個人因子）との相互作用のうちの否定的な側面を表すものであるという．

個人因子とは，年齢，性別，社会的状況，人生体験など，個人の属性や特性に関係した内的な背景因子を指す．一方，環境因子は，個人の外部にあって生活機能全般に対して影響を及ぼしうる因子である．一般に環境というと物的・物品的な環境，自然環境や人工的な環境を思い浮かべるが，ICF はさまざまな人たちや職種による支援，社会の態度，制度や政策をも含め，5 つのカテゴリーの環境因子を規定している．すなわち，①生産品と用具，②自然環境と人間がもたらした環境変化，③支援と関係，④態度，⑤サービス・制度・政

策であり，支援や態度を生活機能に影響を及ぼす社会的要因として位置づけたことはこれまでにない新しい扱いである．

ICFでは，包括概念である健康状態と生活機能の3つの次元との関係が，すべて相互作用をもっているとしている．ICIDHのモデルが一方向性であったものを大きく改めたことになる．さらに，背景因子としての「環境因子」と「個人因子」が加えられている．3つの次元で理解することの重要性とともに，これら3つの次元にはさまざまな要因が複雑に影響を与え合うものであることを示している．

（4）医学モデルと社会モデルの統合：生物・心理・社会モデル

ICFは，包括用語としての「障害」と「生活機能」の理解には，「医学モデル」対「社会モデル」という対極的な視点での説明が有効であり，その双方が重要であるとしている．ICFそのものも，この2つのモデルの統合にもとづいているという．医学モデルでは，障害は個人の問題であるととらえる．病気そのほかの健康状態から生じるものであるから，専門家による治療や訓練が必要であり，本人自身が変化することが求められる．社会モデルでは，障害は基本的に社会によってつくられた問題であって，個人に帰属する問題ではない．社会がこれをどのようにとらえ，社会自身がどのように自らを得ようとするのか，環境を変え，支援を改める必要があるとされる．その究極の課題は人権問題である．

発達期にある児童や障害を受けて間もない人の場合には，医学モデルも十分に意味がある．児童には，自らを変えるべき発達課題が必ずある．ついこのあいだ，障害を受けた人にとっては，すみやかに適切な治療やリハビリテーションを受けることは何よりも重要である．しかし，発達期をとうに過ぎ，あるいは障害を受けて何年にもなるのに，依然として医学モデルに終始しているとすれば，それは人権侵害である．個人が変わることができなくても，環境を変え，支援を変えることで，個人の生活も人生も大きく変わることは十分に期待できる．医学モデルと社会モデルの統合こそ重要なことがらといえよう．

ICFは，これらの2つの対立するモデルの統合にもとづき，その統合を図るうえで「『生物・心理・社会的』アプローチを用いる」と述べている．また，WHOのICFビギナーズガイドでは，この統合モデルの名称を「生物・心理・社会モデル bio-psycho-social model」と定義している．

3）重症心身障害の障害とは

重症心身障害とは，原則的には脳起因性の重篤な健康状態によって生じた3つの次元に及ぶ障害である．心身機能・身体構造には重篤な機能障害 Impairments が認められ，当然に著しい活動制限 activity limitations や参加制約 participation restrictions を伴う．重症児（者）一人ひとりは，独特の個人因子をもつことが多く，また著しい環境依存性を伴っている．

こうしたことから，重症児（者）に対する支援のあり方は，高度な専門性が要求され，

かつ多様性を余儀なくされる．さらに，重症児（者）の場合には，同時に活動的な疾病を伴うことが珍しくなく，それに対する医療的努力も軽視できない．疾病への対応と生活支援とは不即不離の関係にあり，重症児施設の果たすべき役割の存するゆえんである．わが国の重症児施設が，福祉施設であると同時に医療法にもとづく病院でなければならないという理由はこの点にあり，このような制度を有しているのは，現在のところわが国だけである．ちなみに，わが国の重症児施設で提供されている医療行為は，重症児（者）一人ひとりのもつ疾病の治療という意味合いのほかに，一人ひとりの生活を支えるための医療という場合も少なくない．このような医療のあり方を認めているわが国の制度について，関係者は誇りと責任を感じなければならないと思う．

4）療育について

　わが国の重症児施設や肢体不自由児施設には，「○○療育園」とか「□□療育センター」いう名を冠した施設が少なくない．知的障害児施設に比べると明らかに多い．1942年に高木憲次氏が初めて「療育」という言葉を使ったが，それは「不自由な肢体」に対する働きかけを意味していたので，障害児に接する医療関係者のあいだでは，抵抗なく使われたものと思われ，さらには，わが国初の重症児施設の名が「島田療育園」であったのも，その流れとして理解される．

　一方，19世紀の終わり（明治時代の中期）頃には，ヨーロッパで台頭した「治療教育」の思想がわが国に伝えられ，以後，多くの先人たちによって，主として知的障害児を対象とする教育的働きかけとして，今日に至るまで受け継がれている．

　アヴェロンの野生児（ヴィクトール）に対するイタールの努力に始まる治療教育（これを治療教育と呼んだのは時代がかなり下がった1860年代で，ドイツのゲオルゲンスとダインハルトであるとされる）は，障害そのものを克服しようとした点で「治療的」であり，発達的視点に立って可能性に挑戦したという点で「教育的」であった．やがてこの言葉は，知的障害関係者のあいだで，「治療教育もしくは療育」と呼ばれるようになっていった．戦後，わが国の重症児福祉や知的障害児福祉に大きな足跡を残した糸賀一雄氏は，「治療教育すなわち療育とは，保護的で教育的で，そして生産的なものである」と説明している．

（1）療育の概念

　かくして，療育という言葉は，期せずして別々の領域で使われるようになり，今日では，すべての障害児に対する発達支援という文脈で使われているように思われるが，一方では，かなり曖昧に使われている面もある．すなわち，療育手帳，療育指導，療育等支援事業，療育の給付などである．したがって，今日的な実態からみれば，療育には，「狭義の療育」と「総合的な支援やサービスという意味で使われる広義の療育」とがあるといえよう．以下，本項では「狭義の療育」について考えてみたい．

　高松鶴吉氏は，高木氏の「療育とは現代の科学を総動員して不自由な肢体をできるだけ

克服し，それによって幸いにも恢復したる恢復能力と残存せる能力と代償能力の三者の総和（これを復活能力と呼称したい）であるところの復活能力をできるだけ有効に活用させ，以って自活の途の立つよう育成することである」という記述を尊重しながら，今日では別の概念として理解すべきであるとし，知的障害の分野で培われてきた治療教育の概念をも包括して，次のように説明している．

すなわち，「療育とは，現在のあらゆる科学と文明を駆使して障害児の自由度を拡大しようとするもので，その努力は優れた『子育て』でなければならない」し，「療育とは，障害児の可能性の追求であるとともに，可能性の限界を知ろうとすることでもある．しかし，それでもなお，手を尽くすことによって障害児とその周辺に力強い安心をもたらすのが療育である」という．

療育とは，あくまでも発達期にある児童についての概念であって，これが成人にも適用される概念であると考えることは適切ではなかろう．

（2）ハビリテーション（Habilitation）とも呼ばれる療育

今日，英語圏では療育のことをIntervention（介入）とかハビリテーションと表現することが多い．特に早期発見・早期療育という文脈ではEarly Interventionが広く使われ，幅広く発達促進的な努力をする場合にはHabilitationとHabilitative Treatmentという表現がなされる．

ハビリテーションという言葉は，リハビリテーションRehabilitationに由来する．元来，リハビリテーションとは宗教的用語であって，破門された信徒に許しを与えて復権を認めるという意味で使われたとされるが，やがて歴史の変遷を経て，今日のように障害者に対するリハビリテーションという意味で広く使われるようになった．一般には，中途障害者が前提となっていたことから，失われた機能を再び復活させるという意味合いをこめて，Re（再び）habilitationと表現したのであったが，療育の対象は発達期にある児童で，中途障害とは事情が異なる．失われた機能を回復するというのではないから，Re（再び）の意味は存在しないのである．しかし，リハビリテーションにおいては，障害の存在を率直に認めたうえで，その人の生活や人生をより豊かなものにしようとすることにあるから，思想性においては療育とまったく等質だといえよう．

（3）QOLについて

療育が，その思想においてリハビリテーションと等質であることは前項で述べたとおりである．リハビリテーションというと，機能訓練を連想する人が少なくない．それは確かにリハビリテーションの重要な分野ではある．しかし，リハビリテーションとは，根源的に「人間性の復権」を意味するもので，決して訓練といういわば「医学モデル」に終始するものではない．リハビリテーションは，機能障害，活動制限，参加制約という3つの次元のいずれにもかかわるものであり，同時に，個人のQOLを高めようとする専門分野でもある．QOLとは，通常，生命の質などと訳されることが多いが，これも障害と同様に

階層構造をもつものとして理解されるべきで，それは上田敏氏の指摘するように，心身機能・身体構造，活動，参加のそれぞれに対応していると考えられる．すなわち，心身機能・身体構造は「生命の質」に対応し，活動は「生活の質」に対応する．そして，参加は「人生の質」に対応しうるものであろう．

　重症児に対する療育とは，まさに生命の質，生活の質，人生の質のいずれにも深くかかわる行為として認識される必要があろう．

（岡田喜篤・三田勝己）

文　献

1) 糸賀一雄：重症心身障害児対策へのとりくみ．近江学園年報，11：405-423，1965．
2) 髙松鶴吉："療育"をめぐって．愛護，43(10)：68-75，1996．
3) 上田　敏：リハビリテーションとQOL．作業療法ジャーナル，26(1)：23-27，1992．
4) 世界保健機関WHO（障害者福祉研究会編）：ICF 国際生活機能分類—国際障害分類改定版—．東京：中央法規出版，2002．
5) 上田　敏：国際障害分類（ICIDH）から国際生活機能分類（ICF）へ．—改定の経過・趣旨・内容・特徴—．ノーマライゼーション 6月号：9-14，2002．
6) WHO：Towards a common language for functioning, disability and health. Geneva 2002.
   http://www.who.int/classifications/icf/site/beginners/bg.pdf
   佐藤久夫（監訳）・他：ビギナーズガイド：生活機能，障害，健康に関する共通言語にむけて：ICF 国際生活機能分類．日本障害者リハビリテーション協会．障害保健福祉研究情報システム DINF：2007．
   http://www.dinf.ne.jp/doc/japanese/intl/icf/080128_mita_icfbg/index.html

5）人権への理解と配慮（自己点検・倫理）

　今日，障害者福祉の基本は人権への理解と配慮にある．しかし，「障害者だから人権」という意味ではない．あらゆる人々の人権が守られなければならないことは当然である．ここであえて人権を論ずる理由は，障害児（者）の場合，過去においてしばしば無視され，あるいは侵害されていたことに対する反省からである．以下，人権についての基本事項を整理し，医療スタッフとして人権に配慮すべき留意点を述べる．

（1）人権とは

　人権とは，「人が生まれながらにもっている生存・自由・平等などの権利」（角川新国語辞典）のことで，別名「基本権」ともいわれるが，一般には「基本的人権」と呼ばれるものである．これは，「人間はすべて生まれながらにして自由・平等である」という認識にもとづいている．すなわち，個人はすべて人間固有の権利をもっており，国家はその権利を侵すことはできない，という認識である．

　人権とは，当初もっぱら市民的自由権のみを意味していたが，今日では参政権をはじめさまざまな権利が含まれるようになった．その内容は，日本国憲法第3章「国民の権利及び義務」の第11条から第40条まで，および第10章「最高法規」の第97条に示されている（**表 1-1-7**）．同時に，同様の内容が世界人権宣言（1948年）にも示されている（**表 1-1-8**）．

表 1-1-7　日本国憲法における基本的人権

憲法第 11 条
　国民は全ての基本的人権の享有を妨げられない．この憲法が国民に保障する基本的人権は，侵すことのできない永久の権利として，現在及び将来の国民に与えられる．

憲法第 97 条
　この憲法が日本国民に保障する基本的人権は，人類の多年にわたる自由獲得の努力の成果であって，これらの権利は，過去幾多の試練に堪え，現在及び将来の国民に対し，侵すことのできない永久の権利として信託されたものである．

表 1-1-8　世界人権宣言

世界人権宣言の内容
　市民的自由権（第 1～20 条）
　　人間の尊重，法の下の平等　　　　　生命・身体・自由の権利
　　奴隷・苦役の禁止　　　　　　　　　拷問・残酷刑の禁止
　　裁判による救済を求める権利　　　　有罪判決までの無罪の推定
　　罪刑法定主義　　　　　　　　　　　プライバシーの保護
　　移動・出入国の自由　　　　　　　　亡命者の庇護
　　国籍の保有と変更の権利　　　　　　婚姻の自由・私的所有権
　　思想・信教の自由　　　　　　　　　表現・出版の自由
　　集会・結社の自由

　参政権（第 21 条）

　経済的・社会的・文化的権利（第 22～27 条）
　　労働基本権　　　　　　　　　　　　休息・余暇の権利
　　健康・福祉・母子保護　　　　　　　教育を受ける権利
　　文化・芸術・科学の享受
　自由・権利の実現される社会的秩序の享受（第 28 条）
　自由・権利行使上の義務（第 29 条）
　自由・権利を破壊する権利のないこと（第 30 条）

世界人権宣言抜粋
　第 1 条
　「すべての人間は，生まれながらにして自由であり，尊厳と権利において平等である．人間は，理性と良心とを授けられており，同胞の精神をもって互いに行動し合わなければならない」
　第 2 条
　「人はすべて，人種・皮膚の色・性・言語・宗教・政治上その他の意見，国民的もしくは社会的出身・財産・門地または他の身分というようないかなる種類の差別もなしに，この宣言に掲げられているすべての権利と自由を享有する権利を有する」
　第 30 条
　「この宣言は，いかなる国・団体または個人に対しても，この宣言に掲げられているいずれかの権利および自由を破壊することを目的とする活動に従事し，または右の目的を有する行為を遂行するいかなる権利をも，包含するものと解釈してはならない」

わが国の憲法ならびに世界人権宣言にみる人権の内容は，①自由・平等などの18世紀的基本権（＝自由権的基本権），②生存権・労働基本権・教育権などの20世紀的基本権（＝社会権的基本権）からなっている．

　今日では，以上のほかに，多くの「新しい人権」が基本的人権として承認されている．すなわち，平和に生きる権利，日照権，環境権，知る権利，知られたくない権利，消費者の権利，嫌煙権，人格権，自己決定権，患者の権利，肖像権，自然享有権などである．これら「新しい人権」も，基本的には憲法に由来すると考えられている．たとえば，知る権利は，憲法第21条の「表現の自由」に由来するものとみられ，環境権は，第25条の生存権に由来するといわれる．しかし，多くの「新しい人権」は，憲法第13条にある「幸福追求権」にその根拠をもつとされる．「新しい人権」はこれからも次々に登場するはずである．

（2）知的障害や重症心身障害のある人たちの人権問題

　わが国では，2014年の障害者権利条約締結に先立ち，2011年8月に障害者基本法の改正，2012年10月に障害者虐待防止法の成立，2013年6月に障害者差別解消法の成立および障害者雇用促進法の改正など国内法令の整備が行われた．

　障害者権利条約では「障害にもとづくあらゆる差別の禁止」のなかに「合理的配慮の否定」も含まれると明確に示されている．「合理的配慮」とは，負担になりすぎない範囲において，「社会的障壁」を取り除くための必要で合理的な配慮であり，「社会的障壁」とは，「通行，利用しにくい施設・設備」，「利用しにくい制度」，「障害者の存在を意識していない慣習・文化」，「障害者への偏見」などと障害者差別解消法に解説されている．

　このように，障害者に関する一般社会の人権意識は確実に進歩している．しかし，コミュニケーションや意思能力に制限がある重度の知的障害や重症心身障害のある人たちについては，しばしば，あるいは，ときには不本意にも，人権を侵害してしまうことがある．このような事態は，一般市民が関与することはむしろ少なく，多くは，その障害者にとって最も身近で重要な立場にいる人たちによるものである．すなわち，施設職員や家族による人権無視・侵害が少なくないのである．

　今日，虐待による障害発生をはじめ施設における体罰・しごき・拘束など，密室的状況での人権侵害がしばしば報道されている．このように明らかな人権侵害だけではなく，障害者を揶揄したり，ニックネームで呼ぶというような日常的な場面での人権侵害も珍しくない．法律が整備されてきた今日，虐待など人権侵害防止に向けた施設での職員研修や支援技術の確立に努めなければならない．また社会的支援不足が家族による人権侵害につながっており，これまで以上に自治体も含めた取り組みが求められる．

　人権に配慮するとは，さまざまな姿で表される基本的人権を一つひとつ丁寧に尊重することにほかならない．しかし，これを確実に達成することは必ずしも容易でないことも覚悟する必要がある．

（3）倫理的であること

　基本的人権を守るためには，基本的に倫理的であることが求められる．筆者は倫理学の専門家ではないし，ましてや自分自身が倫理的な生活を送っているわけでもない．しかし，対人サービスに携わる者は，常に倫理的であろうとする努力を怠ってはならないと思う．

　倫理とは，「人々が歴史的・経験的に大切なものとして互いに認め合っている価値観あるいは原理・規範」である．それは，道徳，人の道，正義，誠などと表現される社会的・精神的な慣習を意味するものでもある．重症児（者）に職業として支援を行う場合，人格的要素にもとづく倫理のみならず，職業人として備えるべき倫理も忘れてはならない．

　前者については，重症児（者）に関する自らの適性を問い続ける必要がある．対人支援を職業として行う場合，「暖かな思いやり・細かな気配り・しなやかさ」を備えていることは必須条件である．しかし，これは他人によって判断されるものではなく，自己洞察によるほかはないが，重要なことは，この問題に結論を出すことではなく，自らにこれを問い続けていくという点にある．

　職業的な倫理については，今日いくつかの職能団体が倫理綱領を定めている．これを常によりどころとして，自らの専門性のなかで，より適切な行動をとるように努力することが重要である．重症児（者）に対する支援行為に関しては，日本重症心身障害福祉協会が定めている「施設評価チェックリスト」（1997年・改訂版）ならびに「自己点検べからず集」（1997年版）が大いに参考となる．特に「べからず集」では，多くの具体的かつ重要な禁止事項が明定されており，きわめて実用的である．

〈岡田喜篤・平元　東〉

第2章 重症心身障害児（者）の実態

1. 重症心身障害児（者）の状態像の診断と評価

　重症児（者）は「重度の知的障害と重度の肢体不自由が重複する児童」と児童福祉法に定義されているが，そのような状態は胎児期～小児期における脳損傷によって引き起こされることがほとんどである．その脳損傷の原因疾患にはどのようなものがあるのか，どのような医学的合併症があるのかを診断する．さらに，それらの疾患によって日常生活動作（ADL）などにどのような障害があるのかを診断・評価することで，一人ひとりに必要な支援の質と量を把握できる．単に必要な医療の提供や必要な ADL の介護量の決定にとどまらず，われわれの生活する社会の文化的成熟度に照らし合わせた生活の質（QOL）を高める最適な療育を提供するためにこれらの診断と評価が反映されなければならない．

1）脳損傷の原因診断

　重症心身障害の原因分類を，公益社団法人日本重症心身障害福祉協会の資料から示したものが**表 1-2-1** である．原因は多彩だが，出生前要因，周産期要因，出生後要因に大き

表 1-2-1　重症児（者）の主要な原因とその比率（％）

低酸素または仮死などの分娩異常	21.54
特殊型，その他の出生前原因	13.66
髄膜炎，脳炎後遺症	8.74
てんかん後遺症	6.50
低出生体重児	6.40
染色体異常症	5.04
原因，発症時期とも不明	3.78
脳外傷後遺症	3.26
その他の外因によるもの	2.91
原発性小頭症	2.49

（日本重症心身障害福祉協会：平成 26 年度全国重症心身障害児施設実態調査の主要病因分類調査より）

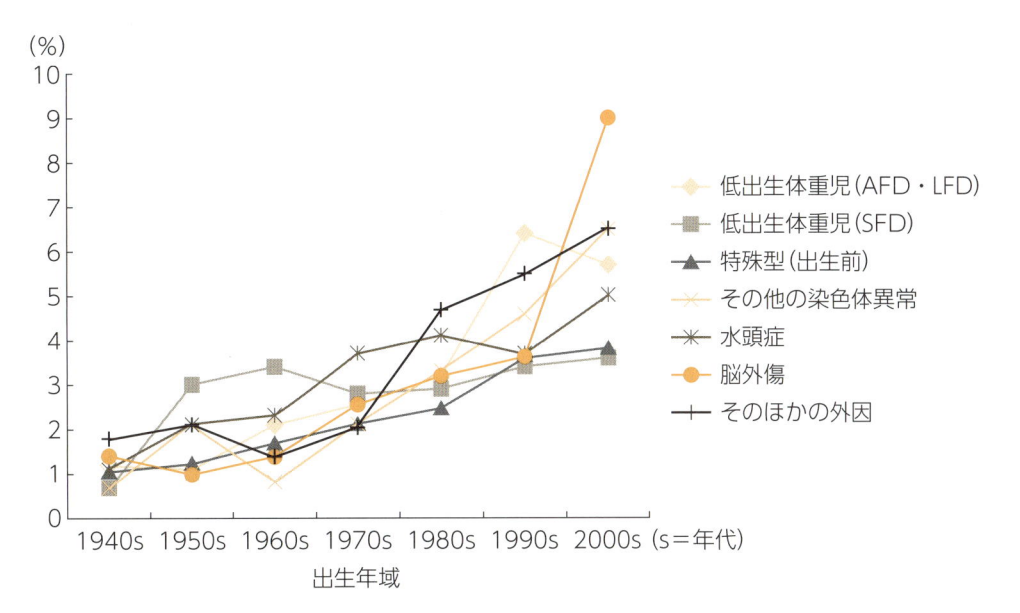

図1-2-1 主要な原因の経年的変化

(三上史哲・他：公法人立重症心身障害児（者）施設の実態調査の分析—病因別発生原因と経年的変化—．日本重症心身障害学会誌, 33(3)：311-326, 2008. より)

く分けると，その比率はおよそ4割，3割，3割となっている．ただし，近年の新生児救急医療と診断技術の向上により，低出生体重児，染色体異常，特殊型・その他の出生前原因の割合が増加している（**図1-2-1**）[1]．

2) 原因診断の留意点

具体的な方法は，小児神経学の診断手法と同様である．ここでは重症児診断において特に留意すべきポイントを述べる．

i 詳細な病歴・成育歴・家族歴の確認

妊娠中・周産期（特に出生時）の異常や乳幼児期の罹患疾患などの確認，また出生直後からの発達遅延なのか，しばらく正常発達したあとに発達の遅滞，退行が出現したのかなどを確認することにより，原因発生時期の推定が可能となる．「脳性麻痺」という病名は，運動障害という状態像を表す病名であり，できるだけ脳損傷の直接原因疾患を追究する．前述の分類では，以前より低酸素または仮死などの分娩異常が最も多くなっているが，近年ではNICU入院の既往がある重症児がさらに増加しており，NICU入院中の病歴を十分に確認することが望ましい．特に，低出生体重が原因としても，脳室周囲白質軟化症，脳室内出血，低酸素脳症など脳損傷の直接原因を調べるべきである．

ii 変質徴候（小奇形）の確認

近年，原因として染色体異常などの先天性要因の割合が増加している．重症児施設でみられる代表的な先天性奇形症候群を**表1-2-2**に示す．これらの先天性の疾患では，出生

表 1-2-2　重症児施設入所者にみられる主な
　　　　　神経疾患/先天性奇形症候群

> Rett 症候群
> Cornelia de Lange 症候群
> Angelman 症候群
> Holoprosencephaly（全前脳胞症）
> Apert 症候群
> Lowe 症候群
> COFS 症候群（Pena-Shokeir 症候群Ⅱ型）
> Kabuki make-up 症候群
> Pelizaeus-Merzbacher 病
> CHARGE 症候群

（日本重症心身障害福祉協会：平成 26 年度全国重症心身障害児施設実態調査の主要病因分類調査より）

時に仮死を合併することが少なくないため，「脳性麻痺」とだけ診断されている場合も少なくない．しかし，特徴的な変質徴候（小奇形）や合併症がみられることが多いので，注意深く理学所見をとる必要がある．

iii　原因診断に必要な主な臨床検査

①脳 CT 検査，脳 MRI 検査
②脳波検査，聴性脳幹反応検査
③各種発達検査
④染色体分析（必要に応じて高精度分染法も）
⑤尿・血清アミノ酸分析，有機酸分析
⑥血中乳酸，ピルビン酸，尿酸，カルニチン，長鎖脂肪酸の測定
⑦特異的酵素活性測定（ライソゾーム酵素など）
⑧遺伝子解析

3）合併症の診断

　重症児（者）によくみられる合併症を図 1-2-2[2]に，筆者の所属する重症児施設における合併症の出現頻度を図 1-2-3 に示す．
　具体的な合併症の内容や病態は後述されているので，ここでは重症児（者）の診断・評価に必要な主な障害の種類と確認項目（症状の有無や種類，程度）を簡単に記載する．

i　運動障害

　脳性麻痺の有無，麻痺の部位，筋緊張異常，変形・拘縮・側彎・脱臼，骨折の既往など

ii　コミュニケーション障害

　言語理解能力・意思表出能力，構音障害，聴覚障害，視覚障害など

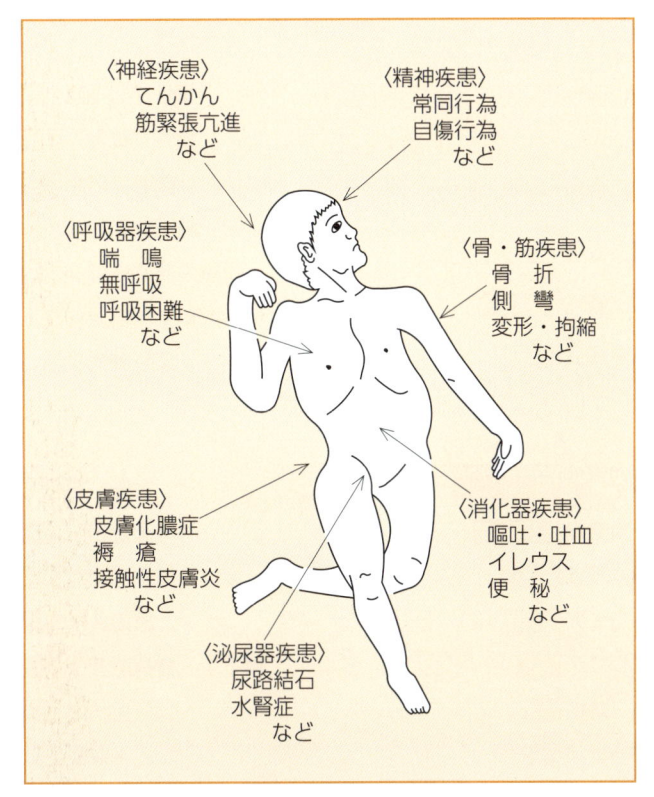

〈神経疾患〉
てんかん
筋緊張亢進
など

〈精神疾患〉
常同行為
自傷行為
など

〈呼吸器疾患〉
喘鳴
無呼吸
呼吸困難
など

〈骨・筋疾患〉
骨折
側彎
変形・拘縮
など

〈皮膚疾患〉
皮膚化膿症
褥瘡
接触性皮膚炎
など

〈消化器疾患〉
嘔吐・吐血
イレウス
便秘
など

〈泌尿器疾患〉
尿路結石
水腎症
など

図 1-2-2　重症児にみられる主な合併症
（平元　東：重症心身障害児の診断と評価．重症心身障害療育マニュアル
（江草安彦・監修），第2版，医歯薬出版，2005, p24. より）

iii　呼吸障害

　閉塞性（上気道閉塞などによる）換気障害，拘束性（胸郭変形・側彎などによる）換気障害，睡眠時無呼吸など

iv　摂食障害

　口周囲過敏性，咀嚼・嚥下困難，誤嚥，胃食道逆流など

v　排泄障害

　神経因性膀胱，膀胱尿管逆流，尿路結石，尿路感染症，膀胱直腸障害など

vi　自律神経障害

　大きな体温日内変動，睡眠覚醒リズム障害など

4）主な医療処置（在宅では医療的ケア）状況の把握と評価

　近年では，気管切開，胃瘻などの医療処置が施行されている重症児（者）の割合が急増している．その状況を正確に把握し，評価しておく必要がある．

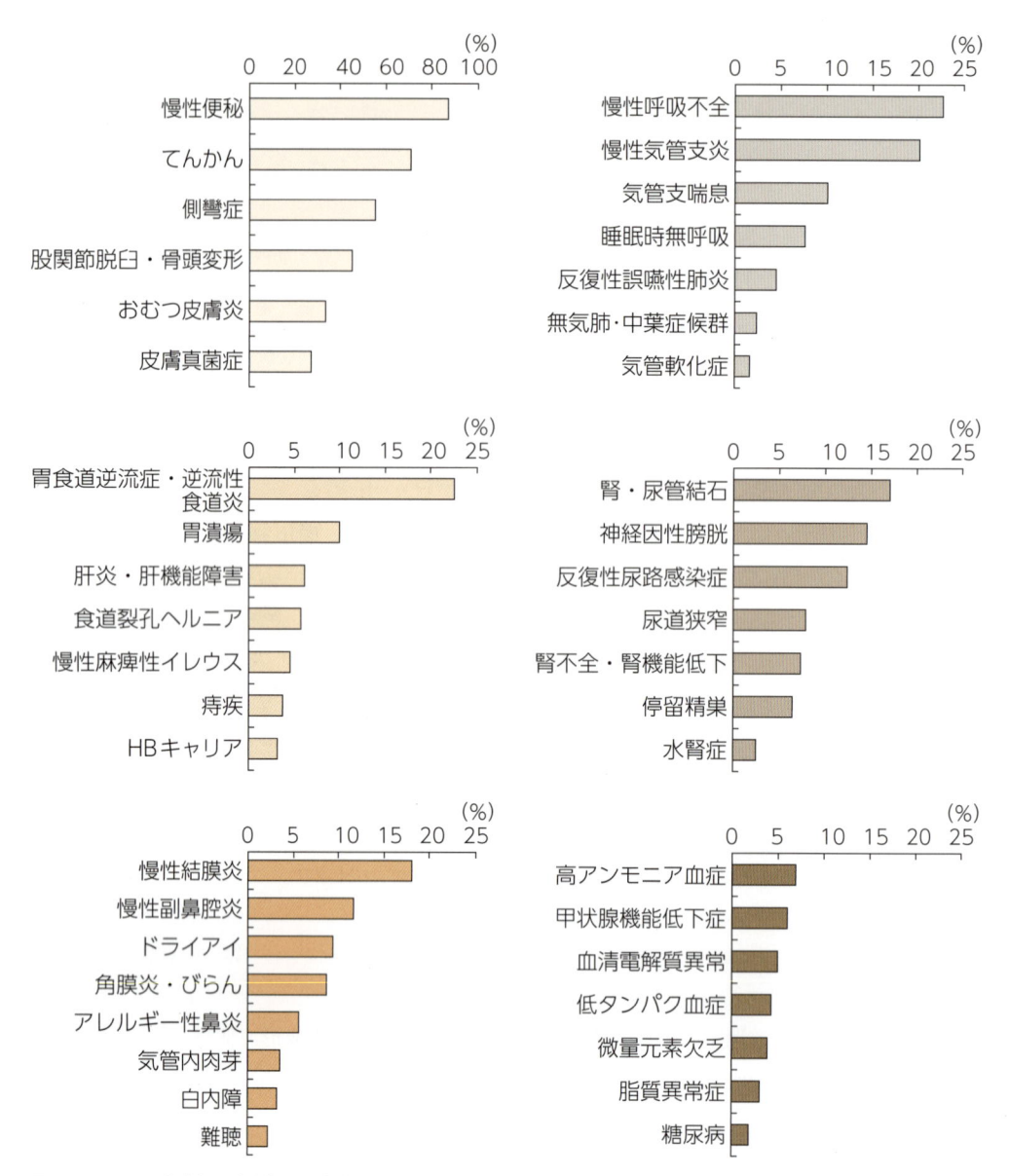

図 1-2-3 重症児（者）の合併症の頻度（2014年11月現在の北海道療育園入所者335人における頻度）

i 経管栄養の有無と状況

胃瘻や経鼻チューブの種類とサイズ，固定水などの量，チューブの先端がどこまで（胃か空腸か）入っているかを把握する．経腸栄養剤の種類と量，注入の時間や注入に要する時間も必要である．注入中の喘鳴増強や嘔吐，消化管出血がみられないかどうかも注意する．

ii 吸引の有無と状況

重症児（者）は，唾をためやすく（咽喉頭停留），喀痰排出がうまくできない．日頃か

ら吸引が必要かどうか，またその頻度はどの程度かを把握しておく．

iii　酸素投与の有無

　重症児（者）では，慢性呼吸不全で酸素投与が必要な場合も少なくない．通常必要な酸素量，投与方法も把握する．重症児（者）一人ひとりの状態像に応じてSpO_2の許容下限値が異なっているので酸素を投与する目安を確認しておく．

iv　気管切開の有無と状況

　いつ，どのような術式で行われたかを把握する．単純気管切開術なのか，喉頭気管分離術や声門閉鎖術なのかも確認する．最近では，カニューレを使用しない永久気管孔として管理されている場合も多いが，気管カニューレを使用している場合は，カニューレの種類やサイズ，カフエアの量も把握しておく必要がある．

v　人工呼吸器使用の有無と状況

　重症児施設のみならず，在宅においても人工呼吸管理が必要な重症児（者）が急増している．使用されている人工呼吸器の種類とモード設定，換気の設定条件を把握する．

vi　導尿の有無と状況

　重症児（者）では，神経因性膀胱による排尿障害の頻度が高く，本人の膀胱機能に応じて適切な導尿が必要な場合が多い．導尿の回数や時間，一回量や尿異常がみられないかどうかを把握することも大切である．

5）障害程度の把握と評価[3]

　医学的な合併症としての病態だけではなく，ICFの概念（26頁参照）による活動制限，参加制約という視点からの障害程度を把握する．主にADLを確認することで障害程度の把握を行う．日本重症心身障害福祉協会が使用している個人チェックリストのADL評価項目を表1-2-3に示す．何ができないかを把握することではなく，それによってどのような支援がどの程度必要かを知ることが重要である．主な留意点は以下のとおりである．

i　四肢運動機能

　下肢機能としての移動能力や，上肢機能がどこまで有目的動作が可能かを確認する．特に上肢機能の向上は単にADLのみならず，QOLの向上につながる．また，医療行為での血管確保時や維持輸液などでの抜針事故を防ぐなどリスクマネジメント上も四肢の運動機能の確認は必須である．

ii　躯幹機能（寝返り）と体位

　寝返りができるかどうかの確認は褥瘡予防において重要で，適切な体位変換の指示が必要となる．重症児（者）の多くは側彎などで躯幹変形があり，日常生活上で得意な体位と苦手な体位・頭の向きを確認しておかないと苦痛を与えることがある．

iii　コミュニケーション機能

　どの程度の理解力があるかを把握しておくことは，日中生活活動を有意義なものとするために重要であり，適切な診療協力を得るうえでも大切である．重度の知的障害があって

表 1-2-3　個人チェックリストの ADL 評価項目

Ⅰ 姿勢	1. 寝たきりで，どんな姿勢でも首のすわりなし 2. 寝たきりであるが腹臥位で頭を上げる 3. 寝たきりであるが背臥位で頭を上げる 4. よりかかっての座位 5. よりかかりなしでの座位 6. 膝立ち 7. つかまり立ち 8. ひとり立ち	Ⅸ 遊び	1. 遊びらしいものはまったくみられない 2. 何かを楽しんでいる様子がある 3. ひとり遊びをする 4. 他児の遊びをみている 5. 大人（職員や家族）と遊ぶ 6. 大人（職員や家族）を介して他児と遊ぶ 7. 仲間遊びができる
Ⅱ 移動	1. 移動できない　　9. 膝立ち移動 2. 半寝返り　　　10. つたい歩き 3. 完全寝返り　　11. 両手ささえ歩き 4. 背這い移動　　12. 片手ささえ歩き 5. 肘這い移動　　13. 独歩（不安定） 6. 腹這い移動　　14. 独歩（安定） 7. 四つ這い移動　15. 速歩 8. 座位移動　　　16. 走る	Ⅹ コミュニケーション	〈理解能力〉 1. どんな方法で働きかけてもまったくわからない 2. なんらかの方法で働きかけると多少は理解する 3. 簡単な言葉や身ぶりなどを理解する 4. 日常会話を理解する 〈表現能力〉 1. 意志表示がまったくない 2. 意味はわからないが声や身ぶりで表現する 3. 意図した身ぶりやサインで表現する 4. 単語で表現する 5. 二語文で表現する 6. 文章で表現する
Ⅲ 排尿	〈尿意の有無〉 1. 有 2. 無 3. 不明 〈排尿の知らせ〉 1. 知らせない 2. 事後に知らせることがある 3. 事前に知らせることがある 4. いつも事後に知らせる 5. いつも事前に知らせる 〈排尿の介助〉 1. 全介助 2. かなり介助が必要 3. 必要に応じて介助 4. 介助不要	Ⅸ 問題行動・異常習慣	〈指しゃぶり，髪抜き，耳いじりなど〉 1. 日常的にある 2. ときどきある 3. なし 〈オナニー〉 1. 日常的にある 2. ときどきある 3. なし 〈自傷〉 1. 日常的にある 2. ときどきある 3. なし 〈首振り，頭叩きなどの常同行動〉 1. 日常的にある 2. ときどきある 3. なし 〈便こね〉 1. 日常的にある 2. ときどきある 3. なし 〈異食〉 1. 日常的にある 2. ときどきある 3. なし 〈その他（　　　）〉 1. 日常的にある 2. ときどきある 3. なし
Ⅳ 排便	〈便意の有無〉 1. 有 2. 無 3. 不明 〈排便の知らせ〉 1. 知らせない 2. 事後に知らせることがある 3. 事前に知らせることがある 4. いつも事後に知らせる 5. いつも事前に知らせる 〈排便の介助〉 1. 全介助 2. かなり介助が必要 3. 必要に応じて介助 4. 介助不要		
Ⅴ 食事における咀嚼・嚥下	〈口の開閉〉 1. 非常に困難 2. やや困難 3. 容易にできる 〈咀嚼〉 1. 非常に困難 2. やや困難 3. 容易にできる 〈嚥下〉 1. 非常に困難 2. やや困難 3. 容易にできる	Ⅻ 問題行動・対人関連行動	〈攻撃的，反抗的態度〉 1. 日常的にある 2. ときどきある 3. なし 〈排他，拒絶的傾向〉 1. 日常的にある 2. ときどきある 3. なし 〈奇声，叫声〉 1. 日常的にある 2. ときどきある 3. なし 〈ひどいいたずら〉 1. 日常的にある 2. ときどきある 3. なし 〈衝動的，発作的行動〉 1. 日常的にある 2. ときどきある 3. なし 〈他害〉 1. 日常的にある 2. ときどきある 3. なし 〈その他（　　　）〉 1. 日常的にある 2. ときどきある 3. なし
Ⅵ 摂食方法	1. なし 2. 手づかみで食べる 3. スプーンでなんとか食べる 4. スプーンで上手に食べる 5. 箸を使って食べる 6. その他（　　　　　）		
Ⅶ 食事の介助	1. 全介助（経管栄養など） 2. 全介助（経口） 3. かなり介助が必要 4. 必要に応じて介助 5. 介助不要		
Ⅷ 食の形態	1. ミルク・流動食 2. ミキサー食 3. きざみ食 4. 軟飯軟菜 5. 普通食 6. その他（　　　　　　） （中心静脈栄養なども含む）		

（平元　東：重症心身障害児の診断と評価．重症心身障害療育マニュアル（江草安彦・監修）．第 2 版，医歯薬出版，2005，p26．より）

も，周りの雰囲気や感情を理解できる場合も少なくない．インフォームド・コンセントは難しくても，重症児（者）への説明はできるだけ丁寧に行い，意思表示や反応を理解するように務めなければならない．言語表出で意思表示が可能な重症児（者）はほとんどいないが，普段の表情や活動への反応が大きな意味をもつので，その状態と程度を把握しておくことは意識障害などを早期発見するうえでも大切である．

iv 視聴覚機能

重症児（者）では視聴覚機能に障害がある場合が多い．数 m 先からでも声を聞き分けることができる場合もあれば，30 cm くらいまで近づかないと見えない場合もある．療育を適切に行うためには，どの程度の距離で視聴覚機能が働くかの把握が重要である．

v プライバシー，ジェンダーへの配慮

重度の知的障害がある場合は，情緒発達も遅滞していることが多い．特に言語理解がまったく不可能で意思表示もできない場合は，情緒発達も1歳未満の場合が多く，本人にとっては直接介護者の男女の区別は意味がない場合が多い．しかし，3歳以上の発達年齢がある場合など，入浴，更衣などではジェンダーへの配慮が必要となるし，プライバシーの面から個室対応を考慮すべき場合もあるので，情緒発達を的確に判断する．

（平元　東）

文　献

1) 三上史哲・他：公法人立重症心身障害児（者）施設の実態調査の分析—病因別発生原因と経年的変化—．日本重症心身障害学会誌，33：311-326，2008．
2) 平元　東：重症心身障害児の診断と評価．重症心身障害療育マニュアル 第 2 版（江草安彦・監修）．医歯薬出版，2005，pp.18〜27．
3) 平元　東：全身管理の全般的な注意点．小児内科，40：1589-1594，2008．

2. 重症心身障害の発生頻度と発生原因

1）発生頻度

重症心身障害の状態像の中心には重度脳性麻痺があり，発生頻度を考えるとき，脳性麻痺の出現率が参考になる．當山ら[1]の報告をもとに，生後4週までの重症心身障害の発生頻度は，出生1,000に対して1〜1.5と推定される[2]．生後4週以後に発症した疾患がこれに加わって，大島分類1〜4（横地分類 A1〜3，B1〜3，C1〜3）で代表される重症心身障害が形成される．

重症心身障害の人口当たりの出現頻度については，愛知県における長年の調査データの精度が高いと思われる．2011年の愛知県において，児童相談所が把握している重症心身障害児（者）数は，2,736 名[3]であった．同年の愛知県の人口から割り出した頻度は，0.0368%となる．この頻度を日本全体に当てはめると[4,5]，全国の重症児（者）数は47,030 名で，

表 1-2-4 重症児（者）の実態（推定）

人口（全国，2011 年 10 月総務省推計）：127,799,000 人
愛知県における重症児（者）の頻度（対人口比）：0.0368％＊¹
全国重症児（者）数（推計）：47,030 人
　　施設入所＊²　　　　　　　14,609 人（31.1％）
　　在　　宅　　　　　　　　32,421 人（68.9％）

＊¹ 愛知県全体で　2,736/7,425,952＝3.684/10,000
　　名古屋市を除く愛知で　1,772/5,159,435＝3.434/10,000
　　名古屋市で　964/2,266,517＝4.253/10,000
＊² 公法人立重症児施設（旧称）：122 カ所（11,938 床），11,512 人入所，
　　大島分類 1-4：8,921 人（2011 年）
　　国立病院機構：73 カ所（7,510 床），7,387 人入所（2010 年），大島分類 1-4：5,688 人
　　（推定）
　　合計：195 カ所（19,448 床），大島分数 1-4：14,609 人

うち施設入所 31.1％，在宅 68.9％となる（**表 1-2-4**）（国立病院機構での大島分類 1～4 の入所者の割合は，前後 3 年間の公法人立の平均値から推定した）．

　全国の都道府県でも重症児（者）の実態調査が行われている．大阪府における調査[6]では，2012 年に人口比で 0.09％であった．これは近年の重症児（者）数の増加を反映している一方，身体障害者手帳（1 級または 2 級）および療育手帳（A1 または A2）の所持者をもとにした調査で，定義上の重症児（者）より多い可能性がある．しかし，近年増加している在宅障害児（者）の支援においては，医療的ケアへの対応が急務であり，狭義の重症心身障害の範囲を超えた重度障害児（者）も対象になることから，手帳にもとづいた調査は有用と思われる．

　重症児（者）の全数調査は年々困難になっている．さらに，2012 年からの障害者自立支援法および児童福祉法の改正によって，それまでの重症児施設が，医療型障害児入所施設と療養介護事業所に分かれた．このため，今後の重症児（者）数の推定は高い精度を保ちにくくなると思われる．これまでのデータの有効活用も必要であろう．

2）発生原因

　重症心身障害の原因疾患については，公法人立重症心身障害児施設（旧称）と国立療養所重症心身障害児病棟（旧称）における実態調査で，年ごとに記録されてきた．

　2013 年度版の公法人立重症児入所施設での実績[7]で，大島分類 1～4 に該当する入所者の出生前，出生時・新生児期，および周生期以後の原因の占める割合は，それぞれ 29.0％，36.9％，30.8％で，時期を含めて不明なものが 3.3％であった．**表 1-2-5** に原因疾患とその全体に占める割合を示す．データは 2013 年度の全国重症心身障害児施設実態調査から収載した．2013 年の原因疾患の主なものは，多い順に，①低酸素症または仮死，②その他不明のもの（出生前），③髄膜炎・脳炎，④てんかん，⑤低出生体重児（AFD または LFD），⑥脳外傷，⑦時期不明のもの（不明 X），⑧その他外因によるもの（周生期

表 1-2-5　施設入所者の原疾患

時期	原因	コードNo.		障害内容	2013年全入所者(%)
出生前の原因	感染・中毒	Ⅰ-A	1	先天性風疹	0.14
			2	先天性梅毒	0.04
			3	先天性トキソプラズマ症	0.08
			4	その他の感染・中毒	0.63
	代謝障害	Ⅰ-B	1	糖質代謝障害	0.16
			2	アミノ酸代謝障害	0.16
			3	脂肪代謝障害	0.20
			4	プリン代謝障害	0.11
			5	その他の代謝障害	0.58
	母体の疾患	Ⅰ-C	1	妊娠中毒症	0.43
			2	その他の母体の疾患によるもの	0.45
	不明の出生前の要因	Ⅰ-D	1	原発性小頭症または狭頭症	2.57
			2	水頭症	2.54
			3	神経皮膚症候群	0.80
			4	変性疾患	1.81
	染色体異常	Ⅰ-E	1	ダウン症候群	1.72
			2	その他の染色体異常	3.02
	特殊型その他	Ⅰ-F	1	特殊型（その他）	2.39
			2	その他不明のもの	11.18
出生時・新生児期の原因（生後1週間まで胎内要因を加味）	分娩異常	Ⅱ-A	1	機械的損傷による脳障害	1.17
			2	低酸素症または仮死	19.46
			3	その他の分娩異常によるもの	1.33
	新生児期の異常	Ⅱ-B	1	低出生体重児（AFDまたはLFD）	3.78
			2	低出生体重児（SFD）	2.66
			3	高ビリルビン血症	1.87
			4	感染症に起因する脳損傷	0.88
			5	新生児けいれん	1.02
			6	その他の新生児期の異常	1.43
	その他	Ⅱ-C	1	※血管障害	0.94
			2	特殊型（その他）	0.12
			3	その他不明のもの	2.26

（次頁につづく）

表 1-2-5　つづき

時期	原因	コードNo.		障害内容	2013年全入所者 (%)
周生期以後の原因	外因性障害	Ⅲ-A	1	髄膜炎・脳炎	9.17
			2	脳外傷	3.54
			3	中毒性脳症	0.27
			4	予防接種による脳炎・脳症	0.43
			5	その他外因によるもの	3.22
	症候性障害	Ⅲ-B	1	血管障害	0.85
			2	てんかん	6.45
			3	頭蓋内腫瘍	0.41
			4	脳症	1.95
			5	精神障害による発達遅滞	1.16
			6	その他の症候性障害	1.01
	その他	Ⅲ-C	1	環境因子による発達遅滞	0.13
			2	1以外	0.29
			3	その他不明なもの	1.91
不明　X					3.31
合計					100.00
				実数	9433

※（頭蓋内出血を含む．しかしⅡ-A-1による出血は除外）

以後），⑨ダウン症以外の染色体異常，⑩低出生体重児（SFD），であった．一方，1979年の公法人立の施設のデータ[8]では，多い順に，①低酸素症または仮死，②その他不明のもの（出生前），③髄膜炎・脳炎，④未熟児（旧称），⑤てんかん，⑥高ビリルビン血症，⑦時期不明のもの，⑧その他の分娩異常，⑨原発性小頭症または狭頭症，⑩その他の特殊型（出生前），であった．1979年のものは大島分類1～4以外も含む全入所者のデータであるが，上位5疾患が2013年とほぼ同じであった．また，1979年には10位以内になかった，脳外傷，周生期以後の外因，ダウン症以外の染色体異常が2013年には6～8位に出現し，高ビリルビン血症と分娩異常は10位以下に順位を下げている．

　2013年の原因疾患で，1.5％以上を占めるものを多い順に取り出し（不明は除外），2007年の同データと比較して，最近6年の原因疾患の変化をみた（**表 1-2-6**）．増加したものは，割合が高い順に，①てんかん，②低出生体重児（AFDとLFD），③脳外傷，④出生前の特殊型，⑤ダウン症候群以外の染色体異常，⑥その他不明のもの（出生後・新生児期），⑦脳症，⑧変性疾患，⑨ダウン症候群，⑩水頭症であった．一方減少したものは，割合が高いほうから，⑪原発性小頭症または狭頭症，⑫髄膜炎・脳炎，⑬低酸素症または仮死，⑭高ビリルビン血症，⑮低出生体重児（SFD）であった．これらの原因疾患のうち，②③

表 1-2-6　施設入所者の原因疾患の変遷

障害内容	2007年（%）*者のみの施設を除外	2007年（%）全入所者	2013年（%）*者のみの施設を除外	2013年（%）全入所者	6年間の増減（ポイント）
低酸素症または仮死	19.87	19.86	19.62	19.46	−0.40
その他不明のもの（出生前）	11.21	11.31	10.80	11.18	−0.13
髄膜炎・脳炎	9.81	9.70	9.11	9.17	−0.53
てんかん	5.55	5.66	6.19	6.45	0.79
低出生体重児（AFDまたはLFD）	3.41	3.35	3.82	3.78	0.43
脳外傷	3.20	3.16	3.65	3.54	0.38
その他外因によるもの（周生期以後）	3.22	3.16	3.28	3.22	0.06
ダウン症以外の染色体異常	2.70	2.74	2.99	3.02	0.28
低出生体重児（SFD）	2.88	2.82	2.75	2.66	−0.16
原発性小頭症または狭頭症	3.05	3.10	2.53	2.57	−0.53
水頭症	2.43	2.43	2.60	2.54	0.11
特殊型（出生前）	2.18	2.09	2.50	2.39	0.30
その他不明のもの（出生後・新生児期）	2.15	2.08	2.26	2.26	0.18
脳症	1.77	1.78	1.97	1.95	0.17
その他不明なもの（周生期以後）	1.83	1.91	1.92	1.91	0
高ビリルビン血症	2.15	2.08	1.77	1.87	−0.21
変性疾患	1.62	1.67	1.75	1.81	0.14
ダウン症候群	1.55	1.59	1.68	1.72	0.13
合計（%）	80.59	80.50	81.18	81.50	
実数	6,456	6,781	7,157	7,688	

2013年に1.5％以上を占めた疾患を掲載した．時期不明の疾患（表1の不明X）は除外した．
*者のみの施設を除外したほうが全入所者での割合より大きいものを太字にした．

④⑦⑩は2013年には，者（18歳以上）のみの施設を除外したときの割合が全入所者での割合よりも大きかった（表3の太字のもの）．これらは児童の比重がより大きい疾患と考えることができる．

　入所施設での死亡率は1.5％程度で，入所者の入れ替わりは多くない（その分，入所者の高齢化と重症化が進行している[9]）．2007年から2013年までの6年間の新入所と施設数・病床数の増加で，1割程度の変化が見込まれる．画像診断や遺伝子診断の普及で入所後に原因疾患が判明して，新生児期起因と思われていた原因疾患が先天性に変更される例も出てきている．これらの複雑な因子に影響されながらも，入所者中の疾患の割合の変化が世の中の変化の実態を相当程度反映していることは確かと思われる．

（松葉佐　正）

文 献

1) 當山真弓, 當山 潤：沖縄県における脳性麻痺の発生率について. 脳と発達, 40：387-392, 2008.
2) 日本小児科連絡協議会（日本小児科学会, 日本小児科医会, 日本小児保健協会）：重症心身障害児（者）委員会中間報告書. 2014.1.
3) 愛知県知事記者会見：新たな重症心身障害児施設の整備について.
   http://www.pref.aichi.jp/koho/kaiken/2013/10.16.html
4) 公益社団法人日本重症心身障害福祉協会：平成23年度全国重症心身障がい児者施設実態調査. 総括表. 2011, pp.100-101.
5) 厚生労働省：国立病院の使命・役割・業務等.
   http://www.mhlw.go.jp/stf/shingi/2r9852000002apv7-att/2r9852000002apzr.pdf
6) 大阪府障がい者自立支援協議会重症心身障がい児者地域ケアシステム検討部会：重症心身障がい児者地域ケアシステム検討報告書. 2013.
   http://www.pref.osaka.lg.jp/attach/6430/00118298/00kenntouhoukokusyo-honntai.pdf
7) 公益社団法人日本重症心身障害福祉協会：平成26年度全国重症心身障害児者施設実態調査. 4. 主要病因分類調査. 2014, pp.43-105.
8) 中村博志：発生原因. 重症心身障害医療ハンドブック（重度重複障害に関する研究班）. 1995, pp.15-24.
9) 佐々木征行：SMIDデータベースからみた重症心身障害児（者）の重症化. 厚生労働省精神・神経疾患研究開発費「重症心身障害児（者）の病因・病態解明, 治療・療育, および施設のあり方に関する研究」. 2011, pp.13-19.

3. 重症心身障害児（者）の予後とライフサイクル

1) 重症心身障害児（者）の予後

(1) 死因調査

　重症児施設入所児（者）の死因調査は, 折口や佐々木の調査に詳しい. 肺炎・気管支炎, 呼吸不全, 心不全で60%を超えていることが一般的である. 佐々木は2000年以前, 以後を比較し, 近年では感染症そのものよりも呼吸不全, 心不全の比率が増していること, また以前は窒息・突然死が10%を超えていたが, 以後は半減していることを指摘している. 一方で敗血症が増加しており, 多臓器不全や播種性血管内凝固症候群（DIC）を引き起こす重症感染症が重要になっていることをうかがわせる. そのほかイレウスやけいれん重積が主要死因にあがることも重症児（者）の特徴である[1〜3].

　重症児（者）の場合, これら死因は複合的な場合が多く, 背景にある病態は複雑である. 施設ごとや在宅児（者）との違いもある. 特に年齢による相違が目立つ[1,3,4]. 佐々木は10歳以下では, 肺炎, 呼吸不全, 心不全, 敗血症だけで死因の80%を超すと報告している.

　入所児（者）は医療監視下にあり, それに対し在宅児（者）の実態こそ本来の重症児（者）の特性を反映すると思われ, かなり相違がみられる. しかし, 在宅児（者）の生命予後は資料が少ない. そこでみどり愛育園の通園在籍児（者）との比較を行ってみた. みどり愛育園の通園部は1987年に開設され, 2014年までの27年間に特別支援学校高等部卒業の青年部に85人, 就学前幼少部に96人が在籍していた（一部は幼少・青年部重複在籍）. そのうち死亡者は, 各21名, 40名であった. 幼少部在籍者の多くが学童期までで死亡している. 死亡年齢の平均は8年1カ月±4年8カ月であった. 一方, 青年部は平均25y4m±5y10mの死亡年齢であった（**表1-2-7**）.

表1-2-7 通園児(者)(在宅児(者))の死亡年齢(みどり愛育園)

	在籍者数	死亡者数	平均死亡年齢
幼少部在籍	96	40	8年11カ月±4年8カ月
青年部在籍	85	21	25年4カ月±5年10カ月

(1987年開設し27年間実施. 幼少部には3歳入所から. 青年部には一部幼少部卒業者が再通所)

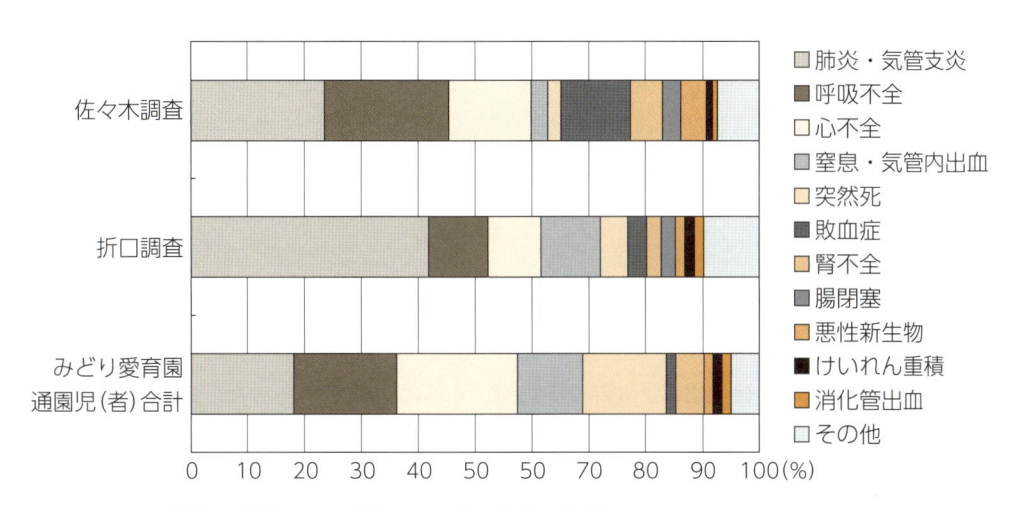

図1-2-4 重症児(者)死因分類─入所・在宅の比較─

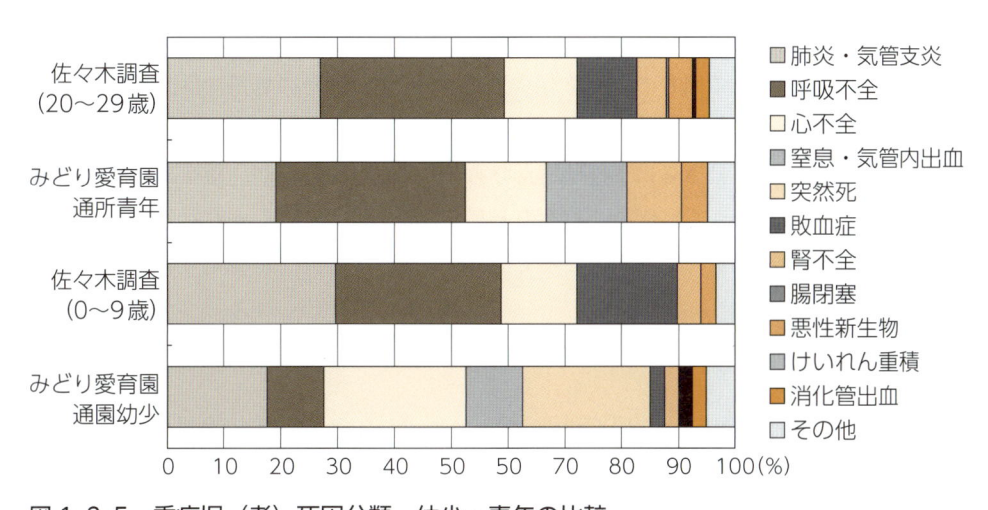

図1-2-5 重症児(者)死因分類─幼少・青年の比較─

その死因分類を佐々木らの資料と比較した(**図1-2-4**, **図1-2-5**). 幼少部通園〔＝在宅児〕の死因で目立つのは, 在宅での突然死 Death on Arrival であり, 生命の危険を抱えながら家庭生活をしている実態がうかがえる. そのほかの死因として目立つのは, 重症奇形や筋疾患による心不全である. 幼少児期の重症児には新生児期から継続する医療管理が必要であり, 特に入院機能をもつ診療機関があることが生活のバックアップとして欠

3 ● 重症心身障害児(者)の予後とライフサイクル 47

かせない．通所青年部の主要な死因は施設利用者のそれと変わりはないが，やはり呼吸・循環機能の特異性が目立つ．通園の場合は夜勤がないため看護者が固定的にかかわれる．このため入所児（者）より密接な看護観察が可能なため，感染症などの対応が素早く進められている様子がうかがえる．それでも気管カニューレからの腕頭動脈出血など，重症児（者）ならではの死因も多い．

　全体的にみて，在宅・入所を問わず若年齢の死亡が目立つ．生命の危険性への対応を要し，幼少・学齢児から年齢を問わない医療的支援が不可欠である．18歳，20歳になったからといって急な施設変更を求めたり，支援環境・体制を変えるのは危険であり，形式的に年齢で区分する制度は適切ではない．重症児（者）に特有の病態を理解する継続的医療が求められる．

（2）生命予後

　日本人の生命予後は男女とも80歳を超えるようになった．これに対し重症児（者）の生命予後は著しく短い．2007年に筆者らの行った3歳以上の調査では，大島分類1群では39.7歳，2群は42.3歳，3群は54.0歳，4群は30.4歳であった．1群と4群の予後が悪いことからも坐位までの運動機能の獲得に至る群とそうでない群の違いが大きいことがうかがえる．（**図1-2-6**）[5]

　また，超重症児（者），準超重症児（者），そのほかの重症児（者）でみると，各30.8歳，36.3歳，48.6歳であった．超重症児（者），準超重症児（者）は一般の重症児（者）と比べて著しく短く，全体的にみても60歳に達していない．重症児（者）は生命に影響する課題を抱えている固有の特性をもつグループであり，その処遇には医療的配慮が欠かせないことがうかがえる（**図1-2-7**）[5]．

　なお3歳以下はさらに予後は不良であり，死亡例も多いが，周産期からの急性期医療の延長という側面から，医療そのものとしての要素が大きい．療育対象の障害群としてより急性期もしくは亜急性期医療として扱われるべきであり，重症児（者）の対象から除外した．

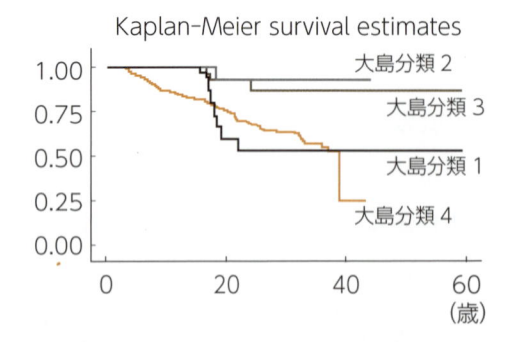

図1-2-6　重症児（者）の生命予後

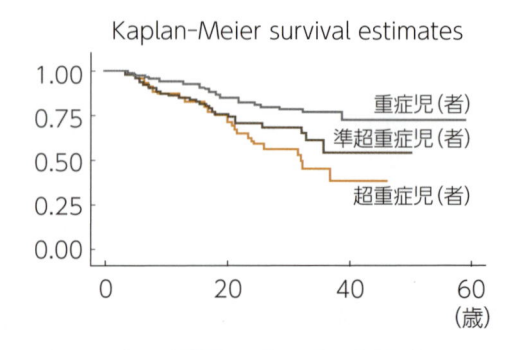

図1-2-7　超重症児（者），準超重症児（者），重症児（者）の生命予後

（3）発達予後

　重症児（者）の生命予後や経過は多様であって，各年齢層の課題も一律には扱えない．それは発症原因，発症年齢も多様で，成長に伴う病像の変容もさまざまだからである．しかも療育環境によって大きく経過が異なってくる．それぞれの課題を考えるとき，推定される経過と予後を見極めることが必要である．

　原因により，①先天異常に代表される重度発達障害群（発達障害群），②脳性麻痺に代表される重度重複障害群（麻痺群）に大別される．この群はさらに，筋トーヌスの異常から，痙性麻痺群と低緊張・アテトーゼ群に大別され，変容の様相を異にする．さらに③脳症や脳炎などで幼児期以後に発症した重複障害群（後遺症群）の3群に分かれる．社団法人日本重症児福祉協会（現・公益社団法人日本重症心身障害福祉協会）の毎年の調査では約1/3ずつに分かれる．

　発達予後についてはそれぞれ例外もあるし，混在もある．発達障害群は最重症例を除けばそれぞれ固有の発達が期待できるが，麻痺群は年齢的発達限界があり，特有の変容を示す．

　③の後遺症群は，障害された機能は固定的であることが多い．知的障害と運動障害の比重が個々により異なり，運動障害が主体でもその発症時期が立位・歩行獲得前であるのか否かで経過に影響が出る場合もある．予想経過は個々のケースごとに考えていく．

　具体的に，それぞれの群で発達の臨界期（感受期）は，発達障害群の知的発達は20〜25歳，麻痺群の運動発達は8〜10歳と考えられる[6]．後遺症群では障害された機能障害は発症時期を基準に考える．もちろん，重度障害例では発達が期待できない場合も多い．また嚥下力やコミュニケーション機能など部分的能力の伸びはさまざまで，可塑性は個人差が大きい．療育者は個別の可能性をできるだけ引き出す努力を絶やしてはならない．残存機能の評価から代償機能を発展させるのが療育の原点である．

2）ライフサイクルとその課題

（1）乳児期〜幼児期早期

　重症児にとっては，周産期医療・急性期医療からの移行期である．元来は，原始反射から随意運動への発達が始まる．吸啜（哺乳）から咀嚼へ摂食機能が育つ．生理的にも肺血管抵抗・循環器動態，腎機能，消化機能，免疫能など，生命維持機能を育成し，運動・感覚など生活活動や精神活動の基礎を育む時期である．

　運動発達は頸定，寝返りから坐位，立位・歩行と発達するが，麻痺群の重症児は原始反射の残存，立ち直り反射の未発達が続く．痙性麻痺群の変形・拘縮は始まっていないが，運動制限は始まる．麻痺の本体である筋トーヌスの偏りは尖足傾向，さらには下肢の内転傾向となって現れる．2〜3歳までの早期に起こる股関節脱臼は以後の病態悪化を示唆する．アテトーゼ群では初期に低緊張を呈する．この低緊張は徐々に筋緊張亢進場面を増やし，姿勢の制限を生むが，筋緊張は変動的であり，まだ躯幹変形は少ない．

　療育課題としては頭尾発達の原則から，乳児期前半の課題は原始反射の抑制と頸定を中

心にした立ち直り反射への誘導になる．発達に沿った促通を心がける（神経発達学的訓練）．乳児期後半にはさらに下肢のROM訓練（関節可動域訓練）が加わる．坐位・四つ這い誘導，躯幹・四肢の保持下での立位誘導は，立てない・歩けないからこそ，股関節育成・内臓機能育成・骨形成など発育に必要である．頸部立ち直り誘発訓練の後は肩関節の内転を防いで，胸郭を広げ，呼吸機能の育成を図る．

　発達障害群でも，神経発達学的訓練による誘導は有効な手技である．この群の場合，姿勢反射の遅れはなくても筋緊張の低下による姿勢維持の困難性が運動発達を遅らせることがある．このような場合は負荷運動をすること，特にインターバルをとって運動反復を繰り返すことが筋緊張の改善につながる．抗重力性の獲得には，這う，座る，膝立つ，立つ，という流れを急がない．転倒などの失敗体験は抗重力姿勢への恐れとなり，心理的に発達阻害因子になることがある．

　まれならず見かけるのは，低緊張例での頸椎障害である．染色体異常症を含めた先天異常症で低緊張が強い場合，頸椎不安定症から二次的痙性麻痺や呼吸麻痺を起こすことがある．介護上の注意と頸椎カラー装着など固定を要する．

　吸啜から咀嚼・嚥下への育成は，耳鼻科的・神経学的な評価により進められる．乳児嚥下からの移行のためにも摂食指導時の姿勢誘導は不可欠である．頸部筋群の安定性が必要であるが，困難な場合は躯幹・頸部の支持介助を要する．この頸定から嚥下機能の獲得は誤嚥防止など呼吸機能に密接に関連し，その後の予後にかかわる．

　舌根沈下による呼吸障害は，低緊張の発達障害群でよくみられる．睡眠時だけの場合もある．太鼓バチ指が手がかりになる．緊張亢進の麻痺群でも，舌根後退から気道狭窄を起こすようになる．不快などでさらなる緊張が増すときに顕著になる．舌根沈下には下顎挙上の介助・鼻咽頭エアウェイ，舌根後退には姿勢管理が有効である．処置が適切に行えないとき，緊張増加が過剰な呼吸負荷を生じ，二次的喉頭・気管軟化症を引き起こすこともある．

　すべての群で配慮すべき課題が，視聴覚機能の育成である．追視は反射運動から意識的追視に移るが，初期・重度障害児では slow persuit ができない．特に幼少の重症児では，連続する視覚認知が難しいことを理解し，視覚刺激を提示する．ゆっくりと目で追わせ，連続性を学習する必要がある．自分の手や足を視覚に入れ，触覚や運動覚・位置覚と統合する．特に寝たきりで上を見ているだけではなく，視線を水平位置に保つ体験が正常な空間認知・運動覚・位置覚の獲得に必要な時期である．視力は幼児期に育つものであるから，見る体験への誘導が視力を育て，しかも概念形成には欠かせない．視力育成は6歳くらいまでと考えられる．

　同時に，聴覚も育成が必要な時期である．いろいろな音を聞き分け，注意を向ける力を育てる．音の方向に関心を移し，口元を見せてミラー運動を促す．コミュニケーション育成のみならず，情緒的にも顔を近づけて話しかけることが必要な時期である．

　なによりも優先するのは，愛着形成である．必要な要求に応えてくれる人が見守っているという信頼感，不快なことを避け快適に過ごせる安心感を与えることにより，常に守っ

てくれる存在がいるという感覚をもたせつつ育てることが弱い重症児を育む．家族が愛着提供者になれるように家族を支え，重症児が家庭の一員として受け入れられるように支援するのが，この時期の最大の課題である．

（2）幼児期から学童期

身体発育の異常が内臓機能に影響するようになる．けいれん発作の一部は年齢依存性のてんかんを含め難治に経過し，さらに二次障害に発展し，生活機能を悪化させる．誤嚥の顕在化や，感染抵抗力の弱さから重症感染を繰り返す．循環器疾患がある場合，学童期前後までに心不全に発展することも多い．麻痺がなくても自発運動の限定から，関節可動域の制限が出始めることもある．

コミュニケーションについては，発語がなくとも，内言語が育ってくることが多く，追視・表情変化から好み・意向を探れることもある．表出がない場合には非言語性コミュニケーションは伝わりにくい．コミュニケーションの不自由さは緊張の悪化につながることがある．コミュニケーション育成の基礎は共感体験である．必要なことは，配慮ある療育環境と本人との共感体験（三項関係の育成）である．

低緊張の発達障害群では，睡眠時の舌根沈下で低酸素状態が潜行すれば，日中の活動量が低下する．荷重側肺障害も目立つようになる．胸郭扁平化，脊柱の前彎が進むこともある．前者は"風に吹かれた股関節（上半身が仰臥位で下半身が横に倒れた状態）"と同様に環境的な要因が関与する変形である．動きがないなら運動体験を援助する必要がある．

痙性が主体の麻痺群で目立ち始めるのは，尖足傾向と股関節脱臼である．特に股関節は早ければ2〜3歳，遅い例では10歳ぐらいにかけて亜脱臼から脱臼に進行する．その主な要因は2つ考えられる．主因は筋緊張による股関節内転傾向であり，これが大腿骨骨頭を外側へ向かわせる．腸腰筋，大腿内転筋群，ハムストリング筋群が主に関与する．もうひとつの要因は，臼蓋形成の不良である．大腿骨頭には成長線があり，成長ホルモンで発育が進む．一方，臼蓋は大腿骨頭に合わせ，その荷重刺激で形成が進む．重症児のように立位・歩行体験が少ない場合，荷重刺激がかからず，骨頭の発育に対し臼蓋発育が遅れ，股関節脱臼が進む．

股関節脱臼の初期は痛みを伴うこともあり，緊張増加の悪循環が起こり，股関節内転傾向を強める．それに続いて腰椎の側彎が7歳頃から10歳頃にかけて始まり，20〜22歳頃まで続く．それによる腹腔の狭小化は腹筋力の弱さとともに腸管蠕動機能を弱め，便秘につながる．また腹式呼吸の弱さが呼吸に影響し，特に排痰力の低下を引き起こす（**図1-2-8**）．

必要なことは，腰帯筋群と股関節の発育援助である．荷重刺激が本人の立位・歩行で得られないのだから，他動的に訓練設定で補う．股関節内転筋・ハムストリング筋群へのボトックス注射，もしくは切離延長術も効果がある．しかし，脱臼後も上方移動が進むことから，その主要な作動筋は腸腰筋（特に大腰筋）と考えられる．したがって，腸腰筋の伸展・緊張緩和を目標にした理学療法の継続が必要である．

8歳　　　　　　　　　　　　　　11歳

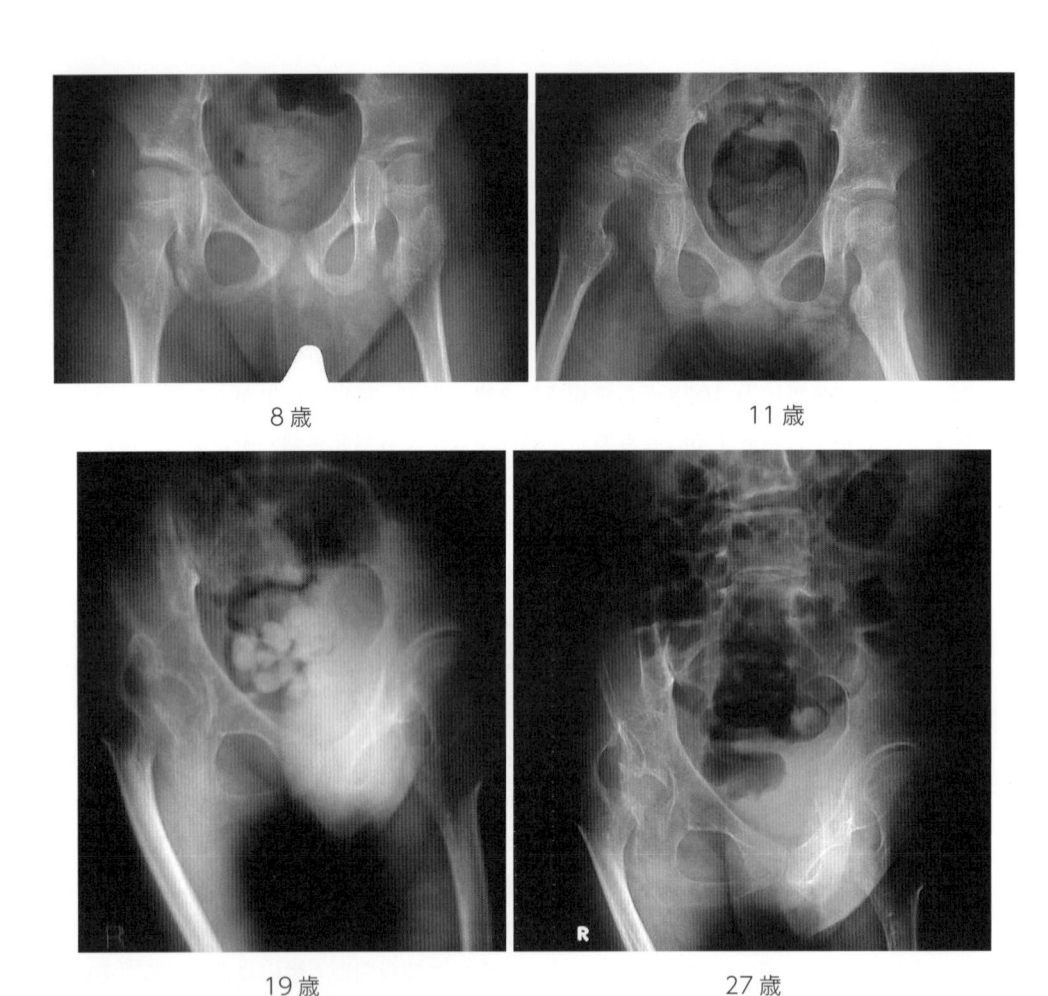

19歳　　　　　　　　　　　　　　27歳

図1-2-8　股関節の変形経過：痙性麻痺例

　さらに緊張亢進は空気嚥下を起こすが，慢性便秘，特に宿便により呑気症が改善せず，腹式呼吸の制限から呼吸や排痰に制限がみられる．
　この時期に進むもうひとつの変化に，咽頭・喉頭の成長がある．顔面下部・顎部から頸部にかけて上下方向の発育が起こる．顔面下部，特に咽頭から喉頭が成長し，喉頭が相対的に乳児期より下がる．寝たままで摂食するなどの食習慣は乳児嚥下の残存につながり，逆嚥下を生じさせる．そのような摂食を習慣とする重症児は成長とともに誤嚥が増えることになる．正常嚥下の育成，適切な摂食法の選択が必要である．

(3) 思春期から青年期
　この時期の特徴は，よりいっそうの成長とそれに伴う身体の変化にある．この時期まで経てきた合併症との戦いの痕跡が，慢性閉塞性肺疾患，肺の囊胞，気管支拡張・狭窄（リモデリング），胸膜・腸管の癒着，S状結腸の拡張，横隔膜挙上，食道裂孔ヘルニア，胃食道逆流症，ストレス性潰瘍などに発展してくる．

麻痺群では股関節は7〜10歳までに脱臼した後も上方へのズレを続け，腰椎側彎は高度になり腸骨は肋骨とこすれるまでに偏位する．側彎から回転を加えた脊柱は，大きくS状変形に発展する．この脊柱変形は，20〜22歳頃に終着に向かう．腹腔の狭小は横隔膜挙上をもたらし，食道裂孔ヘルニアや胃食道逆流症に発展する．さらに躯幹変形と緊張の偏りは，姿勢変換を困難にし，胸郭呼吸運動制限は呼吸障害を増強し，荷重側肺障害が進む．さらに上気道感染が容易に下気道の炎症に発展し，また感染症がなくとも呼吸障害が慢性化する．腹臥位誘導による体位排痰など呼吸理学療法では限界を迎え，肺内パーカッションベンチレーター（Intrapulmonary ventilator＝IPV）や非侵襲的陽圧換気療法（non-invasive positive pressure ventilation＝NPPV）などの補助を要するようになる．

　同時に躯幹変形による腹腔内スペースの減少は胃食道逆流症の増強，食道裂孔ヘルニアを起こし，慢性の消化管負荷は噴門・幽門機能の低下につながる．筋弛緩薬や抗てんかん薬，感染症などが重なり，麻痺性イレウス，重症便秘など消化管運動の障害に発展する．

　誤嚥の反復により呼吸器感染症が頻回に起こるのであれば，気管喉頭分離術などを要する．胃食道逆流症も誤嚥と密接に関連し，気管喉頭分離術とNissen噴門形成術と胃瘻造設とをセットにする必要に追い込まれる．やがて胃の機能低下は胃瘻からEDチューブでの十二指腸栄養，さらには腸瘻へとケアニードを高める．また，すべての重症児（者）に頻繁にみられる便秘，呑気症は幼・小児期から始まり，年長になってS状結腸の弛緩拡張から捻転を起こせばイレウス反復へと発展する．

　アテトーゼ型の麻痺群では，頸椎症が出てくる．頸部の回旋を伴う緊張持続による椎間板の障害により，痛みと麻痺・感覚障害からさらなる緊張増加の悪循環に悩まされる．頸椎カラーの装着を要し，重篤化すれば手術を要する．

　発達障害群で低緊張のグループ，筋疾患の一部は，脊柱前後彎などの変形を伴い，扁平胸郭の傾向が進む．これに伴う肺活量の低下は排痰力を下げる．こうして肺機能の低下は，さらなる呼吸不全・肺性心に向かう．また，脊柱前彎があり背臥位を長時間とっているとき，上腸間膜動脈症候群が生じることがある．重症児（者）に特異的なこの病態は，反復する嘔吐や腹痛，上腹部拡張，ときにイレウス症状を繰り返す．腹臥位へ誘導し，腹部への減圧姿勢を設定して血管による圧迫を防ぐ必要がある（**図1-2-9，1-2-10**）．

　麻痺群のみならず発達障害群でも，ストレス性緊張は呑気症につながり，腹部膨満がみられることがある．消化管の拡張は腹腔内圧を上げ，加えて宿便があればイレウスにも発展する．長年続く便秘はさらにS状結腸の拡大を起こし，成年後に捻転性イレウスを反復するようになる．

　発達障害で運動麻痺がないときでも抗重力姿勢への制約は内臓機能への障害になる．運動機能促通だけではなく，適切な姿勢誘導と関節可動域訓練が身体発育・内臓機能保持のために必要である．

　このようにして重症児（者）のそれぞれの群は，最終ステージに向かう．重症児（者）は多様な疾患の集まりである．しかしそのライフサイクルからは，成人障害者や老人性疾

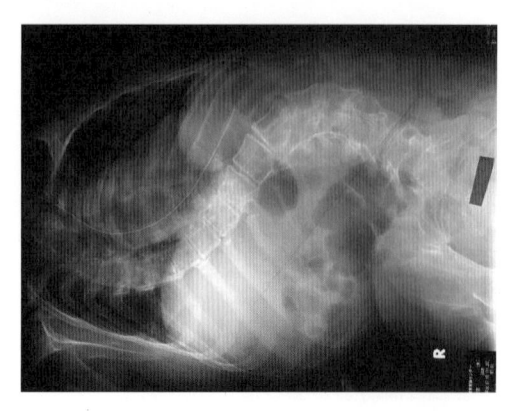

図 1-2-9　重症心身障害者の脊椎（痙攣麻痺からの変形）．24歳，女性．腰椎側彎から胸椎のS状変形に及び，横隔挙上を示す．

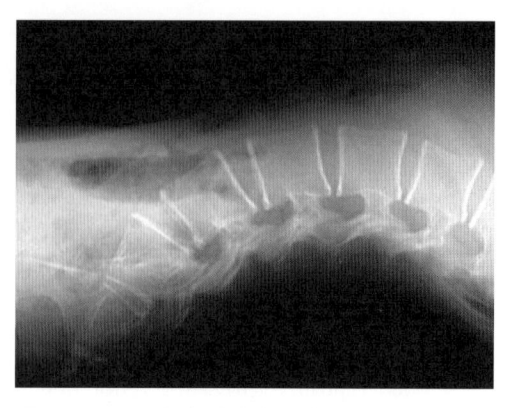

図 1-2-10　心身障害者の脊椎（低緊張からの変形）．脊柱前彎により腹腔の前後径が狭小し，上腸間膜動脈症候群を起こした例．

患と異なり複雑な変容を続けるという重症児（者）に共通する特性がみえてくる．疾患は多様でも，共通して進行性の病態をもつといえる．ステージごとに連続的に医療的対応を要し，医療を介護支援に発展させる必要がある．

　そのときに忘れてはならないのは，延命のための医療処置でなく，人間としての尊厳である．すべての侵襲をもつ医療行為は，生活の豊かさを求めて行われる．医療行為が新たな制約を生むとしたならば，その医療手技が望まれるものかどうか，本人の選択が求められる．本人が選べないとき，選択者は自らが施術対象になったとき，望むものかどうかを考えてほしい．自分は嫌だが重症児（者）には望ましいという考えは適切とはいえない．

（鈴木康之・舟橋満寿子）

文　献

1) 折口美弘，中村博志：重症心身障害児（者）の死因分析からみた生活支援．日本重症心身障害学会誌，28：75-80，2003．
2) 折口美弘，宮野前　健，今井雅由：重症心身障害児（者）の高齢化から見た死因性差．日本重症心身障害学会誌，31(1)：69-72，2006．
3) 佐々木征行：重症心身障害児（者）の死亡原因から療育のあり方を考える．日本重症心身障害学会誌，37：51-57，2012．
4) 有馬正高：生命予後，死亡率，それらに影響を与える要因．重症心身障害療育マニュアル（江草安彦・監修），第2版，医歯薬出版，2005，pp.36-39．
5) 武井理子・他：重症心身障害児（者）の生命予後について．日本重症心身障害学会誌，32：147-149，2007．
6) 朝貝芳美：脳性麻痺訓練のEBMと現状．日本リハビリテーション医学会誌，45：571-590，2008．

4. 重症心身障害児施設入所者の実態の変遷

1）個人チェックリストによる実態調査

(1) 調査の経緯

　　公法人立の重症児施設が加盟する公益社団法人日本重症心身障害福祉協会（旧社団法人日本重症児福祉協会）では，1979年独自の「個人チェックリスト」なる共通の実態調査表を作成し，全国の重症児施設に対して毎年4月1日現在の入所者の状況を調査するよう要請した．調査対象者は当初約4,000名であったが，35年後の2013年度では施設数や定員の増加などにより約12,000名を数えるに至っている．延べ人数（調査表の枚数）にすれば実に約28万名の記録の集積となっており，重症心身障害の世界遺産ともいえる貴重な財産である．

　　個人チェックリストによる調査は1979年度から始まったが，10年後調査項目の見直しが行われ，1988年度からは改訂版を用いて調査が継続されている（**図1-2-11**）．調査項目は基本的項目とチェック項目に大別され，基本的項目には性別，生年月日，入所年月日，体重，身長，大島分類，病因別発生原因などの情報が含まれる．チェック項目は運動機能／活動，感覚機能，基本的知的活動，問題行動，日常生活動作，けいれんに関連した内容を含む．基本的項目は旧版，改訂版の両版でおおむね共通しているが，チェック項目は改訂版で削除された項目や新規に追加された項目があり，両版のあいだにはかなりの違いがある．全国から収集された紙ベースの個人チェックリストは電子化された後，災害などによる消失の危険性を考慮して，当協会および愛知県心身障害者コロニー発達障害研究所の2カ所で鍵付きの金属ケースに厳重に保管されている．

(2) 分析と報告

　　日本重症心身障害福祉協会は十分な条件が整えば外部の研究機関との共同研究を含めてこのデータの分析を進めたいとの意向をもっていた．当協会評価小委員会は調査開始当初から速やかにデータの分析に着手し，その成果は研究報告書[1〜7]としてまとめられている．また，川崎医療福祉大学では調査データをより詳細に分析するために，2005年当協会へデータの使用許可を申請し，協会理事会からその承諾を得た．その主要な成果は学術誌に8編の原著論文[8〜15]として掲載され，厚生労働省科学研究費補助金や民間研究助成の報告書のように限られた人たちへの配布・公開ではなく，だれもがいつでも容易に入手できる環境が整えられている．なお，上述した報告書や学術論文15編は協会でも保管されているので問い合わせされたい．

　　本節では入所者の実態の変遷について上記8編の原著論文[8〜15]を手がかりに述べるが，この論文の延頁数は約100頁余に及ぶ．本節の誌面には限りがあるため，その一部分またその概要を記述するにとどまることをあらかじめお断わりしたい．

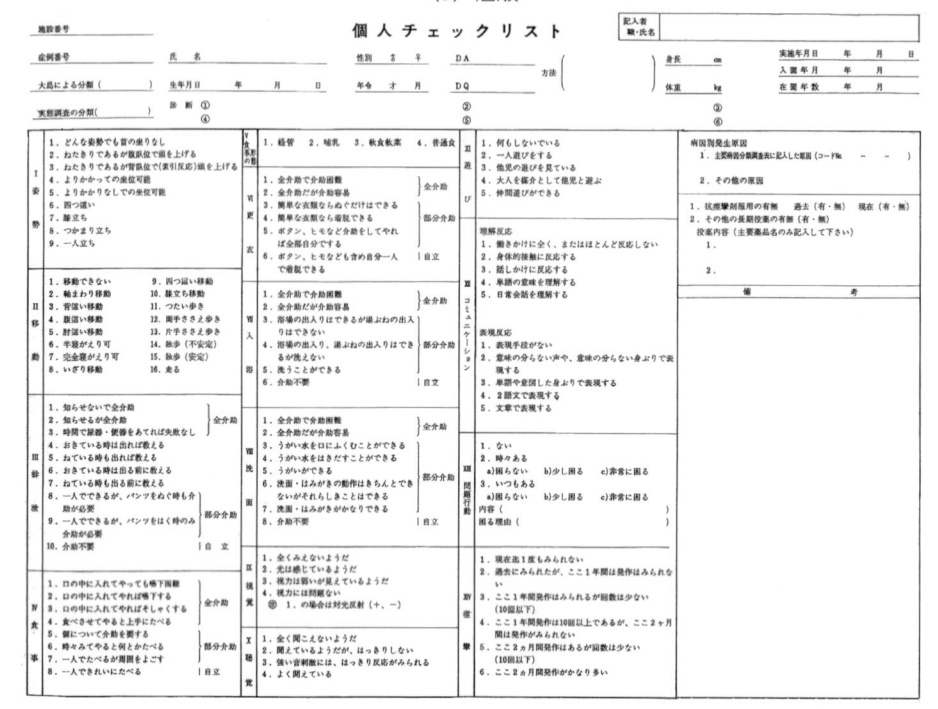

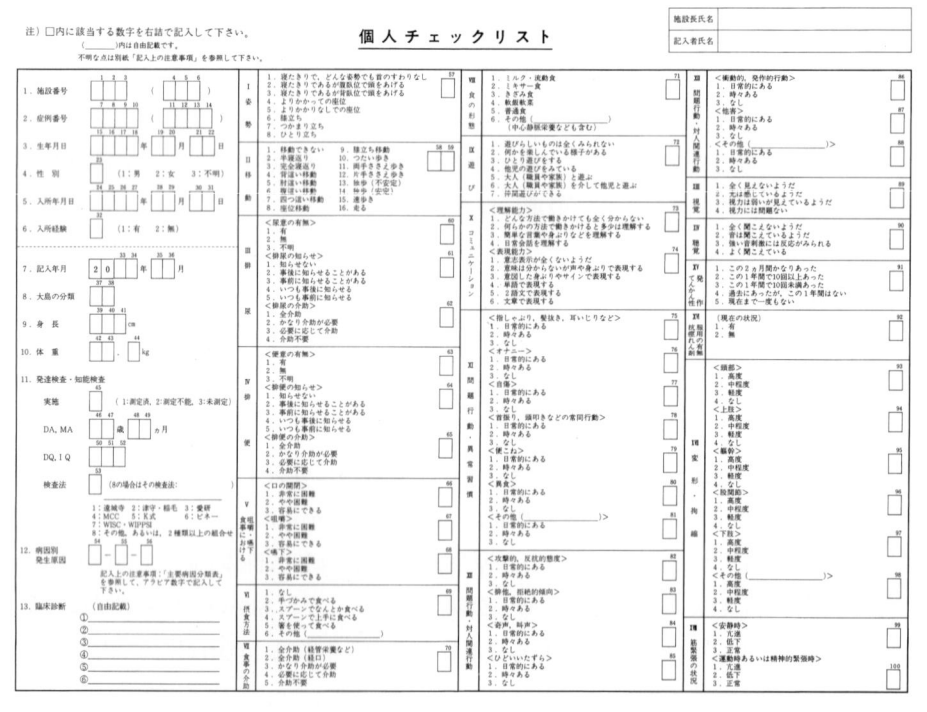

図 1-2-11 個人チェックリスト．(a) 旧版 1979〜1987 年度，(b) 改訂版 1988 年度〜

(三上史哲，三田勝己・他：公法人立重症心身障害児施設入所児（者）の実態調査の分析―大島の分類からみた施設入所児（者）の推移―．日本重症心身障害学会誌，32：295-307, 2007. より)

2）大島分類からみた入所者の構成[8]

　重症児施設には本来の重症心身障害以外にさまざまな障害のある人たちが少なからず入所している実態がある．本項では大島分類を4つの障害種別：重症心身障害（定義上の重症心身障害），重度知的障害，重度肢体不自由，中軽度障害に大別して，入所者の構成とその経年変容に触れる（**図1-2-12**）．

　図1-2-13は障害種別4群の施設平均割合（大きいプロット）と全体割合（小さいプロット）の年度推移を1979年度から2006年度まで28年間にわたって示している．ここで，施設平均割合は，まず施設ごとに4群の割合を求め，その後それらを平均した値である．一方，全体割合は全入所者を一括して求めた割合である．図中の実線はこれらのプロットをスプライン関数によって近似した曲線である．重症心身障害群（●）の施設平均割合は，1979年度55％であったが，以後漸増して2006年度76％となり，28年間で約21ポイント増加している（以下，ポイントはpointの頭文字をとって「p」と表す）．全体割合も同様に漸増したが，全体的に施設平均割合より約3p少ない．重度知的障害群の施設平均割合（■）は重症心身障害群とは逆に単調減少を示し，1979年度36％から2006年度20％というように16pの減少となっている．また，重度知的障害群の全体割合も同様に減少傾向を示したが，それは施設平均割合よりは約3p大きい値となっている．重度肢体不自由群（□）の施設平均割合はわずかながら減少傾向を認めたが，28年間を通じて4～6％に止まり，全体割合との差もほとんどない．中軽度障害群（△）の施設平均割合および全体割合

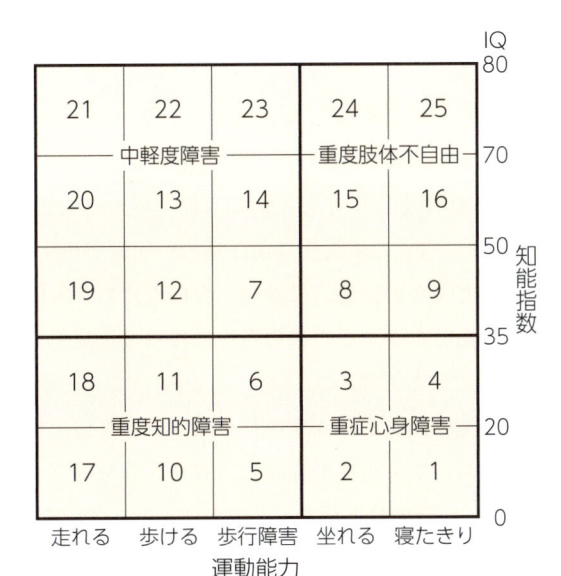

図1-2-12　大島分類と4つの障害種別

（三上史哲，三田勝己・他：公法人立重症心身障害児施設入所児（者）の実態調査の分析—大島の分類からみた施設入所児（者）の推移—. 日本重症心身障害学会誌, 32：295-307, 2007. より）

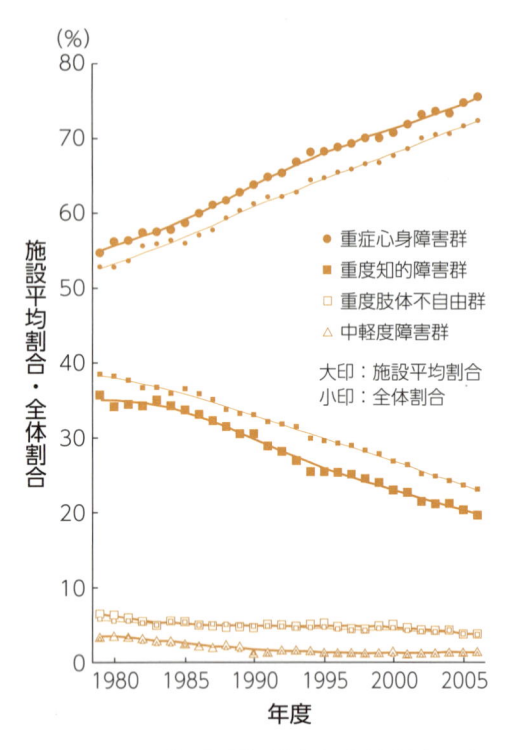

図 1-2-13 施設平均割合と全体割合の年次推移

(三上史哲，三田勝己・他：公法人立重症心身障害児施設入所児（者）の実態調査の分析—大島の分類からみた施設入所児（者）の推移—. 日本重症心身障害学会誌, 32：295-307, 2007. より)

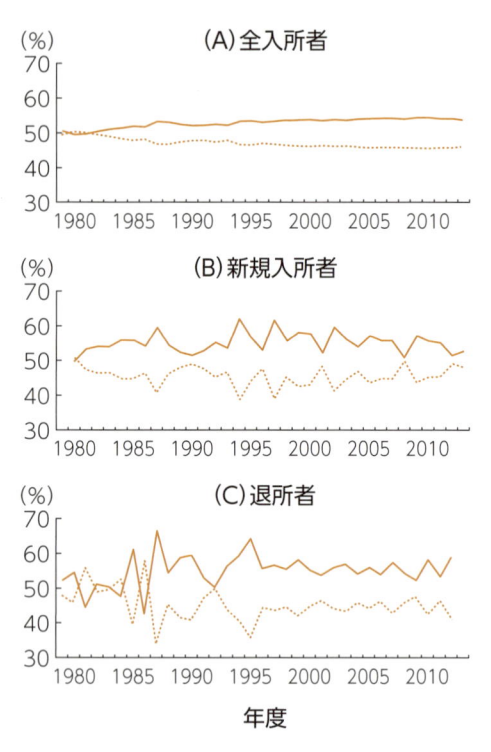

図 1-2-14 男女の割合の経年変化（実線：男性，破線：女性）

(三上史哲，三田岳彦・他：公法人立重症心身障害児施設入所者の実態調査の分析—性別，年齢—. 日本重症心身障害学会誌（印刷中）より)

は重度肢体不自由群の場合と類似した推移を示している．施設平均割合の 28 年間にわたる平均と標準偏差は 1.9±0.8％であり，全体割合は 1.7±0.8％である．

このような入所者の構成となった背景には以下のような要因が絡んでいると考えられる．すなわち，①重症児施設の法制化以前は幅広い障害が重症心身障害とされていたため，歴史的に古い施設ほど現在の定義には該当しない人たちが入所していた．②入所した時点では重症児（者）であったが，その後の発達に伴って重症児（者）状態を脱しながら，なおそのまま重症児施設にとどまっていた．③1964 年以降，知的障害児施設および肢体不自由児施設には重度棟の設置が制度化されたが，その整備はなお十分とは言い難く，やむなく新規のケースであっても重症児施設に措置せざるを得なかった．④法案可決の際の付帯決議によって，新しい定義に関係なく，すでに入所している人は引き続き在所できたし，従来の基準によって入所を予定していた人も従前どおり入所できた．一方，四半世紀余を過ぎた最近の状況をみると，重症心身障害群は当初の約 55％から約 76％まで経年的に増加し，重度知的障害群は約 36％から約 20％まで漸減した．こうした年次推移は，歴史的に古い施設の入所者が加齢に伴って重度化したため，あるいは，その後に開設された施設には重複障害のより重い人たちが入所してくるようになったためと推察される．

3）男女の割合[15]

　本項では，施設に入所している人たちのなかで定義上の重症児（者）（大島分類1～4）のみを対象として，35年間にわたる男女の割合の推移をみていく．**図1-2-14**は個人チェックリストに記録された性別から男女の割合を全入所者，新規入所者，退所者について示している．ここで，新規入所者は，ある年度で初めて個人チェックリストが収集され，それ以前には記録のなかった人たちと規定する．調査初年度（1979年度）は全員前年度のデータが存在しないので，新規入所者を判定できない．一方，ある年度までは個人チェックリストを確認できたが，それ以降データがなかった人たちは退所者とみなす．現時点での最後の調査は2013年度であり，翌2014年度のデータがないので，2013年度の退所者は判定できない．

　このグラフをみると，全入所者の男女の割合は1980年度前後同等であったが，その後，男性の割合がわずかずつ漸増し，逆に女性の割合が漸減する傾向を示している．2010年度以降の男性の割合は約54％，女性が約46％であり，その差は8pとなる．新規入所者の男女の割合は1980年度が同等であったのを除くと，男性の割合がすべての年度で女性を上回り，経年的な漸増あるいは漸減傾向は認められない．34年間の男性および女性の平均的な割合はそれぞれ55％，45％となり，その差は10pである．退所者は，男性の割合が女性より少なかった1981年度，1984年度，1986年度を除くと，31年間は男性の割合のほうが大きい．経年的な増減変容はみられず，34年間の平均的な割合は男性55％，女性45％であり，その差は10pである．こうした35年間の経年変容を概観すると，1980年前後男女が同等の割合で入所していたが，男性の割合が大きい新規入所者が継続して入所し続けたこと，退所者も男性の割合が大きかったが，新規入所者数のほうが退所者数より多かったことから，全入所者の男女の割合が新規入所者のそれに収束してきたといえるかもしれない．

4）年齢[15]

　図1-2-15は全入所者を対象とした年齢分布の典型例であり，1980，1990，2000，2010年度代それぞれの最初の3年間を平均化している．1980～1982年度は正規分布と比べると高年齢側に裾広がりとなり，また15～17歳あたりでの尖りが顕著である．1990～1992年度の分布も同様の特徴が認められるが緩やかになっている．2000～2002年度および2010～2012年度になると分布は左右対称となり，おおむね正規分布の形を示している．新規入所者および退所者の年齢分布は示さなかったが，両群ともに高年齢側に裾の広がった分布形を経年的に示し，その傾向は新規入所者のほうが退所者よりも顕著であった．

　このように年齢分布が常に正規型とならないことを踏まえ，年齢分布の経年的な変化をとらえるために，分布の形によらない中央値と四分位値を用いて考える．**図1-2-16**は全入所者，新規入所者，退所者の年齢の記述統計量を箱髭グラフによって経年的に図示し

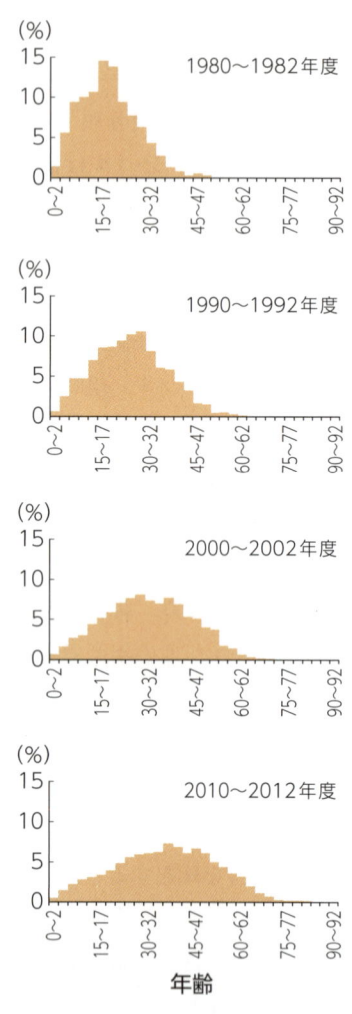

図 1-2-15 全入所者の 10 年ごと 3 年間の年齢分布

（三上史哲，三田岳彦・他：公法人立重症心身障害児施設入所者の実態調査の分析―性別，年齢―．日本重症心身障害学会誌（印刷中）より）

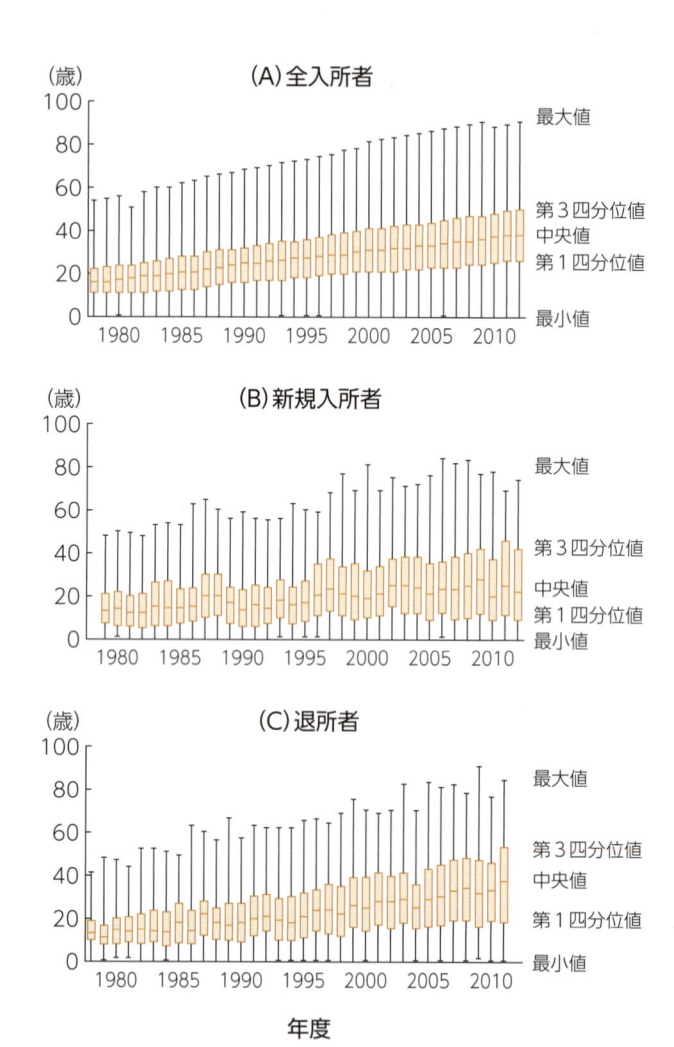

図 1-2-16 年齢の箱髭グラフ

（三上史哲，三田岳彦・他：公法人立重症心身障害児施設入所者の実態調査の分析―性別，年齢―．日本重症心身障害学会誌（印刷中）より）

ている．全入所者の年齢の第 1 四分位値，中央値，第 3 四分位値，最大値はともに，ほとんど変動を伴うことなく経年的に漸増する傾向がみられる．一方，最小値はいずれの年度も 0 あるいは 1 歳である．新規入所者および退所者の記述統計量も全入所者と同様に漸増する経年変容を示したが，全入所者数に比べ新規入所者数および退所者数が少ないことも影響し，年度間に変動が認められる．

いま，新規入所者や退所者がないと仮定すると，入所者の年齢は 1 年ごとに 1 歳高くなるので，その増加率は 10 歳/10 年となる．つまり，継続入所が年齢を高くする主要因と考えることができる．改めて中央値の経年推移に注目すると，全入所者の年齢の増加率は

6.5歳/10年と推定される．仮説的な年齢増加率10歳/10年と比べると35％ほど低い．その背景には新規入所者や退所者の影響が考えられる．すなわち，新規入所者の年齢増加率は3.8歳/10年であり，平均的にみればすでに入所している人たち（継続入所者）よりも低年齢の人たちが新規に入所し，全体として年齢を下げる方向に作用したと考えられる．また，退所者の年齢増加率は6.9歳/10年であり，全入所者（6.5歳/10年）と同等の経年変容を示したことになる．しかしながら，退所者はそれ以降全入所者の年齢増加に関与することはないので，結果的に全入所者の年齢を下げる方向に影響を及ぼすことになる．結論として，施設入所者の高齢化傾向は平均的にみれば約6.5歳/10年の増加率で進行し，調査開始当初の1979年約16歳から約38歳に経年変容したといえよう．

5）病因別発生原因[9]

本項では重症心身障害を発生した病因とその変遷について述べるが，その対象者は1979年度から2006年度までの28年間に公法人立重症児施設に在籍していた人たちで，以下の3つの条件を満たした入所者9,558名である．①入所期間にわたって定義どおりの重症児（者）（大島分類1～4）であり，②主要病因分類表にもとづく病因別発生原因の記録，③生年月日の記録が確認できた入所者である．

表1-2-8は対象者全員に対する各病因の割合と発生時期を上位15位について示している．第1位は低酸素症または仮死であり，20％と突出した割合であった．次いで不明（出生前）11％，髄膜炎・脳炎9％が高い割合を示している．第4位から第15位まではてん

表1-2-8 重症心身障害に至った病因，発生時期，割合

順位	病因	発生時期	割合（%）
1	低酸素症または仮死	出生時・新生児期	20.1
2	不明（出生前）	出生前	11.3
3	髄膜炎・脳炎	周生期以降	9.3
4	てんかん	周生期以降	4.9
5	原発性小頭症または狭頭症	出生前	3.6
6	水頭症	出生前	3.4
7	そのほかの外因	周生期以降	3.3
8	低出生体重児（AFDまたはLFD）	出生時・新生児期	3.2
9	低出生体重児（SFD）	出生時・新生児期	3.0
10	脳外傷	周生期以降	2.8
11	不明		2.8
12	そのほかの染色体異常	出生前	2.6
13	高ビリルビン血症	出生時・新生児期	2.4
14	特殊型（出生前）	出生前	2.3
15	変性疾患	出生前	2.1

（三上史哲，三田勝己・他：公法人立重症心身障害児施設入所児（者）の実態調査の分析－病因別発生原因とその経年的変化－．日本重症心身障害学会誌 33：311-326．2008．より）

凡例:
出生前
- 2- 不明（出生前）
- 5- 原発性小頭症または狭頭症
- 6- 水頭症
- 12- そのほかの染色体異常
- 14- 特殊形（出生前）
- 15- 変性疾患

出生時・新生児期
- 1- 低酸素症または仮死
- 8- 低出生体重児（AFDまたはLFD）
- 9- 低出生体重児（SFD）
- 13- 高ビリルビン血症

周生期以降
- 3- 髄膜炎・脳炎
- 4- てんかん
- 7- そのほかの外因
- 10- 脳外傷

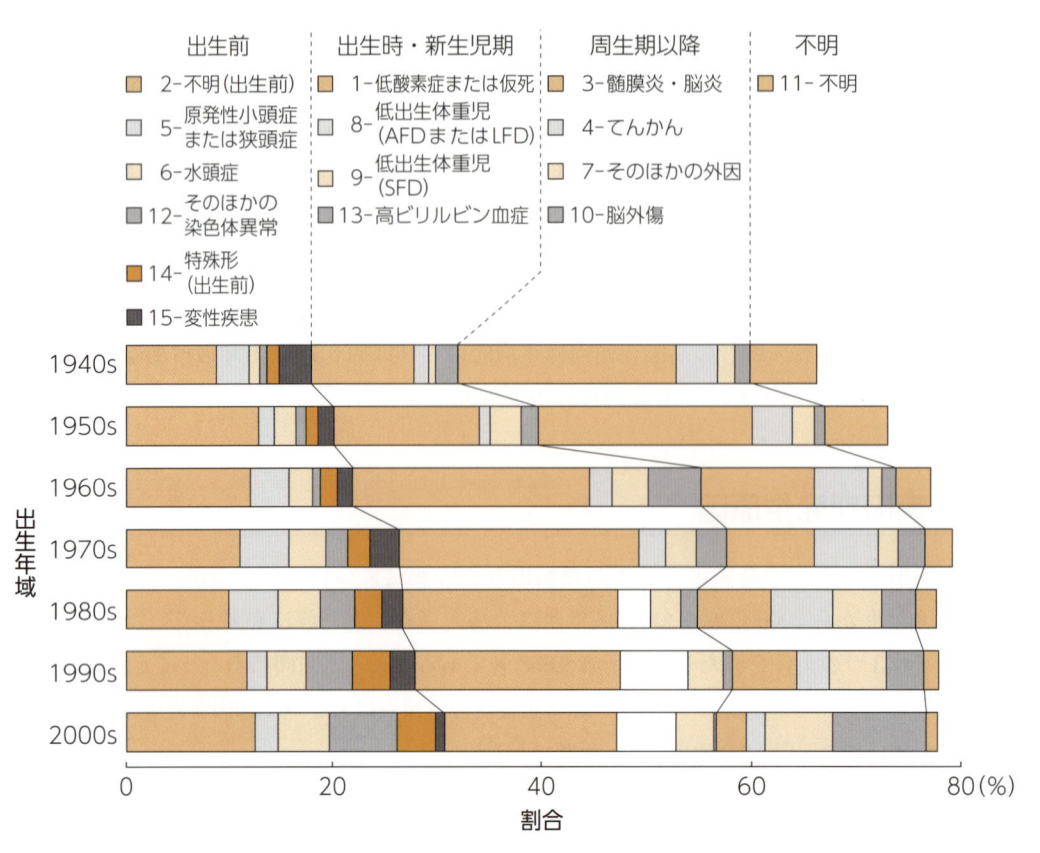

不明
- 11- 不明

図1-2-17　出生年域ごとの病因の割合の積上げ棒グラフ

（三上史哲，三田勝己・他：公法人立重症心身障害児施設入所児（者）の実態調査の分析―病因別発生原因とその経年的変化―．日本重症心身障害学会誌 33：311-326．2008．より）

かんの5％から変性疾患の2％の範囲にわたる．累積割合をみると，上位15位までの病因が全体の約8割を占め，その約半数は上位3位までの病因によるものである．

　これら上位15位までの病因の割合が経年的に変化する様相を**図1-2-17**の積上げ棒グラフで示している．対象者の生年月日は70年余の広範囲に分布していたので，原則的に10年間を出生年域単位として7つの年域について描画されている．すなわち，出生率が，1945年以前は一括して1940s，1946年から1995年のあいだは10年ごとに，1946〜1955年（1950s），1956〜1965（1960s）のように表記し，1996年以降2006年までの11年間は一括して2000sというように原則的に10年間を出生年域単位としている．

　左側の出生前の病因割合は，調査記録のあった1940sから漸増を続け，2000sにはほかの発生時期に比べて最も高い割合となっている．特に第2位の病因の不明（出生前）は1940sの9％から1950sの13％に増加し，その後1980sの10％にまで3年域にわたって若干減少したが，再び増加して2000sには13％になった．このように増減変動を示したが，全体の推移は数％の増加傾向とみられる．その理由は，遺伝子検査の進歩，CTやMRI検査の普及などによって出生前原因の診断を促したことや，近年の高齢出産もその要因の

ひとつになっていると推察される．

出生時・新生児期の病因割合は1960sまで顕著な増大がみられたが，その後は減少傾向を示した．この経年変容に影響を与えたのはわが国の新生児・未熟児医療の進歩であり，低酸素症または仮死，低出生体重児，高ビリルビン血症を減少させた．なかでも第1位の病因の低酸素症または仮死は1940sにおいて10％であり，その後1970sの23％まで13p顕著な増加を示したが，それ以降は減少して2000sには16％となった．しかし，1960s以後継続して最も高い割合であった．

周生期以降については，1950sまで顕著に減少したが，その後はおおむね一定の発生割合であった．この時期の変容に関与した主病因は髄膜炎・脳炎であり，28年間にわたって著しい減少が認められた．すなわち，1940sと1950sでは約20％の最高割合を示したが，1960sには11％まで激減した．さらに，その後も減少傾向が続いて2000sには3％となったが，それは感染症に対する治療の進歩によると考えられる．一方で周生期以降の発生割合が1960年代以降変化していないのは，そのほかの外因や脳外傷の増加によるものであり，その背景には交通事故や虐待が推察される．

6）死亡[10]

個人チェックリストは当該年度に在籍する入所者の実態を調査することが目的であり，入所中に死亡した人たちに関する情報は記録に止められていない．日本重症心身障害福祉協会は2003年に入所者の死亡の経緯や原因を把握するための調査を行い，個人チェックリストとリンクして，死亡に関する経年的変容を明らかにしている．この調査期間は1980年から2002年の23年間であり，**図1-2-18**はこの間の死亡割合（死亡者数/入所者数）の推移を太い実線で示している．一方，三根らは旧国立療養所重症児病棟，本多らは公法人立重症児施設，折口らは旧国立療養所重症児病棟の入所者の死亡割合を報告している[10]．これらを図中に重ね書きして約40年間を概観すると，おおむね1960年4％の死亡割合が1.5％に漸減していった傾向を知ることができる．

表1-2-9は23年間の死亡者（1,053名）に対する死亡原因ごとの死亡者の割合（死因割合＝特定の死亡原因による死亡者数/全死亡者数）を上位10位まで一覧にしている．死亡原因の第1位は肺炎・気管支炎であり，死因割合は33％と突出している．次いで第2位のそのほかの呼吸器疾患の16％，第3位の心不全の15％まで高い割合であるが，それ以降は大きく減少して，第4位のそのほかの循環器疾患は5％である．累積割合でみると，上位7位までの死亡原因が約8割（82％）を占め，さらにその8割（64％）は上位3位までの死亡原因によるものである．器官系に注目すると，呼吸器系が肺炎・気管支炎とそのほかの呼吸器疾患を合わせると49％になり，気管切開合併症を加えると全体の半数余（52％）となる．次に循環器系による死亡が高い割合となり，心不全とそのほかの循環器疾患で21％を占めている．

上位10位の死亡原因による割合（死因割合）が経年的に変化する様相を**図1-2-19**に

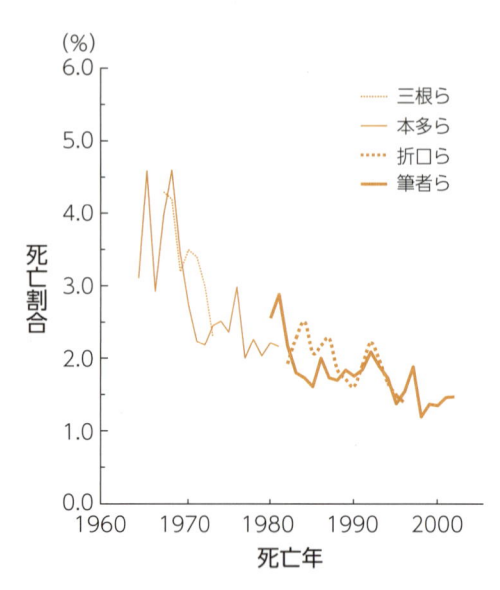

図 1-2-18 4つの先行研究にもとづく死亡割合の推移

(三上史哲, 三田勝己・他：公法人立重症心身障害児施設入所児（者）の実態調査の分析－施設入所児（者）の死亡. 日本重症心身障害学会誌 34：171-180. 2009. より)

表 1-2-9 死亡原因と死因割合

順位	死亡原因	死因割合(%)	累積割合(%)
1	肺炎・気管支炎	32.6	—
2	そのほかの呼吸器疾患	16.0	48.6
3	心不全	15.2	63.8
4	そのほかの循環器疾患	5.3	69.1
5	突然死	5.0	74.1
6	詳細不明	4.7	78.8
7	気管切開合併症	3.4	82.2
8	敗血症	3.3	85.5
9	腎不全	2.8	88.3
10	悪性腫瘍	2.7	91.0

(三上史哲, 三田勝己・他：公法人立重症心身障害児施設入所児（者）の実態調査の分析－施設入所児（者）の死亡. 日本重症心身障害学会誌 34：171-180. 2009. より)

示す．横軸の死亡年は5年間ごとに一括されている（2000r は 2000～2002 年の 3 年間）．呼吸器系の肺炎・気管支炎による死因割合は 1980 年代前半の 47％から 2000 年代前半の 27％まで減少している．そのほかの呼吸器疾患による割合は 1980 年代前半の 9％から 1990 年代前半の 24％まで顕著な増加を示したが，それ以降は減少して 2000 年代前半には 13％となっている．また，気管切開合併症は若干の増減を繰り返しながらも 2000 年代前半に 0.5％になり，呼吸器疾患による死亡全体としては経年的な減少傾向であったといえる．その理由としては，インフルエンザワクチンの接種の普及，呼吸リハビリテーションの普及，口腔ケアの徹底，摂食障害対策などが複合して寄与した結果であると考えられている．

循環器系の心不全による死亡は 1980 年代前半の 16％から 1990 年代前半の 21％まで増加したが，1990 年代後半以降は半減して 11％に減少している．そのほかの循環器疾患は 1980 年代前半の 5％から同年代後半に 8％に増加したが，その後，2000 年代前半の 4％まで徐々に減少している．このような変化の理由のひとつには，1995 年 1 月施行の新しい死亡診断書（死体検案書）における注意書きとして「死亡の原因欄には，疾患の終末期の状態としての心不全,呼吸不全などは書かないでください」と記された影響も考えられる．しかし，この疾患による死亡はなお 10％程度の高比率で発生しており，これには何らかの背景要因があるものと思われる．

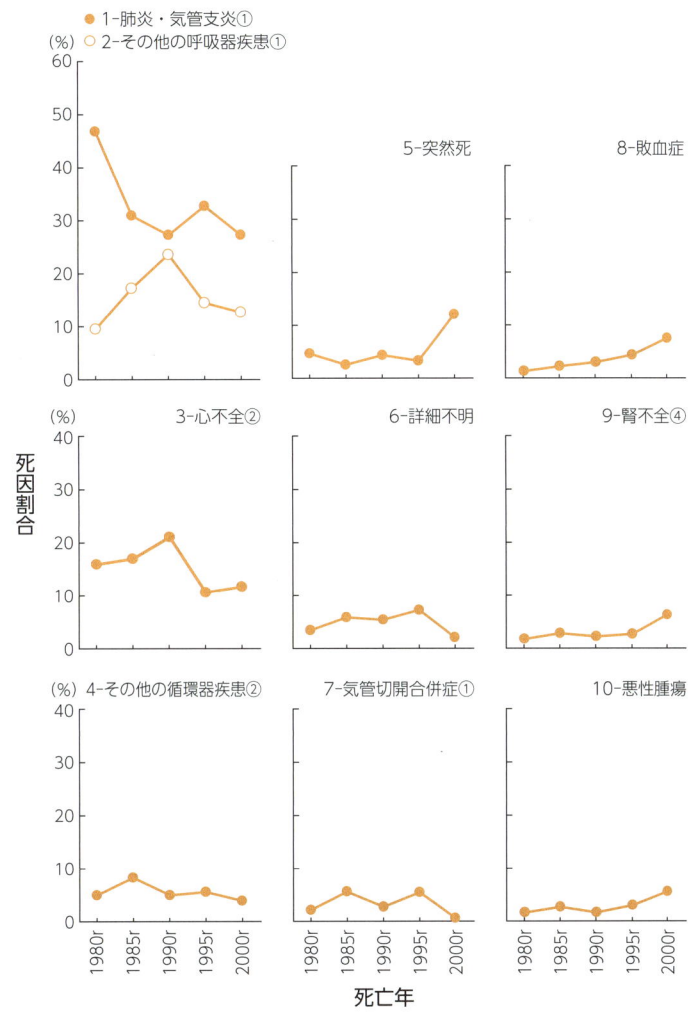

図 1-2-19　上位 10 位の死亡原因ごとの死因割合の経年推移

(三上史哲，三田勝己・他：公法人立重症心身障害児施設入所児（者）の実態調査の分析－施設入所児（者）の死亡．日本重症心身障害学会誌 34：171-180. 2009. より）

7）個人チェックリストの項目と国際生活機能分類（ICF）との対応

　近年，わが国の重症児（者）に近い重度重複障害児（者）の存在が国際的にも大きな問題となっており，関連する国際学会においても実態や対応について盛んに議論されるようになった[8]．特に Profound Multiple Disabilities（PMD）といわれる障害は大島分類の 1 に該当すると推定されるが，こうした状態を示す人たちへの総合的な対応については，重症児（者）療育の先駆的実践を蓄積してきたわが国が指導的な役割を果たすことが期待される．

　また，多くの国々では，PMD を含め障害の実態を機能障害，活動制限，参加制約から多面的に把握するために，国際生活機能分類（ICF）を活用し，包括的な対応や支援を目

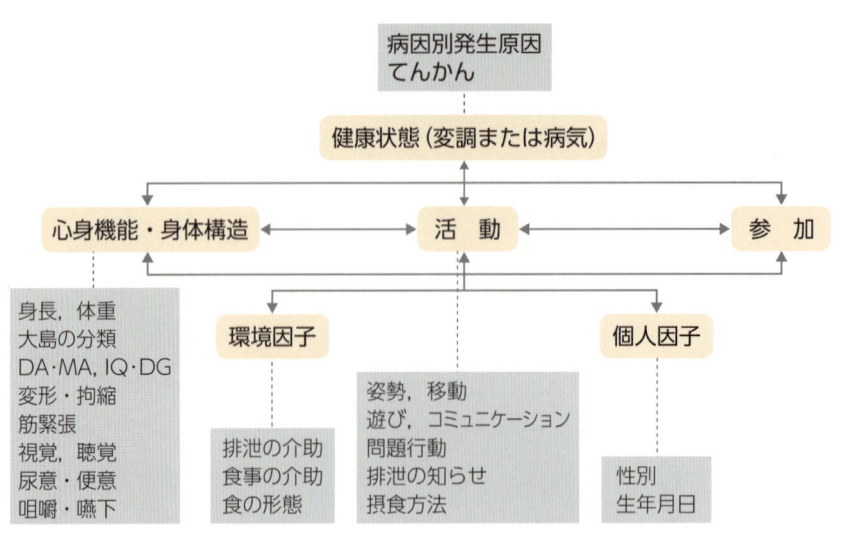

図1-2-20 個人チェックリスト項目とICFとの対応

(三上史哲，三田岳彦・他：公法人立重症心身障害児施設入所者の実態調査の分析―性別，年齢―．日本重症心身障害学会誌（印刷中）より）

指している（26頁参照）．一方，個人チェックリスト旧版による実態調査は1979年から始まり，また，改訂版による調査も1988年からであった．そのため，個人チェックリストを作成するにあたり，年代的にもICFが提唱する新しい生活機能と障害（Functioning and Disability）の概念を導入し，その分類を手がかりとする機会はなく，独自に調査項目を設定してきた．改めて個人チェックリストの項目をICFと対応して考え，重症児（者）の医療福祉をWHOの視点から概観することは意義深い．

図1-2-20は個人チェックリスト改訂版の各項目がICFのいずれの構成要素に位置づけられるかを示している．たとえば，変形・拘縮，筋緊張，咀嚼・嚥下は心身機能・身体構造に位置づけられる．また，遊び，コミュニケーションなどは活動に，排泄や食事の介助などは環境因子に分類される．このように，個人チェックリストはICFとは独立して作成されたが，ICFが提唱する健康状態，心身機能と身体構造，活動と参加，環境因子，個人因子の構成要素に対応づけることができる．また，ICFの分類項目は第1レベル34項目，第2レベル362項目，第3レベル1,424項目と多岐にわたる．これに比べて個人チェックリストの項目数は少ないものの，WHOが提唱している生活機能と障害という包括的な概念と同じ基盤に立って実態の解明を目指してきたことは画期的であったといえよう．

（三田勝己）

文　献

1) 江草安彦，岡崎英彦・他：重症心身障害児施設における発達評価の縦断的研究．厚生心身障害研究・重症心身障害児の療育に関する研究・昭和54年度報告書．1980, pp.23-52.
2) 江草安彦，岡崎英彦・他：重症心身障害児施設における発達評価の縦断的研究（Ⅲ）．厚生省心身障害研究・重

症心身障害児の療育に関する研究・昭和 55 年度報告書. 1981, pp.51-78.
3) 江草安彦, 末光 茂・他：重症心身障害児施設入所児（者）の各年毎 10 年間の追跡調査等の分析に関する研究. 安田記念財団福祉諸科学研究助成・昭和 62, 63 年度重症児福祉協会研究課題・研究報告書. 1989, pp.1-48.
4) 江草安彦, 三田勝己・他：重症心身障害児施設入所児（者）の 20 余年間の実態調査の分析に関する総合研究. 厚生科学研究補助金こころの健康科学事業・平成 13 年度総括研究報告書. 2002, pp.1-106.
5) 江草安彦, 三田勝己・他：重症心身障害児施設入所児（者）の 20 余年間の実態調査の分析に関する総合研究. 厚生科学研究補助金こころの健康科学事業・平成 14 年度総括研究報告書. 2003, pp.1-141.
6) 江草安彦, 三田勝己・他：重症心身障害児施設入所児（者）の 20 余年間の実態調査の分析に関する総合研究. 厚生科学研究補助金こころの健康科学事業・平成 15 年度総括研究報告書. 2004, pp.1-223.
7) 江草安彦, 三田勝己・他：重症心身障害児施設入所児（者）の 20 余年間の実態調査の分析に関する総合研究. 厚生科学研究補助金こころの健康科学事業・平成 13・14・15 年度総合研究報告書. 2004, pp.1-222.
8) 三上史哲, 三田勝己・他：公法人立重症心身障害児施設入所児（者）の実態調査の分析―大島の分類からみた施設入所児（者）の推移―. 日本重症心身障害学会誌, 32：295-307, 2007.
9) 三上史哲, 三田勝己・他：公法人立重症心身障害児施設入所児（者）の実態調査の分析―病因別発生原因とその経年的変化―. 日本重症心身障害学会誌, 33：311-326, 2008.
10) 三上史哲, 三田勝己・他：公法人立重症心身障害児施設入所児（者）の実態調査の分析―施設入所児（者）の死亡. 日本重症心身障害学会誌, 34：171-180, 2009.
11) Hanaoka, T., Mita, K. et al.：Survival prognosis of persons with severe motor and intellectual disabilities in public and private institutions in Japan between 1961 and 2003. J Epidemiology, 20：77-81, 2010.
12) 三田勝己, 三上史哲・他：公法人立重症心身障害児施設入所者の個人チェックリストによる実態調査　第Ⅰ報：運動機能/活動・感覚機能. 日本重症心身障害学会誌, 38：107-118, 2013.
13) 三田勝己, 三上史哲・他：公法人立重症心身障害児施設入所者の個人チェックリストによる実態調査　第Ⅱ報：基本的知的活動・問題行動. 日本重症心身障害学会誌, 38：401-412, 2013.
14) 三田勝己, 三上史哲・他：公法人立重症心身障害児施設入所者の個人チェックリストによる実態調査　第Ⅲ報：日常生活活動. 日本重症心身障害学会誌, 39: 79-92, 2014.
15) 三上史哲, 三田岳彦・他：公法人立重症心身障害児施設入所者の実態調査の分析―性別, 年齢―. 日本重症心身障害学会誌,（印刷中）

第2編 実践編

重症心身障害児(者)にみられる障害と療育の実際

第1章 総論

1. 健康管理の基本的な考え方

1）重症心身障害児（者）の健康管理の目指すもの

　重症心身障害児（者）（重症児（者））の運動機能障害の原因はさまざまであるが，多くは筋緊張異常に由来する麻痺である．麻痺は四肢だけでなく，体幹や頸部にも現れ，呼吸機能や嚥下機能にも影響を及ぼしている．さらに脳障害が重度で脳の深部にまで障害があると，生命維持に必要な反射も弱く，体温や呼吸，睡眠などにも障害が出てくる．

　生命を保持し，身体の内面から生じる不快感や苦痛がないようにすることが，重症児（者）の健康管理の第一の目標であるが，それは図 2-1-1 に示すような健康管理の目指すピラミッドの底辺に過ぎない．その上に外界の変化に身体機能がついていけるように自律神経系を育てること，さらにさまざまな感覚（触・圧・温度・痛覚，運動覚，平衡感覚，視覚，聴覚，嗅覚，味覚，内臓覚など）を認識できるようになって，自らの意思で意図的にからだを動かすことができるようにすることが，第二の目標である．

　外界の変化に適応できるようになったら，その力を磨いて，ささやかであっても他者との交流がもてるようになることが次の目標である．すなわち，言葉はなくとも気持ちを他者に伝えること，自我の確立から自尊心や自己肯定感の形成へ，そしてその人なりの社会参加へと発展させていくことが，最終目標である．命を守り，健康状態を安定させ，何らかの意思表示ができるようなからだづくりは，そのための土台である．しかし土台づくり

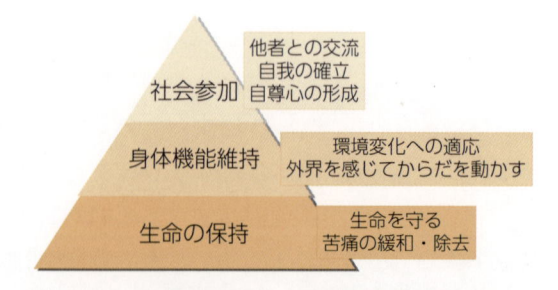

図 2-1-1　重症児（者）の健康管理の目指すもの

だけに終わることのないよう，その先の目標である他者との交流や社会参加を念頭に置きながら，健康管理を行っていく必要がある．

2）療育のなかにある健康管理の指標

　重症児（者）にかかわるときに，健康管理は医療職の仕事で，療育は福祉職の仕事であると分けて考えることがあるが，それは大きな誤りである．

　生命の維持と外界の変化に適応できるからだをつくるために必要な健康管理の指標を**表2-1-1**に示す．バイタルサインと呼ばれる体温，脈拍，呼吸，血圧などは測定して数値として表すことが一般的であるが，体温は触れてみることで，呼吸は音や目で見て観察することで，脈拍や血圧は表情や顔色などで，異常に気づくことができる．常に重症児（者）にかかわっている人ならば，「いつもと違う」と感じて，体調の変化にただちに気づくことができる．

　排尿・排便は介護の視点でとらえられがちであるが，それらの回数と量，性状は，重要な健康管理の指標である．体重変化も重症児（者）の身体的成長の重要な指標である．

　しかし，日々の健康管理のなかで最も重要な指標は，睡眠覚醒リズム，活動性，食欲，機嫌，表情などである．これらを数値で表すことは難しいが，不快感や苦痛の有無を含めた精神機能の安定性を表すことのできる鋭敏な指標であり，1日の生活全体を通してじっくりかかわることでこそ気づくことのできる指標である．

　精神機能と身体機能は連鎖しているからこそ，療育活動そのものが健康な精神と身体を育み，それらの変化や成長を見出すことができる場なのである．

3）ライフサイクルからみた健康管理

　重症児（者）の病因と経過はさまざまであるが，脳が成熟する前に障害を受けたという点では共通している．それ故に，障害を受けた脳の残存部分には発達する可能性を秘めている．どれほど障害が重度であっても重症児（者）は変化し成長する可能性があるということが，重症児（者）療育のやりがいであり，喜びでもある．

　健康状態も同様である．幼児期早期は免疫力も低く，自律神経機能も未熟なため，体調を崩しやすい．外気に触れる機会も少なく，ほとんどの時間をベッドの上で過ごす子どもも多い．しかし，幼児期後期には徐々に免疫力がつき，身体機能も安定し，環境変化にも

表 2-1-1　健康管理の指標

①生命の基本的な活動指標 　体温，脈拍，呼吸，血圧	②栄養や血液循環・代謝排泄の指標 　排尿，排便，皮膚の状態
③身体的苦痛の有無や精神機能の安定性の指標 　睡眠覚醒リズム，活動性，食欲，機嫌，表情	④エネルギー摂取と消費バランスの指標 　体重変化

少しずつ適応できるようになってくる．そして多くの重症児は学齢期になると体調が安定し，身体機能が目にみえて成長する．先に述べた健康管理のピラミッドの上に向かってそれぞれの社会参加を目指していくことができるようになる．

しかし，思春期になると体格が急激に成長するため，身体適応が追いつかず，呼吸機能や嚥下機能に問題が生じてくることがある．これらの身体機能の低下は，時に苦痛をもたらし，命をも脅かすことがある．この思春期から成人期にかけての身体機能の大きな変化は，それまで積み重ねてきた健康管理のピラミッドを底辺から見直す必要が生じるため，本人だけでなく支えてきた家族や職員にとってもつらいことが多い．

その大きな変化を乗り越えた後は，いわゆる加齢による身体機能の緩やかな低下がみられる．その変化の程度は人によってさまざまであるが，社会参加（その人なりの他者との交流）の機会が減少すると身体機能の低下が加速することがある．身体機能の低下を最小限にとどめ，健康状態を維持するためには，社会参加の機会を維持し，むしろ発展させていくことが必要である．

かつて重症児（者）は短命と考えられていたが，健康管理の進歩により成人から壮年，さらには老年期まで人生を全うする人も少なくない．単に寿命を延ばすのではなく，その人らしく，他者との交流を楽しめるような健康状態を維持していくことが，支援者には期待される．

4）合併症の相互関係

重症児（者）はさまざまな合併症をもっており，それら病態が複雑に影響し合っている（図 2-1-2）．

重症児（者）の合併症の多くは，全身の筋緊張異常に由来する運動機能障害が原因であ

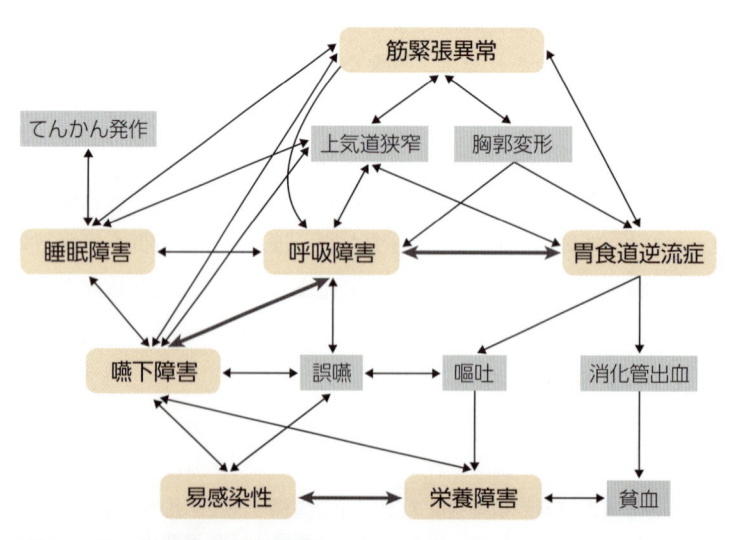

図 2-1-2 合併症の相互関係

る．筋緊張異常は睡眠障害，嚥下障害，呼吸障害，胃食道逆流症など重症児（者）が抱える合併症にいずれも深く関係している．特に筋緊張異常による上気道狭窄や胸郭変形があるとこれらの合併症が生じやすい．睡眠障害は呼吸障害や嚥下障害とも相互作用があり，呼吸障害と嚥下障害はさらに密接な関係にある．一方，呼吸障害は胃食道逆流症とも密接な関係にあり，嚥下障害と胃食道逆流症によってもたらされる栄養障害は，感染症を起こしやすくし，特に誤嚥があると気道感染症を引き起こすことになる．

　重症児（者）の合併症の予防や治療には，これらの病態の相互関係をよく理解し，さまざまな視点からアプローチする必要がある．逆に考えると，ひとつの合併症が改善すると，ほかの合併症も改善されることがある．たとえば，上気道狭窄が合併症の主たる原因である重症児（者）が喉頭気管分離術を行った後に，呼吸障害の改善だけでなく，筋緊張も緩和され，睡眠障害も改善し，胃食道逆流症も軽快し，嚥下機能の改善により栄養状態も改善し，感染症も起こしにくくなる，ということがよく経験される．

　また，筋緊張亢進に対するアプローチは非常に重要であり，重症児（者）の健康管理の根幹でもある．筋緊張亢進に対する具体的な対応策は後述されるが，薬物や手術などの治療だけでなく，リハビリテーションや姿勢管理，さらには環境調整や心理的アプローチなども有効である．心穏やかに快適に過ごせるよう生活環境を整えることが，筋緊張を亢進させないために重要であり，それが合併症の悪化を予防できることにもつながるのである．

5）日常的な健康管理としての医療的ケア

　重症児（者）の合併症に対して，気道分泌物の吸引や経管栄養，酸素投与，気管切開管理，人工呼吸器管理，導尿など，いわゆる医療行為とされるケアが日常的に必要な場合がある．これらは，治療のために行うのではなく，よりよく生きていくために必要なケアであり，生活行為といってよいものである．そのため，医療ケアではなく「医療的ケア」と表現されることも多い．しかし，これらのケアは法制度上では医療行為であり，そのことが重症児（者）の生活範囲を狭め，社会参加の制約になっている現状がある．

　そのため，日常的に医療行為が必要な重症児（者）が，学校教育や福祉サービスを受けるうえで，医師や看護師以外の者が簡単な医療的ケアを行えるよう，2012（平成24）年度に「社会福祉士及び介護福祉士法」が一部改正され，一定の研修を受けた介護職員など（特別支援学校などの教職員も含む）は，一定の条件の下に痰の吸引などの行為を実施できるようになった．

　医療的ケアをだれが行うかにかかわらず，医療的ケアは生活行為であるから，日常生活のなかに上手に組み込み，医療的ケアのために生活のリズムを崩したり，社会参加を妨げたりすることのないような配慮が必要である．経管栄養は食事介助，導尿は排泄介助，吸引は口腔ケア，気管切開カニューレや経管栄養チューブや胃瘻ボタンは補装具と考えることもできる．医療的ケアそのものに躊躇するのではなく，医療的ケアの背景にある合併症の病態を理解し，生活全般において合併症に対する健康管理を考慮していく必要がある．

6）日常の健康状態・体調とその把握の留意点

　　障害の種類や程度，合併病態の種類や程度によって日常の安定しているといえる状態が一人ひとり異なっている．したがって，体調がよいと判断するには，生理的状態が安定し，病的状態がコントロールされていることが指標となる．これら個々の状態を十分に把握し，チーム間で情報を共有しておくことが重要である．

　　①生理的状態の安定‥‥重症児（者）の障害特性を踏まえて
・楽に呼吸ができること
・食事が快適であること（おいしい，満腹感が得られるなど）
・よい便が規則的に出ること
・よく眠れること
　　②病的状態をコントロールする‥‥合併症への適切な対応
・痛みがないこと
・苦しくないこと
　　③健康状態把握の留意事項‥‥日常の個々の状態の把握と情報共有
・良好と思われる健康状態を把握しておく
・いくつかの指標で，一日のうちの変化を把握する
・「いつもと様子が違う」と気づく
　　④複数の目で確認する
　　⑤時間を追って観察する

7）主な健康チェック項目

i　体温
・平熱を確認しておく．重症児（者）では平熱が低い人が少なくない．
・日内変動があるので，時間を決めて検温する．自律神経障害があると2℃以上変動することもある．
・興奮や筋緊張が続いたり，けいれん発作後は体温が上昇することが多い．
・脱水状態や発汗が多くても発熱する．

ii　脈拍
・普段の脈拍数を確認する．触れただけで緊張して増加することがあるので，パルスオキシメータなどでモニタリングしないと普段の脈拍数がわからないこともある．
・長期臥床などの弊害により循環調節機能が弱いため，体位交換後などは変動が大きい．急に上体を挙上したり，長時間座位姿勢をとると低血圧を起こすことがある．
・経管栄養を急速に注入したり，経口摂取でも高浸透圧の流動物を多量に摂取した場合，早期ダンピング症候群により低血圧となる場合がある．
・徐脈は脳圧亢進症状のこともあり，特に脳室シャントをしている重症児（者）ではシャ

ントトラブルの可能性を考慮する．
- 頻脈では，感染症，呼吸障害，てんかん発作，筋緊張発作，脱水，骨折，尿路結石嵌頓（かんとん）などの痛みがないかどうかを確認する．

iii 呼吸

- 呼吸数，呼吸の深さ，リズムなどを観察し，通常の状態を把握しておく．
- 適切なポジショニングがされていないと胸郭の動きが制限されたり，気道狭窄が起き，呼吸状態を悪化させる．
- 慢性に無気肺や炎症があるときは，患側の呼吸音が弱くなっていることが多い．
- 普段から喘鳴（ゼロゼロ，ガーガーなど）がある場合は，努力呼吸症状（陥没呼吸，鼻翼呼吸など）が新たに出現していないか注意する．
- 発熱，鼻汁，喀痰，顔色，機嫌など随伴症状の有無にも注意する．
- 呼吸中枢の未熟により睡眠時無呼吸がみられる場合も多いが，体調不良時には特に夜間は十分に注意して観察する．
- 呼吸障害の状態がみられなくても血中の酸素飽和度が低下していたり，CO_2分圧が増加していることがある．

iv 意識・活気（活動）

- 通常のコミュニケーションレベルを確認しておく．個々により開眼，発声，応答運動など反応の仕方はさまざまである．
- 一日の睡眠覚醒リズムを把握して意識状態をみる必要がある．
- 抗てんかん薬・向精神薬の内服で傾眠傾向の場合があり，血中濃度に注意が必要である．
- 傾眠傾向は，脳圧亢進症状のこともあるので，注意を要する．
- 不自然な四肢の動き，強い筋緊張は苦痛や疼痛の表現として現れることが多く，骨折をしていないかなどの確認が必要なこともある．
- 不自然に活気がない場合は，呼吸不全，心不全，貧血，脱水，栄養障害など全身状態も確認する．

v 食欲（咀嚼・嚥下）

- 精神的（心理的）なものが影響しやすく，介助方法が異なったり，環境が変化しても食事を拒否することがある．
- 体調不良が現れやすく，開口しない，咀嚼・嚥下せず口腔内にため込むなどで把握できる．
- 歯や口内炎などの口腔内に異常がある場合も食欲は低下する．
- 長期的には体重の変化を定期的に観察する．

vi 排泄

- 運動量の少なさや身体の変形などの姿勢の特徴，薬剤の影響で便秘傾向になりやすい．
- 毎日排便があっても宿便がみられることも多く，個々の適切な排泄量の把握が必要である．
- 神経因性膀胱の場合は残尿から膀胱尿管の逆流が起こることがあり，排尿間隔や尿量の

把握が必要である.

（石井光子・平元　東）

2．療育としてのリハビリテーション

1）基本的な考え方

(1)「療育」をどう考えたらよいか

　　療育という言葉は，非常に幅広く用いられているが，その定義や意義は定まっているとはいえない．重症心身障害の場合はどうであろうか（なお重症心身障害といっても，その状態は超重症状態から，移動や会話が可能なケースまで，あるいは乳幼児から60歳代以上までと非常に幅がある．ここでは四肢麻痺で超重症状態か，それに近いような状態を中心にして記していく）．

　　重症心身障害という状態にあっても，一人ひとりには人生があり，生活がある．それを享受するにはまず健康であることが求められる．

　　楽に呼吸ができる．余裕をもって栄養と水分を得ることができる．快適な消化機能と順調な排泄が可能である．緊張に苦しめられることがない．体温維持が安定し，諸感覚機能も働くことができる．自分から周囲に働きかけることができるような活動的な姿勢を維持できる．少しでも自分で操作できる四肢をもつ．できればもっと活動的に手を伸ばしたり，移動したりしてみたい．こうしたことが難しければ難しいほど，少しでも可能になるようにわたしたちは働きかける．そのうえで，家族や人と交わったり，快・不快の感情を示し，できれば楽しみを記憶としても保持していく．こうした一人ひとりの生活と人生を支援していくこと，そうした働きかけの総体を療育と呼びたい．こうした考え方はICFに示された障害の考え方と共通している（26頁；図1-1-7参照）．

　　ICFでは，障害を「～ができない」「～が劣る」「～が欠けている」といったマイナス面からとらえてはいない．本来，人とはすべて，自ら活動し，さまざまな関係性に参加していく存在としてとらえている．それを妨げる諸条件を改善，克服していくことでハンディキャップをもった人たちも自分の人生を生きていけるようになる．健康状態が不安定であれば，活動を行うことはできないし，心身機能や身体構造に問題があれば，それを補い，支援が必要になる．

　　家族関係，社会関係，生活環境などさまざまな因子も阻害要因となってこよう．逆にこうした条件を改善させていけば，余裕をもった活動やほかの人との関係づくりなどが可能になり，人生を豊かなものにすることができる．諸活動への取り組みは，最終的に活動と参加に結びつく必要がある．いま福祉施設で義務づけられている個別支援計画もこうした視点から作成されるべきであろう．

(2) リハビリテーションの役割

このICFの図のなかで「心身機能・身体構造」に専門的な立場でかかわるのがリハビリテーションといえる．重症心身障害とは知的および身体的に重度な障害を併せもつ状態であり，この「心身機能・身体構造」に大きな課題をもっている．それだけにリハビリテーションの役割は重要である．

i 排痰・呼吸機能改善を目指して

重度四肢麻痺のなかでは痰の排出が困難で，呼吸機能低下がある重症児（者）が少なくない．こうした状態におかれた重症児（者）では，楽に呼吸ができ，よく眠れ，リラックスできる時間が安定してとれず，さらに呼吸活動にエネルギーを使って消耗し，胃食道逆流症も起こりやすくなり，活動や参加どころではなくなっていく．これらのケースには筋緊張緩和や呼吸理学療法などの実施と日常生活での腹臥位導入などがしばしば用いられる．毎日の生活のなかでの姿勢変換は，看護師や生活支援職員，在宅では家族が担うことが多い．安全で安定した腹臥位が維持できるようにクッションや装具を工夫・作製するのは通常リハビリテーションスタッフの役割であろう．しかし，それだけでは十分とはいえない．腹臥位が上気道閉塞や排痰などに有利であっても本当に効果をもたらすには，呼吸活動を制約しているいくつもの要素を軽減させる治療的リハビリテーションが必要となる．

呼吸障害には大別して上気道閉塞性換気障害と拘束性換気障害があるとされる．これには舌根沈下や気管軟化などとともに脊柱側彎，筋緊張亢進，拘縮も関係してくる．

拘束性換気障害として，胸郭の運動制限があるが，たとえば下背部の深部筋である腰方形筋は腸骨稜と下部肋骨弓とを結び，腰椎にもつながっているが，その筋緊張亢進と短縮は胸郭を引き下げて呼吸に伴う動きを制限し，さらに左右不均等な筋緊張は腰椎部での側彎も増強させていく（図2-1-3）．こうした筋群の緊張を緩め，胸郭の動きを自由にすることはきわめて重要である．胸郭の動きとともに肋骨間も吸気時には広がるが，肋間筋などの緊張と可動性の低下はこの広がりを妨げ，呼吸活動を制約する（図2-1-4）．加えて胸郭上部の挙上と広がりも制約を受けている（図2-1-5）．直接的または間接的にこの緊

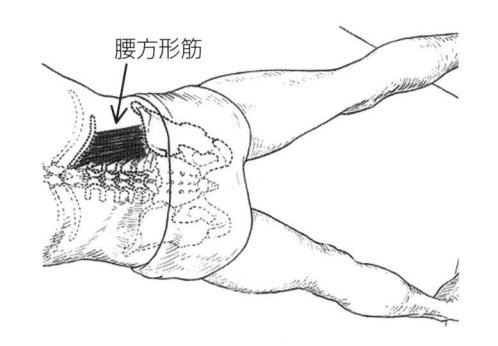

図 2-1-3 腰方形筋と腰椎，胸郭との関係
(Kendall, H. O. et al.：Muscles Testing & Function. Williams & Wilkins, 1971. より一部改変)

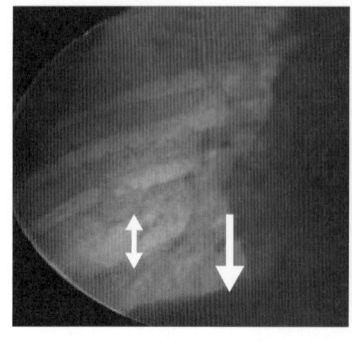

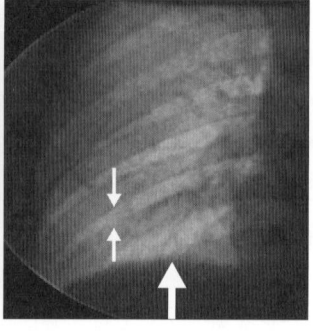

a. 吸気時．肋間は広がり，横隔膜は下降する　b. 呼気時．肋間は狭まり，横隔膜は挙上する

図 2-1-4　呼吸に伴う肋間の広がりと横隔膜の昇降．関連筋の緊張でこれらの動きが制限される

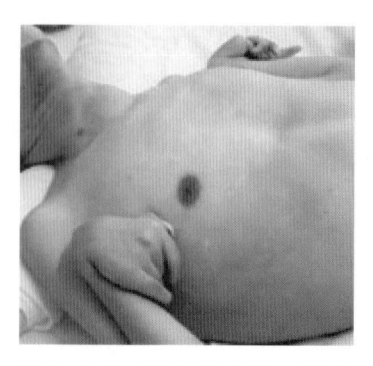

図 2-1-5　両上肢内転・屈曲緊張亢進あり

胸郭の活動制限による拘束性換気障害と舌根沈下が関与する上気道閉塞性換気障害を示す

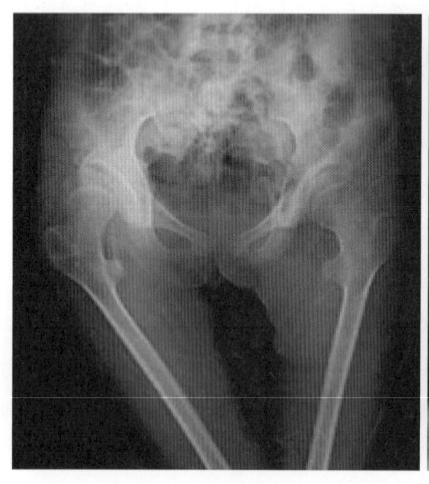

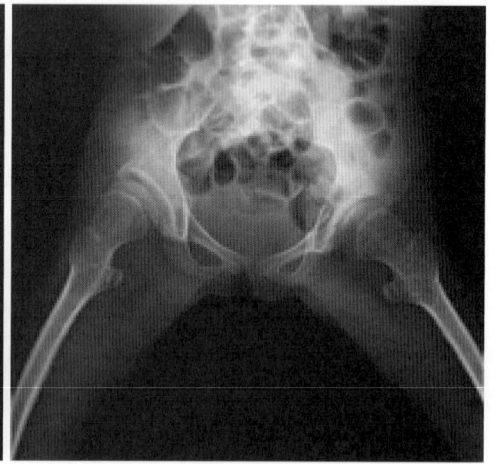

a. 筋緊張が強いときは左右とも内転し，下肢は交叉する．腰周囲の緊張も高い　b. 理学療法で緩めたときの関節．放置すれば内転拘縮から股関節脱臼につながる

図 2-1-6　痙直型四肢麻痺児の臥位時の股関節．臥位にする前にしっかり理学療法で緩める

張を緩めることも呼吸理学療法に含まれる．また全身の筋緊張亢進の引き金となっているポイント（多くの場合，後頸部や腰部である）をゆるめ，全身をリラックスさせておきたい．

　痙直型四肢麻痺の多くは，純粋な痙直型というより，強剛要素が混じている．この場合，一見拘縮にみえても，根気強くリハビリテーションを行うことで，筋緊張が緩み，可動域が広がることが多い（**図 2-1-6**）．非常に強い両股関節内転状態は，骨盤帯から腹部に至る筋群の緊張を高め，安定した臥位と呼吸活動にも悪い影響をもたらす．同じ重症児でもリハビリテーションが関与し，股関節の外転可動域を広げることで，こうした影響を緩和

することができるし，当然脱臼や側彎の防止にもなっていく．

同じ腹臥位でも，そうしたリハビリテーションと組み合わせて実施することで大きな効果が期待できるようになる．日常的に腹臥位を導入するための前提条件を改善させ，適切な方法を提案するのはリハビリテーションスタッフの役割である．

ii　知覚の闇からどう導き出すか

まったく反応がないような超重症児（者）がいるが，本当にそうだろうか．視・聴覚，触覚，味覚，温冷覚などへのさまざまな働きかけで反応を調べるとともに，反復したかかわりも忘れてはならない．毎日一定のリズムで接するうちに心拍数，筋緊張などの変化も同期してくることがある．こうした刺激と反応の評価において作業療法士は重要な役割をもつ．かかわる人たちが同じような接し方をすることで，少しでも対象児（者）の生活リズムを作り出したい．もし一定の刺激に一定の反応が起こるようであれば，コミュニケーションの初歩段階が得られたといえよう．言語聴覚士も関係してみてほしい．こうした努力で知覚の闇のなかから，少しでも感じて反応する状態を引き出すことは，かかわる人々の責務ともいえる．一定の反応が期待される場合，温浴，アロマテラピー，スヌーズレン，音楽療法などの試みにつながり，リハビリテーションスタッフからかかわる人々全体に広げていくことになる．刺激に反応し，かつ本人が期待するようになれば，さらに進んで反応を「選択」するようになり，初歩的ではあるが「参加」し出したといえよう．それが記憶に残り，「期待」をする，楽しみをもつようになれば素晴らしいが，かかわる人々はそうした変化を正しく評価し，日々充実に努めていくようにしたい．心理職員のかかわりも期待したい．

近年は人工呼吸器を必要とする超重症児（者）が目立ってきているが，そうした児（者）の生命維持管理を引き継いでいく，というだけでは療育とは言い難い．個々とのかかわりが不足したままで経過していくことで，それらの児（者）を闇の世界に閉じ込めてしまうことは裂けなければならない．超重症児（者）の療育はそこからはじまるといえよう．その点でもリハビリテーションのもつ意義は大きい．

（3）疾患別リハビリテーションと障害児（者）リハビリテーション

2014年現在，診療報酬上では，脳血管疾患等リハビリテーションに代表される疾患別リハビリテーションが中心となっている．この場合，発症後6カ月を経過すると，効果も限界に達してくるとして，継続は厳しく制限されている．他方，障害児（者）リハビリテーションにおいては，非常に広い範囲の小児期発症の障害（脳性麻痺から自閉症，染色体異常などまで）についてリハビリテーションの継続実施が認められている．重要なことは，障害児（者）リハビリテーションの対象児（者）のほとんどについては，疾患別リハビリテーションでの実施も認められているということである．重症心身障害は乳幼児期から成人期全体を通じて，症状状態が変化し（多くは悪化）していくが，その全過程にリハビリテーションが関与できることになっている．

課題の例でもあげたようなリハビリテーションの取り組みは，数年以上の単位で継続し

て実施していく必要がある．筋緊張の緩和，拘縮，変形・脱臼の防止，機能の維持・改善などは永続的な課題である．ぜひとも重症児（者）の生活をリハビリテーションも含めた療育活動の継続で支えていってほしい．

（児玉和夫）

2）理学療法

　重症児（者）に対する療育において理学療法士が担う課題は，①成長・発達への関与，②身体的・構造的・機能的問題への対応，③移動手段の保障を含めた所属集団での生活支援，④家庭生活支援であり，生活環境を把握して，他職種と連携をとりながら経年的に二次障害を予測・予防するアプローチがなされなければならない．そしてそれら課題の実現を図るために具体的には，①実現可能で適正な発達の援助，②特異的発達軽減に向けた変形・拘縮増悪予防，③呼吸機能の安定，④哺乳・摂食・嚥下機能への対応，⑤姿勢保持・移動能力の確立，⑥上肢機能向上，⑦日常生活支援のための補装具，姿勢保持装置，移動介助機器の作製などに取り組む必要がある．

（1）重症心身障害児（者）の身体的特徴

　中枢神経系の異常に起因する姿勢筋緊張異常，感覚・知覚・認知障害，知的発達の遅れにより運動制限，姿勢保持困難，上肢巧緻動作の障害がみられるが，重症児（者）が固有に示す制限された習慣的な運動は経年的に重症児（者）の特異的発達を進め，脊柱の変形や四肢の拘縮・脱臼を呈するようになる．そのなかで典型的パターンをいくつか示す．

　①脊柱側彎変形や前・後彎変形は，脊柱回旋変形を伴う．胸椎部では胸郭変形を伴い，下気道の圧迫や変形による閉塞性換気障害に加え，横隔膜・肋骨の呼吸運動効率が低下し，拘束性換気障害をきたす．胸腰椎部の前彎を伴う側彎は，上腸間膜動脈症候群として十二指腸通過障害をきたす．

　②頸部筋群の非対称な過緊張は，頸椎部と顔面・頭蓋骨の変形をもたらし，顎関節の脱臼や咬合不全，閉口困難による鼻呼吸の障害を引き起こす．加えて頸椎過伸展による下顎の後退は，上気道の閉塞性換気障害から全身の複合的合併症へつながる．頭部コントロールの発達の遅れは，視覚・聴覚など感覚機能の発達やその統合，目と手と口の協調動作の発達も阻害する．

　③上肢筋群は広く胸部・背部に起始をもつため，上肢に分布する過緊張は直接胸郭の運動性を妨げ，拘束性換気障害を引き起こす．肩甲帯の後退を伴う上肢のW肢位は胸郭を吸気位で固定し，逆に強い屈曲・内転痙性による屈曲姿勢は胸郭を呼気位で固定し，それぞれ胸郭変形とともにリラックスした安静呼吸の実現が困難となる．

　④下肢筋群の過緊張によるはさみ脚変形は，非対称な下肢の一側偏移とともに骨盤の捻れを生じ，股関節脱臼を誘発するとともに脊柱側彎をさらに増悪させる．下肢の自由な運動性低下は，排泄姿勢の準備を困難にし，排泄時の骨盤底筋群の弛緩と腹部筋群

による腹圧上昇を妨げ，排泄障害の一要因となる．

(2) 理学療法における取り組みの留意点

重症児（者）にかかわる理学療法士は，成長・発達とともに変化する問題点や困難性に対して姿勢・運動発達を中心にかかわるが，その際出生後にたどる運動・感覚発達の知識はもちろんのこと，系統発生における人体構造の変化と，その姿勢・運動における生理学的意味をとらえて考えると援助の方向性とアイデアが明確になる．

i 発達援助と変形・拘縮予防

小児の全体的発達において運動機能の獲得は，外界を認識する感覚・知覚・認知機能の確立，知的能力向上，社会性の発達へつながる．理学療法士は重症児（者）に対する運動刺激介入のなかで常にそれら側面への影響を意識しながら，全身的な運動発達の可能性を引き出すように援助する必要がある．

背臥位は，本来，非対称で不安定な姿勢の特徴をもち，股関節・顎関節脱臼や脊柱側彎変形は，長時間・長期間にわたる背臥位による習慣的な姿勢保持のなかで増悪することが多い．逆に腹臥位は，比較的対称的で安定した姿勢の保持が可能で，発達における抗重力伸展活動の学習に最も適した姿勢である．

生物の進化を移動様式の変化ととらえれば，系統発生的に人類は直立二足歩行を獲得することによって人類になり，個体発生的には立位において垂直軸で重力を受けることにより生理的均衡を維持し，呼吸機能・循環機能・消化吸収機能が最も効率的に働く．能力的に立位保持が困難な重症児（者）に対しても，腹臥位における抗重力伸展活動の準備と，四つ這い位やその延長姿勢である膝立ち位，介助立位において，骨盤における股関節・仙腸関節での体重支持の経験が，脊柱での垂直軸方向の重力負荷の経験となり，体幹部の対称性学習の機会となる．

この経験により期待される効果として，①股関節の形成と股関節脱臼予防，②下肢・骨盤の連結による骨盤の安定性向上と体幹筋群の筋活動の賦活，③下肢骨の強化，④脊柱伸展能力の学習と脊柱側彎の発症予防もしくは進行軽減，⑤横隔膜低位による呼吸機能向上，⑥消化吸収機能改善とそれに伴う免疫機能向上，⑦非対称な頸椎変形の予防と顎関節運動性の維持，⑧鼻呼吸の確立，⑨垂直軸に近い視線の保障による視覚情報の増大，⑩摂食・嚥下・発語機能の向上，⑪排泄機能改善，などがあげられる．

ii 呼吸機能，循環機能，消化吸収機能

人間の生命維持に必要不可欠な営み（呼吸器系，血管系，腸管系，腎管系）のなかで，理学療法では特に呼吸器系が注目され，ほかの側面が疎かにされる傾向がある．重症児（者）においては呼吸機能を独立して考えず，循環機能，消化吸収機能，排泄機能を含めて，人間の生命と健康を司る機能を「植物機能」として包括的にとらえ，これらの生理的機能の改善にも理学療法士が介入する必要があると考える[1]．それと対比して，動物としての移動機能を司る運動器系，感覚器系，神経系を「動物機能」としてとらえることができるが，理学療法士は，植物機能が円滑に機能する前提として動物機能へアプローチするという視

点での援助が必要となる.

　呼吸運動が効率よく行われるためには，胸郭が支持面をつくらず自由に運動可能で，脊柱が伸展位を保ち腹部臓器が下がり，横隔膜が抵抗なく下制できる座位や立位が有利である．直立位の保持が困難で，長期に臥位での生活を余儀なくされる重症児（者）には，腹臥位もしくは頭部を挙上した膝立ち位に近い腹臥位での姿勢管理が横隔膜の運動性を向上させ，胸部の循環動態不良により引き起こされる荷重性肺病変や，吸引性肺炎の予防にも有用である.

　また循環機能では，心臓，筋肉，腹腔の3つのポンプが血液還流に必要であり，心臓および筋肉は上方が広い形状のポンプ型を呈し，立位で垂直軸に重力がかかるときが最も血液が還流しやすい構造となっている．血管での血液の流れは物理的に「動き」で起こるが，特に下肢末梢の静脈還流では下腿三頭筋の筋収縮が必要となり，臥位や座位における安静位保持では還流困難となり，下肢の運動性を保証する工夫が必要となる．理想的には歩行運動において足・膝関節の運動を促すのが，末梢の循環改善に最も効果的である．同時に，骨ピエゾ効果により下肢骨にカルシウムが蓄積し骨粗鬆症の予防が図れ，造血機能も向上する．また腹部静脈には弁がないため，さらに静脈還流が妨げられるが，腹部筋群，骨盤底筋群の呼気における効率的な筋収縮を促すことで腹腔がひとつの巨大なポンプとして働き，還流を改善できる．その援助は同時に消化器管の運動性向上も可能にし，腹部の硬結や小腸・大腸の偏移・捻転を伴う便秘の改善を図る一助となる．また消化器官の運動性向上による腹部の柔軟性改善は，呼吸時の横隔膜や胸郭の運動性を向上させ，結果として換気改善を図ることができる.

iii　摂食・嚥下機能

　摂食・嚥下運動において最も重要なのは下顎骨の安定性と運動性である．顎関節は頭蓋骨と下顎骨が同時に動く協調関節で，頸椎の運動性低下や側彎・前彎変形が下顎骨の偏移

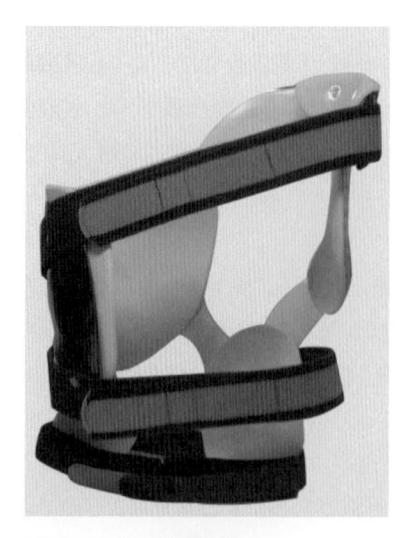

図 2-1-7　体幹装具

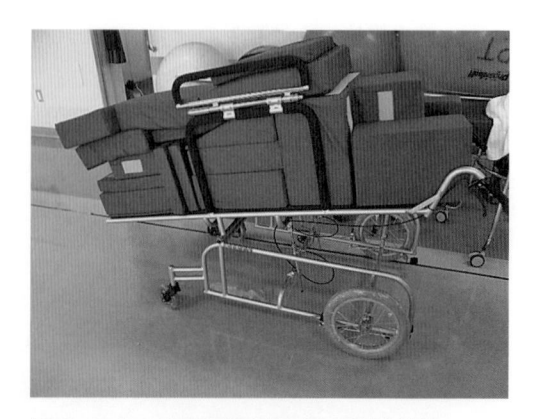

図 2-1-8　角度可変装置付き腹臥位器

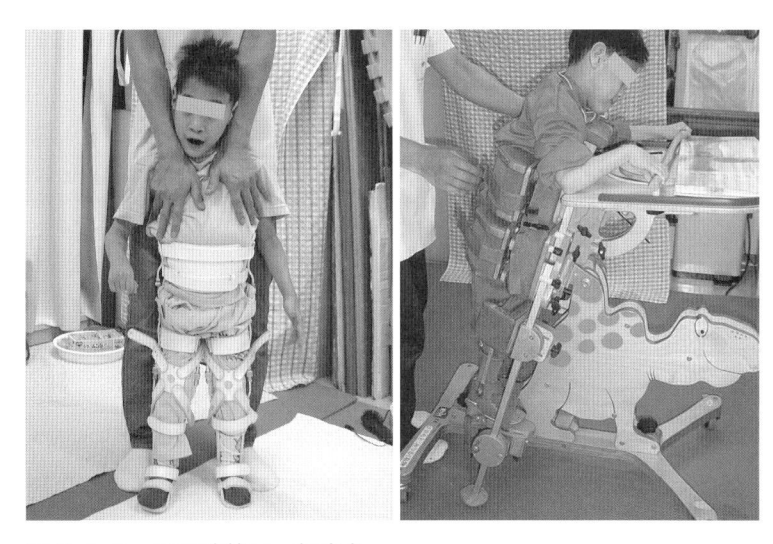

図 2-1-9　長下肢装具，起立台

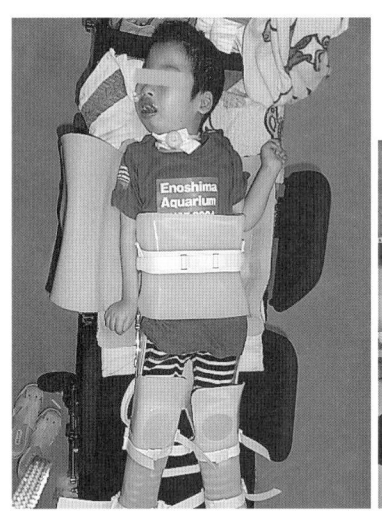

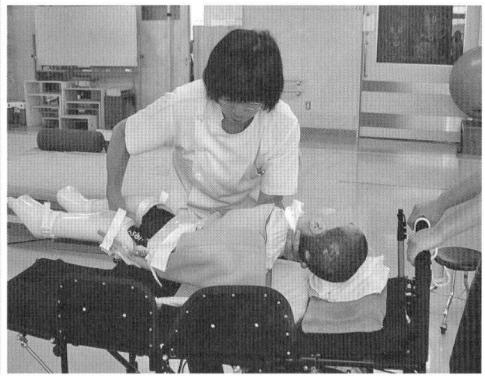

図 2-1-10　姿勢変換用長下肢装具

や脱臼，運動制限の原因となり，摂食・嚥下運動を制限する．基本的に摂食姿勢は座位を選択することが多いが，体重支持面である骨盤部と脊柱のアライメントが頸椎の肢位・運動性に大きく影響するため，ビデオ嚥下造影検査（VF）での確認が望まれる．椅子の座角や頸部角の選択に留意し，「安全に，楽に，楽しく，美味しく，きれいに」食べられるよう援助する必要がある．重症児（者）によっては，座位や側臥位で誤嚥がみられる症例でも腹臥位で誤嚥なしに嚥下可能な例が多く存在し，口腔内衛生や消化吸収機能，免疫機能維持のためにもできるかぎり口腔摂取の可能性を探り，口から食べる機会を維持する努力を続けるべきである．

iv 日常生活支援

以上述べてきた変形・拘縮予防，特異的発達としての二次障害の予防，運動発達援助，姿勢保持の実現，機能的日常生活の確立，移動手段の保障のために，補装具，姿勢保持装置，移動介助機器の活用が望まれる．その際，重症児（者）の能力とニーズに合わせて自己実現が可能となる方向で援助できるように，①明確な目的をもって，②適切な時期に，③安全に，④楽に使用できる機器を考案する．脊柱側彎変形や股関節脱臼を予防し，体幹・頭部の伸展活動を促し，日常生活における食事場面や作業場面を設定する補助手段として，体幹装具（**図2-1-7**），角度可変装置付き腹臥位器（**図2-1-8**），長下肢装具，起立台（**図2-1-9**）などの使用が有用である．また呼吸状態が不安定で，強い過緊張や感覚過敏を示し，骨脆弱性を有する重症児（者）の安全な姿勢変換を実現する装具として，上肢サポート・骨盤帯付き姿勢変換用長下肢装具を作製することもある（**図2-1-10**)[2]．これらはすべて重症児（者）に合わせ，個別に調整される必要がある．

（平井孝明）

文　献

1) 三木成夫：ヒトのからだ-生物史的考察．うぶすな書院，1997，p.19.
2) 平井孝明：呼吸リハビリテーション．日本小児呼吸器学会雑誌，25：16-19，2014.
3) 平井孝明・他：超重症児におけるフィジカルアセスメントとリスク管理．訪問リハビリテーション，2：365-375，2013.
4) 平井孝明：児の各時期におけるアプローチの考え方．訪問リハビリテーション，4：13-23，2014.

3）作業療法

（社）日本作業療法士協会は，作業療法の定義を「身体または精神に障害がある者，またはそれが予測される者に対して，その主体的な活動の獲得を図るため，諸機能の回復・維持および開発を促す作業活動を用いた治療・指導・援助を行うこと」としている．ここでいう作業活動は，手作業や仕事のみを指すのではなく，日常生活の諸動作や余暇活動，遊びなど，人の生活全般にかかわる諸活動を包括した意味をもつ．そして，対象が重症児（者）ということになると，介助者との日々の触れ合い，交流，コミュニケーションをはじめ環境との相互作用にまで広げて「作業活動」をとらえていくことになる．

（1）重症児（者）に対する作業療法の目的

重症児（者）に対する作業療法の主たる目的には，**表2-1-2**のようなものがあげられる．しかしこれらは，重症児（者）のリハビリテーションの目標そのものでもあり，多くの関係専門職のチームワークの上に成り立つものであることを前提としている．

作業療法は，これらの目的を達成していくために，①対象を取り巻く実生活を詳細に評価し，②日々繰り返しのある生活を治療手段とし，③前向きで夢のある日常生活を目標にしていく，という生活に密着した支援を行っていく．

表 2-1-2　作業療法の目的

①生命維持機能を育てる
　睡眠覚醒リズム，呼吸，摂食，排泄，などへの援助
②感覚－運動機能を育てる
③変形や拘縮の異常発達を最小限にする
④コミュニケーション機能，社会性，遊び，自立性を育てる
⑤重症児（者）を取り巻く環境への援助
　両親援助，地域への援助，学習機会での援助，自立の可能性に向けた生活環境改善，機器の最大限の利用

（2）作業療法における取り組みの留意点

　　i　健康維持・増進のための作業療法

　重症児（者）にみられる呼吸機能障害の多くは，胸郭の拘束化や上気道通過障害による低換気状態であり，摂食嚥下障害とも密接に関連している．これらは生下時からの障害ではなく自発運動の制限と定型的姿勢が積み重なった影響が大きい．したがって，幼少期より家庭生活，施設生活において以下のような働きかけが重要になる．

　　a．呼吸パターンを改善し，上気道の分泌物を排出する介助

　介助者の膝の上で腹臥位（**図 2-1-11 a**）や前傾座位（**図 2-1-11 b**）をとり，リズミカルに揺らす，優しく叩くといった刺激を加え，不快にならないように過ごす機会などがその1例である．これらを介助者にも負担の少ない遊びの姿勢として定着させると今後の生活に大いに役立つ．**図 2-1-12** は，同じ重症児が使えるようになった器具であり，この姿勢で足蹴りを繰り返すことにより胸腹式の深い呼吸パターンが促され，唾液や上気道内分泌物を排出できるだけでなく，口腔周辺の動きが活発になるというよい変化を示した．

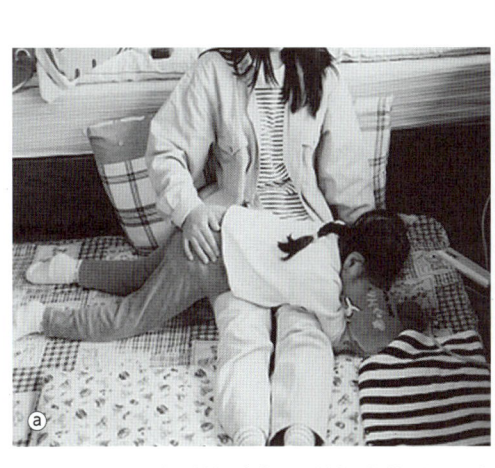

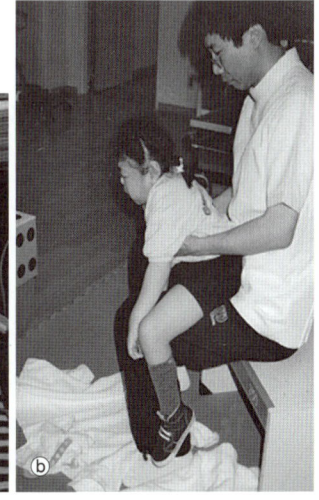

図 2-1-11　腹臥位（a）や前傾座位（b）に慣れるように介助する
（写真の使用については保護者の承諾をとっています）

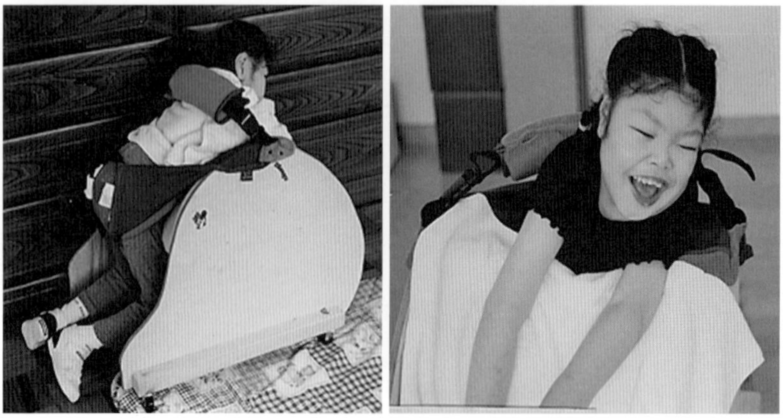

図 2-1-12　這い這い器で前進する
(写真の使用については保護者の承諾をとっています)

b．頸部，下顎の習慣的不良姿勢を避ける

後頸部の短縮は閉口を困難にし，嚥下機能を後退させてしまう．とりわけ背臥位だけで過ごしてきた重症児（者）は，この傾向が強く，唯一の安定姿勢にならない配慮が重要である．座位保持装置ではこれらの悪影響を最小限にすることが求められるが，後傾位では重力の影響による下顎の後退は防ぐことはできない．このような問題を少しでも解決するために，前傾座位が可能なように設計することも一対策である．また交互性側方傾斜姿勢など柔軟な発想をもつとよい．クッションチェアを利用し，交互に斜めに座るという習慣は，道具の柔軟性を活かしたとてもよい発想である．

c．これらを快の体験と組み合わせる

胃食道逆流症などの二次障害は悪循環を繰り返しやすく，不快刺激による過緊張がその誘因になることが多い．このような場合，「こうなればわたしは安楽で安心」といった正の見通しをもてる対策が貴重なものになる．先に述べた介助や姿勢保持具の経験は，必ず対象の好きな刺激が加わり，快適な記憶に残るものであることが望ましい．

ii　変形や拘縮の予防のための作業療法

重症児（者）にみられる変形・拘縮の進行を最小限にするために作業療法では，24時間の生活環境改善というとらえ方を重要視する．つまり，①日常姿勢を固定的にせず，過ごし方の多様性をもつ，②柔軟に，できるだけ心地よく感じるようにからだを動かす機会を多くもつ，③これらを日々繰り返しのある24時間の生活の範囲で，対象児（者）と介助者双方にストレスの少ない方法で無理なく定着させる，といった具体策である．**図 2-1-13**は，施設で暮らす重症児であるが，多様なポジショニングとそれぞれの姿勢の特性を活かした活動を組み合わせるようにしている．

上田ら[1]は，施設入所している重症児（者）を対象に，病棟職員と協力し，24時間の姿勢援助プログラムを約5カ月間実施した結果，風に吹かれた股関節（**図 2-1-14**）をもつ重症児（者）全例において，通常下肢が倒れている方向とは反対方向の股関節と骨盤

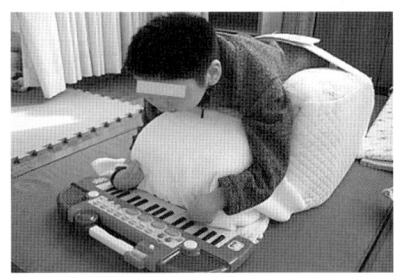

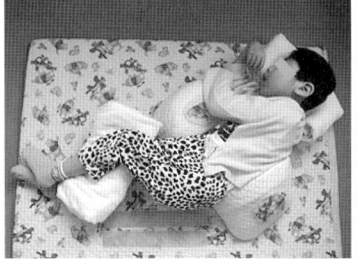

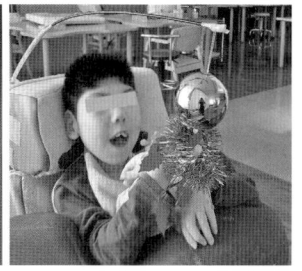

図 2-1-13　さまざまなポジショニングと意味のある活動
（写真の使用については保護者の承諾をとっています）

図 2-1-14　風に吹かれた股関節

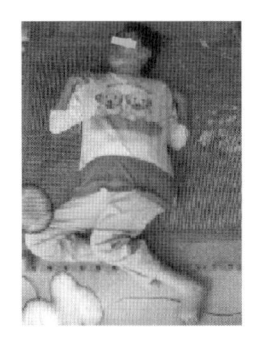

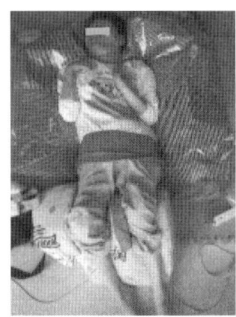

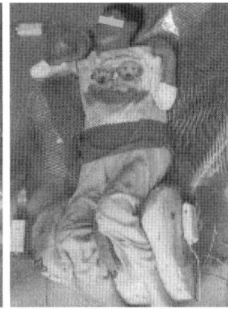

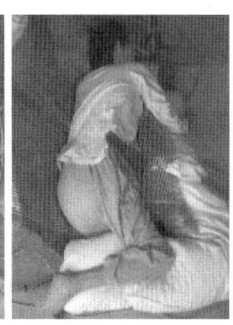

図 2-1-15　病棟生活における3パターンの姿勢援助
（写真の使用については保護者の承諾をとっています）

の可動範囲の向上を認めたと報告している．これは，高齢になった重症心身障害者においても，一見固定的に思える変形や拘縮が改善しうる範囲をもっており，何よりその進行を予防できることを示唆したものである．**図2-1-15**はその一例であるが，変形・拘縮の発生機序を分析し，それに応じた姿勢援助プログラムを日常生活のなかに無理なく継続できる方法を工夫し，成果を示している．

ⅲ　感覚刺激への特異な反応と行動への対策

重症児（者）の刺激に対する特異な反応と行動を理解するために，Ayresの感覚統合理論がその一助となる．Ayresによると感覚統合とは，「適切な行動をとるために，感覚情報を脳のさまざまな段階で，目的に応じて処理し，組織化していくことである」としている．

図2-1-16は，正常な感覚統合の状態をイメージしたものである．これに比較し，**図2-1-17**は，感覚の入力と統合に混乱をきたしている状態であり，このような感覚情報がうまく処理されないことが重症児（者）の特異な行動の背景になっていることが多くある．感覚過敏を示す重症児（者）は，驚きやすく怖がりやすく，同種の刺激に対し拒否的になり，結果的に生活空間と経験が制限されることになる．**表2-1-3**は，これらへの対応の一例である．

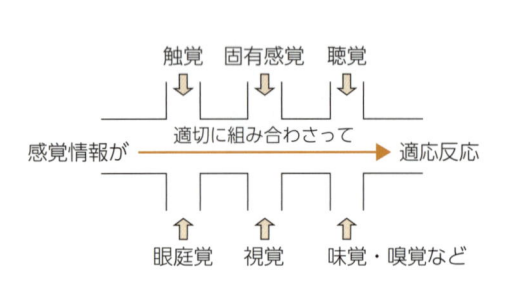

図 2-1-16　正常な感覚統合の状態

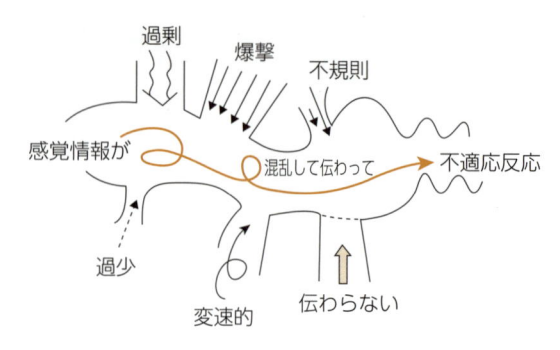

図 2-1-17　異常な感覚統合の状態

表 2-1-3　感覚過敏への対応例

①触覚過敏に対する留意点
・過敏性が強い身体部位の直接的な接触を避ける
・固有感覚（優しく包み込まれているような圧迫の感覚）を利用する
・好きな音楽やおもちゃなどほかの刺激と組み合わせ，刺激に順応するのを待つ
②前庭感覚過敏（姿勢不安や重力不安）に対する留意点
・加速度への適応性が低いことに配慮し，ゆっくり扱う
・身体支持面の安定性を確実にして安心感を与える
・受け入れられる快適な方法で快の体験を積み重ねる

　重症児（者）によっては，感覚探求（ある特定の感覚刺激を強く求める行動）をもっており，これらは常同行動として表出されていることがある．よくみられるのは，指を舐める，咬む，手で叩く，足を打ち付ける，首を振る，といったものである．これらも彼らの精神的安定のよりどころとなっていることに配慮し，ただその行動を止めるような対応は適当ではない．日々の暮らしのなかで，形を変えた感覚探求を満たす発展的な対策が大切である．また感覚過敏が極端に強く，あらゆる刺激が感覚爆撃のようになってしまう対象では，感覚ダイエット（感覚刺激を限定して提供する）を配慮した生活環境を工夫することも必要である．

（3）楽しみのある日常生活活動の支援

　近年，全国の施設内で作業療法士がさまざまな個別的レクリエーション活動やクラブ活動を企画・運営している例が多くなっている．なかでも最も貢献できる「感覚遊び」は，感覚統合理論やスヌーズレンの理論と活動形態などをうまく応用してきた経過があり，今後さらに明解な根拠にもとづいた支援に発展していくことが期待される．超重症児（者）の「感覚クラブ」の取り組みを通して，変化の少ない日常生活のなかで反応が微弱と思い込んでいたスタッフの意識改革につながった例（**図 2-1-18**），また重症児（者）間のコミュニケーションの発展を目指した活動なども多く実践されている．

（岸本光夫）

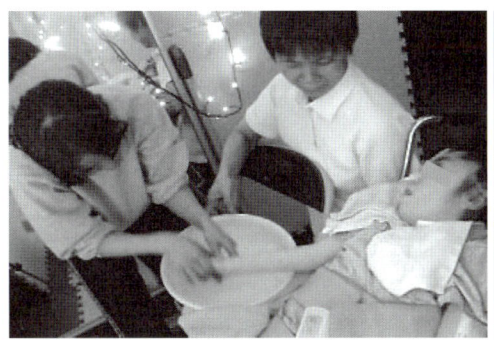

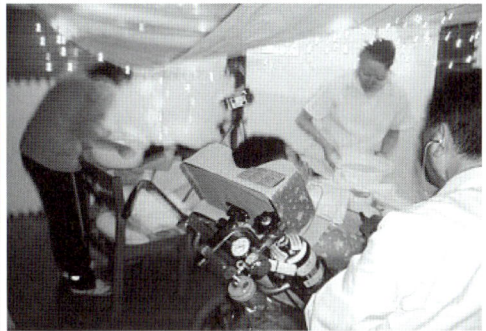

図 2-1-18 チーム総出での余暇活動支援（写真の使用については保護者の承諾をとっています）

文　献
1) 上田佳子・他：重症心身障害児（者）の日常生活での基本姿勢保持支援－器具提供と継続的使用方法．第 31 回重症心身障害児（者）の療育に関する研究助成金研究報告書．2003，pp.3-15．
2) 岸本光夫：重度重複障害児（者）へのリハビリテーション，作業療法士の役割．発達障害医学の進歩，21：24-30, 2009．
3) 岸本光夫：発達障害における拘縮予防―脳性麻痺を中心に―．OT ジャーナル，40：324-328, 2006．

4) 言語聴覚療法

　重症児（者）は視覚，聴覚，運動，知的などの障害を重複していることが多く，環境からの情報入力が少なくなる．そのことで周囲の人や物との相互作用が乏しくなる．また，入力された情報を理解し，経験や意思と結びつけていくことも難しいことが多く，発達の初期の段階にとどまっているケースが多い．しかしながら個々の発達や特性を踏まえ，働きかけや環境を整えることで一人ひとりのコミュニケーションの力を伸ばしていくことができる．

(1) 言語聴覚療法からみた重症児（者）の特徴

　重症児（者）の働きかけに対する反応は一般的な方法と異なることが多いため，支援者は何を手がかりにしてよいか不安な気持ちになり，働きかけそのものが少なくなる傾向がある．重症児（者）とのコミュニケーションが難しいと感じる原因として，以下のような働きかけに対する反応の特徴がある．
①反応が微弱なことがある（ほんのわずかな変化）
②筋緊張の変化を伴うことがある（反り返る）
③反応に予測以上に時間がかかることがある
④表情の変化を伴わないことがある
⑤予測する反応とは違った動きを伴うことがある

表 2-1-4　コミュニケーションの発達段階

コミュニケーションの発達時期	コミュニケーションの仕方，発達の様子
新生児期 ＜原コミュニケーション・受けて効果の時期＞	・快・不快を泣くことで表出 ・快・不快を表情・音声で表現 養育者が自分に向けられた表現を受け止め，応答することでコミュニケーションが成立
2カ月ごろ	・はっきりと定位した目つき（じっと見る） ・クーイング「クー」，「アー」が活発 ・共鳴動作（養育者の口元の動きに共鳴したように口を動かす） 養育者の言語的な働きかけにクーイングで応答し，コミュニケーションが成立
3カ月ごろ	・はっきりとした笑顔「喜色満面の笑顔」 養育者の働きかけに応答して笑顔となり，うれしい，安心など気持ちの共有がコミュニケーションの動機づけとなる
4〜6カ月ごろ ＜養育者主導の誘いかけに対する応答の時期＞	・運動の発達が著しい（寝返り，お座り，這う） ・事物，音源への定位（じっと見る） ・物に手を伸ばして触る，つかむなどで特徴を確認
7カ月ごろ ＜子ども主導の誘いかけに対する応答の時期＞	・子ども側からの呼びかけとアイコンタクト ・喃語の出現（いろいろな声を出して調整し，ことばを発する準備） 泣きとは明らかに違う発声で養育者に呼びかけ，養育者が応答するといった双方向的なコミュニケーションが成立
8〜9カ月ごろ	・子どもの視線・発声の意図がはっきりわかる（意図的コミュニケーション） ・指さし　子ども―対象―相手　三者間でのやりとり 子どもの意図のなかに対象を指示する指さしがみられる
9〜12カ月ごろ	・意図・要求がはっきりする ・誘いかけに対して拒否「いや」を表現 ・人見知り ・自分を認めてもらう，賞賛してもらうために呼びかけやまなざしを使う ・物の受け渡しで「やりとり」がはじまる． ・ことばを聞いて意味がわかる（自分の名前，マンマ，ネンネなど）
12〜15カ月ごろ	・始語の出現（マンマ，ネンネ，ワンワン，ブーブなど） 理解できることばが増える（語彙の増加）

（2）重症児（者）とコミュニケーションをとるために必要なこと

　　i　生活場面をよく観察し，人や物，音に対する反応を確認する

　　　人が接近したことに気づくか，人の注意を引くための発声はあるか，快・不快を表せるか，周囲の音に対する反応があるか，好きな音・曲があるか，人の動きを見ているか，目の前に提示されたものを見るか，手を伸ばして触るか，好きなおもちゃがあるか，などを確認する．

　　ii　刺激をスリム化し，何に対する反応かを確認する

　　　たとえば，「受けて効果の時期」にあたる子どもに対して，音楽をかけながら揺らし，「○

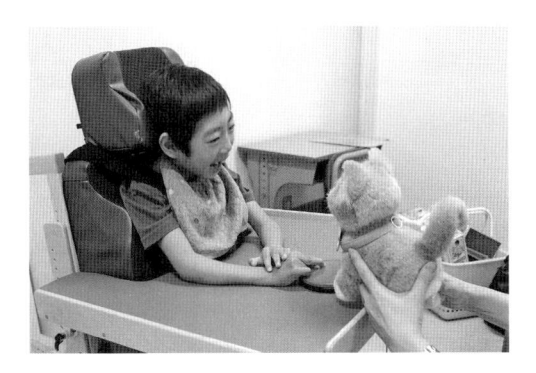

図 2-1-19　スイッチを押して犬のおもちゃを動かして楽しんでいるところ
（写真の使用については保護者の承諾をとっています）

○ちゃん」と声をかけて笑ったとしても，何が楽しかったかを受け手に伝えられないので，「音楽が楽しい」，「揺らしが楽しい」，「呼名に反応した」など受け手によってとらえ方が違ってくる．好きな刺激を探すためには刺激をひとつずつわかりやすく伝えることが大切である．好きな刺激を探し，気持ちを共有することでコミュニケーションをとることができる．

iii　コミュニケーションの力がどの段階かを確認する

　コミュニケーションの発達段階（表2-1-4）を考慮してかかわることが必要である．コミュニケーションの力は発達段階を踏んで備わっていくため，ある日突然，文字でコミュニケーションがとれるようになることはない．

iv．コミュニケーションの力を発揮させるために必要なこと

　a．運動障害がある場合

　運動障害が重度の場合，非対称性緊張性頸反射の残存や定頸していないことで円滑な眼球運動を得られないだけでなく見たい方向の対象を見ることができない場合がある．「見えていない」とされたケースであっても提示方法の違いや姿勢によって視覚反応が引き出せることもある．運動発達の段階，姿勢や筋緊張の様子によって得られる反応が異なるため，座位保持装置などで目を使いやすい姿勢にするなどの配慮が必要である．人や物が見えやすいような姿勢に整える（座位保持椅子，定頸していない場合はネックサポートなどが有効）．視界の中に上肢が入るようにし，目にしたものを触る機会や自身の上肢から入力される感覚を目で確認できるようにすることが重要である（**図2-1-19**）．

　また自身で経験できないことが多いため，知らないことも多くなる．日常的なことからでよいので経験の機会を多くつくるのがよい．

　b．聴覚障害がある場合

　ABR検査などで聴力レベルを知り，聴力損失があれば，補聴器で聴こえやすくすることが大切である．日常的に装用することが困難な場合（本人が装着を嫌がる，管理上の問題など），テレビの視聴や学校の授業，言語訓練場面などと装用する機会を決めると徐々に慣れ，音に対する反応が得られることが多い．補聴器の装用をやめてしまうケースでは，

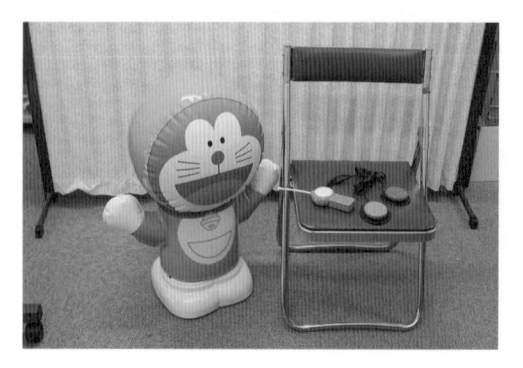

a．スイッチとおもちゃを組み合わせることでスイッチ操作を楽しむことができる

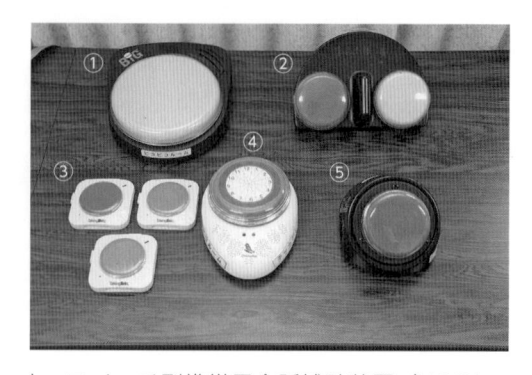

b．スイッチ型携帯用会話補助装置（VOCA；Voice Output communication Aid）．あらかじめ録音された音声を発する．①ビックマック，②アイトーク（各スイッチに2分間の録音，再生ができる），③トーキングブリックス（さまざまな場所に組み合わせて取りつけることができる），④チッカディ（一つのボタンで複数のメッセージをスキャンして選択できる），⑤ステップバイステップウィズレベル（240秒以内であればいくつでも録音できる）

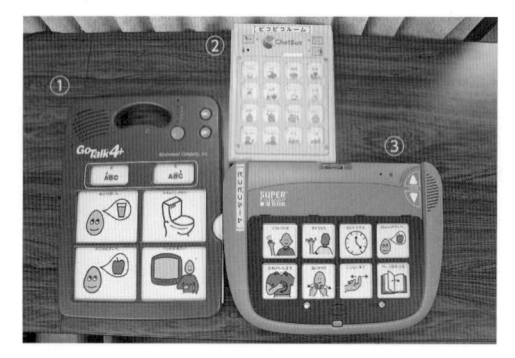

c．ボード型VOCA．絵やシンボルを使用し複数の音声を押し分ける．①ゴートーク4＋，②チャットボックス，③スーパートーカー

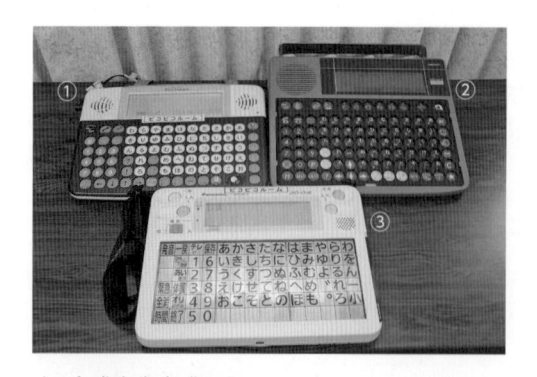

d．合成音声方式VOCA．キーボードの文字をタッチし文をつくり音声にする．①ペチャラ，②トーキングエイドIT，③レッツ・チャット

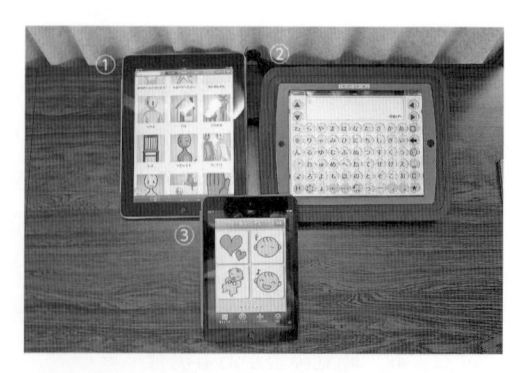

e．タブレット型VOCA（iPad）．
① Voice 4 U，②トーキングエイド for iPad，③ Drop Talk

図 2-1-20　AACに用いられるエイドの例

装用中に反応がないように見えても聞いていることが多いこと，装用していないときに音に対する反応がある場合でも，話しかけられている言葉がはっきり聞こえていないこともあることを認識して対応する必要がある．

c．摂食嚥下障害がある場合

食べる器官は構音器官でもある．重症児（者）のほとんどが何らかの摂食・嚥下障害があるといえる．表情がはっきりしない場合でも口腔周辺の筋肉を他動的に動かす口腔刺激訓練（バンゲード方式）で笑顔がつくれるようになったケースが少なからずある．食べる機能（嚥下機能，捕食機能，押しつぶし機能，咀嚼機能）の獲得を意識して練習することで構音器官の変形を予防し，口唇を閉じる動きや舌の動きを獲得していくことでさまざまな音が出せるようになる．発語がみられるケースでも口腔運動が未発達なため構音できる音が限定されている場合があるので摂食指導を並行して行うことが望ましい．

d．コミュニケーション手段がない場合

コミュニケーション意欲はあるが手段がない場合，有効なAAC（Augmentative and Alternative Communication；拡大・代替コミュニケーション手段）を見つけることが必要である（図2-1-20）．その際，個々の言語・コミュニケーション能力，随意的に動かせる身体部位，スイッチなどの操作能力，文字やシンボル，身振りサインの習得状況などを確認し，生活の場で有効に利用できるように指導するとともに，個々の状況や指導内容が支援者間で共通理解され，連携をとっていくことが必要である．

重症児（者）がAACを使い続けるためには場面，物，人など安心してコミュニケーションをとりたいと思える環境がないと，自身では使うことも，拡大することも困難なことが多い．場所を選ばず，使用が簡単で，だれでも理解しやすいAACが望ましい．

〔岸　さおり〕

参考文献

1）坂口しおり：障害の重い子どものコミュニケーション評価と目標設定．ジアース教育新社，2006．
2）秦野悦子編：ことばの発達入門．大修館書店，2001．
3）江草安彦監修：重症心身障害療育マニュアル　第2版．医歯薬出版，2005．

3．重症心身障害児の教育

1）求められているのは，授業改善と専門性の向上

特別支援教育からインクルーシブ教育へと，障害のある子どもの教育は，社会的背景の変化に伴って，拡充してきている．その基盤は，「障害者の権利に関する条約（障害者権利条約）」である．第24条の「教育」には，**表2-1-5**のように示されている．これからの教育は，この理念にもとづいて，一人ひとりの自己実現を図ることを尊重すべきと考え

表 2-1-5　障害者の権利に関する条約 (http://www.mofa.go.jp/mofaj/files/000018093.pdf より)

第 24 条　教育　1
（a）人間の潜在能力並びに尊厳及び自己の価値についての意識を十分に発達させ，並びに人権，基本的自由及び人間の多様性の尊重を強化すること．
（b）障害者が，その人格，才能及び創造力並びに精神的及び身体的な能力をその可能な最大限度まで発達させること．
（c）障害者が自由な社会に効果的に参加することを可能とすること．

られる．
　特別支援学校に在籍している児童・生徒の障害が重度・重複化，多様化してきている現在，求められているのは，授業改善によって質の高い授業を受けられるようにすることとともにこのことに資する教員の専門性の向上である．

2）学校の生命線（ライフライン）は，授業である

　授業は，子どもの存在をつくる場，自己実現の場である．子どもは，多様なニーズをもち，授業の主人公として，自分の能力を使いこなしたいと思っている．可能性のある輝く存在として，自ら学びたいと思っている．授業で求められているのは，子どもの学びを保障し，子ども自らが生涯学び続ける力を主体的に獲得できる状況づくりである．
　質の高い授業は，次のような構成要素が必要であると考えている．

（1）教室環境は，学びを支援する環境になっているか
　①学習環境を整え，学習スペースについて適切な広さを確保している．
　②教室は，子ども自身が自らわかって，動いて，見通しをもって活動できるように場所，動線，時間，活動内容などが構造化されている．
　③教室は，視覚刺激や聴覚刺激などの感覚刺激を低減し，集中力を高める状況づくりになっている（例，まぶしさの低減，黒の背景，見やすい書体の文字など）．
　④教室内の教材などの安全性を確認し，あらかじめ危険性を回避している．
　⑤一人ひとりの学習課題を設定し，個に応じて，ボックス棚や学習箱などを設定している．子どもが自分の課題であることを認識し，わかりやすい表示をしている．
　⑥洗面台などが清潔に整えられている（児童・生徒の健康面への配慮）．
　⑦温度・湿度の管理に配慮している．

（2）子どもがわかる・子ども主体の授業になっているか
　特別支援学校の教育課程には，「自立活動」という領域がある（従来の養護・訓練）．
　目標は，「個々の児童又は生徒が自立を目指し，障害に基づく学習上又は生活上の困難を主体的に改善・克服するために必要な知識，技能，態度及び習慣を養い，もって心身の

調和的発達の基盤を培う」である．内容は，①健康の保持，②心理的な安定，③人間関係の形成，④環境の把握，⑤身体の動き，⑥コミュニケーションの6区分，26の項目が設定されている．障害の重い子どもの場合には，自立活動を主とした教育課程を組むことになっている．授業では，「行動の主体が自分であるという感覚を体験できる機会を設定し，主体的になるための基礎力を育てることが必要となる．それは，具体的には，子どもたちが自分の体験に『気づき』，自己の体験の価値を『認識する』こと」[1] が必要となる．そのような授業は，次のことに留意した授業である．

a．活動の主体としての自己イメージの獲得，そして他者への気づきを理解へ
① 子どもが動く主体的な活動を設定し，自己選択・自己決定の機会と場がある
② 「できたこと」「わかったこと」の自己確認を尊重する
③ 教室環境が，子どもの活動を促すように整えられている
④ 活動を予測したり，期待をもたせるために，活動の前に活動の手がかりとなる音や動きを取り入れている（予告刺激の設定）
⑤ 授業のテンポやリズム，間とゆとりを子どもの活動に即して設定し，「次は何だろう？」と考える（思考）時間を提供している
⑥ 活動の場面構成は，受け身で単調な活動に終わらないようにする．子どもの集中力などを考慮し，リセットできるような活動設定とする
⑦ 具体的で明確な実態把握にもとづき，その時点で教育的ニーズに最も的確に応える目標・評価の設定をしている

b．できる自分（自分の価値）への気づき・発見があること
① 子ども自身が，授業のなかで「何を経験しているか」「何を学んだか」がわかる目標設定と授業展開がある
② 活動の結果，「できたか」「できなかったか」が，子ども自身でわかる教材づくりをしている
③ 働きかけたとき，子どもの心は動く．その子どもの内面を，豊かな活動世界として想像して仮説を立てて，その活動を意味づけ，子どもにフィードバックしている
④ 自分が活動すると，環境や自分自身に好ましい変化を生じさせうるという見通しや自信を子ども自身がもち，自己肯定感・有能感がもてる応答的環境（教材・人）を設定している
⑤ 子どもが働きかけた際に，言葉の意味を受け止め，受容し，応えるようにしている．「子どもを起こす」のではなく，「子どもが起きる」状況づくりが大切である

3) 授業はコミュニケーションの場，子どもがわかるためのプレゼンテーションを

　授業は，子どもと教師のコミュニケーションの場として，伝え・伝えられる関係づくりの機能を有している．教師は，授業のなかであらゆる手段を用いて子どもに発信し，子どもとコミュニケーションし，学びの実現を図っている．目で，声で，手で，からだで，ボディ・ランゲージを駆使して発信している．一方，子どもも同様にあらゆる手段を用いて発信し，コミュニケーションをとっている．このきめ細かな共感関係を通して，子どもの能力は，伸びていくのである．

　コミュニケーション力を高めるために，教師は，次のような点を考慮したい．
①子どもの表出を受け止め，解釈し，子どもの自己表現として，フィードバックする．
②子どもの表出手段について，個に応じた工夫をする（シンボル，サインなど）．
③コミュニケーション発達の基礎となる，注意する力（共同注意），聞く力・聞き分ける力，見る力・見分ける力を高める活動がある．
④音声のまとまりに気づく，音声のまとまりの後に絵が変化することに気づくなど，刺激を絞り，聴覚による理解を図っている．
⑤選び抜かれた言葉による言葉かけによって，子どもの混乱や戸惑いを最小にする．シンプル（simple），スリム（slim），ストレート（straight）の3Sが言葉かけの極意である．
⑥言葉かけは，「動作や視覚的な手がかりの多いことば」「抑揚の多いことば」「動作の伴うことば」「音の繰り返しの含まれることば」など，場面に応じた使い分けをする．
⑦動作に結びつく動詞を使い，からだを動かしながら学ぶようにする．
⑧言葉かけは，子どもがわかるように，明確で具体性に富む内容とする．
⑨子どもの正面からしっかり働きかけ，子どもの心に届く声かけとする．

表 2-1-6　プレゼンテーションの3原則[2]

3原則	ポイント	表現工夫
わかりやすく	関係の明確化	・全体と部分の関係を明確にする ・具体例を使う ・相手に通じる言葉で話す
簡潔に	要点の明確化	・無駄を省く ・センテンスを短くする ・あれもこれも盛り込まない ・要点を的確な言葉で押さえる
印象深く	印象の明確化	・気持ちをのせて生き生きと話す ・イメージが浮かぶように話す ・ヤマ場を強調する ・対比する，反復する，拡大する

また，授業は，子どもがわかるプレゼンテーションである．シンプルで力強い「メインメッセージ」のために「プレゼンテーションの３原則」[2]を参照されたい（**表2-1-6**）．

4）生涯学習も視野に入れたキャリア発達を促す教育を

学齢期は，生涯にわたって，健やかで，生命輝く人生を送れるように，その基礎・基本を培うときである．このことを提言している，ある保護者の手記を紹介したい．

> ●一生の宝物をもらった学校時代
> わたしの娘は，いわゆる重症心身障害者で，全介助で座位がとれません．体調によっては医療的ケアを必要とする障害の重い子どもです．（中略）学校時代は，わたしの子どもにとって，21年間の人生のなかで最も輝かしいときであり，かけがえのない一生の宝物を培っていただいた12年間であったと感謝しています．このことは，学校在籍中に気づくことはできませんでしたが，卒業してから鮮明になってきたことです．「可能性を伸ばす教育」といいますが，卒業後も成長し続けられるのは，その下地づくりを学校教育がしてくださったおかげだと思っています

筆者が携わっている訪問・福祉サービス「訪問カレッジ＠希林館」は，訪問教育のような取り組みである．その目的は，障害や重い病気のために，毎日の通所施設の利用などが難しい18歳以上の障害者の自宅へ学習支援員を派遣して，豊かな地域生活を目指した生涯学習の支援である．学びの場であることを明記するために「カレッジ」と称している．

約10名の「学生」は，人工呼吸器をはじめとして，全員医療的ケアの必要な人々である．活動内容は，①からだへの取り組み（マッサージ，体操），②音楽演奏・音楽鑑賞，VOCAやiPadを使った音楽（演奏・カラオケ），③意思伝達装置（レッツチャット・マイトビーなど）の活用，④読み聞かせ，⑤美術作品の制作などである．学習支援員のほとんどは，特別支援学校の元教員である．活動報告を通して，以下のようなことがわかった．

①障害が重くても，緩やかではあるが，成長・発達を続けている．
②授業が始まると，学校時代に蓄積した力を発揮し，顔が輝き，笑顔いっぱいになり，「学ぶことは生きる喜び」であると体現している．
③一週間に一度の訪問であっても，その日を心待ちにし，生活リズムを整えている．

6歳から18歳までの12年間の学校時代に育んだその人らしい個性と能力は，その機会を得ることによって，生き生きと発揮されるのである．12年間の積み重ねの大きさと深さを実感し，学校時代にキャリア発達を促す教育の必要性を痛感している．

5）授業を，子どものキャリアをつくる「時」として

キャリアに含まれる意味として，渡辺は，「時間的流れ」「空間的な広がり」「個別性」

をキーワードとしている[1]．その視点に立って，授業は，時間的・空間的にも生涯にわたって，その人らしい存在をつくる場として位置づけて，デザインすることが必要である．生き生きとした活動力があり，しかも，健やかで穏やかなその人らしい質の高い生活の実現の可否は，学校時代のあり方によると考えている．毎日の授業の目標には，キャリア教育の視点を落とし込んでいるか，子どもの「いま」が「未来」へつながるように教師が意識化して授業を展開しているか，が重要である．

　その人らしいキャリアをつくる際の優先事項は，健康づくり・からだづくりである．摂食機能を高めるアプローチとして「食べること・食育」へ取り組み，呼吸が安定し，授業に向かう適切な姿勢や，「動くからだ」から「働くからだ」にするためにも感覚－運動の視点から，もっと身体機能を磨く必要がある．理学療法士などの助言を得て，積極的に取り組みたい課題である．

〔飯野順子〕

文　献

1) 渡辺三枝子：キャリア教育―自立していく子どもたち．東京書籍，2008．
2) 福田　健：プレゼンの上手な話し方―聞き手に良い印象を与え，心をつかむ技術．ダイヤモンド社，2008．

4．重症心身障害児の発達支援

1）発達支援のポイント

i　小さな変化を読みとる

　重症児（者）の状態像や発達の過程はさまざまであるが，共通してあげられるのは運動機能の発達の遅れと偏りであり，それに伴い認知や言語の発達の遅れや偏りがあるということ，また過敏であったり鈍麻であったりと，感覚に偏りがあることも多い．成長・発達は非常にゆっくりであることが多く，支援者がより適切な支援を心がけるときには，その小さな変化を読み取る努力と工夫が大切である．支援者が変化を感じられないことにより，設定する環境ややりとりは倦んだもの（マンネリ化）になりがちである．

ii　ライフステージを意識したかかわり

　発達支援というのは子ども時代だけをみていると偏ったものになりがちである．子ども時代から，身体の成長に伴う変化，そして精神的な変化が大きい思春期から青年期，成人に至るまでの長いスパンを意識してかかわることが重要である．介助されることは多くても，成人した際にはひとりの「大人」として尊重するということを忘れてはならない．実際に生活場面で接していると「これでいいのだろうか」と疑問に思うことは必ずある．しかし多くのことが「こうすればよい」と正解のあるものではないので，支援する側が常に

自分の対応を振り返り，第三者の意見を聞き，実践してよりよいと思われるものを見つけていくよりほかない．

iii　経験を受け止めるための環境設定

重症児（者）は決して受け身だけの存在ではない．さまざまなことを感じ，本人なりの表現・発信をしている．そして本人なりに調整する力，環境に適応する力をつけていくためには，幼い頃から成人期に至るまでに経験したさまざまなことを受け止め，蓄積・統合しなければならない．それは健常児が世の中について経験する必要があるのと変わりない．ただし健常児と同じ環境設定では刺激が強すぎたり，気づかないことがあるため，環境を設定する周囲の理解と努力が必要である．

2）発達の基盤となる環境の調整

i　苦痛・不快・不安のない環境

支援する際に「本人の立場に立つ」とはよくいわれるが，意外と難しいことである．ある環境が，身体の障害をもたない人にとっては何の苦痛でもないが，障害をもつ人にとっては苦痛や恐怖になりうるということを，よくイメージする必要がある．

イメージが難しい場合は，同じような状態を体験してみるとよい．周囲の状況がよく見えない状態でいきなり移乗させられたり，声かけもなくいきなり口元にスプーンを運ばれたり，突然服を脱がされたりしたらどう感じるか．また，全身のあちらこちらが強張った状態でそのまま床に下ろされたときに，つらくても自分で楽な状態にできなかったらどんな思いになるのか．どのように介助されると安心なのか，楽なのか，逆にどのようにされると不安なのか，苦痛なのか，体験して初めて実感することも多い．さらにてんかんの発作や呼吸障害など体験することが難しい症状もあるので，どれだけ自分のこととしてイメージできるかどうかで，重症児（者）の立場に立った援助ができるかどうかも変わってくる．

同じ療育環境でも，できるかぎり痛みや不快，不安を取り除いた状態で経験できたことは，本人なりに知覚・認知し，意味づける過程がよりスムーズである．体調を崩しやすい重症児（者）であれば快の状態は滅多にないことかもしれない．しかし取り除ける不快や不安はできるかぎり取り除くという意識をもちながら接することが，発達を支援するスタッフが最も気をつけねばならないことである．

ii　わかりやすく理解しやすい環境

環境調整の基本は「その重症児（者）が理解しやすい」ということに尽きる．わたしたちの生活は情報が雑多でペースも早い．そのような状況を理解することが難しいのであれば，生活動作や生活の流れをなるべくパターン化することで，繰り返し経験しているうちに蓄積できるように工夫していくべきである．構造化された環境を本人なりに了解し，見通しをもつことで安心して過ごせるということが望ましい．

3）年齢に応じた環境の調整

i　能力ではない精神面の理解

　子どもは成長・発達していく存在である．しかし本人の意思の表出が弱い場合には，能力的な変化はわかりやすくても精神的な変化には気づきにくい．幼い頃は快・不快に左右されることが多く，その反応をかかわる際の判断材料にすればよいが，からだや心が成長するに従って個人としての配慮が必要になってくる．何が好きか，嫌いか，気質としてイライラしやすいか，おおらかなのか，そういったことをちょっとした表情の違いや，からだの反応（目の動きや呼吸の速さ，全身の緊張具合など）から読み取らなければならない．ずっと子どもをみてきた保護者だからこそ知っている本人の性質などもあるので，保護者から情報収集するのもよい．

　縦断的にみていると，数年前にはなかった反応が出てきたり，以前は大丈夫だったことが苦手になっていたり，泣いていたものを受け入れられたりするようになったなどの変化が必ずあり，しかも「この場面では我慢する」「苦手なこともこの人とだったら泣かずに頑張る」といった精神面での成長もみられる．何となく流されて反応しているのではなく，本人なりに状況を受け止め，反応をコントロールしているのである．そのような受け止め方をみると，本人が生活を積み重ねてきた，まさに「生活年齢」というものを実感する．逆にそのような変化に気づかないと，支援をしているつもりがいつまでも同じような接し方で停滞してしまうこともありうる．

ii　生活年齢による情緒の変化

　からだが子どものうちは情緒的に落ち着いていることが多いが，思春期以降になると情緒の不安定さが行動に表れたり，本人がさまざまな不快を感じることも出てくる．成長と，それに伴う変化は単純に「良い状態」「悪い状態」というものではなく，発達途上で必要なことであったり，時期的なものであることも多い．そのような見方がないと，「このあいだまで落ち着いていたのに，なぜ突然こんな行動をするようになったのか」といった疑問は解決できない．本人の発達年齢（能力的な年齢）に合わせてかかわることはもちろん大切なことであるが，同時に生活年齢を意識してかかわることも忘れてはならない．

4）コミュニケーション不全を見直す

i　意図や気持ちを正しく受け止める

　周囲の人とコミュニケーションがとれることは，そのこと自体が喜びであったり，必要なことを伝える手段でもあるので，少しでも意思疎通がよい状態を目指すべきである．しかし話ができればよいとか，ジェスチャーができればよいということではなく，本人の状態，気持ち，意図が正しく伝わるということのほうが大切である．コミュニケーションは，言語によるコミュニケーション，非言語によるコミュニケーションとに大きく分けられるが，そのどちらも伝える側の伝え方，受け取る側の受け止め方により正しく伝わる場合と

間違って伝わる場合とがある．重症児（者）の場合，身体障害や知的障害をもっていることで，本人が自分を取り巻く環境について正しく理解しにくい．そのため，本人にわかる範囲で訴える，もしくは本人流の手段で訴えるのは当たり前といえる．ことばが話せる場合でも，そのことばがこちらの使っていることばの意味とは違う意味で使われているかもしれないし，本人のジェスチャーがこちらの受け取る意味とは違う場合もある．

　子どもがいつものお気に入りのおもちゃを持って「カシテ」と言うので「いいわよ，どうぞ」と答えるが，なぜかその後も「カシテ」と言い続ける．「なあに？どうしたいのかな？」と受け取ってみると納得した．この場合の「カシテ」は「貸してほしい」の意味ではなく，相手に「受け取ってほしい」ということなのである．自分の経験から「『貸して』と言う人は物を受け取る」と理解して「カシテ」と訴えたのである．またある子どもが「ボール」と言うので，お気に入りのボールが欲しいのかと思い持って来たが，なぜか喜ばない．結局，ボールを一緒に取りに行ってみたら，そのボールがいつも置いてある部屋で遊びたくて訴えていたらしい．本人にしてみたら，「あの部屋といえば，ボールが置いてある」ということを思い浮かべて「ボール」と言ったのだが，周囲の大人は「ああ，ボールで遊びたいのね」と受け取ってしまったのである．この程度のすれ違いであれば問題は起こらないかもしれないが，実はこの延長に，行動障害の原因が生まれることがある．

ⅱ　すれ違ったままのやりとり

　発達が遅れている子どもがことば（らしいもの）を話すと，何でも微笑ましく受け取られるということがある．話せること自体は喜ばしいことであるが，たとえば重度の知的障害や自閉傾向を伴った子どもたちの発話をよく観察していると，相手とのやりとりのために使われているわけではなく，独り言であったり，一方的な表出であったり，われわれが使っている意味とは違う意味をもったことばであることも多い．それはことばをもつ重症児にも当てはまる場合がある．大人が深く考えず都合のいいように解釈して，本人の意図をきちんと理解できずにすれ違ったやりとりを続けていると，そこにはコミュニケーション不全が生じている．子どもはその後も「話す」という行為は続けるが，正しく伝わる喜びを感じないまま育っていく．話の筋がずれたままのやりとりを続けるとことばについての誤学習が進み，本人のおしゃべりが誤解されたままやりとりされることも増えてしまう．それでも，やりとりがちょっとわかりにくいだけで，表面的にトラブルが起こらなければ問題とされないことが多い．

　「物事を正しく理解し，納得したり我慢したりといった自分をコントロールするための手段」として言語が果たしている役割は大きい．つまり「ことばを話せる」＝「わかっている」＝「自分をコントロールできる（はず）」とわれわれは無意識に思い込んでいる傾向がある．その結果，コミュニケーション不全が続いている相手に対して，「○○って言ったのにやらない」，「△△って言ったのに矛盾したことをする」などと混乱したり，本人を叱ってしまうということになる．

ⅲ　コミュニケーション不全による行動障害

　行動障害を伴う人の場合，コミュニケーション不全から突然パニックになることも多い．

動くことができれば他害になることもあるが、他者に当たることができないと多くの場合は自傷が始まる。「自傷」にもさまざまな原因があり、不快を紛らわすための自傷、感触遊びを含んだ自傷などもあるので一概によくないこととはいえないが、周囲に理解してもらえず、どうしたらいいかわからないことで自傷になっているとしたら、それは非常につらい状況である。「ちょっとしたことでパニックになる」、「突然怒り出す」にも必ず理由がある。その場の問題もあるだろうし、それまで積み重ねたコミュニケーション不全も必ずある。子どものころから、本人の話すことばなどに惑わされず、発するサインや行動を正しく読み取ることできちんとコミュニケーションすることが大切である。

5）「発達支援」について考える

i　目に見えない変化への支援

　生活、療育、訓練のどれもが本人の発達を支援することになるのは言うまでもない。同時に本人の生活が安楽であること、より充実していることを支援者は願っている。しかし日々の生活、療育、訓練のなかで、「目に見える発達・良い変化」を望んでしまっていることが多い。その子どもの発達に寄り添うという意味で療育や訓練は重要である。できるかぎり興味を引き出しながら、楽しみながら頑張ることができる環境づくりをするべきである。しかし、それが何か目に見える変化を期待しての支援だとしたら、実はかかわる支援者の充実感のための行為であって、本人の支援ではないということになる。

ii　頑張るところと力を抜くところ

　重症児（者）は呼吸すること、食べること、姿勢を変えること、移乗することなど、生活のあらゆることで努力が必要であることが多い。目に見える変化があったとしたら、本人が通常の何倍も頑張ってできたことなのかもしれない。それを「○○できるようになったね」と手放しで喜び、かつ「じゃあ明日も頑張ろうね」と励ましたり、「次はこれができるように支援していこうか」と考えるのは、決して本人のためになってはいない。「頑張ったらできたね、素晴らしい力をもっているんだね」と喜ぶことは支援者にとって当たり前のことだが、そこで冷静に本人の生活全体をみて、頑張るところと力を抜いたほうがよいところ、その加減などを常に思いやることが大切である。

iii　自尊心を育てる

　身の回りのさまざまなことを周囲に依存しなければならない重症児（者）の自尊心を育てるということは簡単なことではない。自尊心とは、自分の思いが表現できることや、「これが自分の仕事・役割」といった意識がもてること、そして可能であればだれかの役に立てていると感じられることなど、人が根本的にもっている願いでもある。すなわち、世話をされ、保護されるだけで「良し」とされていては「喜び」は感じられないということになる。集会で名前呼びをすると、本人には重くて動かしにくいであろう腕を一生懸命動かし、「ハイ！」と手を取ってもらうととてもよい笑顔をみせる子どもがいる。「パターン的な流れのなかで自発的な行動が出てきた」例でもあるが、何よりもそこで本人が自分の番

を意識し，手を挙げようとして達成したと感じられることが，自尊心を育てることになる．重症児（者）の状態は多様であり，経験できることも限られるため支援者が悩むことは多いが，真摯に悩みながら試行錯誤したことは，必ず本人の発達を支援することにつながっている．

（赤石正美）

5．専門性とチームアプローチの考え方

1）専門性とは

わたしたちは，「専門性」という言葉を頻繁に使っている．「重症児療育の専門性は……」，「重症児施設に勤務する職員の専門性については……」などというごとくである．ところが，専門性という言葉の意味は必ずしも明確ではない．いくつかの辞書を引くと，専門，専門家，専門学校，専門用語などについては説明があるが，「専門性」という言葉はほとんど登場しないからである．

専門とは，「その事を研究・担当するだけで，他の部門にはかかわらないこと．また，その科目・事柄」（新明解国語辞典），「一つのことに限って専ら従事すること．また，その学科・事項など」（広辞苑），「一つの事柄・学科にもっぱら従事すること．その事柄・職業・学問」（日本語大辞典）などと説明されている．本項でいう専門性をこのような意味でとらえてよいかどうか，いささか戸惑いを禁じ得ない．

むしろ，「専門家であること」という意味で専門性をとらえたほうがよいのではないかと思う．辞書によれば，専門家とは，「その方面に関する高度の知識・技能を有する人．エキスパート」（新明解国語辞典），「ある学問分野や事柄などを専門に研究・担当し，それに精通している人」（広辞苑），「ある特定の学問や領域を研究し，精通している人．スペシャリスト．エキスパート」（日本語大辞典）などと説明されている．

以上のことから，本項では，「その分野に関して高度の知識・技術を備えていること」を専門性ととらえることにしたい．

2）重症心身障害児施設や重症心身障害児（者）支援における専門性の意味

重症児（者）は，重度の知的障害と重度の肢体不自由を重複している．経験的には，その多くが中枢神経系に相当の病理的状態を伴っていることが知られている．そして，重症児（者）とは，一般人口のなかではかなりの少数派に属する人たちである．特殊な状態にあり，しかもごく少数の人たちであるからこそ，その存在・内容の理解においても，適切

な支援を提供する場合においても，高度の専門性が必要になるのである．

　このようなことから，重症児（者）にかかわるスタッフは，① 重症児（者）についての基本的理解，② 重症児（者）に関する支援のあり方，③ 重症児（者）のニーズに応える自らの役割に関する認識などのすべてについて，高度の専門性が要求されるのである．とくに ③ に関しては，自らの専門性とともに，自分以外の専門性についての深い理解と相互協力の能力を必要とするものであることを忘れてはならない．

3）重症心身障害児（者）にかかわる専門性の特徴

　わが国の重症児（者）福祉は，他に類をみないほどに優れているといわれる．それは，重症児施設における実態にみるごとく，生活・医療・教育が渾然一体として提供されているからである．そして，これにかかわる専門スタッフは実に多種である．元来，医療機関である病院も，多くの専門資格がひしめき合う組織体としては特異な存在であるといわれる．その資格の多くが業務独占であるから，通常の組織図に示される職務の配分や命令系統とは異なる「資格から生じる支配性」が存在する．これが，病院組織の複雑さであり，しばしばみられる病院の組織的混乱の原因ともなっている．

　重症児施設は，病院であり，同時に福祉施設でもある．しかも，そこでは，しばしば学校教育も行われている．その複雑さは一般の病院よりも顕著である．ところが，そうでありながら，不思議にも，重症児施設には混乱や職員相互の対立が少ないといわれる．これは，多様なスタッフが，互いの専門性を等しく尊重しているからに他ならない．医師，看護師，各種治療士などの医療専門職は自らの領域のみを主張するのではなく，また支援の対象である重症児（者）を「医学モデル」としてのみとらえているのではない．一方，児童指導員，保育士あるいは学校教員などは，重症児（者）の発達や生活を支えながら，医療スタッフの意見や悩みを素直に受け止めつつ「社会モデル」という視点を失わずに努力している．このような関係が，わが国の重症児施設の今日までの長い歴史のなかでつくり上げられてきたものと思われる．

4）ソーシャルワークの重要性

　わが国の重症児施設における上述の実態は，意識的か否かは別として，優れたソーシャルワークが実現していることに大きく依存している．ソーシャルワークを担う人がだれであるか，それは施設によって異なる場合も少なくない．社会福祉士とかソーシャルワーカーという正式な立場を与えられているか否かは必ずしも明確ではないが，それぞれの施設においては，それを担当する人ないし役割が素直に認められ尊重されているのである．

　そもそもソーシャルワークとは，施設や専門スタッフのために行われるものではない．それは，クライアントのためにのみ存在する．支援を必要としているクライアントを理解し，代弁し，擁護し，そのニーズを明らかにし，必要なサービスを必要に応じて結びつけ

るのがソーシャルワークである．その結果について厳しく評価するのもソーシャルワークの重要な役割であり，サービス全体の適否についても責任を担っている．

当該施設に所属する多くの専門スタッフは，このような関係を温かく理解し，承認している．このような状況を見事に実現しているのが重症児施設の特徴のひとつといえよう．

5) チームアプローチについて

障害者への支援は生活支援を基本としており，継続的であり恒常的である．通常，一人のスタッフで提供し得るものではなく，連綿としたチームプレイによって実現されるものである．こうしたチームアプローチにおいては，スタッフ個人の力量も重視されるが，同時に，チームの一員としての資質も重要になる．つまり，どんなに優れた知識・技術の持ち主であり，思いやりのある人であったとしても，チームの一員としては失格といわざるを得ない場合があるということを忘れてはならない．

一般にチームアプローチという場合，現実には2つの場面がある．ひとつは，同一の支援を継続的に提供するために編成されているチームの場合である．もうひとつは，自分とは異なる専門職との連携を必要とする場合のチームアプローチである．

(1) 同一の支援を継続的に提供するチームの場合

この場合には，一人のスタッフが提供するサービスは，その属するチームの方針に忠実なものでなければならない．つまり，チームのだれが行っても，基本的には同じサービスを提供しなければならないものである．したがって，チームのだれもが，ほぼ同一の水準を維持している必要があり，また個人的な考えや判断でサービス内容を変更することは原則的に許されないものであって，没個性的忍耐を要するものである．この場合のチームアプローチにおいては，次のような点が指摘される．

①チームにはリーダーが必要である．
②チームスタッフはリーダーに従うことが不可欠である．
③スタッフ全員は，提供する支援の内容・方法を確実に守らなければならない．
④スタッフは，「業務の引き継ぎ」と「実施の確認」を忘れてはならない．
⑤万一，不測の事態が発生したときの対応方法をあらかじめ決めておかなければならない．
⑥利用者から示される要望・苦情について，自分の判断で行ってよいか，あるいはリーダーの判断を求めるべきかを識別する能力が求められる．
⑦万一，予定どおりに職務が遂行できなくなった場合，すみやかにリーダーに連絡して，対応処置を講じてもらうことを忘れてはならない．

(2) ほかの専門職とのチームアプローチ

自らの専門性・役割・権限などに関して正確な認識が求められる．そして，自らの領域

については，責任と誇りをもって役割をまっとうすることが何よりも大切である．同時に，ほかの多くの専門性についての知識をもち，その連携を可能にする人間関係を形成している必要がある．その場合，ソーシャルワークに関する認識は特に重要視される必要がある．

（岡田喜篤）

6．支える医療としての緩和ケア

　重症児（者）では，身体と生活を支える医療が中心に行われ，原疾患を治癒させることはできないが，一人ひとりの能力を引き出すために医療，療育，教育などさまざまな職種がかかわっている．

　医療技術や機器が進歩，発展し，重症児（者）は以前より高齢化と重症化が進み，在宅でも施設でも超重症児（者）が増え[1,2]，どこからが終末期なのかを意識することが難しくなってきている．しかし，どれほど医療が進歩しても，人の命は永遠ではない．たとえ，どれほど重い障害があっても，毎日キラキラ輝き，豊かに生活するというその人なりの普通の暮らしを大切にすることの延長に最期を迎えられることが重症児（者）でも実現できるようになるにはどう支えていけばよいのかを考える．

　近年，重症児（者）の緩和ケア，看取りについての学会報告や論文[3〜7]が多くなり，重症児（者）がひとりの人間としてよりよく生きることの大切さや人間としての尊厳，重症児（者）にとっての最善の利益は何かということが語られるようになり，新たな重症心身障害医療が始まった．また，多くの施設で緩和ケアチーム，倫理委員会が整備されるようになり，重症児（者）の命の輝きと安らかな看取りがオープンに話し合われるようになってきた．

　重症児（者）を看取る医療は重症心身障害医療にとって大切な分野である．

1）重症心身障害児（者）のライフサイクル

　重症児（者）では個々の抱える病気の病態，進行性の病気の有無，変形・拘縮，早期老化などにより，健康な人と比べて人生の終末期という状況がより早く，学童期から青年期，壮年期前後に訪れることが多い．人によっては健康な人の2〜3倍の早さと考えると理解しやすい．その終末期も座位の可否，おのおのの病気の自然暦（寿命），合併症・医療的ケア・人工呼吸器（NIPPV含む）の有無により異なる点が，重症児（者）の特徴のひとつと考えられる．

2)「緩和ケア」の概念[8]

　小児の緩和ケアでは,「生命を脅かす病態」が緩和ケアの対象となる.「生命を脅かす病態」には, ①根治的治療によって治癒するかもしれないが, 功を奏さない可能性もある疾患（白血病, 心疾患など）, ②早期の死は避けられないが, 延命治療によって長期の延命が得られる可能性のある疾患（神経筋疾患）, ③進行性で根治的治療がないために緩和ケアに徹するよりない疾患（先天性代謝異常など）, ④非進行性だが回復不能な重度の障害があり, 種々の合併症により早期に死に至る可能性が高い疾患（重度脳性麻痺, 頭部外傷後遺症など）がある. ②から④は重症児（者）の状態と重なる. 診断から死別後まで, 重症児（者）と家族を支え, 包括的に援助することが「緩和ケア」である. わたしたちが日頃行っている, 医療, 療育, 教育, レスパイトケア, 通園・通所支援などすべてが「緩和ケア」に該当する.

3) 支える医療としての緩和ケア

　小児の緩和ケアでは, ①身体的苦痛, ②心理的苦痛, ③社会的苦痛, ④スピリチュアルな苦痛の緩和と家族のケアが含まれる. 病気が診断されたときから, 子どものQOLの向上と家族のサポートを中心に, 子どもに身体的, 心理的, 社会的な苦痛を与える症状の管理, 終末期のケア, 家族のレスパイトケア, 死別後のケアも含まれる[8].

　重症児（者）の身体的苦痛には慢性的な疼痛（筋緊張亢進, 身体の変形・拘縮, 胃食道逆流）, 呼吸困難, けいれん, 誤嚥, 不眠, 便秘, 嘔吐などがあげられる. 超重症児（者）の半数は自発呼吸がないことや, 気管軟化などによる呼吸障害のために人工呼吸器を使用し, 施設に入所していたり, 病院に長期間に入院しているが, 現在では在宅で生活している超重症児（者）も増加している[2]. 人工呼吸器を装着することで, 呼吸困難から解放され, 快適に命を継続している人も多い. しかし, 医療者の判断や家族の希望を最優先した場合に, ときには結果的に本人の意思に沿わないこともありうる.

　重症児（者）の緩和ケアには家族を含む多職種の支えと地域の社会的資源が必要である. しかし, 人材や社会的資源が十分でなくても緩和ケアを行うことができる. 緩和ケアの意識が芽生えてくると, スタッフの重症児（者）への接し方が変化する. たとえば, 古くて狭い施設であっても, 昼と夜を区別し, 朝起きて, 着替え, テーブルを囲んで皆と食事をし, 余暇活動を充実させることができる. さらに一人ひとりのニーズに対応ができるようになると重症児（者）とスタッフに笑顔が増え, 信頼感, コミュニケーションが育つ. 発想の転換は豊かな生につながっていく. 重症児（者）の緩和ケアでは, 医療ケアがあってもなくても多職種で重症児（者）と家族を支え, 一日, 一日を大切に, 最後まで豊かな生を楽しむこと, 限りある命の輝きはQOLの向上から生まれる.

4）「最善の利益」とは何か

「あなたはどうしてほしいの」と子どもたち一人ひとりに聞きたいが，意思決定ができない乳幼児や障害児（者）の場合には，親（親権者）が子どもの気持ちを尊重して「最善の利益は何か」を考え，その子の代理で意思決定しなければならない．

宮坂は親がいない場合の意思決定は2種類あるという．ひとつは「本人の価値観」を家族に代わって別の人が構築することである．「この人はこういうときに喜び，こういうときに悲しんでいた．だから，このような処置を喜ぶ（喜ばない）だろう」―このような個別性の高いとらえ方をできる人物が医療チームのなかにいて，その人が本人の最善の利益を代弁しうることを，周囲の医療従事者が認め，その見立てがあまりに不合理なものといえないのであれば，親の判断と同様に，その人の判断が問題にされることはないのではなかろうか．もうひとつは，「客観的指標」を用いようとすることである．同様の年齢や症状といった指標を参照して，合理的に考えて苦痛の少ない方法を採用するという意思決定の方法である[9]．この問題については，今後解決策について話し合いが必要である．

5）医療内容の選択

（1）事前ケアプラン（advance care planning）

船戸らは，英国NHS（National Health Service）でまとめられたEnd of Care Programme[10]から事前ケアプランに注目し，わが国の重症児（者）医療に初めて導入した．事前ケアプランとは，本人とケア関係者による将来のケアに関する自主的な話し合いのプロセスである．重症児（者）が元気なときに医師の一方的な判断ではなく，「本人の最善の利益」を家族と医療チームで検討し，協働意思決定にもとづく「事前ケアプラン」を作成し，それに従って看取りを行う．家族の希望が倫理的許容範囲を超える場合には倫理委員会での検討が必要となる[7]．これも選択的医療の考えを取り入れた新たな試みである．

厚生労働省の「終末期医療の決定プロセスに関するガイドライン」[11]，日本小児科学会の「重篤な疾患を持つ子どもの医療をめぐる話し合いのガイドライン」[12]では関係する多くの医療スタッフが，子どもの最善の利益について真摯に話し合い，それぞれの価値観を共有して支え合い，パートナーシップを確立していくプロセスである「協働意思決定」が重視されている．

ようやく，治療の選択，開始，変更，差し控えなど医療の変容に対応策がなされるようになってきている．

（2）選択的医療[13～17]

「選択的医療」は重症児（者）の急変時の蘇生内容や看取りなどについてどこまでの治療を希望するかをあらかじめ家族と話し合い，インフォームド・コンセントを行い，生を全うする医療のことである．

以下に述べる「選択的医療」は，厚生労働省心身障害研究のなかで，臨床の現場で実践してきたことの集積から誕生した．ここでは，患者の家族，医療ケアチームの話し合いによる合意（協働意思決定）が大切である．

i 「する選択」「しない選択」[13〜17]

挿管，気管切開，人工呼吸器装着などの治療（侵襲的治療）を「する選択」もあるし，「しない選択」（差し控え）もある．「する選択」の場合は，すべての治療を最後まで続けるということである．「しない選択」から「する選択」になる場合もあるし，「する選択」から「しない選択」になることもある．気管切開はしても，人工呼吸器を装着しない選択もある．このような話をする場合には医師（医療チーム）と家族が，ともに悩み，ともに考え，ともに決める対等な関係が求められる．また，医師は家族との信頼関係を築くことと家族の子どもに対する思いを理解し，家族と向き合い，本音で話し合う気持ちが大切である．

「選択的医療」は難しくても特別の医療ではない．できるだけすべての医療を行うほうが容易であるし，いまや一般的な傾向である．侵襲的治療を差し控える場合は，医師，家族，看護師などすべての支援者が同じ気持ちで悩みと時間を共有する．本人と家族に寄り添うことが医療者にとって一番の仕事となる．現在のわが国ではどれほど障害が重く，進行する病気であっても，看取りの状態になっても，家族が望めば，人工呼吸器が装着される．しかし，いったん人工呼吸器が装着されたら，わが国では外せないことを知っておくことも必要である．

佐々木は「これまでの一般的医療の考え方は，治療（treatment）により治癒（cure）を目指すことであった．これが重症児（者）の医療に合わないことは，この世界にいる者は皆気づいておられることと思う．重症児（者）の基礎疾患である中枢性機能障害は，現在の医療では根本的治療法がなく治癒することはない．重症児（者）医療においては，『できることは何でもやる医療』とは異なる発想が必要なのでないかと考える」[4]と述べている．

「治療の差し控え，中止を考慮」するための英国小児科学会ガイドラインが2015年に**表2-1-7**のように改正された．今回の改訂では，中止の新基準に表出可能な場合，「本人の意思」が加わっている．

「命は長さではない，いかに生き果たしたかである」，これは選択的医療で生を全うした子どもの母親たちとの座談会での言葉である．

ii 看取りについて

治療をやってもやっても病態はよくならず，泥沼に入っていくような感じがしてくるときは，別れのときが近づいていると考えられる．死は遠くではないということを，勇気をもって家族に話し，さらに，どのような形で子どもを見送りたいかを聞く姿勢も必要である．「事前ケアプラン」があれば，ケアプランを再確認し，家族と医療チームが協働でよりよい時間を過ごす方法を考える．ここでさらに新たな治療を選択する場合もあるし，看取りに移行する場合もある．このようなときには，家族は不安な気持ちでいっぱいになり，なかなか医師に本音で自分の気持ちを話せないこともある．そのようなときにはスピリ

表 2-1-7　英国小児科学会の（新）ガイドライン

＜治療の制限が考慮されうる病態＞
The best interests: Palliative care（最善の利益，緩和ケア）
1. Limited quality of life（いのちの質が制限されている場合）
   A. Brain death（脳死）
   B. Imminent Death（切迫した死）
   C. Inevitable demise（避けられない死）
2. Where there is no overall qualitative benefit（全体的にいのちの質の恩恵につながらない場合）
   A. Burdens of treatments（治療の重苦）：苦痛・苦難
   B. Burden of illness and/or underlying condition（病気または基礎疾患の重苦）
   C. Lack of ability to derive benefit（恩恵を享受する能力の欠如）
3. Informed, competent, supported refusal of treatment（自己決定能力のある本人が十分情報を与えられ，支援された上で治療を拒否した場合）

表 2-1-8　終末期の医療

A　本人への尊厳
　1) 少ない苦痛
　2) 濃厚治療を受けない自然な姿
B　家族の受容
　3) 死を覚悟する精神的，時間的配慮
　4) 最後の瞬間への立会い
　5) 死の経過についての納得
C　意識的な終末期医療
　6) 話し合われ選択した医療方針
　7) 終末期看護

チュアルケアができる専門家でなくとも家族に寄り添って，対等に話をじっくり聞き，支えてくれる人の存在が必要である．また，兄弟姉妹に対しても配慮が必要である．最後は両親が側に寄り添い，抱かれて過ごす時間が，どのような医療を行うよりも子どもと両親にとって死を受容するための大切な時間になり，安らかな看取りにつながっていく．さらに亡くなった後のグリーフケアも大切である．

　石井[19]は終末期の医療を本人の尊厳，家族の受容，意識的終末期医療に分類した（**表 2-1-8**）．
　亡くなった子どもをこの表に照らし合わせて評価してみると，一人ひとりの看取りが十分配慮されていたかどうか，何が不足なのかが，一目で理解することができる．
　がんになった子どもが終末期になったときに，家族は残された限りある時間を子どもとともに一日，一日を大切に豊かにしたいと思うだろう．
　重症児（者）の母親たちも「選択的医療」でよいと決心したときに，初めて死を実感として身近に考えられるようになり，限りある命なのだと気づく．そのときから今まで以上

に子どもが愛おしく，一日，一日が大切になり，ともに過ごす時間のなかで，子どもとの距離が縮まり，子どもをより深く愛せるようになる．命は長さだけではなく，いかに生き果たしたかということも大切なのだと思う．

重症児（者）では，侵襲的医療であっても，非侵襲的医療であってもいずれは生が終わることを念頭に置いて，社会資源を活用し，豊かな生を考えることが大切である．

深く豊かな生があって，安らかな死がある．死は敗北ではない．

看取る医療も大切な障害児医療のひとつの形だと思う．

重症児（者）の限りある命の一つひとつが，大切に，豊かに，自分らしく輝いて過ごせるように願っている．

（山田美智子）

文　献

1) 佐々木征行・他：SMID データベースから見た重症心身障害児（者）の重症化．医療，63：708-713，2009．
2) 日本小児科学会倫理委員会，杉本健郎・他：超重症心身障害児の医療的ケアの現状と問題点―全国8府県のアンケート調査．日本小児科学会雑誌，112：94-101，2008．
3) 佐々木征行：在宅医療支援のための社会資源と今後の課題　終末期医療と看取り．小児内科，45：1336-1340，2013．
4) 佐々木征行：重症心身障害児（者）の死亡原因から療育のあり方を考える．シンポジウム2：重症児（者）の看取りを考える．日本重症心身障害学会誌，37：51-57，2012．
5) 梶原厚子：重症心身障害者の「看取り」について考える．シンポジウム2：重症児（者）の看取りを考える．日本重症心身障害学会誌，37：65-73，2012．
6) 倉田慶子：重症心身障害児の看取りのケアを考える―看護の立場から．シンポジウム2：重症児（者）の看取りを考える．日本重症心身障害学会誌，37：59-63，2012．
7) 船戸正久・他：事前ケアプランに従って看取った超重症児（者）の1例．日本小児科学会雑誌，118：1502-1507，2014．
8) ACT/RCPTCH：A Guide to the Development of Children's Palliative Care Services：Report of the Joint Working Party. 2nd ed, ACT/RCPCH, 2003.
9) 宮坂道夫：重症心身障害者についての代理同意の倫理的問題．シンポジウム3：利用者の権利・最善の利益と治療方針決定―重症心身障害医療における家族・医療現場の思いとジレンマ―．日本重症心身障害学会誌，39：211，2014．
10) NHS：End of Life Care-Advance Care Planning：A Guide for Health Social Care Staff. The University Of Nottingham. http://www.ncpc.org.uk/sites/default/files/AdvanceCarePlanning.pdf
11) 厚生労働省：終末期医療の決定プロセスに関するガイドライン．2007．
http://www.mhlw.go.jp/shingi/2007/05/dl/s0521-11a.pdf
12) 日本小児科学会倫理委員会小児終末期医療ガイドラインワーキンググループ：重篤な疾患を持つ子どもの医療をめぐる話し合いのガイドライン．2012．
https://www.jpeds.or.jp/uploads/files/saisin_120808.pdf
13) 山田美智子：超重症児のインフォームド・コンセントに向けて．日本重症心身障害学会誌，2：41-45，1999．
14) 山田美智子：重症心身障害児（者）医療におけるインフォームド・コンセント．日本重症心身障害学会誌，29：3-13，2004．
15) 山田美智子：重症心身障害児医療における選択的医療と緩和ケアの今後．日本重症心身障害学会誌，36：27-33，2011．
16) 山田美智子：重症心身障害医療における侵襲的治療の選択と緩和医療の今後．新生児．小児医療に関わる人のための看取りの医療（船戸正久・編），診断と治療社，2010，pp. 137-143．
17) 山田美智子：豊かに生き果たす―重症心身障害児・者の生と「選択的医療」―．大月書店，2008．
18) Larcher V. et al.：Making decisions to limit treatment in life-limiting and life-threatening conditions in children：a framework for practice. Arch Dis Child, 100（suppl 2）：s1-s23, 2015.
19) 石井光子：終末医療についての検討―死亡退院5症例の解析―．日本重症心身障害学会誌，28：185，2004．

第2章 各論

1．運動・姿勢維持の障害

1）脳性麻痺の概念

（1）脳性麻痺の定義

　脳性麻痺 Cerebral Palsy（しばしば CP と略される）は，まだ未熟な状態の脳に起きた何らかの損傷により，永続的な姿勢や運動の障害が残ったものである．定義として国際的に定まったものはない．わが国においては 1968 年に厚生省脳性麻痺研究班が示したものが現在も医学的定義として用いられている（**表 2-2-1**）．これに知的面，認知面，言語コミュニケーション面，視・聴覚面，行動面，てんかんなどの症状も定義に含めて用いられることが多い．また「未熟な脳」という点では生後 2～3 歳くらいまでを範囲に入れたりと，世界的にはさまざまな定義が用いられている．

　障害の原因についても，胎内感染や脳奇形は含まれていたが，さらに遺伝子や染色体異常などの出生前因子を入れたり，2～3 歳での脳症や溺水後遺症を含めた発表もある．脳性麻痺の主たる原因は周産期の低酸素症や未熟児出生に伴う脳損傷であるが，重症心身障害の場合は，このように多様な因子を背景にもつケースが目立つ．

（2）脳性麻痺の有病率

　脳性麻痺の有病率 incidence は，上述したように定義によって異なってくるが，わが国の定義にもとづいた数字としては出生 1,000 人当たり 2.5 人前後とみられている．

表 2-2-1　厚生省脳性麻痺研究班の定義

受胎から新生児（生後 4 週以内）までのあいだに生じた，脳の非進行性病変にもとづく，永続的なしかし変化しうる運動および姿勢 posture の異常である．その症状は満 2 歳までに発現する．進行性疾患や一過性運動障害，または将来正常化するであろうと思われる運動発達遅延は除外する．

（3）脳性麻痺の分類

i 麻痺の分布による分類

四肢麻痺や両麻痺の多くには左右差があることが多い．

①四肢麻痺 Quadriplegia：四肢体幹全体の障害

②両麻痺 Diplegia：主に両下肢の障害で体幹や両上肢にも問題がある状態

③対麻痺 Paraplegia：身体の一定のレベルから下は麻痺で上は正常．脊髄損傷でみられる状態で，脳損傷では生じにくい

④片麻痺 Hemiplegia：左右どちらかの半身麻痺で，健側は基本的には正常

⑤その他：三肢麻痺 Triplegi，単麻痺 Monoplegia，重複片麻痺 Double Hemiplegia（両下肢より両上肢の障害が重い状態）

ii 麻痺の性状による分類

麻痺の性状は痙直型，不随意運動型，失調型に大別される．

a．痙直型 spastic type

特徴は下肢では深部腱反射の亢進，足クローヌスなどの反射所見がみられること，重力に抗する方向での筋緊張（痙性緊張）が高まることであり，これに痙性緊張に抗して他動的に力を加えていくと，ある段階で急に抵抗が弱まる「折りたたみナイフ現象」を示す．痙性緊張は変形・拘縮をきたしやすく，下肢ははじめは伸展，以後股関節の内転・内旋に連れて屈曲を示す例が多い．股関節脱臼はこの型に多い．**図 2-2-1** に痙直型四肢麻痺（1歳児）を示す．

痙直型とされるなかには，強剛 rigidity 要素を含んでいるケースが多い．強剛はどの方向に対しても他動的な力に抵抗を示すが，折りたたみナイフ現象は示さず，鉛を曲げていく感覚に似ているところから「鉛管現象 leadpipe phenomenon」とも称される．強剛による身体の固さはリハビリテーションにより緩和させられる可能性がある．

b．不随意運動型 dyskinetic type

不随意運動型は，四肢体幹をくねらすようなアテトーゼ運動を主症状とするアテトーゼ型 athetonic type，筋緊張が高まりながら体幹を捻らせるジストニック型 dystonic type などに分かれる．この型は姿勢が不安定なことが特徴だが，純粋なアテトーゼ型の場合，

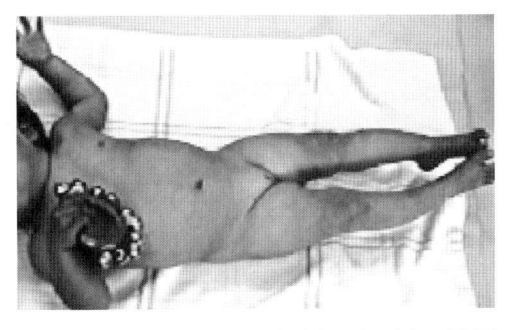

図 2-2-1 痙直型四肢麻痺児（1歳）．股関節内転，両下肢伸展

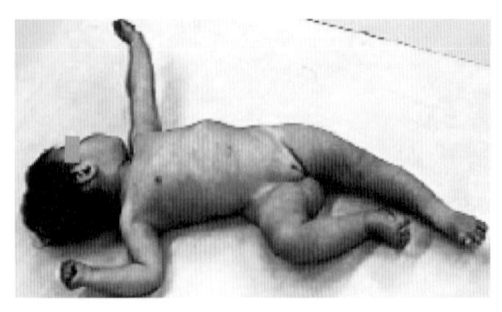

図 2-2-2　極端な ATNR（非対称性緊張性頸反射）

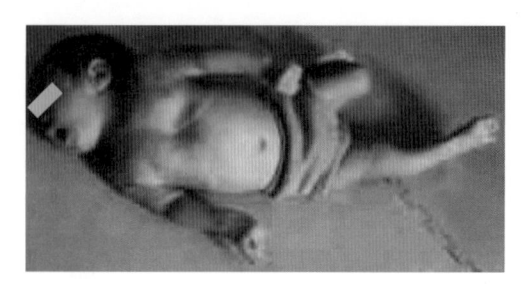

図 2-2-3　TLR（緊張性迷路反射）

拘縮が進行する危険性は痙直型より低い．

c．失調型 ataxic type

失調型の特徴もいくつかある．座位や立位のように重力に抗してからだを起こしたときに，その姿勢を保てずふらついてしまう場合，目的物まで手足を動かすときに適切な方向や距離に合わせた調整ができない場合，手の震えや眼振が起きてくる場合などである．

d．混合型　mixed type

脳性麻痺には，特に強剛要素も含めた痙直型と不随意運動型の要素を併せもっていることが多く混合型とするが，主に痙性，主にアテトーゼなどと記すこともある．

混合型の場合，さまざまな変形や側彎を生じることがある．

（4）重度脳性麻痺となる要因

脳性麻痺の重症度は，歩行もほぼ自由で，日常生活もほとんど自立しているような軽度グループから，まったく寝たきり状態の重度グループまで非常に幅が広い．同様に知的レベルもさまざまである．発達過程も同様で軽度例では1歳代で歩行を開始する．重度のアテトーゼ型脳性麻痺では，知的レベルは非常に高いが，座位にもなれず，上肢も使えないケースが少なくない．そうしたなかで，ここでは重症心身障害として最も重度な状態のグループについて記すことにする．

重度であればあるほど，自分では姿勢を調節できず，随意的な四肢の動きも難しい状態にある．こうした場合，異常姿勢反射や緊張の影響を強く受けて，諸変形が生じてくる．異常姿勢反射の代表は，ATNR（非対称性緊張性頸反射：顔を向けたほうの上下肢が伸展し，反対側が屈曲してくる反射），TLR（緊張性迷路反射：重力に対し頭を起こすと全身伸展，屈すると全身屈曲緊張が高まる反射）である（**図2-2-2**，**2-2-3**）．さらに頸部伸展が全身伸展を引き起こす特徴なども異常姿勢発達に関与してくる（**図2-2-4**）．正常な姿勢をつくる機能が欠けている重症児の場合，こうした異常姿勢反射および姿勢の左右差などにより，年齢経過とともに**図2-2-5**のような姿勢となってくる．

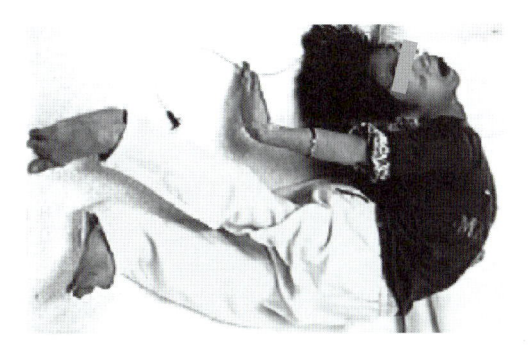

図 2-2-4　頸部伸展による全身の伸展（後弓反張）

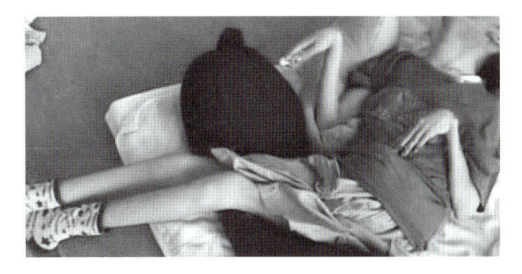

図 2-2-5　重症児の1例（14歳）

2）運動機能の評価

　最重度の重症心身障害ではわずかに動かせる部位について，さまざまな働きかけを行うが，これらを通常のリハビリテーション分野での評価方法で把握することは困難である．たとえば，脳性麻痺児の姿勢・運動発達経過を表す国際的スケールである GMFCS（粗大運動能力分類システム）では，2歳から18歳までの発達をレベル I から V に区分して評価しているが，重症心身障害の中核である大島分類1相当では一貫してレベル V（頭と体幹のコントロールが非常に制限され，広範な補完的な技術と身体的介助を必要とする）以上になることはない．

　日常生活の自立度の評価は，特に疾患別リハビリテーションの評価では欠かせないことになっている．評価方法は何種類かあり，代表的なものはバーセルインデックス Barthel Index，FIM（機能的自立度評価法），小児では wee FIM や PEDI（リハビリテーションのための子どもの能力低下評価法）などがある．たとえば Barthel Index の機能的評価では，食事，車椅子からベッドへの移動，整容，トイレ動作，入浴，歩行，階段昇降，着替え，排便コントロール，排尿コントロールの10項目について，各最高10点からまったく不可能という0点までをつけていく．当然狭義の重症心身障害児（者）では合計0点となり，評価の意味が乏しい．ほかの評価法もほぼ同様である（重症児（者）のなかには一定以上の機能をもつケースもあるが，ここでは中核群の最重度ケースを前提としている．一定の自立度があるケースでは上記の評価法を適用されたい）．

　したがって重症心身障害としての評価は，通常では評価しえないレベルのなかで，いかに問題や変化を指摘することができるかということになるが，いまだ定まったものはない．ここでは側彎の進行に絞って問題を指摘しておく．なぜなら，重症心身障害における側彎の進行は，呼吸器機能や消化器機能など非常に広い範囲に影響を及ぼすからである．

　特に痙直型四肢麻痺における側彎の進行では「風に吹かれた股関節 wind swept hip joint」と称されるメカニズムがよく知られている（**図 2-2-6**）．股関節が左右のどちらかに傾き，次第に股関節脱臼が進行し，それとともに特に腰椎部の側彎も進行していくとい

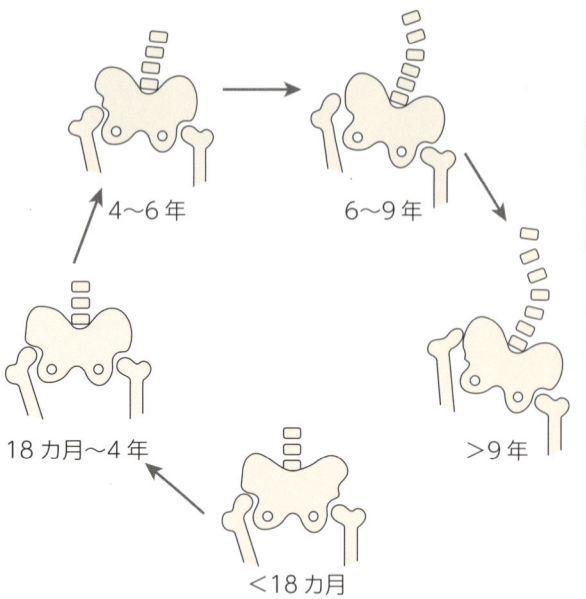

図 2-2-6 風に吹かれた股関節の経年変化図

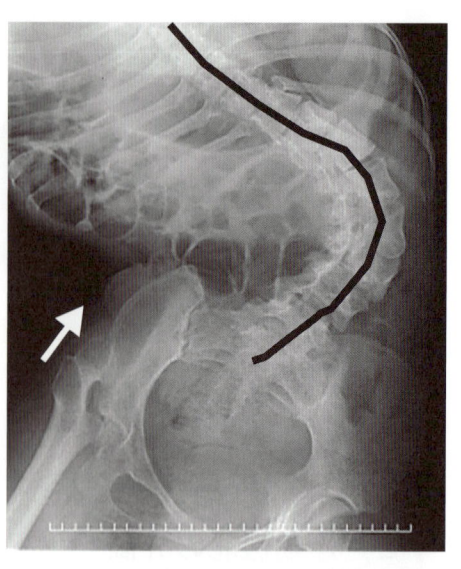

図 2-2-7 風に吹かれた股関節の典型例
（32歳．生後2カ月時の髄膜炎）

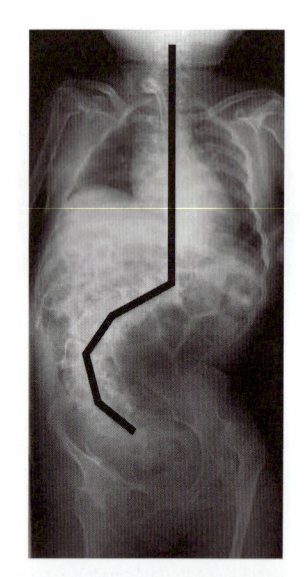

a. 18歳．痙直型四肢麻痺だが発症は生後9カ月で座位獲得以後．左股関節脱臼で腰椎側彎はあるが胸椎には影響なし．座位獲得で脊柱の抗重力伸展が可能であったためであろう．

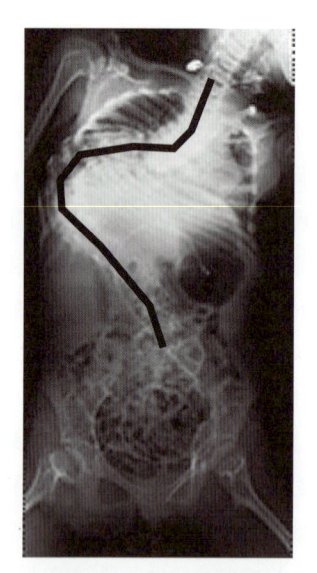

b. 16歳．何らかの症候群で座位保持は可能．脱臼はないが胸腰椎で極端な右凸の側彎あり．種々の症候群のなかには座位は可能でも脊柱の垂直伸展能力に欠ける例もあり，このように脊柱の途中で彎曲を生じてくる．

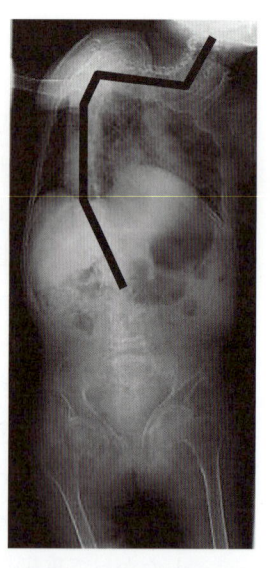

c. 54歳．10カ月発症で左片麻痺で歩行可能であったが，5歳時にてんかんが悪化し以後寝たきり．頭部だけは起こせていた．この結果，上位胸椎で極端な側彎を生じている．

図 2-2-8 さまざまな側彎

う典型的な推移が示されている（**図2-2-7**）．

ただし個々の側彎については，その進行経過はさまざまであり，原因，発症時期，麻痺のタイプ，残存能力などで異なってくる（**図2-2-8**）．さらに最近は痙直型四肢麻痺ではなく両麻痺のなかにも，体幹の垂直姿勢維持能力が低下している重症児が多い．こうしたケースでは座位による脊柱への体重負荷が側彎進行の要因になることがある．こうした工夫には腹臥位や前傾座位での姿勢調節のほうが有利なことが多い．

ケースによっては多少の左右差があったほうが，活動性が高まることもあり，許容できる姿勢の左右差と防ぐべき左右差との判別も課題になってくる．

このように通常の評価方法では最重度と一括されてしまう重症児であっても，麻痺の分布，筋緊張の性状や左右差，障害発生時期など詳しく分析することで，年少期以後の変形の進行を予防するリハビリテーションの分野がみえてくる．早期から体幹の抗重力機能を補助し，筋緊張の左右差を軽減させ，胸郭の拡大を維持・促進させるなどの取り組みが行われるべきである．

（児玉和夫）

3）筋緊張亢進のマネジメント

(1) 筋緊張亢進の病態

筋緊張亢進 hypertonia は，主に痙縮 spasticity，ジストニア dystonia，固縮 rigidity の3病態に分類される[1]．重症児（者）の筋緊張亢進は，広範な脳障害に起因するため，これらの病態が混在する場合が多い．したがって，個々の治療においては，どの病態が優位であるかの診断が，より効果的な治療を選択するうえで重要である．

ⅰ　痙縮

痙縮とは，筋伸長反射の異常亢進を背景に，速度依存性の抵抗を特徴とする．その抵抗の出現には，重症度に応じた速度あるいは関節角度の閾値があり，他動的なストレッチの速度を上げると抵抗が増す．また，関節運動の方向によって，抵抗の度合いが大きく変化する．痙縮は，主に錘体路系の障害に起因するが，概して上位運動神経徴候を伴うため，バビンスキー反射の陽性，下肢筋の屈筋群と上肢筋の伸筋群に優位な運動麻痺を認める．

ⅱ　ジストニア

ジストニアとは，随意運動や姿勢保持の際，不随意的な異常筋活動が持続する状態で，しばしば捻転を伴う特異的異常肢位を引き起こす．速度依存性はなく，非常に緩徐な他動的ストレッチでも抵抗は明らかとなる．また，作動筋と拮抗筋の共収縮によって，屈曲・伸展のどちらの方向にも同様の抵抗を示す．ジストニアは，主に大脳基底核系の運動制御の異常に起因するが，体性感覚の制御にも異常があり，脊髄におけるシナプス前抑制や相反抑制が低下している．

ⅲ　固縮

固縮とは，覚醒中に持続的な鉛棒様，あるいは cogwheel 様の強い抵抗を認める．ジス

トニアと異なり異常肢位を示す傾向はなく，随意運動や姿勢による変動もみられない．固縮は，主に大脳基底核系のドパミン回路の機能低下に起因するため，概して運動緩慢 bradykinesia や無動 akinesia をみる．

（2）マネジメントの基本
i 治療の目標
　重症児（者）の顕著な筋緊張亢進は，運動障害や異常姿勢（前を向けない，座れない，安楽に臥床できない）だけでなく，疼痛（筋痙縮痛，股関節痛や脊髄神経根圧迫痛）や睡眠障害，あるいは胃食道逆流症，誤嚥性肺炎，呼吸障害，褥瘡などの合併症の要因となり，生活の質を大きく損なわせる．さらには，介護負担（着替え，清拭，移乗など）を増大させ，家族全体の生活の質が悪影響を受ける．治療の目標は，単に筋緊張を軽減するだけでなく，筋緊張亢進に起因するこれらの諸問題が実質的に改善されることである．そのためには，あらゆる医療・介護スタッフの情報を集約して，患者・家族がもつ解決すべき諸問題を把握し，それらの改善を目指した治療方針を立てなければならない．

ii 日常生活において留意すること
　痙縮とジストニアは，覚醒状態，随意的運動，姿勢保持や抗重力性の負荷，また心理的要因（不安，不快，興奮，精神的ストレス），疼痛や合併症による体調不良などによって，大きく変動する．特にジストニアは，特定のある動作・作業や姿勢によって顕著に異常肢位が増悪する．したがって，日常的にできるだけ筋緊張を軽減するためには，①規則正しい日内リズム，②情動の安定，③環境の変化への順応性，④安楽で適切な姿勢保持などを目指した療育指導が重要である．

（3）治療の選択と開始時期
　最も非侵襲的な内服治療は，乳幼児期からまず初めに試みられるが，ある程度有効であるものの，概して有効性における満足度は低い．

　近年わが国でも，ボツリヌス毒素（BoNT）治療，バクロフェン髄腔内投与療法（（intrathecal baclofen：ITB），選択的脊髄後根切断術（selective dorsal rhizotomy：SDR）などの劇的な効果をもつ治療が徐々に普及しており，それに伴い骨格変形への整形外科手術の件数は減少している[2]．ただし，骨格変形の進行を長期的に抑制するためには，装具療法の併用が重要である．BoNT 治療は頸部を含めた全身の痙縮やジストニアに，ITB は下肢痙縮あるいは下肢優位の四肢痙縮に，SDR は下肢痙縮に対して適応される．特に，BoNT 治療は，比較的簡便かつ安全に行えるので，乳児後期から適応できる．もし用量上限の BoNT 治療でも効果が不十分な場合には，次に ITB または SDR の導入を検討するとよい．ITB は，ポンプの体内埋め込みが可能となる3歳程度の体格に成長すれば施行できる．SDR は，脊髄の神経回路がほぼ成熟する3～4歳以降の導入が望ましい．

i 内服薬の治療（表2-2-2）
　持続的な筋緊張亢進に対しては，経口筋弛緩薬が有効である．一方，情動の変動による

表 2-2-2　痙縮，ジストニアを緩和する主な内服薬

分類	薬剤名	薬理作用	筋力低下	用量 mg/kg/日	有効な病態 痙縮	有効な病態 ジストニア	副作用・備考
中枢性筋弛緩薬	チザニジン	α2作動薬	△	0.05〜0.2	○	△	眠気，血圧低下，除脈
	バクロフェン	GABA_B作動薬	△	0.1〜0.5	○	△	眠気，呼吸抑制
	ジアゼパム	GABA_A作動薬	―	0.1〜0.5	○	○	眠気，気道分泌物増加，呼吸抑制
	トリヘキシフェニジル	抗コリン作用	―	0.05〜0.15	×	○	尿閉，便秘
末梢性筋弛緩薬	ダントロレン	筋小胞体Ca遊離阻害	◎	0.5〜2.0	○	○	呼吸抑制，腸閉塞
抗不安薬	ロフラゼペート	長時間型ベンゾジアゼピン系	―	0.01〜0.03	○	○	眠気
抗精神病薬	リスペリドン	セロトニン・ドパミン遮断効果	―	0.02〜0.1	○	○	眠気，月経障害，高用量で不随意運動や固縮

痙縮やジストニアの増減が顕著な場合には，抗不安・鎮静効果のある薬剤が効果的である．これらの薬剤では，高用量の単剤治療よりも，少量多剤併用のほうが，相加相乗効果によって，副作用の軽減と有効性の増大をみる場合が多い．

a．中枢性筋弛緩薬

チザニジンとバクロフェンは，脊髄，脳幹における単および多シナプス反射を調整し，下位運動神経の異常興奮を抑制することで痙縮を軽減するが，ジストニアにもいくらか有効である．また，ジアゼパムとトリヘキシフェニジルは，基底核機能を調整し，大脳基底核障害によるジストニアを軽減する．

b．末梢性筋弛緩薬

ダントロレンは，筋小胞体からのカルシウム遊離を阻害し筋収縮を直接的に抑制するので，あらゆる異常筋収縮に有効である．しかしながら，筋緊張だけでなく全身の筋力も低下させるため，嚥下障害，呼吸障害，心不全などの全身的副作用に注意しなければならない．特に，BoNT治療との併用時には副作用が生じやすいため，減量・中止が望ましい．

c．抗不安薬・抗精神病薬

情動の変動や随意運動などによる痙縮やジストニアの増大が顕著な場合，しばしば少量の超長時間作用型のベンゾジアゼピン（ロフラゼペートなど）あるいはリスペリドンが奏功する．同じ理由で，ジアゼパムやフェノバルビタールもよく用いられるが，高用量を要する場合には，呼吸抑制や眠気の副作用が出現する．

治療前　　　　　　　　　　　　　　治療後

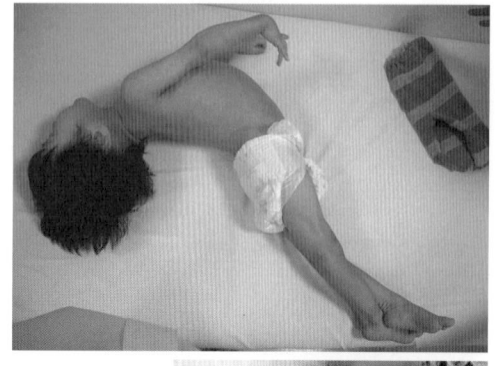

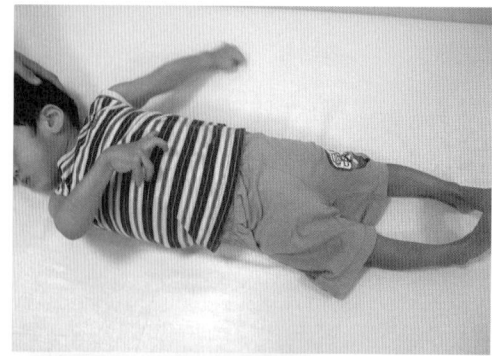

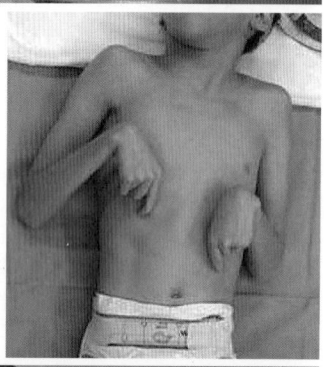

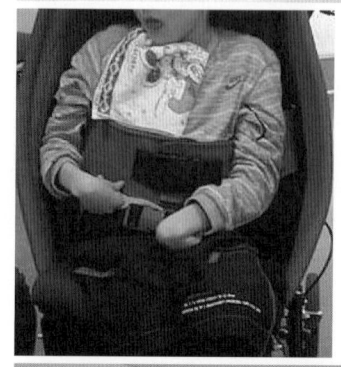

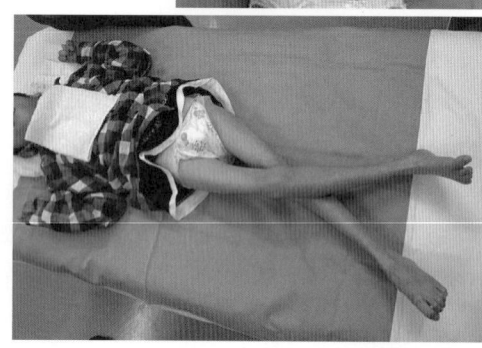

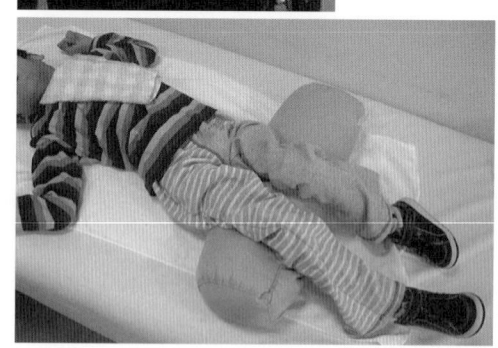

図 2-2-9　重症児へのボツリヌス毒素治療の主な効果
上段；後弓反張が軽減し，安楽に臥床した．同時に睡眠障害，摂食障害，胃食道逆流症も改善した．
中段；上着の着替えの介護負担が軽減した．
下段；股関節痛が緩和され，おむつ替えの介護負担が軽減した．

d．ドパミン作動薬

固縮に対しては，症例によってレボドパが有効である（1日5～10 mg/kg）．その場合，レボドパ脱炭酸酵素阻害薬の持続投与へ移行させ，効果の安定を図る．

ii　ボツリヌス毒素治療（BoNT）

筋肉内に注射されたBoNTは，神経筋接合部のα運動神経終末に取り込まれ，アセチルコリンの放出を阻害し，化学的脱神経作用を示す．同様に筋紡錘のγ運動神経にも取り込まれ，筋伸長反射を減弱させる．その結果，あらゆる筋緊張亢進を3～6カ月間減弱さ

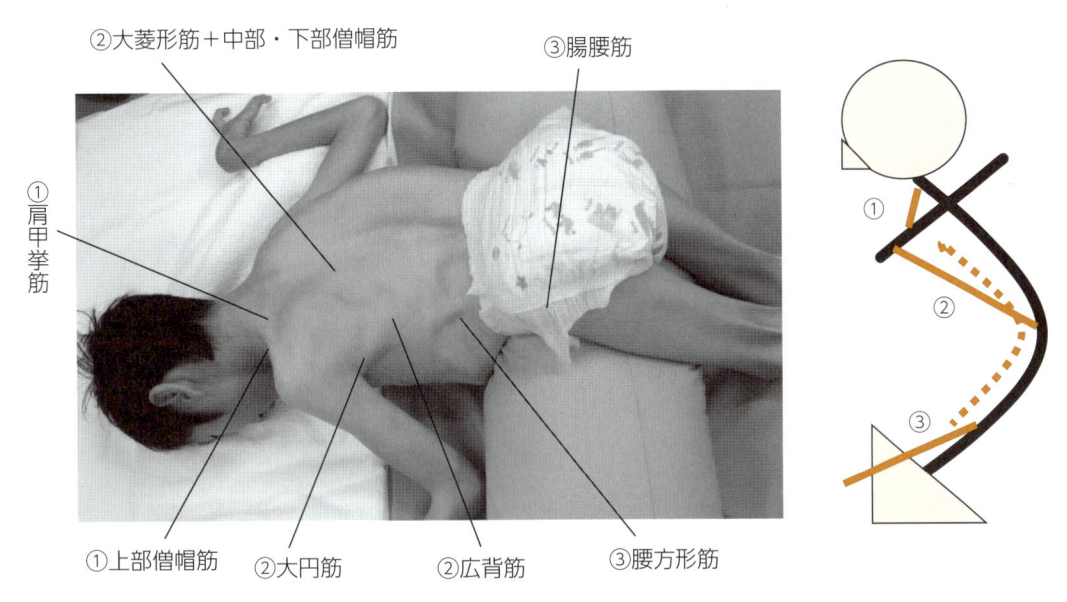

図 2-2-10　側彎へのボツリヌス毒素治療で重要な施注部位
上肢帯筋・下肢帯筋の筋緊張亢進によって，脊柱が彎曲する．

せることができ，年2～3回の治療で通年的に効果を維持できる．重症児（者）においては，特に異常姿勢や介護負担の軽減に関して，患者・家族の満足度が高い（**図 2-2-9**）[3]．

a．重症児（者）への主な施注部位

頸部の後屈へは頭板状筋と頭・頸部半棘筋に施注する．側彎においては，傍脊柱筋よりも上肢帯筋や下肢帯筋に，異常筋収縮と筋肥大の左右差を認めることが多く，実際それらの治療で顕著に改善する（**図 2-2-10**）．上着の着替えの介護負担は，大胸筋・大円筋・上腕屈筋群への施注，股関節脱臼やおむつ替えの介護負担は，長内転筋・薄筋・内側ハムストリング・腸腰筋への施注で軽減できる．

b．副作用とその防止

重症児（者）での副作用として，嚥下困難による流涎や誤嚥または呼吸障害を最もよく認めるが，そのほとんどは治療後1～4週以内に自然消失し，肺炎や呼吸不全などの重篤化はきわめてまれである．比較的安全な用量は，頸部体幹筋へ6単位/kg以下，全体量として12単位/kg以下である[4]．

iii　バクロフェン髄腔内投与療法（ITB）

薬剤注入ポンプを皮下に埋め込み，血液脳関門の通過が不良なバクロフェンを，カテーテルを経由して，直接髄腔内に投与する[5]．痙縮への効果は高いが，ジストニアへの効果は限定的である．ITBは，カテーテル先端をC5レベルへ位置させれば，上下肢に有効である．また，症状の改善度をみながら1日投与量を100～300μgまで適宜プログラムで調整できるのが利点である．一方，定期的な薬液補充やポンプ交換に加えて，動きの多い小児に多発するカテーテル故障と離脱症状，あるいは感染などには迅速に処置する必要があり，多科の連携によるしっかりとした管理体制が必要である．

1 ● 運動・姿勢維持の障害

iv 選択的脊髄後根切断術（SDR）

脊髄神経後根を切断し，脊髄反射回路を調節することによって，下位運動神経の異常興奮を抑制する．SDRは，単回の手術で長期的に効果が持続することが利点である[2]．一方，SDRの成否は，神経の選択率と切断率にかかるため，術者の経験と技量に左右されやすい．一般的に切断率は，介助歩行が可能な程度の痙縮では60％以下，ジストニアが混在した重症痙縮では75％前後となる．有害事象には，過度な弛緩性麻痺，感覚障害，膀胱直腸障害などをみることがある．

〈根津敦夫〉

文　献

1) Sanger, T.D., Delgado, M.R. et al.：Classification and definition of disorders causing hypertonia in childhood. Pediatrics, 111：e89-e97, 2013.
2) Hâqqlund, G., Andersson, S. et al.：Prevention of severe contractures might replace multilevel surgery in cerebral palsy：results of a population-based health care programme and new techniques to reduce spasticity. J Pediatr Orthop B, 14：269-273, 2005.
3) Copeland, L., Edwards, P. et al.：Botulinum toxin A for nonambulatory children with cerebral palsy: a double blind randomized controlled trial. J Pediatr, 165：140-146, 2014.
4) 根津敦夫, 落合達宏・他：小児脳性麻痺のA型ボツリヌス毒素治療—2013年国内コンセンサスについて．Prog Med, 34：107-117, 2014.
5) Morton, R.E., Gray, N. et al.：Controlled study of the effects of continuous intrathecal baclofen infusion in non-ambulant children with cerebral palsy. Dev Med Child Neurol, 53：736-741, 2011.

4）変形・拘縮に対する整形外科的対応

（1）拘縮と治療

i　拘縮とは

拘縮は関節包外の軟部組織が原因で起こる関節可動域制限である．その原因により，熱傷後ケロイドによる皮膚性拘縮，腱や腱膜損傷後に固い線維性組織に置き換わる結合織性拘縮，運動麻痺や廃用性萎縮などで起こる筋性拘縮，痙性，固縮強剛や痛みへの反射性筋緊張亢進による神経性拘縮に分けられる．制限された姿位により，屈曲・伸展，内転・外転，内旋・外旋，回内・回外などの拘縮に分けられる．

ii　脳性麻痺での拘縮

脳性麻痺では反射性筋緊張亢進による神経性拘縮と運動麻痺による筋性拘縮の2つの拘縮が絡み合い，長期的には結合織性拘縮と皮膚性拘縮も加わり，高度な拘縮となる．最終的には関節包および関節内外の靱帯も硬くなり，拘縮を通り越して線維性強直に近い状態となり，可動域が10度程度になることもある．

たとえば90度に曲がった膝関節屈曲拘縮を改善して伸ばすために筋解離術に加えて関節形成術をした場合，筋腱を最大限切離延長，後方関節包を切開，靱帯を切離したとしても，膝窩部の神経と動脈は余り伸びないため，30度程度の改善，すなわち屈曲拘縮60度にとどまることが多い．

iii 重症児（者）の筋緊張亢進と変形・拘縮

痙性は通常アシュワース・スケールで示されるが，これは背臥位でリラックスした状態で測定する．重症児（者）は重度運動麻痺がベースにあり，筋緊張を確認しようと四肢に触れた途端に筋緊張は亢進し，興奮，発語や随意運動で筋緊張はさらに亢進して持続するのが通例である．痛み，心理的要因，全身状態悪化，不眠などでさらに亢進して変形・拘縮が進行し，そのために痛みが増して，全身状態が悪化するといった悪循環を繰り返す．

横地ら[1]は全身の筋緊張が長時間持続する状態を「持続的筋収縮状態」と定義し，診断基準を提示して発生機序に言及している．重症児（者）の静的筋緊張状態を測定するのは不可能であり，動的筋緊張状態を測る手立てが望まれる．

iv 筋緊張軽減と随意運動回復

脳性麻痺に対する整形外科手術を行って筋緊張を軽減させた後，四肢体幹の随意運動が蘇り運動麻痺が回復するかということについて，筆者の手術経験から振り返ると術後リハビリテーションで部分的に回復する例もあれば，あまり回復しないケースもある．なぜこの違いがあるのかは不明である．師田[2]はBoNT，ITBやSDRで痙縮軽減した後の機能改善法として，神経リハビリテーションと整形外科的治療を勧めている．痙縮軽減後の随意運動回復は未知の部分であり，変形・拘縮改善の観点からみると歯痒いが，回復を認めている経験から息長く取り組み続けなければならない．

v 中枢神経系へのアプローチ

現在の脳科学の知見から，高嶋[3]は，「重症児の脳機能を理解し，生活に生かすために，①ヒト脳の発達を理解し，②重症心身障害の脳病理を知り，③発達期脳の可塑性，代償を考えて，④脳のよい脳機能を知り，⑤よい脳機能を守り伸ばす」療育，リハビリテーションを勧め，「個性に応じて，豊富な刺激の環境設定は必須である」と述べている．

現在行われているリハビリテーション，BoNT，ITB，SDR，整形外科的治療とも末梢神経に働きかけて間接的に中枢神経を活性化させる治療であるが，脳の可塑性を促す治療法の開発が待ち望まれる．

（2）筋緊張緩和と変形・拘縮悪化防止

i 基本的で最も大事なリラクセーション

家庭で母親と接するようにリラックスした安全・安楽な日常をつくりだすのが療育者の務めであり，リラクセーションは最良の「薬」である．伸展筋緊張は背臥位より側臥位，側臥位より腹臥位が弛むので，ポジショニング，ポスチャーリングに留意し，姿勢変換を複数人数で行う必要がある．呼吸，循環，消化など全身状態を確認しながら緊張緩和剤を処方するのも重要である．

ii 整形外科的治療[4,5]

整形外科的治療は筋解離術，関節形成術（脱臼の観血整復術や関節固定術の総称），骨切り術からなり，なかでも筋解離術が主である．筋解離術は軽く弛める筋内腱延長（フラクショナル延長），中等度以上に弛め，かつ延長量を定められる腱のスライド延長やZ状

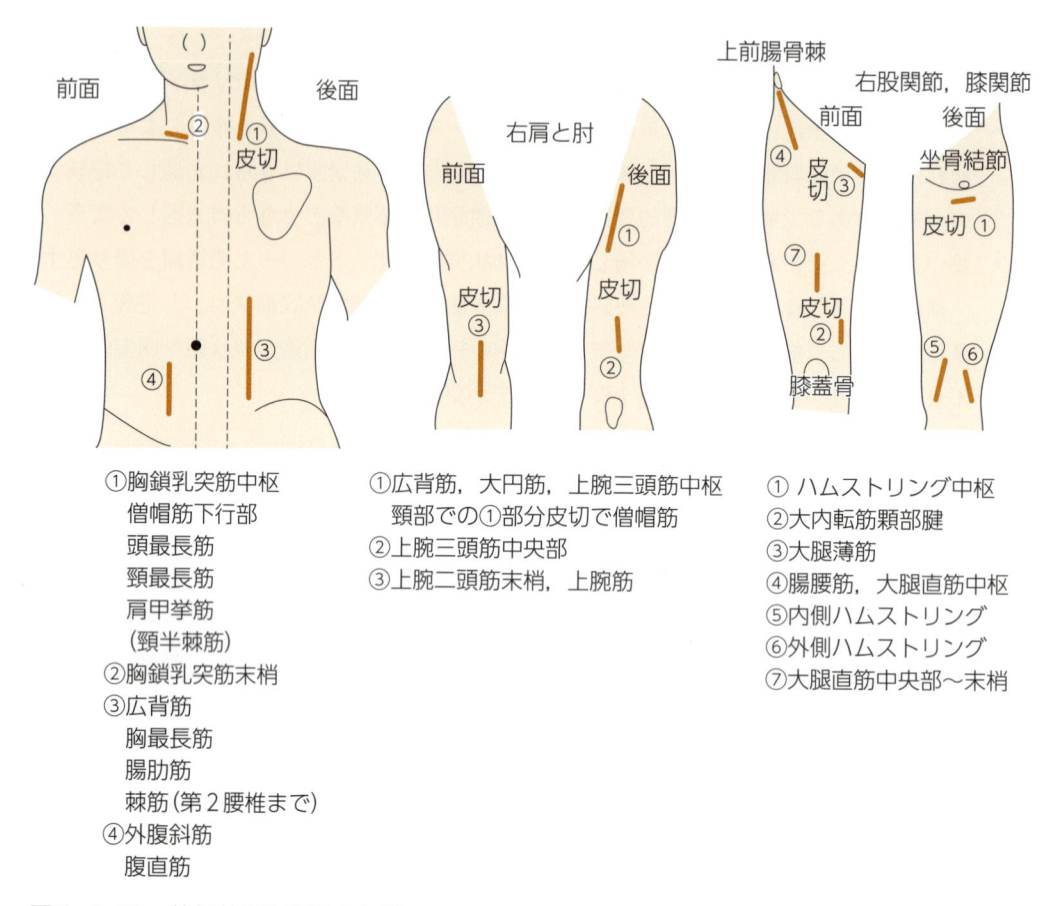

①胸鎖乳突筋中枢
　僧帽筋下行部
　頭最長筋
　頸最長筋
　肩甲挙筋
　(頸半棘筋)
②胸鎖乳突筋末梢
③広背筋
　胸最長筋
　腸肋筋
　棘筋(第2腰椎まで)
④外腹斜筋
　腹直筋

①広背筋，大円筋，上腕三頭筋中枢
　頸部での①部分皮切で僧帽筋
②上腕三頭筋中央部
③上腕二頭筋末梢，上腕筋

① ハムストリング中枢
② 大内転筋顆部腱
③ 大腿薄筋
④ 腸腰筋，大腿直筋中枢
⑤ 内側ハムストリング
⑥ 外側ハムストリング
⑦ 大腿直筋中央部〜末梢

図 2-2-11　筋解離術を行う主な筋

延長，筋緊張が高度な例での腱切離と筋の部分切離と全切離がある．変形・拘縮が進むと関節形成術や骨切り術を行う必要があるが，重症児(者)では全身状態が不良のために行うことができない症例も多い．

　股関節周囲筋解離術の後，全身の筋緊張が少し弛み，流涎が少なくなり，言葉が出たり，また明瞭になったり，手が使いやすくなったり，脊柱側彎度が軽減したり，尖足が改善したりする例を多数経験している．臨床的に末梢神経への効果のみならず中枢神経や遠隔部位への波及効果が認められるが，機序は不明であり，今後の解明を待ちたい．

　呼吸や摂食嚥下機能の改善には，身体の中心線かつ近位から弛めるべきという筋解離術から得た経験則があり，頸部から肩甲帯周囲，肘，体幹から股関節周囲，膝が重要と考えている．整形外科手術で弛める主たる筋と皮切を図 2-2-11 に示す．

iii　具体的対応－種々の治療の組合せ

　重症児(者)の筋緊張亢進，変形・拘縮で第一に介入すべき部位は，呼吸器，摂食嚥下機能，消化器，循環器に最も影響を与える頸部から胸背部，肩回りである．そこにアプローチできる手法はBoNT，筋解離術，一部で行われている上田法，Vojta法を含むリハビリ

テーションであるが，重症児（者）に対応可能なのはリハビリテーション，BoNT である．頸部や体幹に筋解離術を行った重症児（者）に対する頸部 BoNT は有効で，摂食嚥下機能や呼吸状態の改善も認められる．重症児（者）では脊椎側彎症と変形性頸椎症が併存し，頸部から上部胸椎間で気道が彎曲し，微妙なバランスで呼吸を行っていることもあり，少しの筋緊張変化で呼吸困難に陥る危険性が高いため，注意を要する．

（3）個々の病態への対応

i 側彎症（脳性麻痺の痙性麻痺側彎症）

　脳性麻痺の痙性麻痺側彎症に対し金属による側彎症矯正固定術の報告はきわめて少なく，むしろ側彎症装具が作製されてきている．梶浦[6]が考案した動的体幹装具（Dynamic Spinal Brace；通称プレーリーくん）は，「支柱はポリカーボネイト製で，弾力を有して上部胸郭と骨盤外側面（腸骨稜ではない）とハンプ押さえによる三点支持の原理により弾力的な矯正力の働くことを目的としたものであり」（筆者注：ハンプとは側彎の結果としてできた肋骨や脊椎の隆起した盛り上がったこぶのこと），短期経過では若年者で比較的側彎度の小さい側彎症に有効であったとの報告がある．宇野[7]は神経・筋原性側彎症は特発性側彎症ほど装具治療の効果は期待できないが，安定した座位確保に主眼を置いた装具としてプレーリーくんを紹介している．

　川上[8]は，呼吸への影響について側彎症による胸郭の wind swept deformity が生じて拘束性換気障害が起こり，さらに高度な胸郭変形で主気管支の圧迫が生じて閉塞性換気障害が発症し，胸椎後彎が消失して前彎状態になっている場合には特に注意が必要であると述べている．

　側彎症の一般的な消化器症状として胃食道逆流症，上腸間膜動脈症候群もあげられているが，痙性や麻痺が加わる重症児（者）では深刻，重篤な症状を呈することも多いので，側彎症治療のさらなる発展を期待したい．

ii 股関節脱臼

　重症児（者）の関節脱臼は，股関節のほかに肩関節，肘関節橈骨頭，手関節などにも認められるが，乳幼児期から要注意とされるのは股関節脱臼である．成人以降になっても脱臼する場合があり，除痛，陰部清潔目的で手術する成人は少なくない．一般的に成人の股関節脱臼は拘縮が強く，整復は不可能であり，大胆な筋解離術を行ってもほとんど弛まないことが多いが，わずかな弛みでも痛みが消え，また股関節が開排しておむつ交換が容易になり，清潔が保たれる．

　多くの股関節脱臼では大腿骨頭は後方，さらに骨盤外壁を後上方へと外れていくが，まれに前方に脱臼する場合がある．全身状態が悪いうえに筋緊張が異常に亢進している乳幼児に起こりやすく，股関節は伸展，外転，外旋して蛙肢位になる．有痛性であれば，十分な全身管理下で観血整復術を行う場合がある．

iii 変形性頸椎症性脊髄症

　変形性頸椎症性脊髄症はアテトーゼ型脳性麻痺の不随意運動と筋緊張亢進の結果生じる

二次障害である．筋緊張亢進と不随意運動は頸椎構築要素への過剰な負担，疲労を引き起こし，脊髄への血行不全，栄養障害をもたらすと考えられ，早くは20歳代から発症する．アテトーゼ型以外の痙直型，固縮型，ジストニー型などでも異常な頸椎の屈曲・伸展，側屈，回旋などによる変形性頸椎症を認める．重症児（者）の脊髄症は臨床的に確認し難いが，頸髄症を発症している場合もあると考えている．症状は脊髄損傷（そのうちの頸髄損傷）がゆっくりと発症するのと同じであり，感覚は頸部から上肢のしびれ・疼痛，鈍麻・消失，運動麻痺として上肢の巧緻運動障害，体幹の肋間筋麻痺，脊椎起立筋麻痺，下肢の起立歩行機能障害から始まり，進行すると膀胱直腸障害が出現し，最終的には肋間筋麻痺による呼吸障害，便尿失禁，褥瘡などで重篤な病状に陥る．アテトーゼ型脳性麻痺の頸部手術を行う施設や医師は少ないうえに術式にはさまざまな見解がある．また，種々の事情で整形外科治療を希望されない場合も多く，末期症状まで悪化して亡くなることもある．今の医学では治療の道が拓かれていることを再認識したい．

　脊髄症で感覚を失ったはずの胸壁や腹壁に激痛を訴え，一般的に処方される鎮痛剤や麻薬系薬剤が効かないケースが時折ある．これは中枢型神経因性疼痛であり，三環系抗うつ薬，抗てんかん薬，痙性麻痺治療剤などが有効な場合がある．

〔菅野徹夫〕

文　献

1) 横地健治・他：発達期脳病変に続発する持続的筋収縮状態の臨床像．脳と発達，46(1)：10-15，2014.
2) 師田信人：重度痙縮に対する外科治療法の選択．日本重症心身障害学会誌，37(1)：91-99，2012.
3) 髙嶋幸男：重症心身障害の脳を理解しリハビリテーション，療育を行う．日本重症心身障害学会誌，39(1)：13-20，2014.
4) 松尾　隆：脳性麻痺の整形外科的治療．創風社，1998.
5) 菅野徹夫：整形外科．重症心身障害児のトータルケア（浅倉次男・監修）．へるす出版，2006，pp.109-113.
6) 梶浦一郎：幼児期発症の側弯変形に対するDSB（愛称プレーリくん）による治療の試み（第一報）．近畿小児整形外科，24：29-32，2011
7) 宇野耕吉：神経・筋原性側弯症．側弯症治療の最前線─基礎編（日本側弯症学会・編，川上紀明，宇野耕吉・責任編集）．医薬ジャーナル社，2013，pp.248-258.
8) 川上紀明：胸郭変形による呼吸障害．側弯症治療の最前線─基礎編（日本側弯症学会・編，川上紀明，宇野耕吉・責任編集）．医薬ジャーナル社，2013，pp.81-87.

2．知的障害

1）知的障害の概念

(1) 定義

　重症心身障害は「重度の知的障害と重度の肢体不自由の重複」で定義されている．このうち，知的障害の概念をここで概説する．「知的障害」は英語のintellectual disabilityを訳したものである．以前は，「精神薄弱 mental deficiency」と命名され，その後「精神遅滞 mental retardation」を経て（ICD-10（後述）では今でも使われている），「知的障害」

に至っている.

現在の代表的な定義は米国知的・発達障害協会（AAIDD：American Association on Intellectual and Developmental Disabilities）の「知的障害は，知的機能と適応行動の両者の有意な制約で特徴づけられた障害である．なお，適応行動 adaptive behavior は，概念的・社会的・実用的技能として表される．この障害は 18 歳以前に発症する」である[1]．この要点のひとつは，知的機能に制約があっても，適応行動に制約がなければ，知的障害と呼ばないということである．このため，知能指数による区分判定は意味をなさず，その障害程度は必要な支援の量で判定される．もうひとつは，18 歳以前に起こった障害であるということである．

AAIDD 以外の定義もほぼ同じである．米国精神医学会の「精神障害の診断と統計マニュアル」の最新版 DSM-5 でも，知的障害は，「知的機能と適応機能（adaptive functioning，適応行動と同義）の両者の制約」で定義される．その重症度は，適応機能の制約の程度から，軽度・中等度・重度・最重度に 4 分されている．その前版である DSM-IV では，知的機能と適応行動の制約の共存，18 歳以前の発症は同じであるが，命名は精神遅滞であり，知能指数による重症度判定はある．WHO の「国際疾病分類第 10 版（ICD-10）精神および行動の障害」でも，DSM-IV と同様である．

以上のように定義は明解であるが，実際は以下の点で注意が必要である．

まず，知的障害の概念は，脳障害の発生時期が胎生期か周生期か出生後かを区別していない．出生後の脳障害では，それまでに獲得した知的機能の退行が起こり，その後，再度の発達がみられるものである．この点は，胎生期・周生期での脳障害による発達障害とは異なった支援を要するが，用語上の区別はない．

知能（「知的機能」と同義）の障害が小児期に発症し，成人に至った場合は，その成人の障害は「知的障害」と呼称する．これに対して，成人期に知能の障害が起こった場合は，英語では dementia（日本語訳は，「痴呆」），日本語では「認知症」（古くは「痴呆」）が一般的呼称である．この両者の知能の障害を合わせて示す既成の用語はない．この目的では，「知能障害」という言葉を注意して使うしかないと筆者は考える．なお，知能を構成する部分に「認知」の呼称を使うことが多いにもかかわらず，知的機能の全般的低下を指す知能の障害を「認知症」というのは混乱を招くことになる．一方，知的機能の一部が低下した場合は，わが国では「高次脳機能障害」と呼称する．このように，成人期発症の知能の障害を表す用語はわかりにくい状態にある．

（2）知能（知的機能）

知能とは何かについてはさまざまな学派の見解があるが，AAIDD の以下の見解が一般的である[1]．

「知能（知的機能）は全般的精神的能力 general mental ability である．知能には，推論 reasoning，企画立案 planning，問題解決 solving problems，抽象的思考 thinking abstractly，複雑な考えの理解 comprehending complex ideas，すばやく学ぶこと learning quickly, 経験から学ぶこと learning from experience を含む」

こうしてみると，知能は，未知の状況に対応する能力，創造性までを含んだ総合的な能力を指している．これは，後述の適応行動が日常生活に限定した能力であることとは，明らかに異なる．

本来，知能は全般的精神的能力を指しているが，実際には，既存の知能テストで測定している能力をもって知能とみなしている．知能障害の診断は，既存の知能テストにより，平均より2標準偏差以上下回ることによってなされるのが一般的である．知能テストで測定した知能指数をもって知能を代表させるには，いくつかの問題点がある．

知能テストごとに測定項目の構成に違いがあることによって，現行のすべての知能テストが適正に知能を測定しているかという問題がある．偏差知能指数を採用している知能テスト間で，一標準偏差に対応する指数が同じではないので（Wechslerグループでは15，ビネーのグループでは16），知能障害程度を指数化する点でも問題がある．さらに，たいていの知能テストは，良好な上肢機能・言語機能を前提としているため，運動障害・言語障害をもつ障害者にはそのままでは使えない．

特定の領域の限局した認知障害をもつ障害児（者）では，それが知能テストの項目にあったなら，知能指数に反映されて，知能障害とされてしまうことになる（たとえば，視覚認知障害がある場合）．認知障害と知能障害の区別は明確ではなく，知能指数は認知障害の存在を隠してしまう危険がある．

標準化をして年を経た知能テストで測ると，知能指数が高く出やすくなるといわれている（Flynn（フリン）効果）．そうすれば，ヒトの知能は世代が異なれば違うということになる．また，知能指数が知能障害程度を表す正確度にも疑義が生じることになる．

重症心身障害にかかわる重大な問題は，極端に外れた低値をとる場合の扱いである．

知能指数の算出法には2種類がある．

ひとつは，平均との差異を標準偏差の倍数で示し，これを指数化する方法である．WPPSI，WISC，WAISなどWechslerグループの知能テストはこの方式に拠っている．この方式は統計処理過程が合理的であり，現在の主流となっている．この方式の当然の帰結として，平均からの逸脱が大きくなると，誤差が大きくなるとして，知能指数を算出不能としてしまう．そのため，重度・最重度知能障害と判定される知能指数（35未満を指すことが一般的）は算出されない．

もうひとつは，発達年齢を算出し，これを暦年齢で除して指数化する方法である（実際は，これに100を乗ずる）．単純な割り算で知能指数が出るので，どのような低い知能指数でもこの方法なら算出可能である．よって，重度・最重度知能障害の知能指数はこの方法でしか算出できない．しかし，こちらのほうが古典的な算出法であるのに，平均からの逸脱程度と指数との統計学的対応が不十分であるため，現在の世界の趨勢では非主流となっている．発達年齢という考え方にも問題がある．重度・最重度知能障害の成人の知能を健常乳幼児と同等とみなすという過度な単純化をしているからである．わが国では田中ビネー検査がこの方式をとる代表的検査法である．ところが，この検査の2003年改訂版

では，14歳以上では偏差知能指数（標準偏差から算出する法）が採用された．そのため，重度・最重度知能障害の成人の知能指数を算出できる権威ある知能テストは，わが国にはもうないことになる．

発達年齢から IQ を算出した場合，IQ70・50・35・20（軽度・中等度・重度・最重度障害の境界）に対応したとなる発達年齢は成人ではいくつあたりであろうか．田中ビネー知能検査の 1987 年版（全訂版）では，暦年齢の上限は 17 歳 9 カ月としている．これを採用して計算すると，12 歳半・9 歳・6 歳・3 歳半あたりが，正常・軽度・中等度・重度・最重度障害の境界をなす発達年齢ということになる．成人では，発達年齢が 3 歳半から 6 歳ならば重度知的障害であり，発達年齢が 3 歳半未満ならば最重度知的障害ということになる．これでは，最も重い障害のグループをおおまかに括りすぎているので，さらに細分化すべきである．これが，前述の横地分類で 1 歳の発達年齢区分をつくった理由である（13 頁参照）．

なお，知能テストの成績が正規分布すると仮定すると，約 2％の人は知能障害と判定されるということになる．そして，平均から外れれば外れるほど，すなわち，知能障害が重度になればなるほど，発生率は減ることになる．しかし，現実には，重度の知能障害の発生率は正規分布を超えている．これは各種の病気による知能障害者が加わるためである．これは，「病理群」という言葉で表される．簡単な言語理解も不能な成人（発達年齢は 1 歳以下）は病理群の中核として，十分なピークがつくられるような発生率の多さがあるようである．

(3) 適応行動

「適応行動は，日常生活を営むために習得される概念的・社会的・実用的技能の集合である」と定義されている．概念的技能 conceptual skills とは，言語，読字・書字，金銭・時間・数概念を指す．社会的技能 social skills とは，対人関係，社会的責任，自尊心，だまされやすさ，ばか正直-用心深さ，決まりを守ること，法に従うこと，虐待されないようにすること，社会問題を起こさないようにすることを指す．実用的技能 practical skills とは，日常生活活動，職業上の技能，金銭の使用，安全，健康保持，旅行・移動，予定管理・日課，電話の使用を指す．このうち，社会的技能と実用的技能は日常生活に即した能力といえるが，概念的技能は知能との境界が不明瞭である．乳幼児期の発達テストでは概念的技能とされる項目が多くとられている．また，その発達年齢が乳幼児とみなされる重度知的障害者では，同じく概念的技能と知能の境界は不明瞭である．

2）適応行動評価

前述したように知的障害の重症度を必要な支援の量で表すならば，適応行動の制約の程度の評価が重要である．DSM-5 では，軽度・中等度・重度・最重度知的障害ごとに概念的領域・社会的領域・実用的領域の適応行動の特徴が記されており，これに当てはめて，

表 2-2-3　発達年齢評価項目（運動障害を無視して評価できるもの）

<1 歳未満>
　母の声とほかの人の声を聞き分ける（遠 0：4）
　親しみと怒った顔がわかる（遠 0：6）
　親の話し方で感情を聞き分ける（禁止など）（遠 0：6）
　「いないいないバー」を喜ぶ（K 0：6）
　走らせたおもちゃの自動車を追視できる（K 0：6）
　鏡を見て笑いかけたり話しかけたりする（遠 0：7）
　自分の名前を呼ばれると反応する（K 0：7）
　身ぶりをまねする（オツムテンテンなど）（遠 0：9）
　「バイバイ」，「さようなら」の言葉に反応する（遠 0：10）
　禁止の言葉や動作に反応する（K 0：10）
　言葉を 12 語正しくまねる（遠 0：11）
　「おいで」，「ちょうだい」，「ねんね」のひとつは理解する（遠 0：11）
　指さしに反応して，そのほうを見る（K 0：11）

<1 歳以上 2 歳未満>
　円板をはめる（K 1：0）
　コップの中の小粒を取り出そうとする（遠 1：1）
　2 語言える（遠 1：1）
　「おいで」，「ちょうだい」，「ねんね」の要求を理解する（遠 1：1）
　瓶を傾けて瓶から小鈴を出す（K 1：2）
　3 語言える（遠 1：3）
　簡単な命令を実行する（例「新聞を持っていらっしゃい」）（遠 1：3）
　絵本を見てひとつのものの名前を言う（遠 1：5）
　走らせた玩具の自動車の予期的追視をする（K 1：5）
　回転後円板をはめる（K 1：5）
　絵本を見て 3 つのものの名前を言う（動物，乗り物など）（遠 1：7）
　目，口，耳，手，足，腹を指示する（4/6）（遠 1：7）
　丸，三角，四角のはめ板をする（K 1：8）
　2 語文を話す（遠 1：10）
　「もうひとつ」，「もう少し」がわかる（遠 1：10）

<2 歳以上 3 歳未満>
　電話ごっこをする（遠 2：1）
　「きれいね」「おいしいね」などの感動の表現ができる（遠 2：1）
　鼻，髪，歯，舌，臍，爪を指示する（4/6）（遠 2：1）
　横線，縦線の模倣する（K 2：2）
　まねて直線をひく（遠 2：4）
　自分の姓名を言う（遠 2：4）
　2 数詞の復唱（2/3）（58，62，39 の 2/3）（遠 2：4）
　大きい，小さいがわかる（丸で）（遠 2：4）
　まねてまるを書く（遠 2：7）
　長い，短いがわかる（棒で）（遠 2：7）
　横木で家の模倣（K 2：9）
　折り紙で正方形を 1/4 に折る（K 2：9）
　円，十字を模写（K 2：9）
　姓名を言うことができる（K 2：9）
　性の区別ができる（K 2：9）
　ままごとの役を演じることができる（遠 2：10）
　2 語文の復唱（「小さな人形」，「赤い風船」，「おいしいお菓子」の 2/3）（遠 2：10）
　赤，青，黄，緑がわかる（4/4）（遠 2：10）

（次頁につづく）

表 2-2-3 つづき

＜3歳以上4歳未満＞
高い，低いがわかる（積木の高さで）（遠3：2）
文章の復唱（「きれいな花が咲いています」，「飛行機は空を飛びます」，「じょうずに歌を歌います」の2/3）（遠3：6）
数の概念がわかる（積木を2個，3個とれる）（遠3：6）
正方形の模写（K3：9）
両親の姓名，住所を言う（遠3：10）
用途による物の指示が可（木，鉛筆，時計，椅子，電灯の5/5）（遠3：10）

＜4歳以上5歳未満＞
前後上下の理解あり（3/4）（D4：0）
4数詞の復唱（5-2-4-9，6-8-3-5，7-3-2-8の2/3）（遠4：2）
信号を見て正しく道路をわたる（遠4：2）
ジャンケンで勝負をきめる（遠4：2）
数の概念がわかる（積木を4個，5個とれる）（遠4：2）
3部分ある人物画を描く（D4：5）
紙飛行機を自分で折る（遠4：6）
ひとりで着衣ができる（遠4：6）
文章の復唱（「子どもが2人ブランコに乗っています」，「山の上に大きな月が出ました」，「きのうお母さんと買物に行きました」の2/3）（遠4：6）
左右がわかる（遠4：6）
3角形の模写（K4：9）
硬貨の名称がわかる（3/4）（K4：9）

文末（　）内には，参照した発達検査法（下記に例示）と該当発達年齢（年：月）を示す．
遠：遠城寺式乳幼児分析的発達検査法（遠城寺宗徳・他，慶応通信，1977）
K：新版K式発達検査（京都市児童福祉センター，1983）
D：日本版デンバー式発達スクリーニング検査（上田礼子：日本版デンバー式発達スクリーニング検査 増補版 JDDST と JPDQ．医歯薬出版，1980）

重症度分類を行うことになっている．つまり，3領域について，おおまかに4分された適応行動障害区分がなされている．

米国で使われている代表的な適応行動評価法は，Vineland adaptive behavior scale（ヴィネランド適応行動尺度）[2]である．これは，①コミュニケーション，②日常生活技能，③社会化能力（対人関係，遊戯・余暇活動，処理・対応能力），④運動能力，および不適応行動の領域からなっている．そして，すべての年齢層のあらゆる程度の知的障害者に対応できるようにつくってあるとされている．しかし，これをそのまま使って，最重度知的障害者の適応行動を評価しようとしても，対応する項目が少ないので限界がある．運動障害が合併していれば，さらに制約がある．いまだ，知能と運動の重度障害合併者に有用な適応行動評価法は確立していない．わが国では適応行動評価として定着しているものはない．

乳幼児の発達評価法は，前述の概念的技能の発達をみており，適応行動評価の側面をもっている．たとえば，遠城寺式乳幼児分析的発達検査表はそのようにみることができる．既存の発達評価法で，5歳未満の発達段階の項目から，運動障害と無関係に知的発達または適応行動評価に適用できるものを抜粋すると（**表 2-2-3**），適応行動評価尺度の参考にすることができる．

これらの評価法を参考にして，重症児（者）のなかでも，有意な言語理解のない人たちを主対象とした適応行動評価法を筆者の施設で作成した（**表 2-2-4**）．こうした重症児

表 2-2-4　重症心身障害児（者）の適応行動評価

×：みられない　△：ときどきあるいは不十分にみられる　○：常にあるいは十分みられる　－：判定不能（視力障害のため視覚行動が判定できない場合など）

Ⅰ．対人関係
人の認識
1. (　) 人に対し関心がある．＊注視・追視がある，動作が停止するといった反応から判断する．
2. (　) 特定な人に対して，ほかの人とは区別した特別な反応を示す．＊注視時の表情が違う，注視時間が長いなどから判断する．自分にとって特別な意味をもつ人（母親，施設職員など）がいるという意識がある場合を指す．
3. (　) 見知らぬ人に対して，いつも身近にいる人とは違う反応（警戒あるいは関心）を示す．＊訪問者が自分の周りに来て不安になる．これは不審者であるという認識がなければならない．

感情の表現・理解
4. (　) 不快や嫌悪の感情が，表情や姿勢の変化から示される．＊身体的な原因が明らかな場合や，覚醒水準の変化による（寝ぐずりなど）と解せられる場合は除く．
5. (　) 快の感情が，表情や姿勢の変化から示される．＊何に対する感情かは確定されなくてもいい．
6. (　) 特定の事態（身体的な原因の場合は除く）や事物に対し，不快や嫌悪の感情が，表情や姿勢の変化から示される．＊この感情をもたらすきっかけは，はっきりしていなければならないが，どうしてかは確定されなくてもいい．
7. (　) 特定の事態や事物に対し，快の感情が，表情や姿勢の変化から示される．＊この感情をもたらすきっかけははっきりしていなければならないが，どうしてかは確定されなくてもいい．
8. (　) 特定の事態や事物に対し，恐怖の感情が，表情や姿勢の変化から示される．＊単なる不快以上の拒否の意志があると判断されねばならないが，どうしてかは確定されなくてもいい．
9. (　) 親愛の情を示す他者の行為（微笑みと声かけ，なでるなど）に対し，笑顔で反応する．＊単なる快以上の好意的感情が，特定の人（母親，施設職員など）の特定の行為に示される場合を指す．
10. (　) 自分の特定の行為に対し，他者から向けられた怒り・叱責の感情を理解する．＊自分の行為がきっかけに起こった他者からの否定的な反応に不安・狼狽の表情を示す．
11. (　) 自分の特定の行為に対し，他者から向けられた賞賛・厚意の感情を理解する．＊自分の行為がきっかけに起こった他者からの肯定的な反応に対し，快・満足の表情を示す．
12. (　) 自分が直接関係しない状況で，複数の他者が親密な関係にあるか，険悪な関係にあるかを区別できる．＊他人が喧嘩していると不安な表情となり，他人が仲良くしていると微笑むといったことが確かに見られる．
13. (　) 自分が直接関係しない状況での他者の喜びと悲しみに対し，喜びと悲しみの共感の感情が表される．＊テレビ・ビデオ・演劇の登場人物にとって，うれしいことと悲しいことが確かに区別されるようなことを指す．

Ⅱ．受容（コミュニケーション）
聴覚・言語
1. (　) 音や声に注意を向ける．＊音源の方向に顔か目を向ける，動作が止まるなどの反応から判断する．単なる驚愕ではいけない．
2. (　) 母親やある特定の人の声は聞き分けて，その声に注意を向ける．＊視野外で，その存在を認識していなければならない．
3. (　) 自分に対する呼びかけに反応する．＊声に対する単純な反応ではなく，自分に向けられたものであることを認識していなければならない．その場の自分以外の人に対する声かけとは区別されていなければならない．必ずしも，名前で呼ばれなくても，特定の人の特定の声かけでこの反応が得られればいい．
4. (　) 不特定な人から，名前（決まった愛称でもいい）で呼ばれて反応する．＊自分の名前を理解している．
5. (　) 「だめ」（禁止）の指示が，指示者の叱責が加味されて理解される．＊指示者の強い声の調子，ジェスチャー，とがめる表情が一体となっている．
6. (　) 「だめ」（禁止）と「いい」（許諾）が，主として言語指示で区別される．＊自然に伴う声の調子，ジェスチャー，表情が，指示に加味されていてもいい．
7. (　) 「ご飯」「さよなら」「おやすみ」などの簡単な日常生活語がひとつはわかる（ただし，5語以内）．
8. (　) 簡単な日常生活語が，いくつか（6語以上）わかる．

ジェスチャー
9. (　) 指差しに反応して，そのほうを見る．＊指先の延長上の空間認識がある．
10. (　) バイバイ，おいで，ちょうだいのような身振りの意味を理解する（少なくともひとつはある）．

（次頁につづく）

表 2-2-4 つづき

Ⅲ．表出（コミュニケーション）
表情・ジェスチャー
1（　）外界に注意を向けていることがわかる．＊それまでの動作が停止する程度でいい．
2（　）特定の物や人を注視したり，目で追ってゆくことにより，関心があることを示す．＊視線の表出がある．
3（　）他者に自分の関心事を訴え，要求（具体性は乏しいが）を伝える．＊あれを取ってくれとか，これをしてくれとか，要求しているように思える目つき・発声・しぐさをする．
4（　）問いに対し，イエスかノー（同意か反対）を意味する身振り（頸の動きを含めて）をする．＊問いが理解されている状況で，イエス・ノーの意味が明確に表されている．
5（　）見える物に対し二者択一を求められたとき，目つきや動作で，選択を伝える．＊二者択一の意味は理解されていなければならない．
6（　）「バイバイ」「ちょうだい」のような意味をもった身振りをする（少なくともひとつはある）．＊イエス・ノー以外の意味のある身振りをする．運動障害のため，健常者とは違う身振りになっていてもいい．
発声・言語
7（　）快・不快の感情に対応して，多様な発声がある．＊何が快・不快の感情をもたらしているか，はっきりしていなくもいい．
8（　）注意を引くための発声を行う．＊注意を引く相手は明確にされていなければならない．同時に体動・身振りを伴っていてもいい．
9（　）母親や介護者なら理解できる言葉をひとつは言う（ただし，5 語以内）．＊単音でも意味をもっていればいい．
10（　）簡単な日常生活語を，いくつか（6 語以上）言う．

Ⅳ．興味・楽しみ
1（　）抱かれたり，特定の揺らされ方を好む反応がみられる．＊年長者では，エアートランポリン・ブランコなどを指す．
2（　）特定の物の感触（触覚・風など）を好む反応がみられる．
3（　）特定の音・テンポ・メロディを好む反応がみられる．
4（　）特定の物を，さわったり動かすなど操作して楽しめる．＊音を出して喜ぶなどの意識性がある場合を指す．
5（　）見て好きなキャラクターがある．＊ビデオや印刷物などの幼児用のキャラクターだけでなく，芸能人でもいい．
6（　）テレビ番組・ビデオなどで，視聴して楽しめるものがある．
7（　）複数の人でやりとりする遊び（ゲーム）に関心がある．＊直接参加できなくてもいいが，一定のルールの理解は必要．

Ⅴ．日常生活
食事
1（　）食べたいという意思表現をする．＊食物や食器への視線の表出があればいい．
2（　）食べ物がのったスプーンが口の前に出されたら，協調して口を開き取り込む．
排泄・衣服着脱
3（　）尿・便が出たら，様子が変わる．＊排泄そのものではなく，排泄後の反応をみている．
4（　）尿意・便意を表出し，覚醒時はオムツがいらない．
5（　）衣服の着脱に協力する．＊運動障害のため効果的でなくてもいい．
移動・外出
6（　）家や施設内での居場所の違いがわかる．
7（　）外出時いつもと違う場所にいることがわかる．
8（　）自分の外出の準備を理解し，外出を予想する反応がある．
9（　）車で外出時，行く先を予想している反応（期待あるいは嫌悪）がある．
危険予測　＊通常経験されないことなので，かつて偶然起きてしまった事例から判断する．
10（　）主な介護者（母親，施設職員など）が離れるとき，不安の反応が明らかにみられる．
11（　）危険な物・人（避けられない大きさ・速さがある）が近づいてくることに，不安・恐怖が表される．
12（　）高い所や不安定な所に置かれて，転落・転倒の不安・恐怖が表される．

（者）がよい生活を送るために必要な能力は，対人関係，受容，表出，興味・遊戯，日常生活の5領域に集約されると考え，それぞれにつき評価項目を作成した．これは，生活支援案の策定に一定の有用性があると認められた．しかし，さらに細分化した評価項目の作成が課題であると筆者は考えている．

（横地健治）

文　献

1) The AAIDD ad hoc committee on terminology and classification：Intellectual disability. Definition, classification, and systems of supports. 11th ed. American association on intellectual and developmental disabilities, Washington, 2010.
2) Sparrow, S.S., Cicchetti, D.V., Balla D.A.：Vineland adaptive behavior scales. 2nd ed. Circle Pines: American Guidance Service, 2005.

3. てんかん

1）てんかんの症状と診断

（1）重症心身障害とてんかん

　　重症児（者）においては，てんかんの合併が高頻度で，かつ，そのほとんどが脳器質病変を背景とする症候性てんかんであるため，難治な経過をとることが多い[1〜6]．さらに，重症児（者）のてんかんの多くは，乳児期早期に発症し，多彩な経過をとりながら成人〜老年期までキャリーオーバーするなど，全生涯にわたる重大な合併症と考えることができる．そして，てんかんまたは発作の存続や長期の抗てんかん薬投与が障害の増悪や日常生活のQOL低下に少なからず関与しているものと推察される．したがって，てんかんの診断・治療・管理は，重症児（者）医療のなかで最も重要な分野のひとつである．

　　重症児（者）におけるてんかんの合併率は50〜70％（6施設での実態調査：66.8％[6]）とされている．一般人口におけるてんかん発症率0.5〜0.9％の約100倍に相当する．この頻度を全国の重症児（者）に当てはめると入所者（20,000人）では13,000人余，在宅児（者）を含めた全重症児（者）（40,000〜50,000人）では30,000人前後がてんかんを有していることになる．実態調査では，男性68.8％，女性64.5％と性差は認めず，89.6％が成人期以降までのキャリーオーバーであった．また，7.7％はてんかんが重症心身障害に至る主原因と考えられ（破滅型てんかん catastrophic epilepsy），その内訳としてはWest症候群，Lennox-Gastaut症候群，繰り返すけいれん重積症などであった．

（2）てんかんの定義と分類

　　Gastaut H.（1973，WHO）はてんかんの定義を「てんかん発作は脳の一部（部分発作）または全部（全般発作）の神経細胞の過興奮によって起こる一過性の脳機能異常で，突然

表 2-2-5　てんかん発作型分類（ILAE 1981）

Ⅰ 部分発作	Ⅱ 全般発作	Ⅲ 分類不能発作
A．単純部分発作 　1．運動発作　（a）〜（e） 　2．知覚発作　（a）〜（f） 　3．自律神経発作 　4．精神発作　（a）〜（f） B．複雑部分発作 　a．自動症なし 　b．自動症あり C．二次性全般化発作	A．欠神発作 　1．定型欠神発作 　2．非定形欠神発作 B．ミオクロニー発作 C．間代性けいれん D．強直性けいれん E．強直間代性けいれん F．無緊張性・失立発作	

でかつ一過性の運動徴候，知覚徴候，自律神経徴候，精神徴候を呈する．てんかんはさまざまな原因によって生じる慢性脳障害として定義され，繰り返す発作を特徴とする」としている．特に"一過性の脳機能異常""神経細胞の過興奮""繰り返す発作"はてんかんの現象を的確に表している．てんかんの診断，特に発作型診断に当たっては常にこの定義を念頭に置き，発作の観察・分析をすることが肝要である．

　上記の如く，ニューロン放電の起源（てんかん焦点）の部位と広がりが発作の臨床像・臨床症状を規定する．そのため，発作症状はきわめて多彩であり，脳が行うすべての活動に及ぶといっても過言ではない．国際てんかん連盟（ILAE）は1981年にてんかん発作型の分類を行い，診断・治療の統一性が図られた．つまり，臨床発作像・症状に加えて，発作時および発作間欠期脳波所見，発作発現の病態生理を考慮して，脳の局所が過興奮して生じる部分発作と脳全体が興奮して生じる全般発作に大別し，部分発作は意識減損の有無により単純部分発作と複雑部分発作に，さらに全身けいれんにまで至る二次性全般化発作に分けられている（**表2-2-5**）．そして，ILAEは1989年にてんかん発作型分類をベースに，てんかん・てんかん症候群の分類を行い，疾患群としててんかんを類型化した．この分類は，①全般発作をもつ全般てんかんと部分発作をもつ局在関連性（部分，焦点）てんかんに，②脳器質病変をもつ症候性てんかん，症候性と思われるが病因を特定できない潜因性てんかん，遺伝素因以外に病因がない特発性てんかんに分け，両者の組み合わせで，発症年齢・臨床脳波特徴・経過・予後を考慮して多くの疾患群に分類されている．そして，全般発作と部分発作を併有する特殊な一群は未決定てんかん（混合発作型）とされている（**表2-2-6**）．なお，ILAEでは2000年と2010年に一部改定（案）を行っているが，1989年の分類のほうが病態の理解には適している．

　重症児（者）のてんかんは，ほぼすべてが脳器質病変をもつ症候性てんかんに分類される．そして，臨床症状・経過が多岐にわたるためにてんかん症候群の診断は必ずしも容易ではない．前述の実態調査では症候性局在関連性てんかん（SLRE）67.2％，症候性全般てんかん（SGE）15.6％，未決定／混合発作型てんかん（UC/mix）8.1％，詳細不明9.1％で，通常てんかんに比して難治な経過をとるSGEおよびUC/mixが明らかに高頻度で

表 2-2-6　てんかん・てんかん症候群分類（ILAE 1989）

1．局在関連性てんかん	2．全般てんかん	3．未決定・混合発作	4．特殊症候群
1.1　特発性（年齢に関連） 　　BECT 　　CEOP 　　原発性読書てんかん 1.2　症候性 　　進行性持続性部分てんかん 　　側頭葉てんかん 　　前頭葉てんかん 　　頭頂葉てんかん 　　後頭葉てんかん 1.3　潜因性	2.1　特発性（年齢に関連） 　　良性家族性新生児けいれん 　　乳児良性ミオクロニーてんかん 　　小児欠神てんかん 　　若年欠神てんかん 　　若年ミオクロニーてんかん 　　覚醒時大発作型てんかん 2.2　潜因性 or 症候性 　　West 症候群 　　Lennox-Gastaut 症候群 　　ミオクロニー失立発作てんかん 　　ミオクロニー欠神てんかん 2.3　症候性 　　早期ミオクロニー脳症 　　大田原症候群 　　その他	3.1　全般発作＋部分発作 　　新生児発作 　　SMEI 　　CSWS 　　Landau-Kleffner 症候群 　　上記以外 3.2　明確な発作型を欠く	4.1　状況関連性発作 　　熱性けいれん 　　孤発発作，孤発重積 　　急性代謝障害・中毒

＊BECT：中心・側頭部に棘波をもつ良性小児てんかん，CEOP：後頭部に突発波をもつ小児てんかん，SMEI：乳児重症ミオクロニーてんかん，CSWS：徐波睡眠時に持続性棘徐波を示すてんかん

あった．そして，SGE の多くは Lennox-Gastaut 症候群（辺縁群も含む）で，UC/mix と互いに変容または混在するように思えるケースも存在した[6,7]．

（3）てんかんの診断・発作型診断

　発作型診断は，てんかん診療の出発点であるばかりでなく治療法の決定，ひいては予後を左右する重要な位置を占める．そのため，発作型診断はてんかん診療のなかで8〜9割のウエイトがあるといっても過言ではない．重症児（者）のてんかんにおいても同じである．

　重症児（者）におけるてんかん発作の把握・発作型診断にはいろいろと難しい点が多い．以下に発作型診断に至るまでの留意点について順に述べる[7]．

a．てんかん発作かどうか？（てんかん性の診断）

　重症児（者）ではもともと精神遅滞や運動障害があり，それにかかわるさまざまな徴候がてんかん発作と紛らわしいことが多い．たとえば，不随意運動や異常筋緊張亢進は発作性に出現すると運動発作，いわゆるけいれん発作との鑑別は必ずしも容易ではない．また逆に，精神遅滞があるために知覚・感覚発作や意識減損・消失発作などはてんかん性エピソードとして把握すること自体が難しいこともある．

　一般にてんかん発作は，

①単純で均一的なエピソードである，複数の脳葉にまたがる複雑な症状は示さない

②突然に出現し日常活動との連続性がない，明らかに日常生活と異なる挿間性のエピソードである

③発作重積や遷延などの一部を除き5分以内の短時間で終息する（だらだらとは続かない）

④繰り返して出現し，ほぼ同じ症状を呈する（stereotype）
　⑤発作症状が脳波所見で説明可能な症状である（臨床脳波相関）

などであり，これらの特徴を十分念頭に置いて日常観察することが重要である．なお，鑑別が難しい場合は，可能であれば発作時脳波などを参考にすることも必要である．非てんかん性の発作（偽発作 pseudo-seizure）を治療することは発作の増悪や日常生活に影響を及ぼすなどの不利益を生じる可能性が高く，てんかん性の診断はきわめて重要である．

b．部分発作か全般発作か？

　てんかん発作は脳の局所が過興奮して生じる部分発作と脳全体が興奮して生じる全般発作に2分される．そして，部分発作か全般発作かで使用する抗てんかん薬（Key drug）が異なるために，その診断はきわめて重要な意味をもっている．鑑別点としては，発作起始部の要素・局所症状，発作の左右差，発作終了時の局所症状などが重要である．重症児（者）では前述したように意識減損発作などの把握が難しく，運動発作・けいれんで発見されることがほとんどである．「全身けいれん＝全般発作」の安易な判断は禁物で，その発作のなかに局所症状（例：眼球偏位，顔・首の回旋，フェンシング様姿勢，左右差や身体の一部から始まる発作など）があれば部分発作の二次性全般化と診断される．また，逆に全般発作（左右同期性のけいれんで意識消失）であっても，もともとの運動障害のために左右差があるようにみえる場合もある．このような紛らわしい発作については脳波所見（全般性か局在性突発波か）を参考にして評価する必要がある．また，ケースによっては脳波所見によってあらかじめ起こりうる発作を想定して観察することも意味がある．なお，発作を目撃するのは生活をともにしている家族や職員がほとんどで，診断医が発作を目撃する機会は少ない．そのために，観察者からの情報聴取が唯一の診断手段となることもしばしばである．「発作」「けいれん」などといった漠然とした報告では不十分で，見たままを可能であれば時系列で詳細に記載・報告することが重要で，より的確な診断・治療につながるものと考える．**表 2-2-7** に発作の鑑別のために注目すべき臨床発作所見を記したので観察の参考にされたい．

表 2-2-7　発作の鑑別のために注目すべき臨床発作所見

1．年齢（発作時，発症時），性別
2．前駆症状（前兆），誘因，随伴症状（発熱，嘔吐など）
3．発作の起こった日時，状況，覚醒・睡眠の別
4．発作起始，展開，消退の経過
　　①意識障害の有無と程度，意識障害の進展の様子
　　②姿勢，トーヌス，運動症状の有無，性質，部位
　　③感覚・知覚異常の有無，性質，部位
　　④自律神経症状，そのほかの随伴症状
　　⑤上記①〜④について，まず何が現れ，どこに強く，どのように変化（持続時間）
5．発作後症状と持続時間：入眠，もうろう状態，興奮，不穏，失禁，嘔吐，頭痛，麻痺，言語障害，外傷，発熱など
6．発作頻度，発作型の変容

c．単一発作か複数発作か？
　通常のてんかん症例ではてんかん発作は単一発作で，かつ個々によってほぼ同じである(stereotype)．しかし，重症児（者）では複数の発作型を有することがしばしばある．複数発作は SGE や UC/mix で多くみられるが，SLRE においても複数の焦点発作を有する例もある．このような場合には治療標的発作の決定のために，両発作の発作重症度・持続時間や発作頻度を報告しておくことも重要である．さらに，長期経過のなかで発作型の変容が少なからず認められることも念頭において観察する必要がある．

2）てんかんの治療・管理

　重症児（者）のてんかんの治療は，基本的には通常てんかんの治療となんら変わりはない[8]．重度の脳障害を有するがゆえに，てんかん外科治療が可能なケースは少なく，抗てんかん薬療法が主たる治療となる．

（1）抗てんかん薬療法

　抗てんかん薬については，臨床発作型に沿って第1選択剤・Key drug（部分発作には carbamazepine（CBZ），全般発作には valproic acid（VPA））を中心に治療するのが原則である．当然のことながら副反応に注意しながら少量から開始し，血中濃度をモニターしながら十分量まで増量する（血中濃度 CBZ：10 μg/m*l*，VPA：100 μg/m*l* が目安）．重症児（者）では副反応が高頻度であるが，その評価が難しく，かつ，副反応といえないまでの日常の活動性低下があり，注意を要する．十分量まで増量しても発作の抑制に至らない場合には第2選択剤を併用または置換することになる．第2選択剤の投与においても作用機序および有効スペクトラムを十分に考慮することが重要である（**表 2-2-8**）．主たる既存抗てんかん薬の臨床薬理特性を**表 2-2-9** にまとめた．なお，細部の発作型による抗てんかん薬の選択や有効性については須貝ら[9]の報告を参考にされたい．

表 2-2-8　てんかん発作型と抗てんかん薬

	部分発作	全般発作	混合発作
第1選択剤	CBZ > PHT	VPA ESM > PB	VPA ZNS，BZPs
第2選択剤	ZNS, GBP, TPM LTG, LEV	BZPs：CZP など ZNS TPM（West 症候群） LTG（Lennox-Gastaut） ＊rufinamide 2013.5	ACTH など TPM（SMEI） LEV（CSWS） ＊stiripentol 2012.11

CBZ：carbamazepine，PHT：phenytoin，VPA：valproic acid，ESM：ethosuximide
PB：phenobarbital，ZNS：zonisamide，BZPs：benzodiazepin 系薬剤，GBP：gabapentin
TPM：topiramate，LTG：lamotrigine，LEV：levetiracetam，CZP：clonazepam
＊特定の疾患に限定した適応，（　）内は有効とされるてんかん症候群（表 2-2-6 参照）

表 2-2-9　既存の主要抗てんかん薬の臨床薬理学的特徴

一般名	成人 (mg/日)	小児 (mg/kg/日)	半減期 (時間)	有効血中濃度 (μg/ml)	主な副作用
Phenobarbital (PB)	50〜150	2〜5	成 40〜130 小 27〜73	10〜25	鎮静, 眠気, 不穏, 興奮, 多動, 発疹, 葉酸低下
Phenytoin (PHT)	100〜350	3-10	成 15〜30 小 2〜24	10〜20	眼振, 複視, 失調, 歯肉 増生, 多毛, 粗な顔貌, 発疹, 末梢神経炎
Carbamazepine (CBZ)	200〜1200	5〜25	3〜36	5〜12	眩暈, 眠気, 失調, 発疹, 低Na血, 白血球減少
Zonisamide (ZNS)	200〜600	4〜10	62.9±1.4	10〜30	眠気, 無気力, 精神症状, 食欲不振, 発汗低下
Ethosuximide (ESM)	500〜1500	15〜30	成 30〜70 小 30±6	40〜100	胃腸障害, 眠気, 行動異常, 発疹, 骨髄抑制, SLE
Sodium valproate (VPA)	500〜2000	10〜50	4〜15	40〜100	肝障害, 凝固障害, 肥満, 脱毛, 眠気, 膵炎
Clonazepam (CZP)	1〜10	0.05〜0.2	20〜40	0.03〜0.08	眠気, 活動低下, 筋緊張 低下, 流涎, 気道分泌物 過多, 行動異常
Clobazam (CLB)	10〜30	0.2〜0.8	16〜30	0.05〜0.5	眠気, 活動低下, 失調, 筋緊張低下, 気道分泌物 過多

　重症児（者）のてんかんにおいては，長期経過のなかで漫然とした治療や多剤併用（意味のない薬剤積み重ね）に陥ってしまう傾向がある．そこで，基本に戻り，以下に留意しながら管理することが重要である．

①発作型診断（発作症状＋脳波所見）を定期的に行い，それに沿って適正な Key drug を選定する

②抗てんかん薬の効果判定を定期的（3〜6カ月）に行い，投与薬剤の調整を行う．同時に無効・不要薬剤を整理する（可能であれば3剤以内に留める）

③難治例では発作の抑制のみを目指した薬剤過重投与は避け，日常生活のQOLを考慮した投与とする（どの程度にするかはケースごとに長期経過も考慮して決定する）

④副反応を定期的に確認する．特に多剤併用では薬剤相互作用があり，副反応の出現頻度が高い．可能であれば作用機序が明らかで副反応が少ない薬剤（新規抗てんかん薬など）へ変更する

⑤発作誘発因子への配慮，睡眠障害などの存在は発作出現と関連性が高い

などである．

　近年，新規抗てんかん薬が相次いで市販された．有効性や作用機序，副反応の面で期待が大きく，第2選択剤として重症児（者）のてんかんにも十分に臨床応用できるものと考える．以下に有効性や投与上の留意点について簡単に述べる[10]．

　Gabapentin（GBP）：GABA神経系の増強，Caチャネル抑制作用．局在関連性てんか

んに適応があるが効果は限定的である．重度の眠気や活動性低下を認めることがある．全般てんかんの要素を有する例では発作が増悪するので注意が必要である．

　Topiramate（TPM）：Naチャネル，Caチャネル抑制，グルタミン酸抑制，炭酸脱水素酵素阻害，GABA類似作用など多彩な作用機序を有する．局在関連性てんかんのみならず全般てんかん（West症候群など），未決定てんかん（乳児重症ミオクロニーてんかん（SMEI）など）にも有効性を示す．効果はdose-dependentで成人500 mg/日，小児10 mg/kg/日まで増量可能である．発汗減少，食欲減退，腎障害などの副反応がある（ZNS類似）．

　Lamotrigine（LTG）：グルタミン酸放出抑制．局在関連性てんかん，Lennox-Gastaut症候群に適応を有する．グルクロン酸転移酵素で代謝されるため併用薬により投与量を変える必要がある．副反応にStevens-Johnson症候群があり，ごく少量からの漸増療法が推奨されている．覚醒度を上げる利点もあるが重症児（者）では異常興奮につながることがある．

　Levetiracetam（LEV）：シナプス小胞蛋白（SV2A）に結合し伝達物質放出を抑制．局在関連性てんかんに有効である．他薬剤との相互作用がなく副反応も少ないので米国Expert Consensusガイドラインで最も推奨されている併用薬．CSWS様脳波異常を呈するケースやミオクロニー発作にも有効性が報告されている．また，キンドリング抑制効果があるとされており，早期からの併用でてんかん原性の抑制が期待されている．

　Rufinamide：Lennox-Gastaut症候群に限定した適応．有効例の報告が出はじめており，今後が期待される．副反応としては眠気や食欲低下・嘔吐がある．

　Stiripentol：SMEIに限定した適応．

（2）外科的治療，そのほかの特殊療法

　重症児（者）ではもともと広範な脳障害を有する．そのために，てんかん外科治療のなかでも焦点部切除術は術前評価や手術手技・術後管理が難しく限局性の皮質形成異常症や良性腫瘍などに限定される．近年，乳幼児期の破滅型てんかんに機能的半球離断術（片側巨脳症など），脳梁離断術（脱力発作など）が行われており，良好な成績が得られているものもある．そのほかの外科治療として，迷走神経刺激療法が注目される．侵襲が少なく，てんかん類型を問わず有効性があるなど実施施設が増えている．この療法は発作抑制に至ることは少ないが，発作頻度・重症度の軽減が得られ，QOLの向上につながるとされており，今後，重症児（者）てんかんへの臨床応用も期待される．

　そのほかの特殊療法としては，ACTH（Steroidを含む）療法，γ-globrin大量療法などがあるが，いずれもWest症候群，Lennox-Gastaut症候群などの乳児期難治性てんかん，ラスムッセン症候群などに限った治療である．一方，ケトン食療法（緩いケトン食）は最近見直されており，治療に行き詰まったケースに一度試みてもよい方法である．

3）発作時の対応，てんかん重積症の治療

(1) 発作時の一般的対応

まずは慌てずにてんかん発作かどうかの確認と発作症状の観察を行う．同時に周囲の危険物を排除し，外傷などの危険回避を行う．過度の刺激（大声で呼ぶ，からだを揺さぶるなど）や口腔内へのタオルの挿入などは厳禁である．多くの発作は短時間で終息するのでDiazepam投与などは不要である（間に合わない）．発作後はバイタルチェックを行い，活動性が戻ったら通常生活に復帰させる．後睡眠がある場合はそのまま寝かせてもよいが，過度の安静を保つ必要はない（本人の活動性に合わせる）．

(2) てんかん重積症の治療

てんかん重積症とは30分間以上発作が持続または意識が回復しないまま頻回に断続する状態を指し，けいれん性重積状態と非けいれん性重積状態がある．重症児（者）のてんかんでは両重積状態ともまれではない．特にけいれん性重積症は呼吸・循環系などの全身状態の危険があるために緊急的対応と全身管理が必要である．以下に発作の治療を中心に述べる．

① Diazepam 静注：0.1〜0.5 mg/kgを目安にゆっくり静注または注腸（血管確保が間に合わないとき）．発作消失時点で注入を中止．呼吸抑制に注意．作用時間が短いので発作再燃時には反復投与する．なお，Diazepam座剤は，効果発現まで10分以上かかり，てんかん重積症そのものには効果が限られる．しかし，発作群発傾向がある例では次の発作の予防になる．

② Midazolam 静注：0.1〜0.3 mg/kgを静注する．効果があれば0.1〜0.5 mg/kg/時で持続点滴する．即効性であるが耐性のために増量を要することがある．

③ Chloral hydrate 注腸液：近年市販され，てんかん重積症にも有効性がある．30〜40 mg/kgを注腸．

④ Phenytoin 静注：10〜20 mg/kgを1 mg/kg/分でゆっくり静注する（糖液と混合は厳禁）．速効性ではないが（約15分かかる），効果は12時間以上持続する．
  ＊ Fos-Phenytoin 静注：近年市販され，Phenytoinの代替薬として期待される．

⑤ Lidocaine 静注：1〜3 mg/kg静注．効果があれば2〜4 mg/kg/時で持続．効果持続が短い．

⑥ Phenobarbital 静注：近年静注用製剤が市販された．5〜10 mg/kg静注．持続時間が長い．なお，Phenobarbital座剤は効果発現までの時間が遅く，てんかん重積症の治療には適していない．

⑦ 静脈麻酔剤（Thiopental, Thiamylal, Pentobarbital）：循環・呼吸管理を併用して投与．施設によって若干の違いはあるが，①〜⑦の順に実施するのが一般的である．

4）てんかんの経過・予後

（1）てんかんの経過

　　てんかんは年齢依存性の強い発症や経過を示し，年齢に伴う脳の変化（発達・退行）と密接に関連するとされている[11]．重症児（者）のてんかんにおいても年齢に伴うてんかんの活動性の変化や変容が認められる[12]．発作頻度（てんかんの活動性）はライフステージの進行とともに減少する傾向がある．そして，減少する時期は青年期（20歳前後）および思春期（12歳前後）の脳の発達がある時期に集中しており，成人期を過ぎて減少することは少ない．また，長期経過のなかでてんかん類型の変容（SGEからSLREへなど）を認めるケースが少なからず存在し，この変容も思春期と青年期に集中している．これらの事実は，重症児（者）においても年齢に伴う脳の変化があることを意味しており，かつ，ライフステージに伴うてんかんの変化に対応した長期的な治療戦略を立てることの重要性を示唆している．

（2）てんかんの予後

　　重症児（者）のてんかんは症候性てんかんであり難治な経過をとりやすい．前述の調査[6]では発作抑制（治療中止＋長期発作抑制）42.1％，年単位の発作20.8％，月単位の発作18.5％，週単位の発作13.9％，日単位の発作4.8％であり，発作難治例（月単位の発作以上）は37.2％であり，以前の報告よりも若干好転したとはいえ，通常てんかんより明らかに難治例が高頻度である．特に，SGE 59.3％，UC/mix 66.7％で高く，今後，これらに対するより的確で高度な治療法の開発が望まれる．

5）てんかんと日常生活

　　重症児（者）のてんかんは長期間の発作持続や抗てんかん薬投与など障害の増悪や日常生活QOLに少なからず影響があるものと思われる．しかし，発作を恐れての過度の生活制限や保護をする必要はない．てんかん発作は睡眠覚醒リズムに沿って個々にほぼ決まった時間帯に出現するとされており，覚醒度の高い日中や睡眠深度の深い深夜に発作は少なく，逆に，睡眠覚醒の移行期（入眠前後，起床前後）に多く出現する．つまり，規則正しく生き生きとした日常生活リズムを心掛けることが発作抑制に間接的にも役立つものと考える．積極的な日中活動および規則的な睡眠覚醒リズムの重要性は非てんかん児（者）と同様である．

（小西　徹）

文　献
1) 松本昭子：重症心身障害児に伴うてんかん．脳と発達，22：149-53，1990．
2) Handjipanayis, A. et al.：Epilepsy in patients with cerebral palsy. Dev Med Child Neurol, 39：659-663, 1997.

3) Kurihara, M. et al.：Prognosis in severe motor and intellectual disabilities syndrome complicated by epilepsy. Brain Dev, 20：519-523, 1998.
4) 黒川　徹：重症心身障害におけるてんかん（黒川　徹編：重症心身障害医学最新の進歩）．日本知的障害福祉連盟，1999，pp.103-110.
5) 林　優子・他：重症心身障害児・者に合併するてんかんの長期予後．脳と発達，33：410-420，2001.
6) 小西　徹：重症心身障害児（者）におけるてんかんの合併と発作予後．日本重症心身障害学会誌，35：41-47，2010.
7) 小西　徹：重症心身障害とてんかん．重症心身障害の療育，7：1-8，2012.
8) 藤原建樹：てんかん治療ガイドライン．日本重症心身障害学会誌，35：57-61，2010.
9) 須貝研司：重症心身障害児（者）のてんかん薬物治療─抗てんかん薬の選択について─．日本重症心身障害学会誌，35：49-55，2010.
10) 小西　徹：重症心身障害児者への新規抗てんかん薬の臨床応用．日本重症心身障害学会誌，37：75-81，2012.
11) 小西　徹：小児期のてんかんと発達．日本医事新報，3753：29-34，1996.
12) 小西　徹・他：重症心身障害児（者）のライフステージとてんかんの活動性について．日本重症心身障害学会誌，29：205-210，2004.

4．呼吸の障害

1）呼吸障害の要因と対応の基本

　重症児（者）では，いくつかの要因が重なって呼吸の障害が生じる（図2-2-12，図2-2-13）．これらのうち，空気の通り道（気道）が狭いことによる呼吸の難しさ（閉塞性換気障害）と，緊張や変形などにより胸郭や横隔膜の動きが制限されることによる障害（拘束性換気障害），および分泌物（唾液，鼻汁，痰）などによる呼吸の阻害が，基本的な要因である．この3つの要因に対して，姿勢を適切に整えること，緊張を和らげることを中心とした対応が支援の基本となる（図2-2-14）．

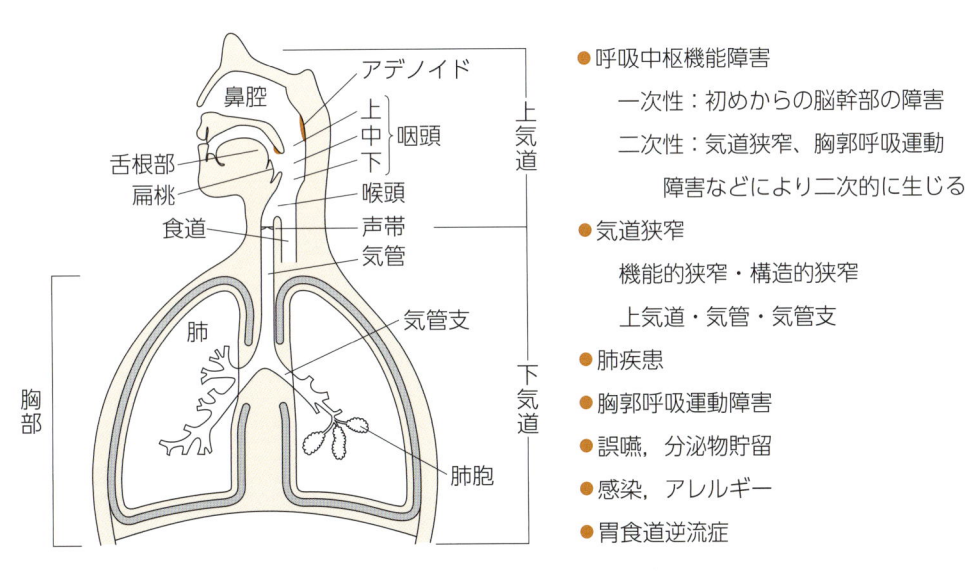

図2-2-12　呼吸器系の構造と重症児（者）の呼吸障害の諸要因

（北住映二，三浦清邦：呼吸障害―病態の理解，姿勢管理，エアウェイ，痰への対応，吸引，酸素療法．新版 医療的ケア研修テキスト―重症児者の教育・福祉・社会的生活の援助のために（日本小児神経学会社会活動委員会・他編）．クリエイツかもがわ，2012．p.35．一部改変）

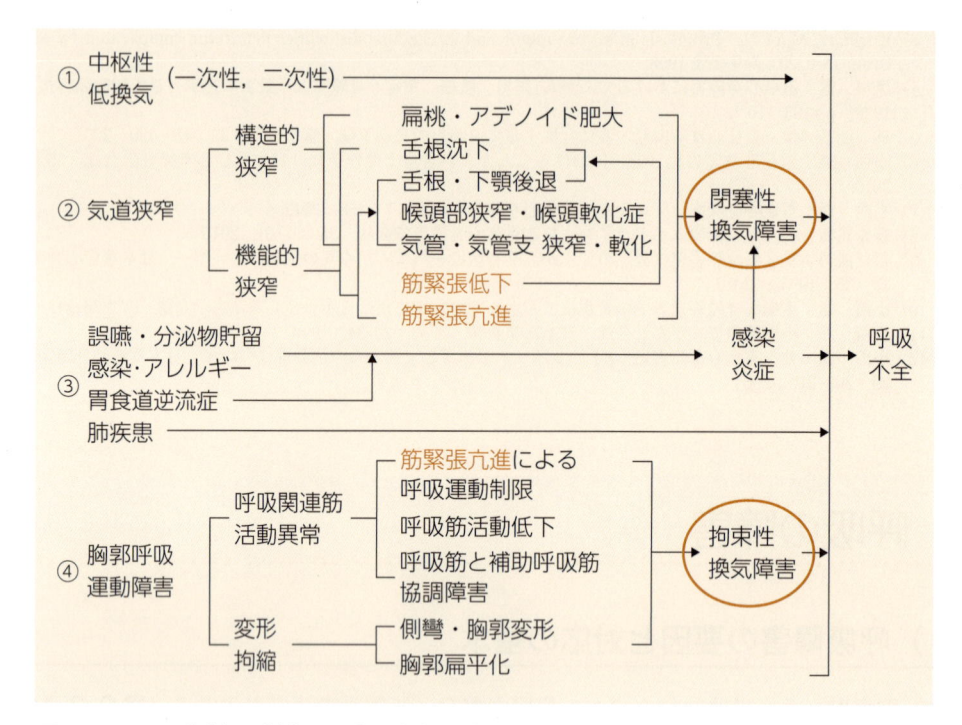

図 2-2-13 重症児（者）の呼吸障害の諸要因

（北住映二，三浦清邦：呼吸障害―病態の理解，姿勢管理，エアウェイ，痰への対応，吸引，酸素療法．新版 医療的ケア研修テキスト―重症児者の教育・福祉・社会的生活の援助のために（日本小児神経学会社会活動委員会・他編）．クリエイツかもがわ，2012．p. 36．一部改変）

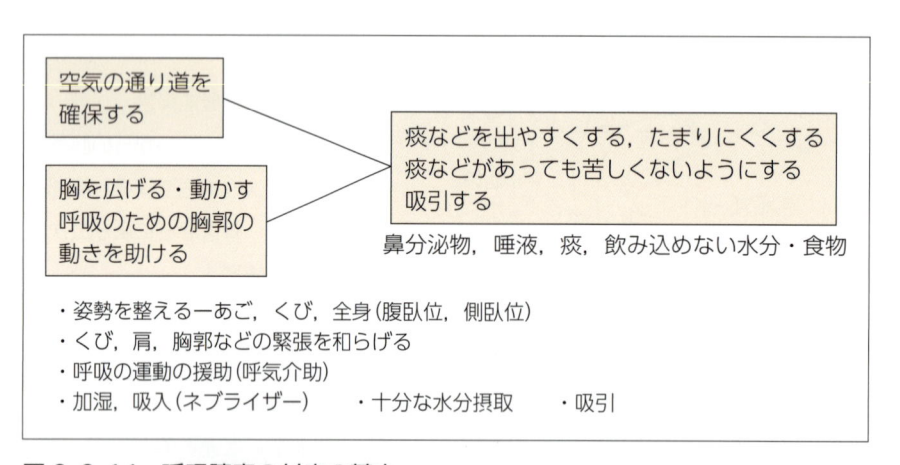

図 2-2-14 呼吸障害の対応の基本

（北住映二，三浦清邦：呼吸障害―病態の理解，姿勢管理，エアウェイ，痰への対応，吸引，酸素療法．新版 医療的ケア研修テキスト―重症児者の教育・福祉・社会的生活の援助のために（日本小児神経学会社会活動委員会・他編）．クリエイツかもがわ，2012．p. 36．一部改変）

2）気道の通過障害（狭窄，閉塞）と症状

　気道が，機能的・構造的要因によって狭くなっていること（狭窄）が，重症児（者）の呼吸障害に大きなウェイトを占めている．

　気道狭窄により，喘鳴（呼吸に伴うガーガー，グーグーなどの音），陥没呼吸（息を吸うときにのど仏の下の部分や，肋骨のあいだなどのからだの表面が凹む），閉塞性無呼吸（息を吸う動きはあっても，息がまったく入っていかない）などの症状とともに，程度が強いときには低酸素症をきたす．

　喘鳴は，分泌物や，食物・水分が気道に溜まって生じる貯留性の喘鳴（ゼロゼロ，ゼコゼコ，ゴロゴロ）と，気道狭窄による狭窄性の喘鳴がある．狭窄性の喘鳴は**表 2-2-10**のような症状の出方の違いを踏まえた観察によって狭窄部位や病態の判断がある程度可能であり，適切な対応につながる．

（1）上咽頭（鼻咽頭）の狭窄

　アデノイド肥大による狭窄が一般的だが，それによらない上咽頭の狭窄もかなりある．ガーガーといういびき様の喘鳴が吸気時（息を吸うとき）に発生する．

（2）中咽頭〜下咽頭の狭窄

　重症児（者）では下顎が小さく後退していることが多い．これに機能的な要因が加わり

表 2-2-10　重症児（者）の気道狭窄

狭窄部位	原因・病態	症状（喘鳴・陥没呼吸など） 覚醒時　睡眠時	症状　吸気時　呼気時	経鼻エアウェイ効果
上咽頭（鼻咽頭）	アデノイド肥大	−〜+ ＜ +〜++	+〜++ ＞ −〜+	++
	その他	−〜+ ＜ +〜++	+〜++ ＞ −〜+	++
中〜下咽頭	扁桃肥大	−〜+ ＜ +〜++	+〜++ ＞ −〜+	+〜++
	舌根沈下	−〜+ ＜ +〜++	+〜++ ＞ −〜+	+〜++
	下顎舌根後退	（筋緊張亢進時）	+〜++ ＞ −〜+	−〜+
	頸部 過伸展	（筋緊張亢進時）	+〜++ ＞ −〜+	−
喉頭部	頸部 過伸展	（筋緊張亢進時）	+〜++ ＞ −〜+	
	喉頭軟化	+〜++ ＞ −〜+	+〜++ ＞ −〜+	
	喉頭狭窄・浮腫	++	++	
気管	気管軟化症	筋緊張亢進時↑	+ ＜ +〜++	−
	気管狭窄	++	++	−

（北住映二，三浦清邦：呼吸障害−病態の理解，姿勢管理，エアウェイ，痰への対応，吸引，酸素療法．新版医療的ケア研修テキスト−重症児者の教育・福祉・社会的生活の援助のために（日本小児神経学会社会活動委員会・他編）．クリエイツかもがわ，2012．p.38．一部改変）

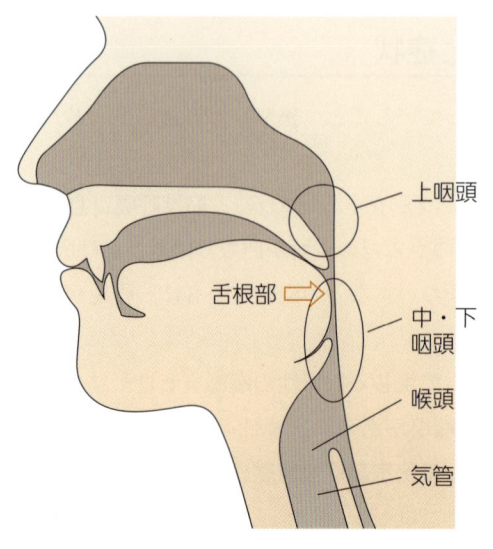

図 2-2-15　上気道の構造と舌根沈下
（北住映二，鈴木康之制作担当：ビデオ「重症児とともに応用編；呼吸障害への取り組み」．全国重症心身障害児（者）を守る会，2001．より）

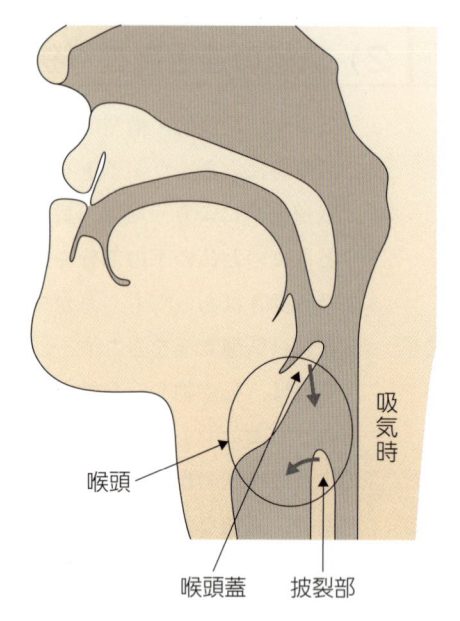

図 2-2-16　喉頭軟化症
吸気時の喉頭蓋下降，披裂部の前への落ち込み→喉頭部狭窄→吸気時の喘鳴（グーグー），陥没呼吸

舌根が沈下ないし後退することにより上気道が狭くなりやすい（図2-2-15）．喘鳴は，ゴーゴーあるいはカーッカーッという音が基本的に吸気時に生じる．

筋緊張低下による下顎・舌根の沈下は，睡眠時に強く出現し，喘鳴，陥没呼吸，閉塞性無呼吸，酸素飽和度の低下などをきたすが，重度なケースでは覚醒時にもみられ，これによる呼吸障害のために椅子座位が維持できない場合もある．

重症児（者）では頸部（くび）の角度によって上気道の空気の通り方が影響を受けやすい．頸部中間位（まっすぐの姿勢）では上気道が開いて呼吸が楽な状態でいられるが，筋緊張亢進（筋緊張が強くなること）によって頸部を後ろに反らす頸部後屈・過伸展姿勢となり，また，下顎・舌根が後退し，中・下咽頭の狭窄をきたす．

（3）喉頭部の狭窄（喉頭軟化症，喉頭狭窄）

喉頭は気管の入り口にあり，喉頭蓋から声帯を含む部分である．脳性麻痺での上気道狭窄の約3割では，この喉頭部が狭くなることが呼吸障害の要因となっており，筋緊張の変動のあるケースではこれが多い．喉頭軟化症がその主な原因であり，喉頭蓋や喉頭の後側にある披裂部が吸気時に下に落ち込み，気道を狭窄させる（図2-2-16）．

喉頭軟化症では，喘鳴は吸気時のグーグーという音である．喘鳴や陥没呼吸などの症状は，喉頭部の狭窄では舌根沈下のときとは反対に，覚醒時に強く出て，睡眠時には軽減・消失するという傾向がある．眠りの浅いときには症状があり，眠りが深くなると改善する例もある．

喉頭部の狭窄は，筋緊張亢進，感染，アレルギーにより悪化しやすく，また，胃食道逆流で逆流した胃液の刺激による喉頭部の炎症・浮腫が原因の場合もかなりある．逆流した胃液による声帯への刺激が急激な呼吸困難を起こすこともある．

喉頭部の狭窄では，①経鼻エアウェイは基本的に有効でない，②薬を使ってでも緊張を和らげることがまず重要，③頸部の強い伸展は特に悪化させやすい，などのことから舌根沈下と混同しないことが重要である．

（4）気管・気管支の狭窄，気管・気管支軟化症

気管・気管支の狭窄や軟化症が呼吸障害の原因となっていることがかなりある．

筋緊張により頸部が強く反り返ると咽頭や喉頭だけでなく気管も前後に狭くなる．気管が脊椎の椎体によって後から圧迫されることもその一因である．気管の狭窄にねじれが伴うと呼吸はさらに悪化する．気管のねじれを防ぐような姿勢を工夫することにより呼吸困難を避けられる場合もある．

胸郭扁平が強くなると，椎体と胸骨のあいだに気管が挟まれて気管が前後に細くなる．脊柱の側彎が強くなると脊椎の椎体により気管支も圧迫されて狭くなる．

気管狭窄や気管軟化症は，新生児期からの長期にわたる気管内挿管の影響などによって初期からみられる場合があるが，頸部〜胸郭の変形（特に扁平化），感染の反復，長期の努力性呼吸などの結果として，徐々に生じてくる場合が多い．

呼気時（息を吐くとき）に気管が狭くなることが気管軟化症の状態の基本である．

呼吸困難では，主に呼気時のゼーゼー，ヒューヒューという喘鳴が伴うことが症状の特徴だが，この症状は気管支喘息と混同されやすいので注意が必要である．泣いたり，不安や緊張の高まり，痰のからみ，努力して呼吸をしなければならない状態，吸引の刺激などで，この症状が出てきたり悪化したりする．泣いて急に呼吸が悪化し，強い低酸素状態となり，意識を失う場合や命にかかわる場合もある（これを dying spell という）．本人が頑張って呼吸しようとするほど，呼吸状態が悪くなるので，頑張らなくてすむように対応するのが基本である．リラックスさせる，からだを丸く抱く，前傾姿勢をとる，注意しながら腹臥位をとる，痰が邪魔しているときには吸入で痰を出やすくする，酸素を早めに投与する，鎮静のための薬（即効性のある坐薬やシロップ剤，重篤時には注射）を早めに使用するなどの対処を行う．

3）低酸素症，高炭酸ガス血症

（1）重症児（者）での呼吸不全

呼吸障害が重症化してくると，血液中の酸素が不足し（低酸素症），また炭酸ガス（二酸化炭素）が増加してくる（高炭酸ガス血症）．低酸素症，高炭酸ガス血症ともに，脳幹機能が保たれていれば心拍数の増加（頻脈）が生じるので呼吸障害の症状として重要である．

(2) 低酸素症

　　低酸素症の程度が強ければチアノーゼが出てくる．対策が必要かどうかの判断には，一人ひとりの日常生活との比較が重要である．平常時のSpO_2の値を知っておくとともに，重症児（者）ならではの合理的な判断が必要である．平常のSpO_2が95％以上のケースではSpO_2が90％台前半であっても酸素療法が必要な場合がある．特に喉頭軟化症や気管軟化症で努力呼吸によりかえって呼吸が悪くなってしまっている場合には，SpO_2は90％台でも早めに酸素を短時間使い，努力呼吸を緩和することが必要である．

　　学校や通所施設などにおいて，SpO_2 90％という数字が過大視される傾向があるが，重症児（者）の場合には，柔軟に考える必要がある．平常の呼吸状態が安定し，SpO_2を95％以上に保っているケースが急に90％以下に低下し，それが続くときには緊急対応が必要である．一方で，平常のSpO_2が91〜93％など低めになっている重症児（者）もかなりいる．このようなケースでは，SpO_2がたとえば87％になっても，それは要注意の状態ではあるが，ただちに危険な状態というわけではない．緊急対応，酸素療法が必要かどうかは，SpO_2の値だけでなく呼吸困難の程度や心拍数などから総合的に判断する．

(3) 高炭酸ガス血症

　　気道狭窄とともに胸郭呼吸運動障害が強くなってくると，低酸素症に高炭酸ガス血症（高二酸化炭素血症）が加わってくる．低酸素症がさほど強くなく，SpO_2が90％前半であっても，高炭酸ガス血症になっていることもある．

　　高炭酸ガス血症では，末梢血管が開くので顔色はむしろよくなる．程度が強くなると意識障害（炭酸ガス中毒，CO_2ナルコーシス）が起こり，傾眠状態・昏迷状態となるが，外見上，眠っている状態との区別が困難である．脳幹の機能が保たれていれば心拍数が手がかりとなる．

4）呼吸障害への対応

(1) 姿勢と呼吸

　　呼吸障害の要因は姿勢と大きく関連する（**表 2-2-11**）．

　i　仰臥位，腹臥位

　　仰臥位（あおむけ姿勢）は最も支持面が多く，安楽な姿勢だが，呼吸にとっては不利がある．腹臥位は，仰臥位での呼吸にとって不利な点を解決できる姿勢である．舌根の沈下や，唾液や痰が気道にたまることを防ぐことができる．胸郭呼吸運動の効率も腹臥位のほうがよくなる．パルスオキシメーターでの観察で，仰臥位より腹臥位のほうがSpO_2の改善例が多い．

　　重症児（者）では，慢性的な肺の病変が心臓の後ろになった肺下葉に生じやすい．左凸の側弯がある場合，心臓は右に偏位し右肺下葉に，右凸の側弯ではその逆に左肺下葉に病変が生じやすい．肺の下葉は仰臥位では下になり，そこに分泌物や誤嚥した物が停滞し，

表 2-2-11　それぞれの姿勢の利点と欠点

仰臥位（仰向け姿勢）	腹臥位（うつぶせ）
・下顎・舌根が後退・沈下しやすい ・顎や肩を後退させるような緊張が出やすい ・痰，唾液がのどにたまりやすい ・呼気（息を吐くこと）が，十分しにくい ・背中側のほうの胸郭の動きが制限される ・痰，誤嚥物が肺下葉にたまりやすい ・胸郭の扁平化をきたす ・胃食道逆流が起きやすい ・排気（ゲップ）が出にくい	・下顎後退・舌根沈下を避けられる ・喉頭部も広がりやすい ・条件をよく設定すれば緊張がゆるんだ状態になりやすい ・痰，唾液がのどにたまらない ・呼気がしやすくなる ・背中の胸郭，肺が広がりやすい ・痰，誤嚥物が肺下葉にたまるのを防ぐことができる ・胃食道逆流が起きにくい ・排気しやすい ・十二指腸の通過性がよい ・窒息の危険がある
側臥位（横向き）	座位（上体を上げた姿勢）
・舌根沈下を防ぐことができる ・緊張がゆるんだ状態になりやすい ・痰や唾液がのどにたまるのを防ぐことができる ・胸郭の前後の動きがしやすい．胸廓の扁平化防止につながる ・胸郭の横の動きは制限される ・右側臥位は胃食道逆流を誘発することがある	・前傾座位は腹臥位と同じ利点がある ・横隔膜が腹部臓器により押し上げられなくてすむ ・後ろへのリクライニングは下顎後退，舌根沈下，喉頭部狭窄を悪くすることがある ・重度の嚥下障害がある場合，唾液が気管に誤嚥され，呼吸が悪くなることがある ・胃食道逆流が起きにくい

（北住映二，三浦清邦：呼吸障害―病態の理解，姿勢管理，エアウェイ，痰への対応，吸引，酸素療法．新版 医療的ケア研修テキスト―重症児者の教育・福祉・社会的生活の援助のために（日本小児神経学会社会活動委員会・他編）．クリエイツかもがわ，2012．p.55．一部改変）

感染（肺炎）や慢性的な病変が生じてくると考えられる．このような病変が悪化し，感染を起こさないようにするためにも，腹臥位をしっかりとることが重要である．誤嚥があるケースでは，誤嚥の軽減を図るとともに誤嚥による肺病変の悪化を防止する「誤嚥があっても肺が悪くならないようにする」ことが必要である．日常的に誤嚥性肺炎の予防，慢性的な誤嚥性の肺の変化の悪化防止という意味でもこのようなポジショニングが重要である．

　胃食道逆流症も腹臥位で呼吸が楽になることで軽くなったり，予防できる．重症児（者）では，十二指腸の通りが悪くなりやすく，それにより胃拡張や嘔吐をきたすことがあるが，これも腹臥位によって予防できる．

　腹臥位でリラックスした状態でいるためには，股関節や膝が軽く曲がった状態に保つこと，肩から上腕の圧迫感がないようにすることがポイントである．

　腹臥位のポジショニングは普及しつつあるが，事故防止のためには注意が必要である（**表 2-2-12**）．腹臥位により本当によい状態になっているのか，かえって本人に負担になっ

表 2-2-12　腹臥位（うつぶせ姿勢）の注意点

- 口，鼻の閉塞による窒息を防ぐための注意を十分に行う
- 気管切開のケースでは気管切開部が閉塞されないよう十分に注意する
- 胸部の圧迫による負担を避ける．気管軟化症ではリラックスした腹臥位で症状が軽快することが多いが，腹臥位で重篤な呼吸悪化をきたした気管軟化症の例の報告がある（胸郭扁平の強い福山型先天性筋ジストロフィー）
- 三角マット，プローンキーパーなどでの傾斜のある状態での腹臥位では，下へのずり落ちの防止のための対応（固定など）を十分に行う．三角マットでの腹臥位は（極力避ける）十分に注意して行う
- マットから横へのずり落ちの事故を防ぐ．固定を確実にする，ガードつきのマットを作成する．脇に大きなロールを置く
- 基本的には見守りが可能な状況で腹臥位とする
- リスクのある場合は，パルスオキシメータでのモニタリングを原則とする

(北住映二，三浦清邦：呼吸障害―病態の理解，姿勢管理，エアウェイ，痰への対応，吸引，酸素療法．新版 医療的ケア研修テキスト―重症児者の教育・福祉・社会的生活の援助のために（日本小児神経学会社会活動委員会・他編）．クリエイツかもがわ，2012．p.56．一部改変)

ていないかは，本人の表情や呼吸状態の観察やパルスオキシメータによる SpO_2 の把握だけでなく，心拍数が手がかりとなる．腹臥位に慣れていないときに心拍数が短時間増加しても，楽になっていけば下がってくる．心拍数が増えたままだったり，どんどん増えていく場合は負担になっていると考え，腹臥位をいったん中止してあらためて腹臥位の仕方を工夫する．

ii　側臥位

側臥位も舌根沈下や唾液や痰が気道にたまることを防ぎ，呼吸が楽にしやすい姿勢である．仰臥位が多いことが胸郭の扁平化を招き，気管の狭窄や肺容量の低下をきたすが，その予防のために幼少時から側臥位を励行することも重要である．

iii　座位

舌根沈下や喉頭部の狭窄がある例では，リクライニング座位は仰臥位と同様に呼吸にとって不利である．むしろ軽い前傾位での座位姿勢により呼吸状態が改善する場合が少なくない．特に喉頭部の狭窄の強い児（者）では，頸部の前屈と上体の軽い前傾で呼吸が改善し，緊張も緩和する．顔（頭）と上肢を乗せるための軟性のテーブルと枕（ロール），腕が前に出た姿勢を保つための肘ガードなどを適宜工夫することで，この座位が維持でき，通学バスの中などでもよい呼吸状態を保つことができる．

重度の嚥下障害がある場合に，座位ではリクライニング姿勢でも唾液が気管に誤嚥され，呼吸が悪くなることがあるので注意が必要である．

（北住映二）

参考文献

1) 北住映二，三浦清邦：呼吸障害―病態の理解，姿勢管理，エアウェイ，痰への対応，吸引，酸素療法．新版 医療的ケア研修テキスト―重症児者の教育・福祉・社会的生活の援助のために（日本小児神経学会社会活動委員会・

2) 北住映二：重症心身障害児者への呼吸障害への援助．重症心身障害の療育，2(2)：153～161，2007．
3) 北住映二，鈴木康之制作担当：ビデオ「重症児とともに応用編；呼吸障害への取り組み」．全国重症心身障害児(者)を守る会，2001．
4) 北住映二：重症児者の呼吸障害の病態・対応の基本，上気道狭窄．重症心身障害児者診療・看護ケア実践マニュアル（北住映二，口分田政夫・他編著）．診断と治療社，2015．pp.22-32．
5) 水野勇司：気管気管支軟化症・狭窄の病態と対応．重症心身障害児者診療・看護ケア実践マニュアル（北住映二，口分田政夫・他編著）．診断と治療社，2015．pp.33-37．

(2) 呼吸リハビリテーション

　呼吸障害，上部消化管障害，嚥下障害などの合併症は姿勢異常を悪化させ，姿勢異常の悪化は合併症を助長する．そのため合併症と姿勢調節は同時進行で治療する．ここでは，呼吸障害に特化したアプローチ（**表 2-2-13**）と姿勢保持を紹介する．

i　上気道狭窄へのアプローチ

　下顎後退，舌根沈下による中咽頭狭窄を呈する多くのケースは，顎関節の未発達による顎関節形成不全を合併している．下顎後退が長期間放置されると，顎関節の可動性低下や拘縮をきたし，下顎挙上・前推が困難となる．また開口や閉口も制限され，口腔内衛生管理や歯肉崩出などの治療も滞る．顎関節拘縮予防には，摂食や口腔内刺激により顎の運動を早期より誘導し，顎関節の形成を促す．すでに顎関節拘縮が生じている場合は，下記のように下顎に直接介入する．

a．耳朶からの顎関節モビリゼーション

　耳朶を斜め後方や下方に回旋・牽引しつつ，顎関節の関節包内運動を促す．関節周辺の筋緊張が緩和され，顎関節の運動性が出現する（**図 2-2-17 a**）．

b．下顎枝からの下顎前推

　下顎枝やオトガイから下顎を前推させ，顎関節の運動性を改善させる．上顎に対し下顎を回旋させるように動かす．ただし下顎枝からの介入は痛みを生じやすいために注意する（**図 2-2-17 b**）．

c．下顎歯槽弓からの下顎前推

　頭部を固定し，母指を下顎歯槽弓にあてて前方に下顎を引き出し，顎関節の運動性を改善させる．下歯に直接牽引力を加える方法は，歯を破折する危険性があるので禁忌となる．

表 2-2-13　呼吸障害へのアプローチ

①全身の姿勢コントロールの調整を基盤とした胸郭呼吸運動の改善・発達による換気・含気改善
②頭部制御機構の治療と並行した顎関節への治療などによる上気道通過障害の改善
③下気道感染罹患時の呼吸理学療法，排痰，体位療法．特に炎症寛解期は，多量の分泌物貯留により窒息の危険性がある場合には頻回な排痰が必須
④慢性呼吸障害では，換気に有利な腹臥位中心の姿勢管理が必須．病棟や在宅での呼吸理学療法や陽圧換気療法の継続した実施
⑤進行過程にある呼吸障害の予防には，運動療法により変性した胸郭周囲の皮膚・筋肉へのアプローチ
⑥将来的に呼吸障害が予測される乳幼児には，適正な胸郭形状発達の促進

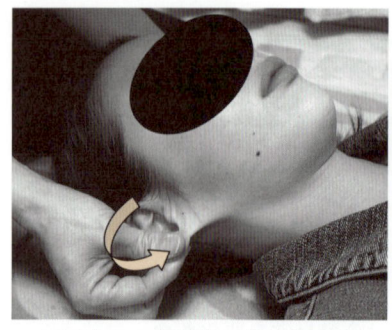

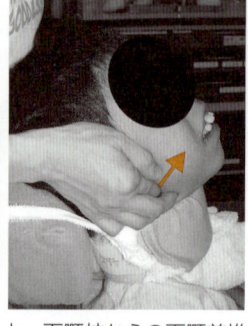

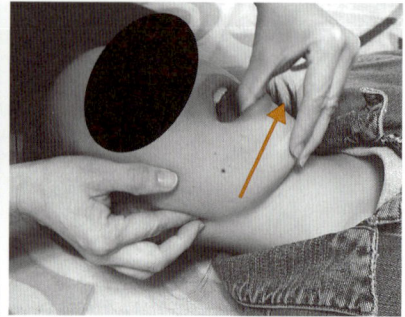

a. 耳朶からの顎関節モビリゼーション　b. 下顎枝からの下顎前推　c. 下顎歯槽弓からの下顎前推

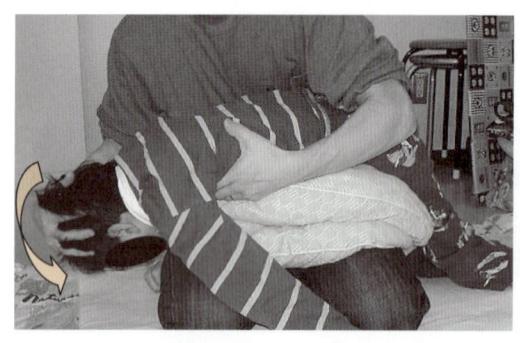

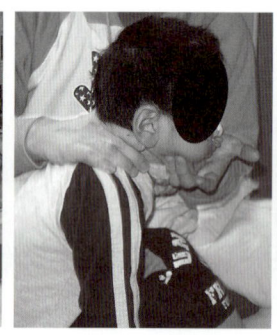

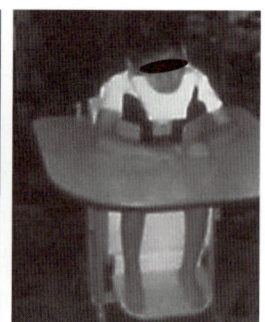

d. 腹臥位での頸部回旋による頭部制御機構治療　e. 座位での下顎前突　f. 下顎を保持した座位保持装置

図 2-2-17　上気道狭窄へのアプローチ

また咬反射の残存時も禁忌である（**図 2-2-17 c**）．

d．姿勢管理

腹臥位が下顎を前推でき，上気道を開存しやすい．さらに口腔からの分泌物排出，背側の無気肺予防などの理由で，腹臥位が換気に最もよい．同肢位で，頸部の軸性の回旋運動を誘導し，頸部の緊張状態とアライメントを修正すると顎関節の運動性が改善できる．これは頭部制御の治療と並行して施行する（**図 2-2-17 d**）．また，座位では，体幹をやや前傾させ，頸部を軽度後屈位にして，下顎を前突させる姿勢も換気には有効である（**図 2-2-17 e**）．この姿勢を座位保持装置で再現するには顎の形状に適合した顎枕を製作し，前方の机上に取り付け，下顎を保持させる（**図 2-2-17 f**）．

ii　胸郭呼吸運動障害へのアプローチ

胸郭は骨関節が多く，安定性には富むが，寝たきりによる不動では拘束化しやすい．肋椎・椎間関節は特に拘縮を生じやすく，脊椎から起始する肋骨も偏位しやすい．さらに胸郭周囲筋群の過緊張は，側彎・胸郭変形をきたし，胸郭拘束化を助長する．治療では，胸郭運動性改善のため，過緊張・低緊張で変性している胸郭周囲筋群へのアプローチとともに，不動で硬化・軟化している皮膚へも介入する．胸郭周囲の皮膚の変性は胸郭呼吸運動を身体表層から制害する．

介入には，胸郭の皮膚に一側手掌を軽く触れて安定させ，他側の手掌で呼吸のわずかな

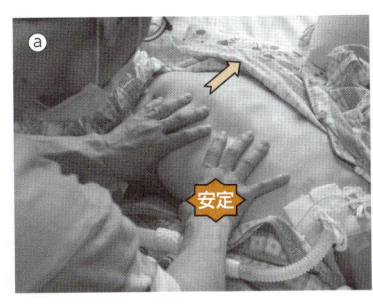

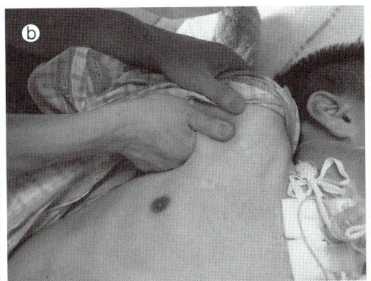

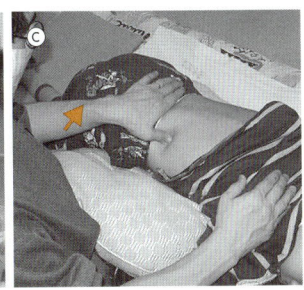

図 2-2-18　胸郭呼吸運動障害へのアプローチ

動きにあわせて皮膚の柔軟性を引き出す．奏功すると，直後に肋骨運動が改善できる（**図 2-2-18 a**）．

　上部胸郭では大胸筋，大円筋，胸鎖乳突筋，僧帽筋，広背筋などの過緊張により，肩関節は内旋，上腕骨頭が前方突出し，肩甲帯が上部胸郭に付着し，上葉の換気を阻害する．**図 2-2-18 b** のように大胸筋の走行に合わせて手掌で把持し，胸郭から肩甲帯を引き離すように操作し，前述の筋群の粘弾性を改善する．同時に肩甲胸郭・胸鎖・肋鎖関節の運動性を引き出し，上葉の換気を改善する．

　腰方形筋，肋間筋，胸肋筋，最長筋，広背筋などに過緊張が分布すると，本来の呼吸補助筋としての作用ができず，逆作用で胸郭の運動を制限する．これらの筋群は同時に過活動しており，腹臥位でおのおのの筋肉をひとつずつ分離して把持し，選択的に活動させると緊張の緩和と適切な収縮を促すことができる（**図 2-2-18 c**）．

　背部から肋椎・椎間・胸肋関節の円滑な可動性を一椎体ずつ指で開くように改善させると，肋骨の運動性が促され，換気・含気の改善と適正な胸郭形状を発達促進できる．

ⅲ　排痰

　上述した治療は，排痰治療ともなる．しかし，炎症寛解期など多量の痰貯留時は，直接胸郭に介入する．聴診で痰の貯留音を確認した肺野の肋骨へ適度な圧を両手掌で加える．セラピストの自重を与えずに一定圧を肋骨が可動する方向へリズミカルに加え，強い呼気を促す．さらに 10 Hz 前後の振動も間歇的に与える．

　全身の筋緊張に留意し，肋骨への加圧，振動，体位療法を継続すると，約 15 分で末梢気道の分泌物は線毛運動と呼気流により中枢気道へ流出する．そこで，上前部胸郭を強く圧迫し，咳を誘発する．炎症寛解期には，1 日に数回の排痰が必要である．この際，1 回のアプローチによる 1 回の吸引で全分泌物の回収を目標にする．このとき全分泌物を回収できないと残留痰や吸引が気管を刺激し，分泌物が漸増する悪循環となる．また，全分泌物を回収しても数十分〜数時間後に再び分泌はされるが，再び同様の排痰を行う．

ⅳ　重症児（者）のポジショニングの実際

　ポジショニングはどの姿勢においても「適度に脊柱を伸展させ，頭部体幹を正中位に安定させて保ち，腹部がリラックスする姿勢と，それを助長するような上下肢の位置」が基本となる．呼吸障害の予防と改善には腹臥位が最も効果的で，ついで側臥位や前もたれ座

4　●　呼吸の障害　153

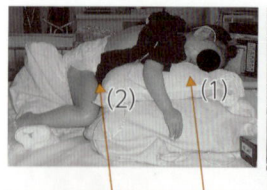

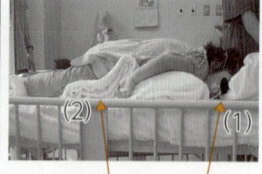

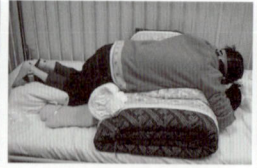

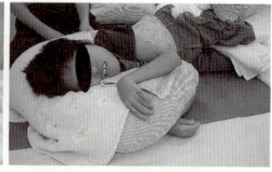

(1) 頭部の支持面をつくる
(2) 股関節屈曲し過緊張している腹筋群を適度にゆるめて吸気時の横隔膜収縮を促通

(1) 顔を横に向けられない場合、額で頭を支え真下に空間をつくる
(2) 股関節を屈曲し骨盤後傾位にして下肢の過緊張を軽減する

家庭では布団を利用

U字クッションを使い、頭部や上半身を安定させた腹臥位に近い深い側臥位

a．腹臥位中心のリラックスしたポジショニング

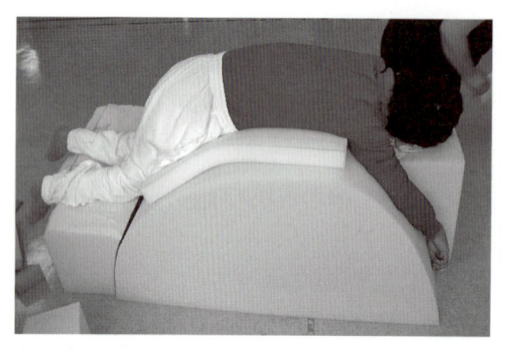

b．半円形に造形した装置に体幹を安定させ、上下肢は従重力方向にリラックスを保ち、両側下葉を広げ、換気を促し、下側肺障害を予防

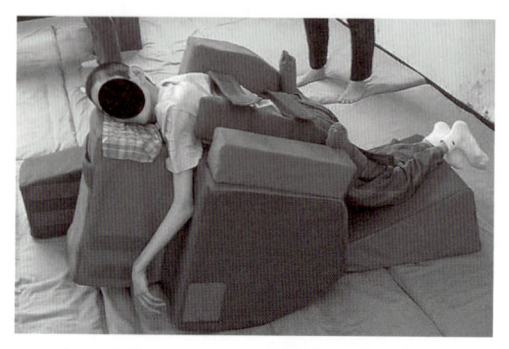

c．トータルコンタクトの腹臥位で全身のそり返りを軽減し、体幹の対称性保持と胸郭呼吸運動改善

図 2-2-19　腹臥位装置による腹臥位

位である．背臥位が最も呼吸状態を悪化させる．

a．腹臥位

　腹臥位では酸素飽和度，呼気終末二酸化炭素濃度，1回換気量などのパラメータがよくなる．さらに，口腔・咽頭内に貯留している分泌物を肺へ誤嚥させずに口や鼻から排出でき，誤嚥性肺炎の予防になる．上下肢拘縮や体幹変形が強いときは四つ這いでの腹臥位を選択する．

　気管切開をしているケースにおいても腹臥位は，SpO_2などがよい場合が多く，このことは胸郭呼吸運動や換気効率が，腹臥位で改善することを示唆している．

　変形・拘縮の多い重症児（者）の良肢位保持を実現するには，特別に配慮した姿勢保持装置やクッション，マットなどの3次元的工夫が必要となる．配慮するポイントはからだを支持する面が一部に偏ることなく，できるだけ体重を広く分散して受けるトータルコンタクトである．これが実現できるとリラックスした姿勢を得やすい．

　図2-2-19a〜cにさまざまな腹臥位姿勢を紹介する．どの姿勢においても持続時間は20〜30分程度である．どのような良肢位でも2時間を超えると悪肢位になる．

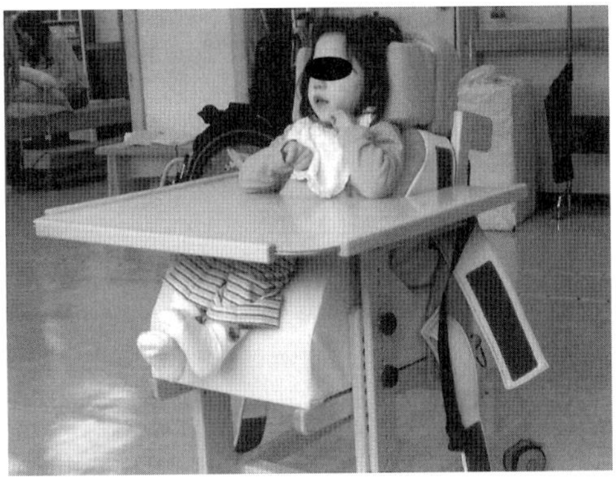

図 2-2-20 座位保持装置を用い体幹対称性・骨盤中間位を保持し，胸郭の発達を促進

b．胸郭形状を発達させるための座位

胸郭を発達させるには，早期から座位を積極的に取り入れる．空間に体幹を置くことで，3次元方向への胸郭の広がりを促すことができる．また抗重力位ではコアスタビィリティが活性化し，胸郭の運動性が向上する．長期間の背臥位による胸郭扁平，脊柱側彎を回避するためにも座位は必要となる．そのため，座位保持装置を用い，体幹対称性・骨盤中間位の座位を早期から試みる（**図 2-2-20**）．

（金子断行）

（3）吸引・排痰療法

重症児（者）が気道分泌物をうまく喀出処理できるように助ける方法には，手を用いる呼吸理学療法のほかに機器を用いる方法も広く行われるようになってきている．肺炎などの急性期疾患，または慢性的な呼吸障害や日常的管理における吸引と排痰療法として使用される機器について整理する（**表 2-2-14**）．

i 吸引（**表 2-2-15**）

吸引は，気道分泌物の貯留による呼吸苦がある場合，SpO_2 が低下している場合，安楽な睡眠や学習・活動に臨むための準備など生活のなかで必要な場合に行われる．咳嗽反射が弱くて誤嚥しやすい場合は症状がなくとも定期的な吸引が必要となる．窒息や誤嚥時は緊急的に必要となる．

「社会福祉士及び介護福祉士法」が一部改正され，2012年4月から研修を受けた介護職員などは，一定の条件の下で鼻腔内，口腔内，気管カニューレ内部の痰の吸引を実施できるようになった．

重症児（者）に吸引を行うときは，吸引をされる身になって必要度を考えることが大切である．「ゼロゼロしているから吸引を行う」ではなく，個々の呼吸の様子をよく理解して姿勢を整えたり，排痰を促す対応の一環として行われることが望ましい．吸引の際には手洗いを行い，必ず声をかけて短時間で十分に吸引できるように心がける．気管カニューレからの吸引は滅菌操作となる．気管粘膜を傷つけると肉芽や出血につながるため，基本的にはカニューレ先端から先は吸引しない．

表 2-2-14 排痰補助装置としての比較

	MI-E	IPV	BCV	HFCWO
機器	気道粘液除去装置（咳介助）	人工呼吸器	人工呼吸器	呼吸補助機器
圧	陽圧	陽圧，振動	体外：陰圧・陽圧	体外：（振動）
接続	気道：マスク　気管カニューレ	気道：マスク　気管カニューレ	体幹部：キュイラス	体幹部：ベストラップ
効果	痰の喀出	痰移動分離	痰移動分離（痰の喀出）	痰移動分離
利点	肺胞虚脱改善，喀出	加湿，薬液使用可	比較的簡便	簡便
注意点	気胸・肺気腫，ブラ，不整脈心不全，腹部膨満	一過性呼吸抑制，出血，粘膜障害，肉芽	胸郭変形へ要工夫，気道閉塞，気管軟化症	気道分泌物増多
受容	吸気トリガーで改善	マスクでは難しい	よい	よい

MI-E：Mechanical in-exsufflator，IPV：ntrapulmonary percussive ventilator，BCV：biphasic cuirass ventilation，HFCWO：high frequency chest wall oscillation

表 2-2-15 吸引の実際

準備	・手を洗う ・電源を入れて圧がかかることを確認する ・必要物品（手袋，水，アルコール綿など）を確認する ・吸引を伝える
吸引手技	・電源を入れる ・吸引カテーテルと接続管を接続する ・吸引カテーテルの根元を指で押さえ，折り曲げて吸引圧を調整する ・吸引カテーテルの根元とカテーテル中央を両手でもち，挿入長を確認する ・声かけする ・挿入は圧をかけずに十分な深さまで挿入（気管カニューレ内は圧かけ可）する 　＊気道の道筋をイメージしながら角度・方向性に注意 ・根元を押さえていた指を離し，吸引圧をかけながらゆっくり引き抜く 　＊カテーテルの側孔を生かして回転させながら引く．痰の色・性状観察 　＊5秒または一呼吸程度の時間が望ましい
後始末	・吸引カテーテルの外側に付着した痰をふき取る（アルコール綿など） ・洗浄用の水を吸い，カテーテルの内側をきれいにする ・吸い切ったカテーテルを接続管からはずす ・カテーテルを収納する（乾式（乾燥させる）または薬液浸水） ・電源を切る ・手を洗う

ii 排痰療法

　a．機械的な咳介助（mechanically assisted coughing：MAC）

　咳介助を行う機械である Mechanical in-exsufflator（MI-E）には，カフアシスト®，コ

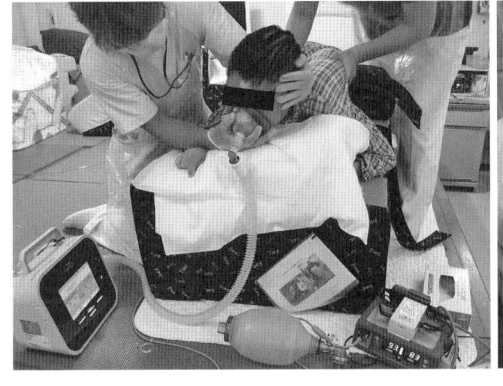

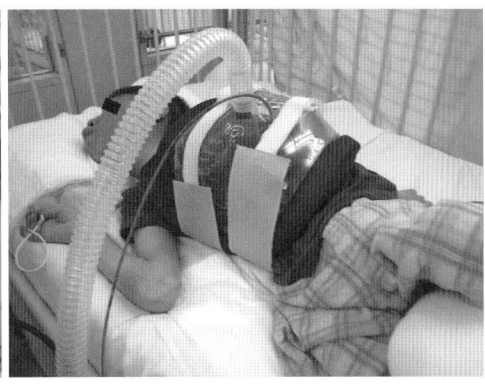

a. 腹臥位での機械的な咳介助（MI-E）

b. キュイラスを装着し continuous mode（持続的に陰圧）により胸郭を広げた後に clearance mode（バイブレーションをかける），cough mode を施行し，無気肺改善を目指している

図 2-2-21　機械を用いた排痰療法

ンフォートカフ® などがある．MI-E による咳介助は神経筋疾患では確立された治療だが[1]，胸郭の変形・拘縮や筋力低下，喉頭・咽頭機能障害を伴う重症児（者）においても，日常的管理および気道分泌物が多くなる肺炎や無気肺の治療，誤嚥・窒息時にも有用な排痰補助装置として使用されている．

陽圧をかけたときの胸部のふくらみを確認して，吸気が十分に行えているかを判断する．背側の痰の喀出を促したいときには腹臥位にするなど，より有効な排痰につながる姿勢で行う．

b．肺内パーカッションベンチレーター（intrapulmonary percussive ventilator：IPV）

IPV-IC®，インパルセーター® などは人工呼吸器に位置づけられている機器だが，排痰補助機器としての利用が広がっている．高頻度の振動（60〜400 サイクル/分）と間欠的陽圧換気（IPPB），エアゾール吸入が特徴で，気道の閉塞や無気肺を改善させる．末梢へ向かうパーカッション気流と気道壁に沿った末梢からの反転流が生じ，喀痰・気道分泌物流動化につながるとされる．

2012 年 4 月の重症児（者）への利用実態調査では，喀痰困難と無気肺の改善目的での使用が 80% 以上となり，在宅での使用例も存在していた[2]．マスクでの導入は受容されにくく，介助側の負担も大きい．

施行直後に一過性の呼吸抑制をきたしやすく，施行後排痰も増すため，SpO_2 低下などへの注意深い観察と適時吸引が必要となる．

c．陽陰圧体外式人工呼吸器（biphasic cuirass ventilation：BCV）（図 2-2-21）

RTX® は身体の外から呼吸を助ける非侵襲的人工呼吸器である．キュイラスという亀の甲羅状のプラスチック製胴鎧を体幹部に装着し，陰圧をかけて胸部を引き広げて吸気を，

陽圧で呼気を補助する．人工呼吸器としていくつかの換気補助モードをもっているが，胸郭にバイブレーションをかけて痰の移動排出を促す排痰補助モードと咳モードがある．キュイラスの装着は体外のために抵抗や苦痛が少なく，簡便であるが，からだに密着することが大切なため，胸郭変形への工夫が必要となる．胸腹部前面のみでなく側面や背部への装着も場合により可能である[3]．

上気道閉塞と気管軟化症への使用は推奨されていない．急性期・慢性期ともに使用され，ほかの排痰療法や NPPV との併用が図れる．胸郭が柔軟な小児ではより有効とされる．

d．高頻度胸壁振動法（high frequency chest wall oscillation：HFCWO）

SmartVest® などで，ベストまたはラップ状の機器を装着し，高頻度の振動を胸壁に与え，気道分泌物を移動させる．安全性と簡便性に優れ，導入の受け入れもよい．

（4）酸素療法，経鼻エアウェイ，気管切開，人工呼吸器

i 酸素療法

慢性的経過で SpO_2 が 88〜90％（動脈血酸素分圧 60 mmHg）となっている場合や睡眠中に著しい低酸素症となっていることも多く，パルスオキシメーターによるモニタリング評価が必要である．酸素導入により睡眠中・覚醒中の SpO_2 は上昇し，心拍数は低下することで有効性を確認できる．

在宅酸素療法（HOT）中の注意点としては，火気，直射日光をあてないこと，また過量投与による呼吸抑制から高炭酸ガス血症を強めてしまうことがあげられる．

ii 経鼻エアウェイ

上気道狭窄への基本的な対応は，姿勢管理（腹臥位，前傾座位，下顎コントロール，頸部伸展（肩枕）よりは軽い屈曲，下顎の前方への引き出し）により上気道のスペースを広げることである．ソフトなネックカラーやタオルなどを用いて下顎を保持することも有効となる．このようなからだの外側からのアプローチをしても上気道狭窄がある場合には経鼻エアウェイが使用される．これは鼻からチューブを挿入して，咽頭まで空気の通り道をつくる方法である．製品化された経鼻エアウェイまたは経鼻気管内挿管用チューブ（Portex ivory）を適当な長さとして使用する．仰臥位でも舌根沈下で呼吸が苦しくなることがなくなったり，夜間の良眠が確保されたりするなど，有効性は高い．挿入長は先端が喉頭蓋に接しない深さとし，X線写真で確認する．咳や気道分泌物が増す場合は固さや長さ，先端部の調整などで改善することもある．左右交互に使用する，エアウェイを挿入しない時間を設けるなど，鼻咽腔粘膜を傷つけない使い方と食道や喉頭，気管へと迷入しないようにしっかり固定することが大切である．

iii 気管切開（図 2-2-22）

気管切開の適応は，①気道の問題（通過障害とつぶれやすさ（軟化症）），②末梢気道の問題（慢性気管支炎など），③排痰の問題の 3 つに整理できる．誤嚥への対応が必要な場合は，喉頭気管分離術や喉頭摘出術が検討される．経鼻エアウェイでも改善できない上気道狭窄または構造的な閉塞，喉頭・気管・気管支の狭窄や軟化などの気道の問題には空気

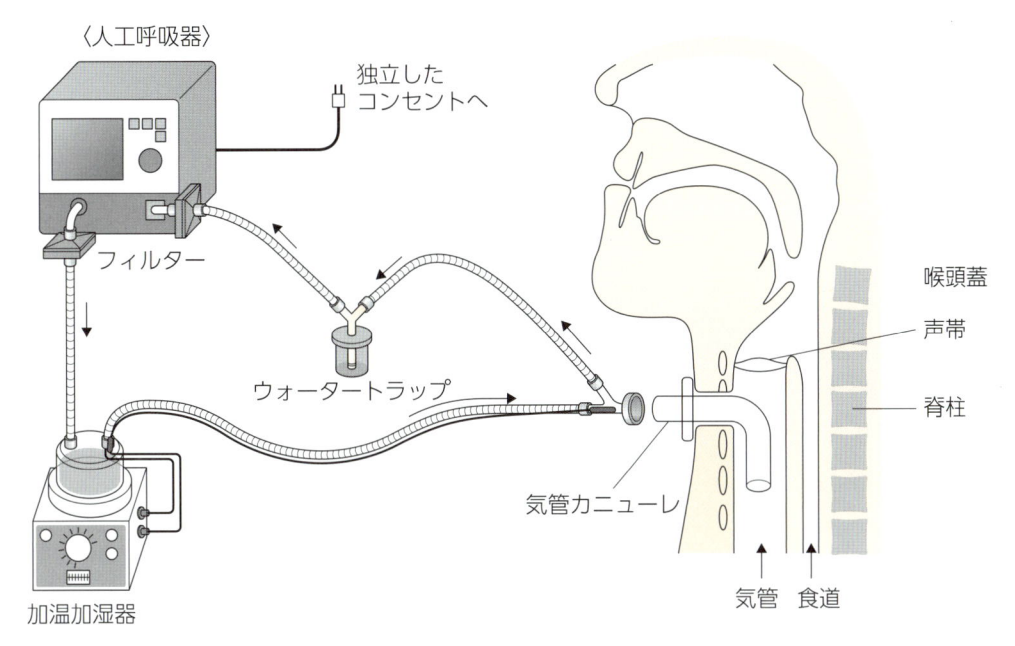

図 2-2-22　気管切開と人工呼吸器（TPPV）
人工呼吸器の種類により，回路の接続は異なる

の通り道が必要となる．気管・気管支軟化症では気管切開をすることでつぶれやすさが強くなり，人工呼吸器による管理が必要となる場合もある．末梢気道と排痰の問題については十分な気道分泌物クリアランスのために気管切開が必要となる．

　気管切開を行うと発声困難となり，日常管理もより複雑となるなど社会生活上の制限が大きくなる一方で，呼吸は楽になり，入院せずとも社会生活ができる時間が増し，体重増加や情緒面での発達・改善も促される．

　カニューレはカフの有無，大きさ（径・長さ）・カーブの角度・材質・吸引孔の違いなどにより多種類が存在するので，個々の状況に合ったものを選択する．

　管理上の注意点としては，カニューレが抜けないように固定を工夫することや乾燥予防，粘膜への刺激や炎症を避けることが大切で，人工鼻，吸入などが行われ，吸引の長さや圧の注意が必要となる．月に1回はカニューレ交換し，ファイバーでカニューレ先端部や肉芽，出血，感染などの評価を行う．特に大出血につながる気管腕頭動脈瘻について，カニューレ先端部の気管前壁に炎症像や肉芽，動脈の拍動がみられる場合には造影CTで気管と動脈の評価を行う．瘻孔形成による出血をさける予防処置としてステロイドの使用やカニューレ挿入長の調整による一カ所に刺激が反復されない管理，予防的腕頭動脈離断術などを考慮する．喉頭気管分離術後は気管分泌物が固くなり，鼻腔への気流がなくなるために気道分泌物が貯留しやすく，副鼻腔炎，中耳炎になりやすい．

iv　人工呼吸器（表2-2-16）

　人工呼吸器の導入は，急性または慢性呼吸不全の治療，緩和的ケア，抜管後の一時的な使用などで検討される．長期にわたる人工呼吸器の導入については，介護者や家族と医療

表 2-2-16　NPPV と TPPV の違い

種類 特徴	NPPV 非侵襲的	TPPV 侵襲的
気管切開	なし	あり
開始・中止	簡便	労力を要す
長期管理中	発声可能 日常生活上制限が少ない	発声できない 日常生活上制限が多い 加湿が必要
人工呼吸器関連肺炎	少ない	多い
分泌物	咳ができる（声帯を閉じて息止め可能） 分泌物処理不十分	吸引が容易 吸引時苦痛が少ない
気道確保	不十分	十分
合併症	マスクトラブル（リーク，褥瘡，不適合），嘔吐窒息リスク，腹部膨満	気管出血，肉芽，感染，窒息，喉頭機能障害，事故抜去リスク
その他	インターフェイス選択・導入に慣れが必要 鎮静は不要〜軽度	鎮静が必要

チームとの話し合いが必要である．どのような生活をしていくのかについて共通認識する過程が大切である．

　人工呼吸器は換気（酸素を吸う・二酸化炭素を出す）を補助できる機器である．換気異常は，呼吸コントロールが十分にできない中枢性呼吸障害や胸郭の動きや筋力の低下による不十分な呼吸運動，多量の気道分泌物による気道抵抗がある場合に生じる．肺胞で十分なガス交換ができない肺胞低換気，慢性的炎症や無気肺で呼吸できる肺胞が減っている状態，圧をかけていないと気道がつぶれる気管・気管支軟化症などが人工呼吸器を導入する対象となる．重症児（者）ではこれらの要因が複雑にからむことが多い．

　人工呼吸器の導入前後では，日中の覚醒度，頻脈，発汗，夜間途中覚醒，呼吸パターン，チアノーゼ出現など状態の変化に注意する．人工呼吸器装着中は，呼吸音，SpO$_2$，心拍数とともに顔色や吸気時の胸郭のふくらみ，四肢末梢などに触れて身体を観察し，安全・確実に装着できているか，人工呼吸器の設定条件，アラーム設定，回路の接続，酸素，加湿器などについて細やかに確認する．人工気道の確保がある場合とない場合に分けて，人工呼吸器について以下に整理する．

a．非侵襲的陽圧換気療法（non-invasive positive pressure ventilation：NPPV）

　NPPV は気管内挿管・気管切開をせずに行える陽圧人工呼吸療法である．

　2012 年に行われた全国調査では，NPPV 使用症例の増加，年齢による治療的位置づけの変化が明らかとなった[4]．重症児（者）の呼吸マネジメントは NPPV という選択肢ができたことで大きく変化している状況が明らかとなった．

　肺炎や無気肺などの急性期治療では，気管内挿管しない治療としてまずは選択できる．ま

表 2-2-17　NPPV 装着・使用時の問題点と対応

問題点	対応
マスクフィットへの抵抗	鎮静剤使用（抱水クロラール，トリクロホスナトリウム，急性期には塩酸デクスメデトミジン），鼻マスクへ変更
強制換気への抵抗	CPAP から圧を漸増，ライズタイム調整，急性期は初期に呼吸回数を多くし減らしていく
口腔内分泌物の処理困難	鼻マスク，腹臥位，口腔内持続吸引併用
舌根沈下・開口	経鼻エアウェイ，下顎ベルト，口鼻マスク（フルフェイス）
腹部膨満	ガス抜き，吸引，浣腸
皮膚トラブル	被覆材使用，リーク量調整，加湿，インターフェイスを 2 種類交互使用
眼球結膜障害	軟膏，閉眼，エアリークの調整
装着部顔面正中部の陥凹	（装着制限）
鼻出血，鼻閉	軟膏

た気管内挿管にて人工呼吸器治療を行った場合でも抜管後の再挿管を防ぐ目的で回復期に使用される．慢性期治療では，呼吸障害の軽減，反復気道感染の減少，QOL の改善が図れる．

　導入にあたっては，まずは適切なインターフェイス（鼻マスク，鼻プラグ，フェイスマスク，トータルフェイスマスクなど）の選択が重要である．重症児（者）では開口により鼻マスクの装着が難しい場合も多い．人工呼吸器の設定（モード，圧，吸気時間，ライズタイムなど）は，本人の受け入れ具合と呼吸状況をみながら調整する．スムーズな導入には機器の取り扱いの熟練とともに，医師・看護師・理学療法士・臨床工学技士などのチームで協働して進めることが大切である．また，気道確保と気道分泌物クリアランスが不十分なときには，経鼻エアウェイや口腔内持続吸引，排痰療法（呼吸リハ，MI-E，BCV など）との組み合わせが勧められる．**表 2-2-17** に NPPV 装着・使用時の問題点をまとめた．

　b．侵襲的陽圧人工呼吸療法（tracheostomy positive pressure ventilation：TPPV）
　　（図 2-2-22）

　TPPV は気管切開を介した陽圧人工呼吸療法である．NPPV で管理できない呼吸障害，中枢性呼吸不全などが対象となる．気管切開と人工呼吸器への注意が必要となる．アラームの設定が確実か，対応が素早く的確に行えるかを常に確認する．移送・入浴時などで回路をはずすときにはあらかじめ介護の仕方を確認しておくことも大切である．自発呼吸がないケースではアラームが鳴らない状態で呼吸器回路がはずれてしまうと生命にかかわる事態となる．確認項目がわかりやすく無理なくできる工夫も必要となる．緊急時には，まずアンビューバッグで加圧して十分な呼吸運動と酸素投与を行う．改善があれば機械の確認，改善がない場合にはカニューレ交換，または本人の状態変化による場合が考えられるため，救急受診が必要となる．在宅での使用例では家族へのサポートも継続的に行える体制を整えていく必要がある．

（井合瑞江）

文　献

1) Strickland, S.L. et al.：AARC clinical practice guideline：effectiveness of nonpharmacologic airway clearance therapies in hospitalized patients. Respir Care, 58(12)：2187-2193, 2013.
2) 金子断行：肺内パーカッションベンチレーター（IPV）使用の実態調査—全国アンケート調査より—. 日本重症心身障害学会誌, 38(1)：33-38, 2013.
3) 山本重則：重症心身障害児者における RTX® レスピレータを用いた陽陰圧体外式人工呼吸法（BCV）の適用. 日本重症心身障害学会誌, 38(1)：39-44, 2013.
4) 田辺　良・他：重症心身障害児（者）における NPPV（非侵襲的陽圧換気療法）実施状況の全国調査結果. 日本重症心身障害学会誌, 38(1)：45-50, 2013.

5．消化管の障害

1）便性の異常

（1）排便のしくみと便性状

　　　胃に食物が入ると自律神経を介して腸の蠕動運動が反射的に生じる．胃や小腸で消化された食物は，水分の多いどろどろの液状便となって大腸に入り，ゆっくりと水分が吸収されて固形化し，肛門へと送られる．便が直腸に達すると大脳に指令が送られ，便意をもよおす．しかし，さまざまな原因で腸の蠕動運動が低下すると便が大腸内に滞り，水分吸収がさらに進み，便塊は硬く小さくなり便秘になる．逆に腸の蠕動運動が過剰になると，腸の内容物が急速に通過するため水分の吸収が十分に行われず，水様便や軟便になる．

（2）便秘

　　　毎日便通がなくても腹部膨満感，食欲不振，腹痛などがなければ便秘とはいえず，一般的には3〜4日以上便通がないものを便秘という．しかし，毎日排便があっても排便量が少なく，結果的に腸管に便が大量に残留していれば便秘であるため，排便回数だけでなく便性状と排便量の確認も必要である．重症児（者）の便秘の原因は，摂取する食事の問題（摂取水分量や食物繊維の不足）と消化管機能の問題が複合的に重なっているため，改善に苦慮することが多い．

　　i　便秘による症状

　　　一般的には腹痛や食欲不振をきたすが，重症児（者）の場合は，不機嫌や筋緊張亢進という間接的な症状であることが多い．高度の便秘からイレウス（腸閉塞）状態になり，嘔吐をきたすこともある．胃食道逆流症がある場合には，胃酸の逆流症状である食道炎の悪化などが認められることもある．てんかん発作の誘因になることもある．

　　ii　便秘の原因

　　　a．食事の問題

　　　水分摂取が苦手な重症児（者）では水分摂取量が少なくなりがちであり，流涎や発汗が多いとさらに体内の水分が不足し，便が硬くなりがちである．喉が渇いていなくても定期

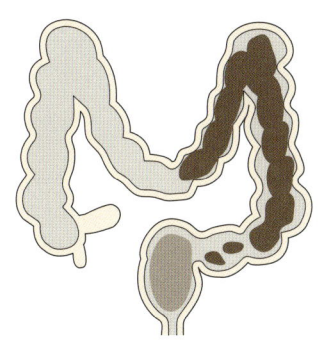

a. 弛緩性便秘
　大腸内に多量の便塊が充満している

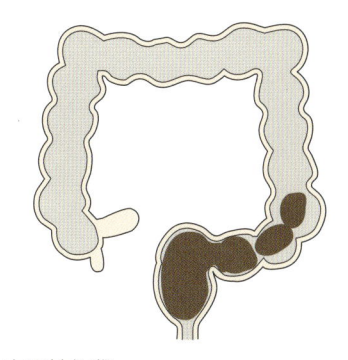

b. 直腸性便秘
　排便反射がなく直腸に便が停滞している

図2-2-23　重症児（者）に多い便秘のタイプ

的に水分補給をするなどの配慮が必要である．また，食物繊維は腸の蠕動運動を刺激し，腸内細菌を整える作用がある．しかし，摂食機能が未熟な重症児（者）の場合，食物形態に配慮が必要なため，食事内容に食物繊維を加えにくく（経腸栄養剤にも食物繊維が含まれていないものがある），食物繊維が不足しがちである．3食規則正しく，十分量の食事と水分を摂取して，定期的に腸を刺激することが便秘対策の基本である．腸内環境を整え，腸の運動を程よく刺激する補助食品製剤（プロバイオティクスやプレバイオティクス）を毎日摂取するのも有用である．

b．消化管機能の低下

　重症児（者）は重度の運動機能障害があるため，消化管機能そのものが低下していることが多く，食物や水分に配慮しても慢性的な便秘状態になりやすい．重症児（者）では大腸の蠕動運動が低下しているため，大腸内に多量の便塊が充満し，直腸まで便が到達しにくい弛緩性便秘（**図2-2-23 a**）が多い．この場合，便が軟らかくても便秘になることがあり，大腸刺激性便秘薬や腸管運動改善薬が効果的である．

　一方，便が直腸まできているにもかかわらず排便のタイミングを逃したりすると，直腸に多量の便が停滞して便意を感じにくくなり，息張っても十分に排便することができず，硬便が少量ずつしか出てこない直腸性便秘（**図2-2-23 b**）になっていることがある．排便後にも肛門から非常に硬い便が触れることが特徴であり，摘便や浣腸，腸洗浄により，直腸の便塊を出し切る処置が有効である．直腸性便秘になってしまったら，大腸刺激性便秘薬や腸管運動改善薬は苦痛を高めるだけで効果は少ない．

　他動的にからだを起こしたり動かしたりすることは，消化管の運動を促す一助になる．大腸の便やガスの移動を促すために，意図的に腹部マッサージを行うことも有用である．消化管運動障害は，重症児（者）が内服することの多い抗てんかん薬や抗痙縮薬，向精神薬によっても助長される．過度の低緊張は消化管運動を抑制するが，筋緊張亢進状態は腹圧をかけにくくし，便秘を助長する．

　緩下剤の習慣性や効果の減弱化については明らかではない．重症児（者）の便秘は頑固

であり，薬物に頼らざるを得ない場合が多い．便秘薬の使用を躊躇して習慣性便秘の悪循環に陥るよりも，緩下剤を上手に用いて排便のリズムを確立することが大切である．

(3) 下痢

一時的な下痢は，体内に入ったウイルスや細菌などの病原体を体外に出すための正常な反応であったり，冷えやストレスによるものであったり，暴飲暴食が原因であったりする．自然治癒することが多いため，下痢で失われた水分が補充され，脱水にならなければ身体に大きな問題は生じない．

しかし慢性的な下痢の状態になると，陰部の皮膚トラブルを招いたり，低栄養になることがある．特に重症児（者）において経腸栄養剤で経管栄養を行っている場合，慢性的な下痢になることがある．経腸栄養剤による下痢の原因は，注入速度が早いことが最も多いが，経腸栄養剤の組成が本人の体質にあっていない（乳糖不耐症や脂肪吸収障害など）場合や，経腸栄養剤量の浸透圧が高いことも原因となる．注入速度や経腸栄養剤の浸透圧が適正であっても，長期間絶食が続いた場合は腸管の吸収能力が低下していることがあり，下痢を生じやすい．

抗生剤の投与が原因で腸内細菌叢のバランスが乱れ，下痢になることも多い．その場合，抗生剤を中止しても腸内細菌叢が回復するのに時間がかかり，便性の回復には数週間を要することがある．

2）嘔吐

嘔吐は消化管機能障害の症状であることが多いが，脳の嘔吐反射中枢が刺激されて生じるため，消化管以外の原因でも生じることが多い（**表2-2-18**）．重症児（者）においては，ことばで表出できない不安やストレスを「嘔吐」で表出する心因性嘔吐にも配慮する必要がある．重度の知的障害がある場合には，感覚遊びのひとつとして自ら嘔吐を誘発し，口の中に吐物をため込んだり，口から出して感覚を楽しんだりすることがある．

意識障害（覚醒レベルの低下）を伴う場合は，てんかん発作や脳圧亢進状態が疑われる．頭痛や神経症状を伴えば，中枢神経系の炎症や腫瘍性病変が疑われる．腹痛や発熱を伴えば，消化管の炎症性疾患が疑われる．下痢を伴えば，食物アレルギー，食中毒，過食などが疑われる．

3）胃食道逆流症

胃から食道へ，胃液や経腸栄養剤，食物などが逆流して，さまざまな症状を起こす状態を胃食道逆流症という．重症児（者）の多くがこの胃食道逆流症を伴っている．

表 2-2-18　嘔吐の原因

心因性	拒否や不安の表現　自己刺激（感覚遊び）
脳原性	てんかん発作　脳圧亢進状態（水頭症・シャント不全） 髄膜炎　脳出血　脳腫瘍　偏頭痛　メニエール病
反射性	咽頭刺激　咳による誘発
消化管通過障害	便秘　腸閉塞（異物誤飲）　腸捻転　消化管腫瘍
消化管機能障害	胃食道逆流症　食道裂孔ヘルニア　胃軸捻転　空気嚥下 十二指腸通過障害（るいそうや側彎変形による）
消化管炎症性疾患	感染性胃腸炎　肝炎　虫垂炎　膵炎　胆嚢炎 胃炎　胃潰瘍　十二指腸潰瘍
消化管・その他	食物アレルギー　食中毒　過食　アルコール
内分泌異常	アセトン血性嘔吐症　ACTH 過剰分泌症　甲状腺機能低下
その他	乗り物酔い　薬剤性　尿路結石　心不全

（1）胃食道逆流症の原因

i　姿勢や身体の変形

　筋緊張亢進，呼吸障害，仰臥位（背臥位）姿勢，側彎変形など，重症児（者）のもつ問題の多くが，胃食道逆流症の発生や悪化をもたらす．乳児期から合併している場合もあるが，学齢期以降に胃食道逆流症が生じ，悪化してくることが多い．仰臥位では食道と胃の位置関係や胃の形などから，胃液や栄養物が食道に逆流しやすくなり，出てきてほしい空気は出にくくなる．身体の変形，特に，脊柱が食道下部から胃の高さで左凸の側彎がある場合には，胃から食道への逆流が生じやすい構造になる．舌根沈下などによる閉塞性換気障害は，逆流を引き起こしたり悪化させたりする要因になる．

ii　食道裂孔ヘルニア

　食道が横隔膜を貫通している部分を食道裂孔という．食道裂孔が弱くなって，隙間が大きくなり，胃の上部が横隔膜の上（胸腔内）に入り込んでいる状態を食道裂孔ヘルニアという（図 2-2-24）．胃と食道のつなぎ目（噴門）が胸腔内に入ってしまうため，胃の逆流を防止する機能が働かず胃食道逆流症が起こる．重症児（者）では，横隔膜の筋肉が弱く，側彎変形も生じやすいため，滑脱型の食道裂孔ヘルニアを起こしやすい．

（2）胃食道逆流症の症状

i　嘔吐・食道炎（図 2-2-25）

　胃の内容物が口腔まで逆流すると嘔吐となる．胃食道逆流症によって胃酸が食道に逆流すると食道の粘膜がただれて，逆流性食道炎が起こる．ただれた食道から少しずつ出血することも多く，その血液が胃酸と反応して褐色の液を嘔吐したり，経管栄養のチューブから褐色の胃内容液が引けてくる．出血のために重度の貧血になっていることもある．逆流

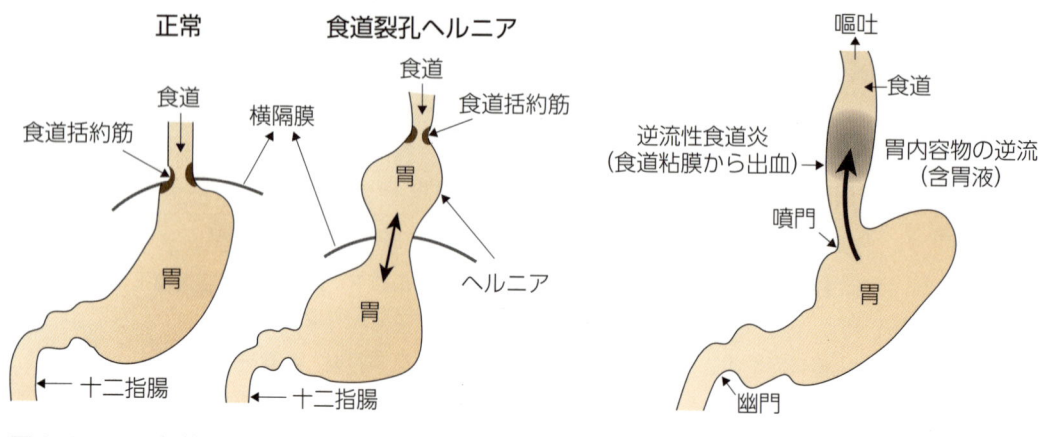

図 2-2-24　食道裂孔ヘルニア

図 2-2-25　胃食道逆流症の主な症状

性食道炎による刺激感は，不機嫌，睡眠障害，筋緊張増強などの原因となる．嘔吐があまりなくて，このような食道炎の症状が出ることもある．原因がよくわからないが機嫌が悪く泣いていることが多い，筋緊張が強くなったという場合には，胃食道逆流症が原因になっていることがある．

ⅱ　呼吸器症状

胃酸がのどまで逆流して，その刺激により，喘鳴（ゼロゼロやゼコゼコ），咳発作，嗄声が生じることがある．逆流した胃酸が気管から肺まで入ると，強い酸性である胃液は肺にダメージを起こしやすく，重症の肺炎や肺膿瘍を起こす原因となる．

ⅲ　迷走神経・横隔神経刺激症状

胃食道逆流症による迷走神経や横隔神経の反射によって，吃逆（しゃっくり），喘息，無呼吸などが起こる可能性がある．下部食道に逆流しただけで反射性に気道分泌物が増えるともいわれている．

(3) 胃食道逆流症への対策と治療

ⅰ　姿勢の調節（図 2-2-26）

胃食道逆流症への対策として，姿勢のとらせ方が重要である．食道は背側から胃に入り，胃体部（胃の中央部）はからだの腹側にある．そのため，仰臥位では，「ゲップ」で出てきてほしい空気は胃体部にたまって出にくくなり，胃液や食物は逆流しやすくなる．上体を高くした姿勢や腹臥の姿勢が，逆流の予防にはよい．舌根沈下・後退による閉塞性換気障害が原因となっている場合は，呼吸を楽にするためにも前傾姿勢や腹臥位が有効である．左凸側彎のある場合は，右側臥位（右を下にした側臥位）は食道が胃より下になるため逆流が生じやすくなる．右凸の側彎がある場合は，腹臥位が胃体部の通過もよく，最も逆流しにくい姿勢である．

仰臥位　　　　　腹臥位　　　　　坐位

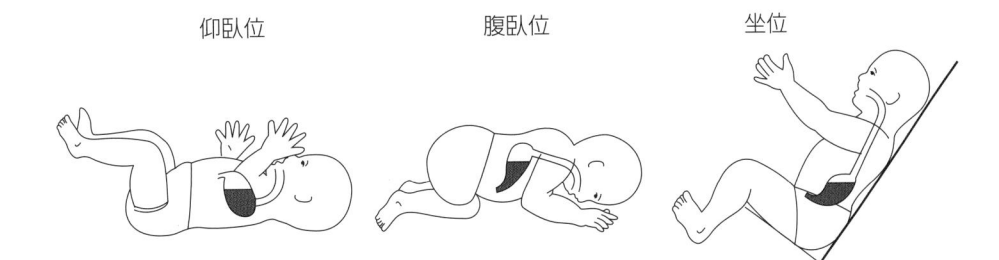

図 2-2-26　姿勢と胃内容物の位置関係
仰臥位では胃食道逆流症が起こりやすく，腹臥位や座位にすることで胃食道逆流症を予防・軽減できる

ii 呼吸障害への対応

　呼吸状態をよく保つこと，特に陥没呼吸などの閉塞性換気障害を改善することが胃食道逆流症の対策として重要である．陥没呼吸がある状態では，吸気時にからだの表面が中に引き込まれて陥没するだけでなく，食道内の陰圧も強くなり，胃の内容物が食道に引き込まれて逆流しやすくなる．全身の姿勢の調節，下顎の保持，経鼻エアウェイ使用などによって，閉塞性換気障害の改善を図る．

iii 薬による治療

　症状に応じて薬物治療が行われる．食道炎に対する薬として，粘膜を保護する薬や，胃酸中和と粘膜保護作用がある薬が使われ，これらでも症状がおさまらないときには，胃酸を抑える薬としてH_2ブロッカーを使用し，これで効果が不十分のときにはプロトンポンプ阻害薬を使う．上部消化管（食道，胃，十二指腸）の動きをよくして逆流や胃拡張を予防する薬としては，モサプリドクエン酸塩やドンペリドンが使われ，漢方薬の六君子湯もこのような目的で処方される．

iv 空腸までの栄養カテーテルによる注入

　逆流症状が強く，胃への注入で限界がある場合には，経腸栄養剤を直接に空腸まで注入する方法が選択される．空腸への注入はゆっくり行う必要があるので注入用のポンプを用いる．

v 逆流防止手術（噴門形成手術）

　上記のような対策と治療でも改善が得られないか，管理が難しい場合には，胃から食道への逆流を防止するための手術が行われる．その多くは Nissen 噴門形成手術である（**図 2-2-27**）．この手術を受けると胃から食道への逆流が抑制されているため，口から飲み込んだ空気が多量にたまっていても，ゲップとして出すことができず，胃拡張となり，苦痛をもたらすことがある．このようなことを防ぐためにも，注入前に胃内容を吸引し，ガス抜きをする必要がある．

5 ● 消化管の障害

1. 横隔膜右脚の縫縮
2. 食道裂孔・下部食道の固定 (食道裂孔ヘルニアの再発防止)
3. 噴門形成 (腹部食道の復旧・延長および His 角の形成)

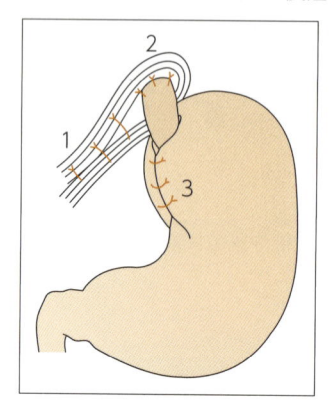

腹部食道に胃を巻きつけることで
逆流防止弁の機能が期待できる

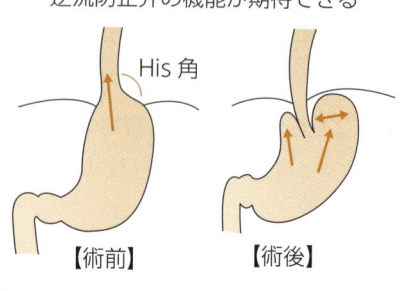

His 角

【術前】　【術後】

図 2-2-27　胃食道逆流症防止手術（Nissen 噴門形成術）

4）腸閉塞（イレウス）

さまざまな原因によって小腸や大腸の通過が悪くなり，消化管内容物が腸内に停滞して，腹部膨満，吐き気，嘔吐などの症状が出現する病態である．

（1）イレウスの病態

i　単純性イレウス（閉塞性イレウス）

腸管の狭窄や閉塞を生じるが，腸管壁の血行障害を伴わないイレウスの病態である．一般的には，腹部手術後の癒着性障害や腫瘍性病変などによって生じる消化管の通過障害である．重症児（者）では，高度の便秘による宿便や，石，布，紙，ゴムなどの異物誤飲によっても閉塞性イレウスをきたすことがある．腹痛は間欠的で，腸雑音は亢進し，特有の金属音が聴取される．X線写真では，閉塞部位の口側腸管の拡張像と鏡面像を認める．

ii　複雑性イレウス（絞扼性イレウス）

索状物や癒着などで締めつけられたり（絞扼性），腸が捻れたり（腸管軸捻転）することによって，腸管壁の血行障害を起こして通過障害が生じている病態である．持続的な腹痛や圧痛を認め，腸雑音は減弱・消失する．X線写真では限局的な腸管拡張像と鏡面像を認めるが，腸管軸捻転の場合にはガス像がないこともある．腸管の血行障害をきたすことが多いため，急速に症状が進行し，腸管壊死から腹膜炎に伸展することもある．緊急手術となることが多く，対応が遅れると急速に全身状態が悪化する重篤な病態である．

iii　麻痺性イレウス

腸管運動が低下して腸管内容物の流れが止まることによって起こる病態であり，重症児（者）における最も多いイレウスの病態である．一般には腹膜炎や開腹手術後の回復期にみられるが，重症児（者）は消化管の運動機能が低下しているところに，食物繊維や水分

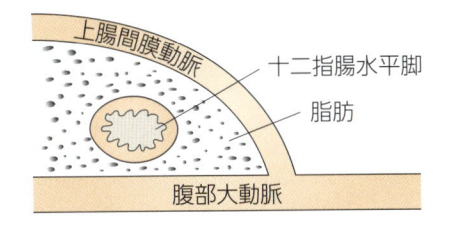

a. 正常な十二指腸水平脚の状態
十二指腸水平脚周囲には十分な脂肪がある.

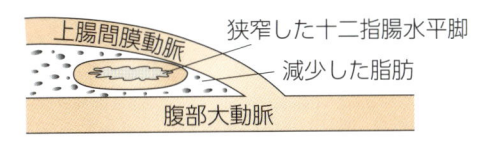

b. 上腸管膜動脈症候群
痩せて腹腔内の脂肪が減少してくると
上腸間膜動脈と大動脈が作る角度が鋭角化し,
十二指腸水平脚がその間に挟まれて狭窄をきたす.

図 2-2-28　上腸間膜動脈症候群のメカニズム[1]

の不足，さらには抗てんかん薬や抗痙縮薬の副作用も加わり，複合的な要因が重なり発症する．胃腸炎，空気嚥下症（呑気症），薬剤の副作用，甲状腺機能低下症，電解質異常などを契機に症状が顕著になることもある．腸雑音は減弱し，腹痛や嘔吐は比較的軽い．X線写真ではガスによる消化管全体の拡張像が認められる．

(2) イレウスを引き起こすそのほかの病態

i　十二指腸通過障害

十二指腸の水平脚が大動脈と上腸間膜動脈の間に挟まれて通過障害を起こす状態を上腸間膜動脈症候群という．重症児（者）では，痩せ，脊柱前彎，蠕動運動低下，長期仰臥位などによって，十二指腸の水平部が大動脈や脊柱と，上腸間膜動脈や腹壁などのあいだに挟まれて，通過障害を起こすことがある（図 2-2-28）．体重増加を図り，この部分の腸管膜の脂肪を増やすこと，腹臥位や左側臥位姿勢で狭窄を緩和させること，経鼻空腸カテーテルを狭窄部を越すように留置することなどが，対策としてあげられる．

ii　空気嚥下症（呑気症）

喉頭気管分離術後に空気嚥下に悩まされることがある．鼻口腔から吸っていた空気が，喉頭気管分離術を行うことで胃に貯留してしまい，腹部膨満や嘔吐をきたす．徐々に軽快してくることが多いが，年余にわたって症状が続くこともある．

一方，自閉的傾向のある知的障害児（者）では，空気を意図的に飲み込んで，飲み込む感覚や腹部膨満感を自己刺激として習慣的に楽しんでいることがある．しかし，放置しておくと慢性の消化管拡張や腸管蠕動運動低下となり，イレウスをきたすことがある．精神的要因が関与する習慣性の行動であることが多いため，行為そのものをやめさせることは非常に困難である．抗うつ薬や向精神薬が効果的であったという報告もあるが難しいことが多い．むしろ，経鼻胃チューブを挿入したり，胃瘻を造設したりして，頻回ないしは持続的に排気を行っていくことが現実的である．

（石井光子）

文　献

1) 日本小児神経学会社会活動委員会，北住映二，杉本健郎：新版医療的ケア研修テキスト．クリエイツかもがわ，2012, pp.179-185.

参考文献

2) 小川勝彦：重症心身障害児者におけるイレウスとその対応．重症心身障害療育学会誌，8(2)：153-164, 2013.

6．摂食嚥下の障害

1）摂食機能の評価と食物形態

（1）重症児（者）の摂食機能の発達特徴

　健常児にみられる摂食機能の定型発達では捕食は生後5カ月頃，咀嚼は8～9カ月頃というように獲得時期にあまり個人差はなく，しかも捕食→押しつぶし→咀嚼という一定の順序性がある．ところが，障害児では獲得時期が大幅に遅れるだけでなく，定型発達のような順序性が認められないことがあり，順序が逆転することがむしろ多いように思われる．たとえば咀嚼はほぼ可能で，ストローによる液体摂取もなんとかできるにもかかわらず，捕食やコップからの液体摂取はできないケースがある．このようなケースの評価・診断をする場合，定型発達段階（離乳初期，中期，後期など）をそのまま当てはめようとすると，捕食は離乳初期以前に相当するし，咀嚼は離乳後期以降に相当することになる．

　このほかにも障害児では定型発達ではみられないような特有の発達をする場合がある．実際には2歳頃に一度獲得した捕食機能がその後一定期間適切なスプーンの使い方を継続しなかったために4歳頃には捕食ができなくなってしまった例，本人がスプーンを持って自食すると捕食ができないが，全介助で介助者がスプーンを口に入れると捕食できる例などがある．さらに，障害児では異常パターン動作（舌突出，緊張性咬反射，丸飲み込み，過開口など）という定型発達にはない特徴をもっている場合がある．

　したがって，重症児（者）の摂食機能の評価をする場合には定型発達段階を無理に当てはめようとするのではなく，ありのままの状態をできるだけ客観的に評価することが大切である．たとえば摂食時の口唇や下顎，舌などの動きを観察しながら重症児（者）のもっている異常パターン動作がどの程度認められるのかをまず評価し，ついで定型発達（口唇閉鎖，成人嚥下，咀嚼など）のどの部分に遅れが認められるのかを評価する．そして，これらの評価結果をもとに，異常パターン動作を抑制したり，定型発達を促進するための具体的な訓練プログラムに結びつけたりすることが大切である．

（2）評価の実際

　摂食嚥下障害の評価には，一般に摂食場面の観察にもとづく臨床評価法（**表2-2-19**）

表 2-2-19 臨床評価の概要

1) 全身状態・生活リズム評価
　　病歴，体調の安定性，食欲，便秘，睡眠，投薬，発作，
　　タイムテーブル（起床，就寝，食事などの時刻）
2) 心理・行動評価
　　心理的拒否，拒食，偏食，嘔吐，咽頭反射，経管依存症
3) 食物形態・栄養評価
　　食物形態，必要水分量や栄養量の確保，食具の選択
4) 口腔形態・反射などの評価
　　口蓋形態，咬合状態，歯の萌出，歯ぎしり，原始反射など
5) 感覚機能評価
　　味覚，触覚，温度覚，過敏，嗅覚
6) 摂食機能評価
　　摂食時の口唇，舌，顎の部分的な動き，
　　食物を取り込んでから嚥下するまでの全体としての動き，異常パターン動作の有無

やビデオ嚥下造影検査（VF），ビデオ内視鏡検査（VE），超音波検査などの検査機器を用いる評価法などがある．重症児（者）では丸飲み込みや舌突出などの異常パターン動作や拒食などの心理・行動的問題をかかえていることが多いうえ，訓練や指導内容を決定するに際しては実際の摂食場面の観察にもとづく臨床評価に重点を置くことがきわめて重要である．ただし誤嚥などの嚥下障害を臨床評価で確認することはできないので，VFを必要に応じて活用していくことも重要である．そのほかVEなどがあるが，現状では特に誤嚥の評価を行うにはVFが最も有効とされている．

　摂食機能の臨床評価は専門家だけが行うものではなく，誤嚥や窒息事故を防ぐためには一部の評価項目については食事介助をしている人たちがむしろ行っていくことが大切である（**表 2-2-20，2-2-21**）．

　評価のポイントは，まず摂食場面における口唇，舌，下顎などの動きを部位別に評価し，口唇閉鎖がどの程度可能か，舌の側方運動がどの程度みられるかなどをみる．ついで，食

表 2-2-20 簡易摂食機能評価項目

●口唇閉鎖
　　捕食時　　　（あり・なし）
　　嚥下時　　　（あり・なし）
　　液体摂取時　（あり・なし）
●舌運動
　　舌の動き　（前後・上下・側方）
　　舌突出　捕食時　　　（あり・なし）
　　　　　　嚥下時　　　（あり・なし）
　　　　　　液体摂取時　（あり・なし）
●嚥下
　　むせ（あり・なし）（液体・固形食）
●口腔内での食物処理法
　　吸啜動作　（あり・なし）
　　成人嚥下　（あり・なし）
　　咀嚼　　　（あり・なし）
●異常パターン動作
　　丸飲み込み　　（あり・なし）
　　舌突出　　　　（あり・なし）
　　過開口　　　　（あり・なし）
　　緊張性咬反射　（あり・なし）

表 2-2-21 評価基準と用語の定義

- 口唇閉鎖：捕食時に平らなスプーン上の食物を口唇でこすりとれる場合を「あり」とする．
  嚥下時に口唇を閉じていられる場合を「あり」とする．
  液体摂取時スプーン上の液体に上唇を接触させて飲める場合を「あり」とする．
- 舌運動：舌の動きは発達的に3段階に分けられ，舌尖の動きを見て前後，上下，左右とする．
  舌突出は捕食時，嚥下時，液体摂取時のいずれにおいても舌尖が口唇よりも外に出る場合は「あり」とする．
- 嚥下：食物と液体を摂取したときの嚥下の際のむせの有無を調べる．
- 吸啜動作：吸啜反射と同じように口唇をすぼめて舌を前後に動かしながらチュッチュッと音をたてながら食べたり，飲んだりする状態で健常児でも1歳前後ではみられることがある．
- 成人嚥下：嚥下時に口唇がしっかり閉じている場合「あり」とする．
- 咀嚼：口の中の食物を舌で奥歯に載せようとする動きがみられる場合「あり」とする．
  乳幼児の場合には奥歯が生えていない場合でもこれらの条件を満たしていれば「あり」とする．
- 丸飲み込み：咀嚼が必要な食物を咀嚼せずに飲み込んでしまう場合「あり」とする．ヨーグルトなど噛む必要のない食物を嚥下した場合は該当しない．
- 舌突出：脳性麻痺などで舌を前後に動かし，急にしかも力強く口唇よりも外に突出する場合「あり」とする（注：逆嚥下ともいう）．
- 過開口：捕食時や液体摂取時に口を急激に大きく開く場合「あり」とする．
- 緊張性咬反射
  脳性麻痺などでみられる病的な反射で，スプーンや歯ブラシなどが口腔内に入るときわめて強い力で持続的に咬み込んでしまう場合「あり」とする．

物を捕食してから嚥下するまでの全体の動きを評価し，まだ吸啜動作がみられるのか，成人嚥下が可能か，咀嚼ができているかなどをみる．さらに異常パターン動作の評価を行い，丸飲み込み，緊張性咬反射，舌突出，過開口などの有無を調べる．評価は固形食と液体とは別々に行い，捕食機能の評価では通常は平らなスプーンを用いる．液体についてはスプーンや透明のコップ（コップの一部を切り取ったカットアウトコップがよい）を用いたほうが口唇や舌の動きを観察しやすい．

（3）食物形態とトロミ調整食品の使い方

従来の訓練食では，嚥下障害のある人に普通食を細かく刻んで単に小さくすることによって対応してきたが，実際にそれらの食物を嚥下したときに誤嚥や窒息などを起こしにくいかどうかを調べたわけではない．

食物形態の呼称についてはさまざまなものがあるが，嚥下機能に障害がある場合には食物の大きさではなく硬さに重点を置き，やわらか食を基本にするとよい（**表 2-2-22**）．やわらか食は圧力鍋などを用いて野菜や肉などをやわらかくしたものをさらにペースト状やマッシュ状に加工して用いる．嚥下機能がかなりしっかりしてきたら，普通食による咀嚼訓練導入食を用いて練習し，ついで一口大，普通食へと移行させていく．また嚥下障害のある人では献立をつくる際の食材の選択も重要である（**表 2-2-23**）．

i 食物形態が適切であるかどうかの判断

咀嚼機能がまだ獲得されていない場合に，われわれ自身が咀嚼しなければならないよう

表 2-2-22　食物形態の名称の移行

＜旧名称＞

	名称	食物形態
普通食	ペースト食	ミキサーにかけ，裏ごししたもの
	グラインダー食	ミキサーにかけ，グラインダーで押しつぶしたもの
	きざみ食①	0.2センチ大
	きざみ食②	0.5センチ大
	一口大①	1センチ大
	一口大②	2センチ大
	普通食	

＜新名称＞

	名称	食物形態
嚥下障害 やわらか食	ペースト食	マッシュ食を裏ごしする（粒なし）
	マッシュ食	やわらか食をミキサーにかける（粒あり）
	やわらか食	舌や歯ぐきで押しつぶせる柔らかさと大きさのもの
咀嚼障害 普通食	咀嚼訓練導入食	スティック状のスナック菓子など
	一口大	1センチ大の煮野菜など
	普通食	

（松崎暁子・他：新しい食形態への取り組み．第50回全国肢体不自由児療育研究大会抄録集．2005，p.91．一部改変）

表 2-2-23　嚥下障害に対する食材の工夫

1) 加熱や加圧処理をしてもやわらかくできない食材は避ける（具体例：こんにゃく，練り製品：かまぼこ，ちくわ，さつま揚げ）
2) 丸飲み込みすると窒息しやすい食品は水分を多く含ませて与えたり，水分と交互に与えるようにする（具体例：パン，餅，粉吹きいも，ふかし芋）
3) 生野菜などのきざみ食はできるだけ使わないようにし，煮野菜を代用する．やむを得ず使う場合はマヨネーズやトロミを加える
4) 挽肉などは煮込みハンバーグなどトロミのついたソースと一緒に与えるようにする（そぼろなど口の中でばらばらに散らばってしまうような状態では与えない）
5) トロミ調整食品は安定してから使うようにし，過剰使用は避ける

な食物をそのまま与えてしまうと丸飲み込みを助長してしまったり，窒息事故を起こしたりすることがある．そこで食事介助をする人は以下のことを確認することで利用者の食物形態が適切であるかを判断していくようにする．

①日常食べさせている食物を介助者も食べてみる

　咀嚼せずに丸飲み込みをして抵抗なく嚥下できればそのままの形態でよいが，容易に嚥下できない場合は形態を下げ，固い食材はやわらかくするようにする．

②食物を嚥下した後の舌背の食物残留の有無を確認する

　舌背にほとんど残留していなければそのままの形態でよいが，舌背にかなり残っている場合は形態を下げる．

③口腔内の食物を嚥下するのに時間がかかる（約20～30秒以上）

　いつまでも嚥下できない食材の形態をいったん下げてみる．ただし，体調不良などで食欲が低下していたり，本人の嫌いな食物を与えたりなど一過性に嚥下時間が長くなる場合は除く．

ii　トロミ調整食品は何のために使うのか

　トロミ調整食品（以下トロミ）は，本来咀嚼ができないために唾液を食物に混ぜることができない人で，しかも嚥下障害のある人たちに用いる．健常者では，通常飲食物を口から食道へ送り込むのに要する時間は0.25〜0.5秒前後といわれている．われわれは嚥下の際には一時的に呼吸を止めているので，これよりも早すぎても遅すぎても誤嚥や窒息事故につながる可能性がある．そこで食物や液体にトロミを使う場合には次のようなことに注意を払い，適量を使うようにする必要がある．

　固形食にトロミを混ぜることで食物がばらばらにならないようにまとまりやすくして，食物を素早く口から食道に送り込むことができる．ところが，トロミを多量に使うと食物の付着性が高まり，口腔粘膜に付着しやすくなるので，結果的に食道に送り込むスピードを遅くし過ぎてしまう．一方，液体は食物に比べてもともとスピードが速すぎるためにむせたり，誤嚥したりしやすいので，トロミを加えることでスピードを遅くすることができる．ところがトロミを過剰に使うと食物と同様にスピードを極端に遅くしてしまうことになる．

iii　トロミ調整食品の特徴と適切な使い方

　トロミの粘度が安定するまでの時間は，トロミの種類やどのような食品や液体に混ぜるか，食品の温度などによっても異なる．実用上差し支えない程度であっても5〜20分くらいかかる．

　重症児施設などで実際にトロミを使っている場面を見ると，食べさせる直前にトロミを混ぜていることが多く，すぐにトロミがつかないために多量に用いる傾向がある．そのためしばらく経つとトロミの粘度が徐々に高くなっていくが，食事介助している人たちは粘度が高くなってもトロミがついていれば安心して食べさせてもよいと考えがちである．しかしトロミの粘度が高くなると前述したような事故が起こる危険性がある．したがってトロミは調理室などであらかじめ加えておくのが最もよい．食べさせる直前に加えた場合はしばらくしてから液体を追加して粘度を下げる工夫が必要であろう．

　トロミの適切な粘度はスプーンですくった後，スプーンを傾けるとゆっくり食品が垂れ落ちるくらいがひとつの目安である．スプーンを逆さまにしても食品がスプーンに付着したまま落ちてこないような状態はトロミの使いすぎでたいへん危険と考えられる．一般に水やお茶などに比べてジュースやみそ汁，牛乳はトロミがつきにくいのでトロミ調整食品を多く使う必要があり，粘度が安定するまでに時間がかかる傾向がある．

〔尾本和彦〕

参考文献

1) 日本肢体不自由児協会編：摂食障害—指導援助の実際—．日本肢体不自由児協会，2010，pp.145-150.
2) 北住映二，尾本和彦・他編：子どもの摂食・嚥下障害．永井書店，2007，p.121.
3) 金子芳洋・監修，尾本和彦・編：障害児者の摂食・嚥下・呼吸リハビリテーション．医歯薬出版，2005，pp.39-43.
4) 尾本和彦：小児の摂食障害—脳発達障害児の摂食指導における食物調理の重要性—．臨床栄養，83：46-51，1993.

2）摂食指導

（1）食事指導で目指すこと

摂食指導の目的として，摂食機能の発達を促進すること，発達の偏りを少なくしながら獲得した摂食機能を維持すること，また摂食機能低下をより緩やかにすることがあげられる．そして食べる楽しみを少しでも長期間維持できるように支援する．食べることは栄養を摂取するだけではなく，口腔器官の機能の発達促進や，食べる楽しみや味覚などを他者と共有することで認知やコミュニケーションの発達を促進することに有効である．特に介助が必要な重症児（者）では，食事場面が他者とのコミュニケーションの場であることを認識すべきである．

（2）摂食指導の概要

i 対象児（者）の全体像を捉える

a．基礎疾患や重症度による特性

基礎疾患や重症度によって臨床像が異なり，感覚運動の特性や知的障害，行動特性が摂食機能にも関連する．視聴覚障害やてんかんなどの合併症は食べることへの興味や味覚，嗜好などの感覚に影響することがある．

b．ライフステージと摂食嚥下機能

ライフステージと摂食嚥下機能を合わせて考えることで，現在必要な指導や将来への見通しをもって指導を行うことができる．ライフステージは大きく分けて乳児期（導入期），幼児期（発達期），学童期（維持，緩やかな発達期），青年期・成人期（機能低下期）がある．身体が成長する時期や生活のフィールドが変化する時期に機能低下が生じやすい．環境の変化とともにかかわる人々も変わり，介助の方法や食物形態が変化することも原因のひとつと考えられる．

ii チームとしての活動

食事は生活の一部である．生活を支援する人々（医師，歯科医師，栄養士，言語聴覚士，理学療法士，作業療法士，看護師，教員，保育士，生活指導員，介護福祉士，ヘルパーなど），そして家族と連携をとることが必須である．

（3）アプローチ方法の実際

i 姿勢

食事時の姿勢は大きく分けて，抱っこ，背臥位，腹臥位，座位，立位などがある．多くの場合，抱っこ，背臥位，座位である．自力座位では90度に起きているが，抱っこや椅子，車椅子を使用する場合は，床面からどの程度体幹の角度をつけると安全に食べやすいかを検討する．嚥下機能との兼ね合いを考慮しながら，摂食では，送り込みや食塊形成の機能をみながら体幹の角度を決める．また，臀部や腰部がしっかりと安定するように座らせたり，抱っこしたりする．頭部は後屈や過度な前屈にならない正中位を保持し，腰部，体幹，

頸部の位置関係を整える．年長になり身体の変形や身体の緊張のパターンが固定しているときは無理に身体のパターンを修正すると緊張が高まり，口腔機能に影響することもあるので留意する．口腔機能との関係においては，食物の送り込みが十分にできない場合は，重力を利用するよう体幹を後方に倒す．倒す角度は全身の筋緊張状態や摂食機能をよく観察しながら決める．自発的に送り込みができ，咬断，粉砕，臼磨を引き出せる機能がある場合は，体幹を90度近くまで起こした状態のほうがよいことが多い．

対象児（者）と介助者との位置関係や食事膳を置く位置などは介助方法や介助者の姿勢や身体への負担と関係してくるので工夫が必要である．

ii 感覚・知覚

口腔内での感覚処理過程での問題では，感受性低下と過敏性がある．感受性低下では，嗅覚，味覚，触覚などに鈍麻があり，食べることに意欲や関心を示さなかったり，食物が口に入っても口腔の動きがないこともある．一方，過敏性がある場合は，スプーンや食物が歯に触れると身体の緊張とともに緊張性咬反射が出現したり，口腔内へのちょっとした刺激で咽頭反射が起きることもある．これらの反射は対象児（者）が不快感を生じるため，食べる意欲を低下させたり，食べる機能にも影響する．

食物を感じるのは口腔内の感覚・知覚だけではない．食べる前に食物を見せたり，においをかがせる．食物や食べることに関する話しかけをする．可能であれば食物を触ることなど五感への働きかけをする．特に視覚障害を合併する場合は留意する．

口腔内への刺激は，対象児（者）の舌の2/3ぐらいの小さめのシリコン製などのやわらかいスプーンを使用する．スプーンは糖水あるいは対象児（者）の好きな味の水分をつけて湿らせる．オーラルコントロールをして対象児（者）の反応を見ながら軽く舌の中央を圧する．頰の内側に沿うようにスプーンを入れ，頰を拡げるように動かすなど刺激する．過剰な刺激で緊張性咬反射や，身体の伸展パターンが出現しないように留意する．

iii 食物の種類と形態

対象児（者）の嗜好を考慮する．嫌いなものではもっている機能を発揮できないことがある．食物形態は，摂食嚥下機能に応じて工夫をする（詳細は172頁を参照）．

発達期や維持期では，口腔機能に合わせた食形態を基本に，より発達的な働きかけをするために課題としての食形態を使用することもある．しかし，疾患の特性や加齢，二次的障害により機能低下の兆しがみられたら，無理をせずに食べることを長く続けられるように食べやすい食物形態へ移行する．

iv 介助方法

a．使用食器

摂食機能や目的に合わせて食器を選択する．スプーンの選択には素材，皿状部分の大きさや形状，柄の太さや長さがあげられる．素材は大きく分けて金属やポリプロピレンなどの硬いものやシリコン製などの弾性のあるものがある．口腔内の感覚に緊張性咬反射などの過敏性があったり，口腔内を刺激する必要がある場合は，弾性のあるスプーンがよい．金属製のスプーンは介助時に歯に触れると不快と感じやすい．プラスチックは咬み込んだ

ときに折れることがあるので留意する.

　皿状部分の大きさと形状では，大きさは基本的に舌より一回り小さめがよい．口腔内に食物を入れる位置を調整するためには，より小さめのものにする．取り込みを促通したり，開口に問題がある場合には皿状部分が浅めのほうが望ましい．また細長いものはスプーンを入れるときに口腔の奥に入りすぎることがあるのであまり好ましくない．できれば舌の形状に即した楕円型か，先がカットされているものがよい．柄の部分は自力摂取の場合は本人の手の機能に合わせて太くしたり折り曲げたりすることで持ちやすく，口に運びやすくなる．介助の場合は，介助者が使い勝手のよい長さにする．

　哺乳瓶から移行して別の食器で水分を摂取することが困難な場合が多いので，水分摂取時の食器は工夫が必要である．コップ使用前にスプーン，レンゲ，お椀のふたを使用する．コップは緊張性咬反射のある場合にはコップの縁を咬み込んで割ってしまうこともあるので，ガラス製は避ける．陶製やポリプロピレン製のマグカップなどは厚手で硬いので，下顎が不安定で口唇の運動が不十分な場合は適さない．このような場合は，コップの素材は弾性のある薄手のものが飲みやすい．介助のときに鼻が当たらないように側面の一部を三角に切り取ってあるものが使いやすい．ストローは，咬み込んでも折れにくいビニールチューブを吸い上げられる長さに切って使用する．その際，ストローの内径に配慮する．内径が狭く短いストローは吸引しやすく，内径が広く長いストローは吸引力が必要となる．

　介助用に箸を使用することもあるが，箸の素材は木製で折れにくい丈夫なものがよい．

b．介助のペーシング

　対象児（者）の意欲や食物の処理機能に合わせて食物や水分を口に入れる速さやリズムと食物の1回量を調整する．介助がゆっくり過ぎると覚醒状態や食べる意欲が低下したり，食物を口腔内に溜めこむことがある．逆に早すぎると食物処理ができずにむせたり，送り込みや咀嚼に必要な舌や下顎の動きを阻害し，丸飲み込みを誘発してしまう．対象児（者）の覚醒状態や食べる意欲，情緒面や食物処理機能を観察しながら進める．口に入れる1回量は，必要以上に少量過ぎると口腔内の感覚・知覚への刺激が入りにくく，送り込みの動きが生じにくくなることがある．多すぎる場合はむせたり，食物が口いっぱいになり口腔内処理ができずため込んだり，丸飲み込みをすることがある．

　水分摂取の介助についても介助リズムや適正な1回量を調整することで対象児（者）のもつ嚥下機能を引き出す．

c．摂食機能へのアプローチ

　食物を使用したアプローチと食物を使用しないアプローチに分けられる．食物を使用しないアプローチでも摂食機能へのアプローチの準備であるので，食物を使用するアプローチにつなげ，姿勢や全身と頸部，口腔付近の筋緊張の調整と感覚へのアプローチが主となる．これらのアプローチは食事外の時間や食事前に行う．食事の準備が整ってからでは，対象児（者）の食事開始を待たせてしまうことになり，食べる意欲をそぐことにもなりかねない．食物を使用したアプローチでは，摂食機能の取り込み，送り込み，咀嚼，水分摂取といった機能を引き出す方法を工夫する．具体的な方法を**表2-2-24**に示した．

表 2-2-24 摂食機能へのアプローチの方法

<食物を使ったアプローチ>

摂食機能	課題	アプローチ方法
開口	開口しにくい 咬筋の過緊張	・下唇をスプーンでタップする ・閉口位で頭部を固定し，下顎を上方へ圧する ・食べ始めに食物をいれたスプーンを側方の歯列と頬のあいだに滑り入れる．少し開口してくるので，口の前方から入れる．
閉口	閉口しにくい ・過開口 ・低筋緊張による常時開口	・からだがリラックスするように姿勢を整える ・オーラルコントロールにより閉口位をつくり，鼻呼吸を促通する ・機能が咀嚼レベルに至っていなくても濡れたガーゼなどで食物をくるみ，奥歯で食物を噛む練習をする
食物の取り込み	閉口しにくい	・オーラルコントロールをしながら，狭い開口をつくり食物の入ったスプーンを口に入れる．食物が上唇に触れるようにスプーンを入れ，そして抜く
	上唇での取り込みができない	・食物が口に入っても上唇が下制しないときには，上唇の上方から上唇に向けて圧をかけながらゆっくりとタッピングをする
食物の送り込み	舌突出で食物を押し出す	・食物を入れたスプーンを口腔に入れるとき，スプーンで舌の中央に圧を加えるよう下方に押してからスプーンを抜き取り，そのあとオーラルコントロールで閉口を保持する
	舌の動きがなく，食物をため込む	・食物の知覚を高めるため感覚運動を促進するよう，多種の味や食感の食物で刺激する，また口腔内にある食物をスプーンを使い口腔内のさまざまな位置に移動させる
咀嚼	咬断の促進 粉砕の促進 臼磨の促進	以下のアプローチはオーラルコントロールをしながら行う ・初めは指でつぶせるくらいの固形物を犬歯から第一小臼歯あたりに置き，閉口するよう促す（咬断） ・連続した下顎の上下運動を引き出すため，茹でたり，煮たりした根菜類のスティックやサクサクとした食感の菓子などを小臼歯から大臼歯のあたりに置き，反応を待つ（粉砕） ・臼磨運動を引き出し，咀嚼機能を高めるためには湿らせたガーゼなどに果物やシチューの肉，グミキャンディなどジューシーで弾性のある食物を小臼歯から大臼歯あたりに置き，噛ませる（臼磨）
水分摂取	水分がとりにくい こぼしやすい むせやすい	・水分は誤嚥のリスクがあり，嚥下機能との関連が高いので留意する ・水分は少しでもトロミをつけると摂取しやすくなる ・スプーン，レンゲ，弾性のある薄手のコップ，お椀のふたなどを使用する食器やその使い方を工夫する ・オーラルコントロールをする．頭部を少し前傾させる．食器の縁を下唇にあててしっかりと下顎と下唇を支えてから上唇に水分が触れるように食器を傾け水分を入れる．このとき食器の縁が歯や舌の上にのらないように留意する ・嚥下量に合わせた水分量を口に入れ，初めは一回ごとに閉口位をつくり嚥下を促すが，だんだんと連続飲みを促通する ・シリンジやストロー付きのビニール容器を使い，流し入れをすることもあるが，閉口位をつくりストローが口唇に触れる経験をするよう働きかける

（次頁につづく）

表 2-2-24　つづき

<食物を使わないアプローチ>

口腔領域の緊張	頬，口唇，舌，下顎，頸部前方の過剰な筋緊張	・身体の緊張を調整する姿勢や活動をする．肩周辺や頸部の緊張をとる ・対象児（者）の承諾を得てから，顔面のマッサージをする．ストレッチとバイブレーションで鼻翼側方から頬と口角周辺や顎から下唇と頬に向けて，鼻の下から上唇へ行う
口腔領域の運動の低下	頬，口唇，舌，下顎，頸部の筋緊張の低下	・体幹の緊張が適度に高まる姿勢にコントロールする．コアを高める活動をする ・こめかみから頬にかけてパッティング，タッピング，ストローキングを行う* ・口角を横に引いたり，口唇をすぼめる動きをつくる ・下顎を軽く支えながら舌根部を上方に向けて，緩やかにタッピングをする
感覚の偏り	過敏性 感受性の低下	・全身の姿勢コントロールで身体の緊張を調整する ・段階的に本人の指や弾性のあるおもちゃやスプーンで，口唇や口腔内に触れる．反応を見ながら圧や時間を調整する ・対象児（者）に適した歯ブラシで，始めは前歯から徐々に広げるといった段階的に歯磨きを行う．舌上，頬や口唇の内側も柔らかい素材（スポンジブラシなど）で軽く圧をかけるように刺激する

*パッティング：手のひらで軽くたたく．タッピング：指先で軽くたたく．ストローキング：手のひらや指でなでる

v　認知，コミュニケーションへの働きかけ

　食べることへの意欲を引き出すためには，対象児（者）の認知，コミュニケーション能力を理解し，食事前から献立のことや食材，味などのことを話しながら料理を見せたり，においをかがせるような働きかけをする．食事が始まってからも食事場面にあった話題や楽しかった出来事，これからの予定などの共感的な話しかけをする．そして非言語であっても対象児（者）の表情や視線，からだの動きを受け止め，その内容を言語化する．気持ちと摂食機能とが関連しあうことに配慮する．ことばかけや対象児（者）の思いを言語化することを繰り返すことにより食物への認知やことばの理解を促進する．

vi　その他：

a．行動・心理面

　食べることへの拒否が場面や介助者への反応であったり，過敏や感覚低下など感覚の問題であったりする．母親や家族，日常的にかかわる職員からの情報を得ながら，対象児（者）の状況を理解するように努め，コミュニケーションをとりながら解決の糸口を見出す．

b．全身状態と生活リズム

　食べる意欲は健康状態との関連が高い．また睡眠，排泄，活動など生活リズムが食べることへ影響することもある．家族や他職種との連携をとりながら改善できるところを見出し取り組んでいく．

〈高見葉津〉

参考文献

1) 高見葉津:重症心身障害児(者)の摂食・嚥下指導の実際—STの立場から—.日本重症心身障害学会誌,30(1):33-39,2005.
2) 北住映二・他:子どもの摂食・嚥下障害—その理解と援助の実際—.永井書店,2007.
3) Morris, S.E., Klein, M.D.: Pre-Feeding Skills—A comprehensive Resource for Mealtime Development (2nd ed). Therapy Skill Builders, 2000./金子芳洋・訳:摂食スキルの発達と障害(原著第2版).医歯薬出版,2009.
4) 高見葉津:重い障害のある子ども達の食べることへの支援とより豊かに生きることを考える.日本コミュニケーション障害学,31(1):22-28,2014.

3) 嚥下障害の評価と対応

(1) 誤嚥の評価

i 誤嚥があるときの症状

食事中の咳込みやむせは,誤嚥が生じたためにそれを気道の外に排出しようとしている症状と考えられる.ただし,誤嚥していてもむせないこともあるので,"むせないから誤嚥していない"ということにはならない.食事中に顔色不良になったり,SpO_2が低下したりするときも誤嚥している可能性がある.食事中の「ゼロゼロ」「ゼコゼコ」という喘鳴は,食塊が咽頭に滞留していたり,喉頭に進入していたりする音であり,誤嚥している可能性がある.食後に「ゼイゼイ」「ヒューヒュー」という喘鳴があるときには,誤嚥による気管支の攣縮が生じていると考えられる.

ii 画像所見

誤嚥による肺病変は背側に存在することが多いため,胸部単純X線写真では心臓に隠れてわかりにくい.肺のCTで初めて慢性的な誤嚥による肺病変に気づくことも多い.

iii ビデオ嚥下造影検査(VF)

外からは見えない嚥下の状態は,VFで観察し,評価することができる.X線透視台を縦にして,角度調整が可能で透視を妨げないようなラックや座位保持装置に対象児(者)を乗せて,側面から透視し,トロミをつけた造影剤や造影剤を混ぜた食物を嚥下する様子を,ビデオ装置に記録しながら観察する.誤嚥の有無だけでなく,誤嚥に伴う症状や,どのような条件(姿勢・造影剤の性状・量)で誤嚥が悪化するかなどを評価する.

(2) 加齢に伴う摂食機能の低下

脳性麻痺のように基本的には進行することのない疾患でも,運動機能障害が重度の場合,思春期の年齢の頃からあるいはその前後から,嚥下機能が低下して誤嚥が出現・悪化する場合が多い.

舌での送り込み,咀嚼など,目に見える口腔機能は随意運動であり,食べる意欲があれば比較的保たれていることが多い.一方,嚥下運動は微細な協調運動であり,加齢とともに嚥下機能は低下してくることが多い.しかも嚥下運動は外から見えないため,機能が低下してきていることに気づきにくい.口や舌を上手に動かしているからと,そのまま経口摂取を続けていると,誤嚥による肺炎などを起こし,体調を悪化させることがある.

△　×　×　○　◎

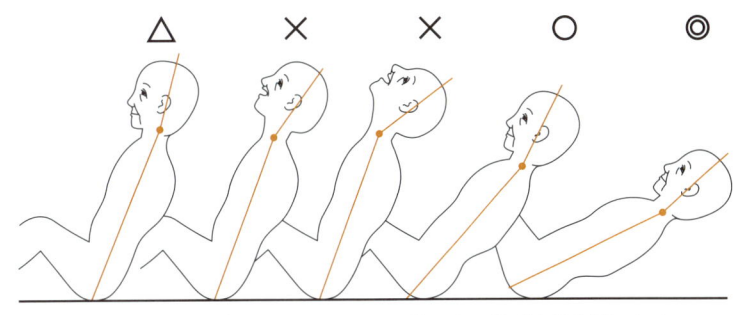

×：首の角度が体幹に対して後屈位になる姿勢は誤嚥しやすい
○◎：首の角度を中間位〜軽度前屈位に保持し，
　　　上体を後ろに倒したリクライニング姿勢は誤嚥しにくい

図 2-2-29　誤嚥しにくい頸部と体幹の角度

（3）誤嚥があるときの配慮

i　姿勢配慮

a．頸部の角度

　首の角度が体幹に対して後屈位であったり，首に反り返りがあったりすると，嚥下機能が悪化し，誤嚥を発生させる要因になる．中間位〜軽度前屈位の保持を原則とするが，嚥下時に代償的に後屈位となる例や，軽い後屈位のほうが気道が開く例では，後屈を適度に許容したほうがよい．後屈位を避けるだけでなく，首のねじれや歪みを避けることも重要である．

b．体幹の角度（図 2-2-29）

　嚥下障害が重度の場合は，一般的に，床面に対してからだを倒した姿勢，すなわち水平位に近い姿勢のほうが，誤嚥が軽減することが多い．ただし，適度に起こしたほうが摂食嚥下がよい例もあるので単純な一般化はできない．

ii　食塊の咽頭滞留を軽減させる配慮

a．食物形態の配慮

　一般にサラッとした液体ほど誤嚥されやすく，トロミのついている液体や，まとまりのよい食物のほうが，誤嚥されにくいという特徴がある．そのために調理法を工夫したり，増粘剤を上手に使用したりする必要がある．しかし，不適切な増粘剤の使用や，付着度（べとつき）のあるトロミは，咽頭への滞留を増加させ，誤嚥を起こしやすくする．

b．味の配慮

　本人の好む物は誤嚥されにくく，嫌いな物や味の悪い物は，口の動きが悪いという特徴がある．舌や口腔での感覚認知によって，口腔内運動や嚥下協調運動が引き起こされているため，嫌いな食物は口にためてしまい，咽頭に停滞し，誤嚥される，という傾向がある．

iii　呼吸障害への配慮

　ゆったりした呼吸ができているかどうかは，嚥下機能に影響を与える要因のひとつである．嚥下する瞬間はいつも呼吸を止めている必要がある．食事の前に呼吸が早くて苦しそ

うだったり「ゼロゼロ」しているときは，吸引をしたり筋緊張をゆるめたりして，呼吸を整えてから食事を開始したほうがよい．鼻呼吸が下手で，普段から口呼吸をしていると，口唇を閉じにくいため，摂食嚥下の動作がスムーズにできないことが多い．鼻で呼吸することは食物のにおいや味を楽しむためにも必要なことである．普段から鼻呼吸の練習をしておくとよい．

（4）経管栄養法の導入

i 誤嚥の許容範囲

多少の誤嚥をしていても，咳反射がしっかりしていて，誤嚥から気管支や肺を守る防御機構が働いていれば，気管支肺炎を起こすこともなく，経口摂取を続けることは可能と考えられる．しかし，周囲に風邪などが流行していない状況下で気管支肺炎を繰り返したり，気管支炎と診断されないまでも，発熱のエピソードを繰り返したりする場合は，誤嚥が許容範囲を超えている可能性がある．また，VFにおいて，「少ない摂取量でも誤嚥する」「中等量以上での誤嚥でもむせない」「条件を変えても誤嚥がある」場合は，許容範囲を超えていると考えられる．

ii 経口摂取と経管栄養の併用

栄養状態が悪化し抵抗力が低下すると，肺炎を起こしやすくなる．したがって，食物の誤嚥を防止し，栄養状態をよくするためには，経管栄養法が対応策のひとつである．しかし，口から食べることは，栄養を摂取する目的以外に，味わい食べる人生の楽しみや，介助する人との相互作用の場であるという大きな意味があるため，できるだけ経口摂取は無理のない範囲で続けていきたい．誤嚥が許容範囲を超えている場合，単に経口摂取を中止するのではなく，誤嚥の程度により経管栄養を上手に併用し，健康と豊かな日常生活を維持していきたい．

参考文献

1) 日本小児神経学会社会活動委員会，北住映二，杉本健郎・編：新版医療的ケア研修テキスト—重症児者の教育・福祉・社会的生活の援助のために．クリエイツかもがわ，2012，pp.138-147．

4）経管栄養法

（1）経管栄養法の種類（図2-2-30）

i 経鼻胃チューブからの注入

鼻から咽頭を経て，胃までチューブを挿入して注入する方法である．チューブは数週間で交換する必要があるが，どこでもだれでも入れ替えることができる．最も簡便な経管栄養法である．ただし，嚥下機能が低下している場合，むせることなく容易に気管内にチューブが入ってしまうことがあるため，チューブ先端が確実に胃に入っていることを，チューブ挿入時だけでなく注入のたびに確認する必要がある．チューブが胃に確実に入っていな

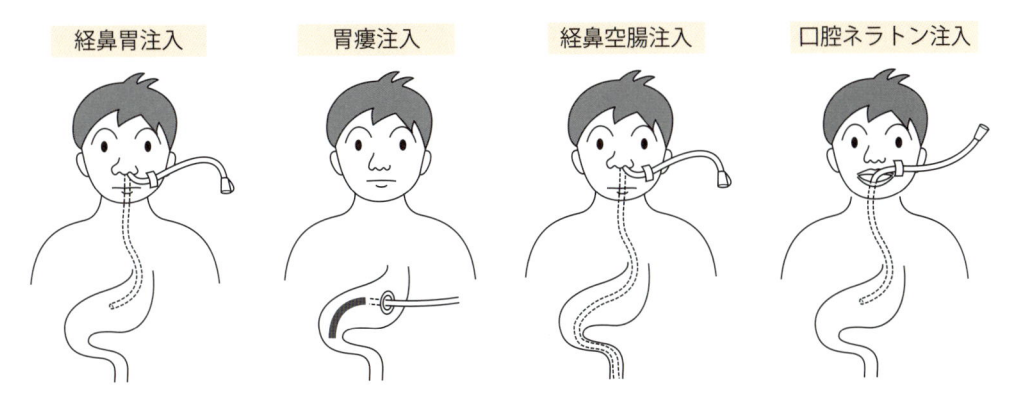

図2-2-30　経管栄養法の種類

い状態で注入を行うと，誤嚥性肺炎を引き起こし，重篤な状態になることがある．また，チューブは顔にテープ固定されているだけなので容易に抜くことができる．自己抜去してしまうような場合は，チューブを留置しておくことが困難であり，注入のたびに挿入を行うこともある．

ⅱ　胃瘻からの注入

　手術によって腹壁と胃壁に穴（胃瘻）を開け，そこに留置したカテーテルから注入する方法である．経管栄養が永続的に必要となる場合や，経鼻胃チューブの挿入が容易ではない場合には，胃瘻造設が選択される．

　胃瘻カテーテルは数カ月に1回交換すればよく，比較的簡単に安全に交換できる．しかし，重症児（者）では変形・緊張により生じる胃と腹壁とのズレにより，胃瘻の部分で胃と腹壁が離れてしまう（胃の脱落）ことがあり，胃瘻カテーテルが腹腔内に誤挿入されたり，胃内容物が腹腔内に漏れ出して腹膜炎を起こしたりすることがまれにある．

　胃瘻のカテーテルは抜けにくいため，医療機関でない場所で経管栄養を行う場合は管理しやすい．また，経鼻胃チューブに比べてチューブが太いため，半固形の物も注入することができる．胃瘻造設には手術が必要であるが，経鼻胃チューブに比べて利点が多いため，重症児（者）でも積極的に導入されている．

ⅲ　十二指腸（空腸）チューブからの注入

　チューブを十二指腸まで挿入し（実際には空腸まで挿入することが多い）注入する方法である．胃食道逆流症などの上部消化管機能障害があり，胃に注入することのリスクが大きい場合に用いられる．

　a. 経鼻空腸チューブ

　チューブを長めに胃内に挿入し留置しておき，生理的な胃の蠕動運動を利用してチューブ先端を十二指腸に自然に送り込む方法をとることもあるが，一般的にはチューブを鼻から胃まで挿入し，X線透視下で胃から十二指腸，さらには空腸まで挿入して留置する．そのため，挿入には放射線被曝を伴うというデメリットがあり，チューブ交換は3カ月以上の間隔をあけて行うことが多い．鼻から挿入した空腸チューブは経鼻胃チューブ同様，容

易に自己抜去できてしまうが，挿入に対する負担を考慮し，できるだけ抜去されないような配慮が必要である．

####### b．胃瘻からの空腸チューブ

胃瘻から胃瘻カテーテルと空腸カテーテルを一緒に留置する方法もある．特殊なカテーテルが使用されることが多く，空腸カテーテルの挿入には技術を要する．

####### c．腸瘻からの空腸チューブ

高度の側彎変形などの理由で胃瘻造設が困難な場合や，長期にわたる空腸栄養が避けられない場合には，手術によって腹壁と腸壁に穴（腸瘻）を開け，そこにカテーテルを留置し注入する方法である．

iv 口腔ネラトン法

口から胃にチューブを挿入して行う経管栄養法である．口からチューブを挿入するほうが，鼻から挿入するよりも気管に入るリスクがはるかに小さいというメリットがある．また口からチューブを挿入することは，生理的な摂食経路と同じなので，チューブの咽頭刺激で嚥下反射を誘発しやすく，嚥下機能の改善も期待できる．口腔ネラトン法の場合，通常はチューブを留置することなく，注入の度にチューブを挿入し終了したら抜去するため，顔に異物がなく見た目にも違和感がないだけでなく，鼻腔・口腔・咽頭の衛生状態を保つことができる，顔に触りやすく口腔顔面の脱感作などが行いやすい，頬にテープを長く貼らないので皮膚の健康によい，などのメリットがある．

（2）注入方法

i 滴下筒による注入

液体の栄養剤を注入する場合，ゆっくりと胃内に入るように，栄養剤の入ったボトルないしはバッグから滴下筒のついたチューブを通し，滴下調節部（クレンメ）で滴下速度を調節しながら注入する方法である．注入の速度が速いと，嘔吐や下痢などを起こすことがあるので，一人ひとりに適した速さに調節して注入する．

ii 注入ポンプによる注入

空腸に直接注入する場合には，小腸で緩やかに吸収されるようにできるだけ遅い速度で注入する必要がある．そのような場合，注入用のポンプを使用することで安定した速度で注入ができ，介護負担も軽減する．胃に注入する場合でも上部消化管機能障害がある場合には，注入用のポンプを使用しながら非常にゆっくりとした速度で注入することがある．また，夜間はポンプを用いてゆっくり持続的に注入することにより，日中の活動時間を確保できたり，日中の介護負担を軽減できたりする場合がある．

iii シリンジ注入

少量の栄養剤や水分は，シリンジをゆっくり押しながら注入することもできる．食事時間以外の水分補給や，外出先での注入時にシリンジでの注入を行うことがある．

iv 半固形栄養剤やミキサー食の注入

胃瘻チューブの場合は，シリンジを使用して半固形化した栄養剤やミキサー食を短時間

で注入することができる．栄養剤を半固形化することで，胃食道逆流症を軽減することができ，さらに腸への排出を遅らせることで，ダンピング症候群や下痢を予防できるなどのメリットがある．しかし，半固形栄養剤が適応となるのは，胃の貯留機能（容量）と排出機能（形態・蠕動運動）が正常な場合に限られる．消化管機能障害がある重度の障害児（者）では，半固形栄養剤を注入すると胃からの排出が非常に遅くなり，嘔気・嘔吐・腹部膨満を起こしやすくなる．

（3）注入中の状態の観察と対応

経管栄養は，栄養剤を接続してしまえば，リスクが少ないと誤解されがちであるが，実際は注入の姿勢の管理や，呼吸状態やバイタルサインの変化など，注入開始後の観察が重要である．看護師に任せきりにすることなく，注入が終了して落ち着くまで，必ず見守ることが必要である．滴下速度が速すぎて，短時間に多量に入ってしまうと，嘔吐や下痢を引き起こす可能性があり，危険である．手の使える本人が途中でチューブを抜いてしまうようなことがあれば，チューブの先が食道やのどに上ってきている可能性があるので，注入をただちに中止する必要がある．

〔石井光子〕

参考文献

1) 日本小児神経学会社会活動委員会，北住映二，杉本健郎・編：新版医療的ケア研修テキスト—重症児者の教育・福祉・社会的生活の援助のために．クリエイツかもがわ，2012，pp.154-165.

7．栄養の障害

1）栄養状態の評価

重症児（者）は，その障害の違いによる個人差が大きいために，至適栄養メニューを決定するための標準的な判断基準の設定は困難である[1,2]．よって，栄養評価は定期的に反復して行う必要があり，筆者の施設では栄養サポートチーム（Nutrition Support Team：NST）にてこれを行っている[3]．

NSTでの評価項目として最も重要なものは体重の増減である．具体的には，1年ごとに10％以上の体重増減者を割り出し，それらの入所者の摂取エネルギーが適しているかどうかを検討する．経口摂取の場合は提供食の全量が確実に摂取されていない場合があるので，摂取エネルギーは喫食率より換算する必要がある[3]．

栄養評価については，主観的栄養総括評価表に重症児（者）の特性を踏まえて追加した包括評価表と身体計測チェックリスト（**図2-2-31**）を使用している．包括評価表を使

実施日					
名前		歳	M/F		
今年度 身長	cm	体重	kg	BMI	
前年度 身長	cm	体重	kg	BMI	

湿疹	あり/なし	腹部膨満	あり/なし
褥瘡	あり/なし	毛髪	ちぢれ/色が薄い
感染を繰り返す	あり/なし		禿毛/異常なし
口内炎を繰り返す	あり/なし	出血傾向	あり/なし
ヘルペスを繰り返す	あり/なし	生理	あり/なし
持続する咳	あり/なし		
持続する下痢・便秘	あり/なし		

所見の部位に着色して下さい
褥瘡：赤　湿疹：黄色

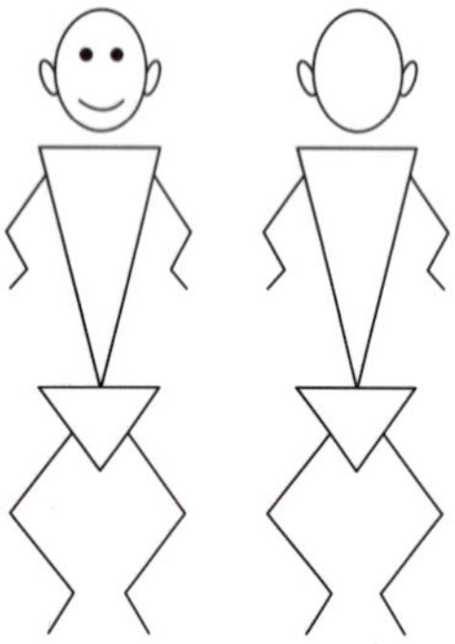

		今年度	前年度
上腕周囲長（右・左）		cm	cm
下腿周囲長（右・左）		cm	cm
肩甲骨下部皮下脂肪厚		mm	mm
上腕脂肪厚（右・左）		mm	mm
体格	筋肉質/標準/やせ		

皮下脂肪欠損	あり/なし
筋肉欠損	あり/なし
浮腫くるぶし	あり/なし
浮腫仙骨	あり/なし

そのほか（自由記載欄）

図 2-2-31　重症児（者）の特性を踏まえて追加した身体計測チェックリスト

用することで，早期に栄養不良を発見できると考えている[3]．特に，日頃から上肢，下肢の筋肉量を触れておくことで，感覚的につかんでおき，筋肉の減少をきたす栄養不良を早期に発見することも重要である．

2）栄養所要量の算定の考え方

標準的には，エネルギー必要量 E = 基礎代謝量（BMR）× R（活動係数×侵襲係数）+ α（エネルギー蓄積量）として表現される．エネルギー蓄積量αとは，成長期にある小児の組織増加分に必要なエネルギー量である[4]．小児の基礎代謝量は，日本人の食事摂取基準（2015年版）に採用された小児の基礎代謝基準値を使用する（**表2-2-25**）[4]．体重に関しては，①現行の体重を使用する，②やせすぎや太りすぎの場合は目標体重を使用する，

表 2-2-25 基礎代謝基準値と成長に伴う組織増加分エネルギー（エネルギー蓄積量）（文献4をもとに作成）

年齢	男性 基礎代謝基準値 (kcal/kg体重/日)	男性 エネルギー蓄積量 (kcal/日)	男性 基礎代謝量 (kcal/日)	女性 基礎代謝基準値 (kcal/kg体重/日)	女性 エネルギー蓄積量 (kcal/日)	女性 基礎代謝量 (kcal/日)
0～5 （月）	―	115	92.8×体重−152	―	115	92.8×体重−152
6～8 （月）	―	15		―	20	
9～11 （月）	―	20		―	15	
1～2 （歳）	61.0	20	700	59.7	15	660
3～5 （歳）	54.8	10	900	52.2	10	840
6～7 （歳）	44.3	15	980	41.9	20	920
8～9 （歳）	40.8	25	1,140	38.3	30	1,050
10～11 （歳）	37.4	40	1,330	34.8	30	1,260
12～14 （歳）	31.0	20	1,520	29.6	25	1,410
15～17 （歳）	27.0	10	1,610	25.3	10	1,310

の2つのパターンがあり，状況により使い分ける．一般的にBMI（体重kg÷（身長m)^2）の標準値は，成人では22といわれているが，重症心身障害の場合は平均15.8程度が標準である[5]．筋緊張の変動が高いアテトーゼ型のときは14程度，筋緊張の変動が少ない痙直型のときには18程度になることにも留意して目標BMIを決めてから，（身長m)^2×目標BMIで目標体重を設定する[3]．小児のBMIは年齢の変動を考慮する[3]．小児では標準のBMIが，6歳の15程度から18歳の21程度に緩やかに上昇していくので，成人の目標BMIより低く設定する[6]．係数Rは，重症心身障害の場合，重症心身障害の特性を配慮した基礎代謝の係数×活動係数×侵襲係数を意味する．重症心身障害の状態像に応じて大きく変わる．参考となるベッドサイドでの経験指標を表2-2-26に示した[3,7]．人工呼吸器を使用している痙直型の脳性麻痺児では，Rの値が0.3～0.6という低値もありうる．体重の増加が著しいときにはこのことを考慮し，投与エネルギーを決定するとよい．このとき，投与量が少なくなるので，蛋白と微量元素の補給を別途考える必要が出てくるケースもある．

Q=BMR×R＋エネルギー蓄積量αで投与エネルギーを決定し，実際に投与してみて，体重の増減など，栄養指標の経過を追い，必要に応じて投与エネルギーの修正を行う必要がある．たとえば12歳で体重25 kgの重症児（男）は，表2-2-25の基礎代謝基準値を使用すると，標準的な基礎代謝量BMRは25×31＝775 kcalとなり，たとえば動きの少ない痙直型では，表2-2-26を参考にR＝1に設定し，栄養投与量は775＋25 kcal程度，筋緊張の変動が激しいタイプはR＝2に設定し，1,500＋25 kcal程度と推定される．栄養評価を繰り返しながら，Rは1～2の間で調整する（経管栄養使用時）．こうしていったん体重

表 2-2-26 栄養所要量と臨床的特徴 (文献 3, 7 より)
(R＝体重当たりの必要栄養摂取量／年齢別体重当たりの標準基礎代謝量)

	A：高エネルギー消費群 ($R \geq 2$)	B：低エネルギー消費群 ($R \leq 1$)	C：中間群 $1 < R < 2$ (多くがこの範囲に入る)
臨床的 特徴	・筋緊張の変動が激しい，不随意運動あり ・皮下脂肪が薄く，筋肉量が多い ・刺激に対する反応性が高い ・アテトーゼ混合型脳性麻痺 ・移動能力がある ・努力性の呼吸，咳き込みが多い	・筋緊張の変動がない，動き少ない ・皮下脂肪が厚く，筋肉量が少ない ・刺激に対する反応が少ない ・痙直型脳性麻痺 ・移動しない ・気管切開，人工呼吸器の装着 ・呼吸に努力を要しない	($1 < R < 1.5$) まで ・経管栄養のケース （経口摂取よりエネルギー効率がよいと考えられる） ・B 群の特徴のいくつかをもっている ($1.5 < R < 2$) ・経口摂取 ・A 群の特徴のいくつかをもっている

(侵襲係数が高い特殊な状態を除く)

表 2-2-27 栄養の障害別特徴と類型 (体脂肪量の検討からの推論)

麻痺のタイプ	アテトーゼ主体型	痙直主体型
筋肉量	非アテトーゼ型に比較して多い	萎縮して少ない傾向
エネルギーの消費量	不随意運動や筋肉内の消費のために多い	運動量が少なく筋肉内の消費も少ないため少ない
エネルギーの予備	脂肪として蓄積されるエネルギーが少なく，栄養不良の場合ストレス時に急変する可能性がある	通常は脂肪として蓄積できると考えられる
動脈硬化などの生活習慣病	脂肪が蓄積する血管性の生活習慣病は発生しにくいであろう	体脂肪率の高い症例では，加齢とともに動脈硬化による成人病の発生もあり得る
微量元素	投与エネルギー量が多くなる傾向のため通常は不足しにくい	投与エネルギーが少なくても体重が維持できるため不足しがちである
蛋白	投与エネルギー量が多くなる傾向のため通常は不足しにくい．筋肉にも貯蔵される．	低蛋白になりやすい．筋肉内にも予備が少なく，免疫として動員される蛋白が不足し易感染性を合併しやすい
栄養の課題	投与エネルギー量を消費エネルギーが多いことを考慮し多めに設定し十分な脂肪や蛋白を補給する	総エネルギー投与量は少なめに設定し脂肪の過剰蓄積を防ぐ一方で，蛋白や微量元素は十分に補給しておく

から必要エネルギーを算定し，とりあえず栄養を開始する．その後は栄養評価により，R の係数をその都度変更していく．表 2-2-26 にもとづく特性により，重症心身障害の栄養の課題は，アテトーゼ型（筋緊張変動型）と痙直型では異なってくると思われる（**表 2-2-27**)[7]．

3）微量元素欠乏など栄養の障害

(1) 水分と電解質の障害

　重症児（者）の水分・電解質は，摂取エネルギー，嘔吐や唾液の排出などの消化管液，喪失量，薬剤の影響，腎機能，中枢神経障害による内分泌学的異常状態に大きく影響される．表2-2-28に新生児から成人までの水分動態と必要水分量を示した[8]．標準的な水分必要量を参考に，人工呼吸器装着児（者）では呼気への不感蒸泄がほとんどなく減じることができるが，吸引や消化管への喪失量を加えることなどを考慮して必要水分量を予測する．必要水分量＝維持水分量＋不感蒸泄の増減＋分泌液の体外喪失で示される[8]．水分欠乏は，皮膚や粘膜の所見，尿の濃縮の色や尿比重の増加（1,030以上），あるいは1 ml/kg/hrの尿量が保てないなどで評価する．体液の喪失で，これら電解質が同時に排出され，低ナトリウム血症が出現することも多く，水分だけでなく，電解質をOS-1®やソリタ®T2（主にソリタT2顆粒を使用）を用いて補給する．また，抗利尿ホルモン不適合分泌症候群（水制限で対応）や中枢性塩類喪失症（ナトリウムと水分の補給）の可能性もあり，病態を鑑別して対応する必要がある[7,9]．

(2) 微量元素の欠乏

　経管栄養の場合には栄養剤の選択により，蛋白質，脂質，電解質，ビタミン，食物繊維，微量元素などが不足する恐れがあり，欠乏症状について知っておく必要がある[7,9]．

　表2-2-29に重症児（者）で報告や指摘されている微量元素などの栄養成分の欠乏，栄養成分過剰の症状，薬剤などの併用による栄養障害についてまとめた[3,7,9]．わが国では，食品の経腸栄養剤の多くが銅や亜鉛の含有量を調整してきたが，医薬品のなかにはまだ不十分な含有量のものが多い．また食品やアレルギー用ミルク，特殊ミルクなどではヨードやカルニチン，ビオチン，セレンなどの微量元素の欠乏したままで，発売されているものも多い[10,11]．そのため微量元素欠乏による栄養障害のリスクがある．

　また経口摂取の場合は食事の全量が確実に摂取されていない場合があるので注意が必要である．微量元素欠乏時は，テゾン®，ビタジクス®，ブイ・クレス®シリーズ，アルジネード®などで補給する．カルニチン，ビオチン，ビタミンK，鉄は，欠乏症状が明らかなと

表2-2-28　水分動態および必要水分量（文献8より）

	体内水分 %体重当たり	細胞内液 %体重当たり	細胞外液 %体重当たり	不感蒸泄 ml/kg/日	必要水分量 ml/kg/日
新生児	80	35	45	30	60〜160
乳児	70	40	30	50	100〜150
幼児	65	40	25	40	60〜90
学童	60	40	20	30	40〜60
成人	60	40	20	20	30〜40

表 2-2-29 重症児（者）で認められた，あるいは指摘された微量元素などの栄養成分の欠乏，過剰の症状あるいは薬物の併用による栄養障害による問題点（文献 3，7，9 より）

主として欠乏による栄養障害	主として過剰によるもの，あるいは添加，併用による栄養障害
・アルブミン欠乏による易感染性，浮腫 ・亜鉛欠乏による肢端性皮膚炎，脱毛，正球性貧血，味覚障害，創傷治癒の遅延 ・銅欠乏による易感染性，白血球，好中球の減少，貧血，毛髪の縮れ毛，赤色化 ・カルニチン欠乏によるアンモニアの上昇，非ケトン性低血糖，活気の低下，全身状態不良，意識障害，心機能低下，腹満，ファンコニー症候群 ・セレン欠乏による心筋症・爪床部分の白色変化（例　アレルギー用ミルク，ケトンフォーミュラの長期投与） ・ビオチン欠乏による湿疹，毛髪の異常，精神障害，神経症状（アレルギー用ミルクの長期使用） ・ヨード欠乏による甲状腺機能低下症，甲状腺腫 ・ビタミン B_6 欠乏によるけいれん重積 ・食物繊維欠乏による偽膜性腸炎，小腸絨毛の萎縮，腸管機能の低下，下痢，便秘 ・Cl の少ない栄養剤による低クロール性代謝性アルカローシス ・塩分摂取量不足，あるいは消化液喪失による低ナトリウム血症，低 Cl 血症 ・ビタミン K 欠乏による出血傾向，消化管出血，骨の脆弱性 ・長鎖不飽和脂肪酸の欠乏による末梢循環障害，アレルギーの増悪，免疫状態の悪化 ・経腸栄養剤長期投与によるケイ素欠乏 ・リン欠乏によるリフィーディング症候群 ・ビタミン D 欠乏，P 欠乏による骨軟化症 ・栄養不良による蛋白異化による BUN，NH_3 上昇	・亜鉛の過剰による銅の欠乏　その結果としての好中球減少，貧血，易感染性 　例 1．亜鉛製剤プロマック（ポラプレジンク）連続投与中の銅欠乏による白血球減少 　例 2．亜鉛栄養剤過剰補給による銅欠乏 ・銅の補給の過剰による亜鉛欠乏 ・マンガン過剰によるパーキンソニズム（例：中心静脈栄養での微量元素添加による．大脳基底核にマンガンが沈着して出現） ・卵，大豆，牛乳などアレルゲン成分含有の栄養剤によるアレルギーによる下痢，湿疹 ・蛋白過剰による BUN の上昇 ・水過剰による低ナトリウム血症による水中毒 ・CBZ 併用による SIADH のための低ナトリウム血症 ・VPA 投与，あるいはピボキシル基をもつ抗生剤投与におけるカルニチン欠乏 ・肝代謝型抗てんかん薬の多剤併用による低アルブミン血症 ・VPA 併用によるファンコニー症候群のためのカルニチン，ビタミン D，リンの欠乏

きは医薬品で補給できる．ヨウ素の補給には粉末だしなどが有用である[9]．また，投与量の目安は，厚生労働省日本人の年齢別摂取基準を参考に，体重により増減する[9]．このとき，亜鉛と銅の摂取量は 10：1 前後の比が大きく崩れないようにするのが望ましい．銅と亜鉛の吸収は消化管で拮抗し，亜鉛過剰は銅欠乏をきたすからである[3,9]．

　銅の摂取量が不十分な状態でブイ・クレス®などの亜鉛，セレンのみ強化してある栄養補助食品を長期に使用すると，銅欠乏が出現する可能性がある．亜鉛製剤プロマック®（ポラプレジンク）連続投与中に，亜鉛が過剰となり，銅欠乏による白血球減少と易感染性が出現した例がある[3]．

（口分田政夫）

文　献

1) 口分田政夫・他：重症心身障害児（者）に対する経腸栄養剤長期投与の問題点—アンケートによる経腸栄養剤の使用実態．重症心身障害研究会誌，19(2)：53-57，1994.
2) 口分田政夫：重症心身障害児（者）へのQOL向上への栄養管理．JJPEN，25(2)：49-56，2003.
3) 口分田政夫，永江彰子：重症心身障害児への栄養管理．静脈経腸栄養，27(5)：21-28，2012.
4) 厚生労働省：日本人の食事摂取基準　2015年度版．
5) 口分田政夫：重症心身障害児栄養管理．重症心身障害の療育，9(2)：191-201，2014.
6) 南里清一郎，藤井　香：栄養評価．子どもの食と栄養−健康なからだとこころを育む小児栄養学．診断と治療社，2012, pp.75-81.
7) 口分田政夫：発達障害児の嚥下と栄養の課題．障害児の摂食・嚥下・呼吸リハビリテーション（金子芳洋・監修，尾本和彦・編）．医歯薬出版，2005
8) 五十嵐　隆：脱水．臨床医薬，20：429-438，2004.
9) 口分田政夫：重症心身障害児の栄養管理．小児臨床栄養学（児玉浩子・他編）．診断と治療社，2011, pp.320-330.
10) 児玉浩子：重症心身障害児への経腸栄養剤・治療フォーミュラ使用時の落とし穴．日本重症心身障害学会雑誌，33：21-28，2014.
11) 大森啓介・他：重症心身障害児（者）の栄養—微量元素，特にセレンとカルニチンについて—．日本臨床栄養学会雑誌，33：31-38，2012.

4) 栄養障害への対応

　重症児（者）の低栄養状態は，市販食品による置き換え，補充が行われる．しかし，経済的な問題から処方される半消化態経腸栄養剤が主体となることが多い．これらの弊害と，その解決策としての胃瘻から注入するミキサー食について説明する．

(1) 食後高血糖・ダンピング症候群の現状と対処法

　重症児（者）の栄養障害では，内分泌的な障害，消化器の関連する消化吸収障害以外に，経腸栄養剤の組成，濃度，性状（特に粘稠度）も重要である．

　食物は，胃内では生理的に，まず胃底部に積層し，それから少しずつ胃体部に送られる．大食いタレントが「食べると背中が膨らむ」のもそのためで，たまらない場合は，胃体部が膨らみ胃下垂（機能性ディスペプシア）の状態になる．からだが小さいために，胃体部から幽門近辺に胃瘻孔がきてしまう重症児（者）は，この状態で，さらにダンプトラックからの土砂のように胃から十二指腸へ急速流出（ダンピング）が起こる．薬価収載の半消化態経腸栄養剤は液体で，吸収のよい単糖・ショ糖が多く，食中後の著明な高血糖やダンピング症候群（DS）の一因となる．DSは，食後20〜30分後に始まる主に交感神経の亢進による嘔気・嘔吐，冷汗，心悸亢進などの早期DSと2〜3時間後に起こる高インスリン血症に伴う低血糖の後期DSからなる．早期DSは，高浸透圧の栄養剤による血管内脱水のみならず，重症児（者）のグルカゴン分泌不全に伴うノルアドレナリン（NA）分泌，血糖上昇に伴うインスリン分泌促進のためのインクレチン（GLP-1など）のNA様作用も問題となる．食後高血糖の繰り返しがインスリン過剰消費を招いて，10歳代後半からインスリン抵抗性を増し，耐糖能障害をきたしている可能性が指摘されている[1,2]．

　これらは経鼻胃管で少なく，胃瘻造設（部位，腹壁への固定），噴門形成など手術による瘻孔位置，胃容積の影響が大きく，経鼻胃管でも挿入長が深すぎると同様の症状が起こる．

筆者は，胃瘻患者21名に液体のエンシュア・リキッド®，ラコール®などの半消化態経腸栄養剤の60分注入を行ったところ，11名に食直後からの心拍数の上昇と，食後1〜2時間に高インスリン血症を伴った食後高血糖（180 mg/dl 以上）がみられたことを報告した[1]．

これらの対処法として，流出を遅らせる左側臥位，粘稠度を上げるトロミ剤，ペクチンの使用，難吸収性の糖を使った低グリセミックインデックス経腸栄養剤の使用，糖吸収抑制のためのα-グルコシダーゼ阻害薬（GI）の投与，ミキサー食（粘稠性，糖質調整，栄養成分にも配慮できる）があげられる．α-GIであるアカルボースを0.5〜0.8 mg/kg/回を目安に増減し，食直前（15分以内）投与，あるいは食事全体に混注する．著明な低血糖の頻度は低いが観察が必要で，体重減少に注意する．

また同研究[1,2]では，半消化態経腸栄養剤60分注入による食後高血糖が，ミキサー食の短時間（20分）注入で改善している．また，以前の研究では著明な食後高血糖と低血糖を示した症例が，1年以上のミキサー食摂取により，その後，耐糖能障害が正常化した．このことからもミキサー食が有用であることがわかる．

（2）微量元素などの欠乏対策

自然でバランスのとれた日本食によるミキサー食は，最良の対処法となる．

多くの人はミキサー食は口から食べるものと思い，作成に手間がかかり，水分過多のため必要エネルギーが得られないと胃瘻からの食事を躊躇する．しかし，ミキサー食を始めると程なく，子どものためにつくる，家族と同じものが食べられるという喜びに気づく．濃度も，食材，濃厚食品の工夫で1 ml = 1 kcalに調整でき，その作成法は，胃瘻の情報交換会（静岡県立こども病院はSK胃瘻セミナー，SK胃瘻新聞，同ニュースグループ*），インターネットなどで情報が得られる．

1日2回以上のミキサー食を1年以上続けることで，耐糖能のみならず，甲状腺ホルモン，鉄，亜鉛，セレン値が正常化し，1回食，すべて経腸栄養剤の者よりも高値を示したことを報告した[2]．また，高粘稠度で短時間注入も可能なため，介護者の生活の質もあがる．

2014年現在，食品のみでなく，医薬品でもω3系脂肪酸を強化し，いままで添加の難しかった微量元素などを添加した経腸栄養剤が製品化されつつあることは喜ばしい．しかし，これらは成人向けであるため，微量元素が多く，必要な糖比率，易吸収性糖使用，低粘稠度，低NPC/N（非蛋白カロリー・窒素比）やNaClの高負荷の問題がある．

NPC/Nの調整のために，吸収に負担の少ない中鎖脂肪酸主体のオイルや必須脂肪酸ω3系の多いシソ油などを添加するとよい．

また，ヨウ素の補充には，味噌汁，だし汁も欠かせない．プレバイオティクスの観点からはオリゴ糖，食物繊維など，プロバイオティクスの観点からは乳酸菌の摂食も勧めるとよい．家族みんなの摂取による取り組みで家族も重症児（者）の体調も良好に維持できることを経験している．

*連絡先 kodomo_irou@yahoo.co.jp；ニュースはBCCでメールします．

（3）ミキサー食注入物品の変化

注入孔径を拡大した胃瘻ボタンの利用により，粘稠度の高いミキサー食の注入努力が軽減できる．注入装置もシリンジに変わって手動式注入器具が発売になった．また経済産業省医工連携事業化推進事業で，食材の弾性（外部圧力に対して戻ろうとする力），粘性（液体の内部摩擦）など物性に配慮したレオロジーという概念を用い，新しい「とろみ度」を基準にして圧力を調整する電動機器が開発中である（2014 年現在）．

障害をもっていても，漫然とした栄養注入でなく，個人にあった生活の質を上げる食材，食品の工夫が望まれる．

（渡邉誠司）

文　献

1) 渡邉誠司・他：重症心身障がい児における胃瘻造設術後の持続血糖モニター―食後高血糖の詳細とその対策法の考察―. J. JSPEN, 29(2)：749-756, 2014.
2) 渡邉誠司：重症心身障がい児の栄養療法. 臨床栄養, 122(5)：539-546, 2013.

8．歯・口腔の障害

重症児（者）では口腔内の痛みを訴えられないために，急に食欲が低下したり，口唇や舌を噛んだりする場合がある．また歯周病が進んだ歯や，永久歯への交換が近い乳歯の動揺がひどくなり，食事中や睡眠中にそれが抜けて誤嚥することもある．口腔病変と関連した重症児（者）の行動異常には，上記以外にも歯ぎしりが強くなる，よだれが多くなる，不眠や夜間の奇声がある，けいれんの頻発や筋緊張の亢進，イライラや落ちつきのない行動，口臭が強くなるなどがある．

1) 主な口腔病変

i　う蝕と歯周病

重症児（者）では，歯列不正や抜けた歯が多いために歯ブラシが隅々まで届かなかったり，開口させておくことが難しいために舌側の口腔ケアが不十分だったりするなどでう蝕や歯周病にかかりやすくなる．う蝕は，一般的には 20 歳以下の年齢に多くみられるが，糖質の多い高カロリーの経腸栄養剤を補助栄養として経口摂取している場合には年齢に関係なく多発することがある．予防としては睡眠前の補助栄養の摂取はできるだけ避け，補助栄養の摂取後はブラッシングなどでできるだけ早く残留した糖分を除去することが大切である．

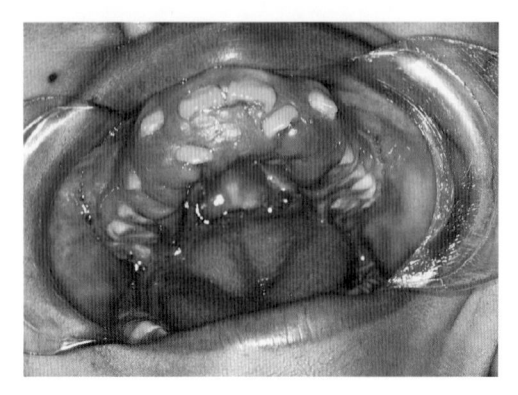

図 2-2-32　抗てんかん薬による歯肉肥大症
(外科的切除が必要な症例)

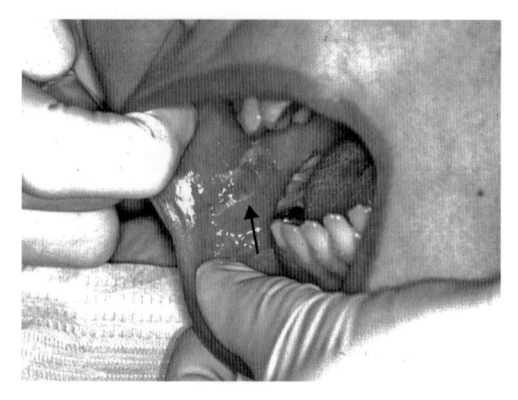

図 2-2-33　頰粘膜の咬傷

ii　歯石沈着

経管栄養のみで経口摂取をしていないほうが口を動かすことが少ないので，歯石が付着しやすい．そのため，経管栄養の場合は口腔ケアを積極的に行う必要がある．ただし，口腔内に過敏が著明に認められる場合には，過敏がある程度除去されるまでは積極的なブラッシングは避けて，ガーゼなどで歯面に付着したプラーク（歯垢）を取り除くようにしたほうがよい．歯石沈着を放置しておくとその表面にプラークが通常よりも付着しやすくなる．プラークの固形物中の70%は細菌などの微生物なので，特に睡眠前の口腔ケアを怠ると誤嚥性肺炎に結びつくことがある．

iii　口臭

口臭の多くは，歯周病やう蝕，口内炎が放置されていたり，歯垢が歯や舌背，口蓋などに付着していたりするために起こるとされている．そのほかにも耳鼻咽喉科疾患，呼吸・消化器系疾患，糖尿病，肝臓疾患などが原因の場合もある．

iv　歯肉肥大症（**図 2-2-32**）

てんかんを合併している重症児（者）には多く認められ，特にヒダントイン系の抗てんかん薬であるフェニトイン（アレビアチン®，ヒダントール®など）を長期間服用しているとよく認められる．口腔ケアが不十分だと肥大が著しくなりやすいので，きちんと口腔ケアを行うことが大切である．歯肉増殖が著しい場合は外科的に切除するが，術後の口腔ケアが十分できないと再発しやすい．

v　咬耗症

咬耗症とは，歯ぎしりなどで歯と歯がこすれてすり減った状態のことである．咬耗が進むと歯の辺縁が鋭利になって粘膜を傷つけたり，頰粘膜を噛みやすくなったりすることがある．重症児（者）では昼間に歯ぎしりをすることが多く，あまりに顕著な場合にはナイトガードを歯にかぶせてしまうことがあるが，根本的な治療法はない．

vi　磨耗症

磨耗症とは，一般的には歯磨きによって歯がすり減った状態のことをいう．緊張性咬反

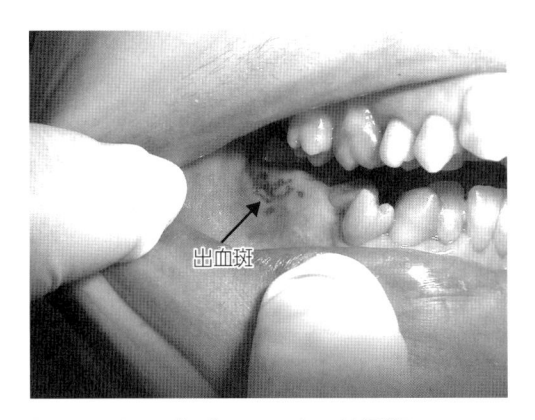

図2-2-34　歯ブラシによる擦過傷

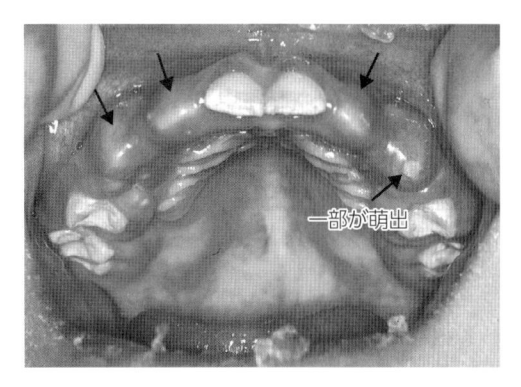

図2-2-35　歯の萌出遅延

射が残存している脳性麻痺児などは食事中にスプーンなどを噛みやすく，噛んだ金属製のスプーンを無理に引き抜こうとすることを何度も繰り返すと前歯が磨耗することがある．予防には金属以外の熱可塑性エラストマー（TPE）樹脂などでつくられたスプーンを用いることと，スプーンを噛んだときには無理やりにすぐに引き抜こうとせず緊張がとれるまで待つようにする．なおシリコン製のスプーンは破損しやすいので噛む力が強い重症児（者）にはむしろ使わないほうがよい．

vii　口内炎

　さまざまな種類があるが，一般に粘膜に直径2～10mmほどの円形で境界明瞭な潰瘍を形成し，痛みを伴うアフタ性口内炎がよくみられる．慢性的に再発を繰り返すことも多いが，原因は不明である．対策としては副腎皮質ステロイド軟膏（ケナログ®）を塗布したり，アフタッチ®などを貼付する．

viii　口唇・頬粘膜の咬傷（図2-2-33）

　てんかん発作時やストレスなどによる自傷，緊張性咬反射などによって口唇や頬粘膜を噛んでしまうことがある．繰り返すと口唇が瘢痕化したり，粘液嚢胞になってしまうこともある．頻回でしかも出血を伴うような場合はナイトガードなどを作製する．

ix　歯の脱臼・破折

　てんかん発作時の転倒やベッドからの落下，車椅子への移乗・移動時の転倒などが原因で前歯に起こることが多い．歯冠破折したり，脱臼（歯が抜けること）したりした場合にはできるだけ早く処置することが大切である．歯が脱臼した場合でも再植可能なことがあるので，脱臼した歯を乾燥させないように生理食塩水か牛乳に浸しておく．

x　歯ブラシによる擦過傷（図2-2-34）

　歯ブラシを新しく交換した直後は毛先が硬いために歯肉を傷つけてしまう場合がある．また利用者が歯ブラシを嫌がる場合には介助者は顔を抑制しながらブラッシングを行うために手に力が入りすぎて歯肉や粘膜を傷つけてしまうことがある．

xi　歯の萌出遅延（図2-2-35）

　歯が萌出する時期を過ぎてもなかなか生えてこないことがある．このような場合は歯肉

を切開することもあるが，歯肉増殖を伴っている場合には再び歯肉で覆われてしまうこともある．一部だけが萌出しているような場合にはそこから感染して炎症を起こすこともあるので積極的に歯肉を切開する．

xii　動揺歯および乳歯の晩期残存

歯周病が進み，歯の動揺が著しくなったり，学齢期の小児では乳歯が抜ける前に永久歯が萌出したりして歯が抜けやくなっている場合には早めに抜歯する必要がある．動揺歯を放置しておくと食事中や睡眠中に歯が抜けて誤嚥してしまうことがある．

2）誤嚥性肺炎の予防と口腔ケア

近年，口腔ケアはう蝕や歯周病だけでなく誤嚥性肺炎の予防にも重要であることが注目されるようになってきた．口腔ケアでは歯に付着したプラークを除去するだけでなく，舌背や口腔粘膜全体に目を向ける必要がある．口蓋が狭くて深いような場合（**図2-2-36**）や口蓋裂が完全に閉鎖されていない場合には，プラークなどが長期間付着したままになっているのを見落としがちなので，薬用洗口剤（リステリン®，イソジンガーグル®など）に浸した綿棒などで定期的に汚れをよくこすり取る必要がある．

誤嚥性肺炎の原因には，①食物を誤嚥した際に咽頭部の常在菌も同時に誤嚥する場合，②夜間睡眠時に唾液や口腔内常在菌を誤嚥してしまう場合，③経管栄養をしている場合などに夜間胃液が逆流して誤嚥する場合などが考えられる．Huxleyら[1]はうつ状態の患者では70％，健常な成人でも45％の人が熟睡中に唾液などの口腔内容物を誤嚥していると報告しているが，健常者では肺の防御機構（嚥下反射，咳反射，免疫機能，線毛運動による異物排除）がしっかりしているために通常は肺炎には至らない．しかし，摂食嚥下障害をもっている人はもちろん，全身の抵抗力が低下している人でも風邪以外の原因で肺炎になる可能性がある．誤嚥性肺炎は歯周病を引き起こしている細菌によっても起こるので，歯周病を放置したまま，しかも口腔内が汚れたままになっていれば肺炎が起こりやすくな

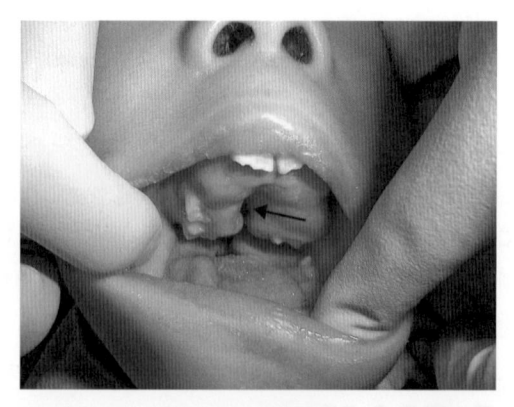

図2-2-36　深く狭い口蓋（汚れが付着しやすい）

る．したがって誤嚥性肺炎の予防には，特に就寝前の口腔ケアや薬用洗口剤の併用が重要である．口腔内のプラークを除去し，細菌数を減らすことがなにより大切である．

(尾本和彦)

文　献
1) Huxley, E.J., Viroslav, J. et al.：Pharyngeal aspiration in normal adults and patients with depressed consciousness. Am J Med, 64 (4)：564-568, 1978.

参考文献
2) 尾本和彦，金子芳洋：歯科・口腔外科．重症心身障害児のトータルケア―新しい発達支援の方向性を求めて―(浅倉次男・監修)．へるす出版，2006，pp.119-124.
3) 伊藤公一・他編：新版　歯と口の健康百科．医歯薬出版，2013．
4) 堀越　勝，木村義孝：日常歯科診療における口腔病変の診断と治療．学建書院，1996．

9．泌尿器科的合併症

　重症児(者)の合併症のなかで，泌尿器科疾患は比較的頻度が高い．しかし，重症児(者)は排尿時痛や結石の嵌頓による痛み，残尿感や尿閉の苦しさなどを自分で訴えることができない．よくみられるような頻脈や冷や汗，筋緊張の亢進，発熱などの非特異的な症状に遭遇したときに，泌尿器科的合併症の可能性を常に考える必要がある．

1) 神経因性膀胱

　神経因性膀胱とは，膀胱および尿道を支配している神経の異常による下部尿路機能障害の総称である．その症状は多彩であり，膀胱の不随意収縮による頻尿や切迫性尿失禁，排尿筋外尿道括約筋協調不全，尿意および膀胱収縮の低下などが同時にみられることも少なくなく，個人の症状に応じた評価や治療が必要になる[1]．神経因性膀胱の病態の評価や治療は，蓄尿障害と尿排出障害に分けて考えることが大切である．

(1) 蓄尿障害
　おむつでの排尿管理が多い重症児(者)において，頻尿や尿意切迫感，尿失禁などの蓄尿症状が問題となることはほとんどないが，蓄尿障害がないわけではない．膀胱の不随意収縮のために膀胱容量が少なくなっている場合，排尿筋尿道括約筋協調不全があると不随意収縮のたびに充満した尿が行き場を失い，二次性膀胱尿管逆流を生じて上部尿路に影響を与えることがある．

(2) 尿排出障害
　排尿時に排尿筋収縮不全(低活動膀胱)や排尿筋尿道括約筋協調不全があると残尿が生

表 2-2-30　重症児（者）がよく使う，膀胱収縮力を低下させる薬剤

抗てんかん薬	カルバマゼピン，クロナゼパムなど
抗不安薬	ニトラゼパム，ジアゼパムなど
向精神薬	クロルプロマジン，塩酸チオリダジンなどフェノチアジン系薬物
中枢性筋弛緩薬	バクロフェン，塩酸エペリゾンなど
抗ヒスタミン薬	ヒドロキシジンなど第一世代の抗ヒスタミン薬
総合感冒薬	第一世代の抗ヒスタミン薬の含有が多い
鎮咳薬	コデイン

　じ，溢流性尿失禁や，ときに尿閉をきたす（これは前立腺肥大や尿道狭窄などの尿道の通過障害でも同様）．残尿は尿路感染症のリスクファクターであるが，おむつ排尿であれば排尿のタイミングを把握しにくく，残尿の有無や程度を正確に調べることは難しい．尿路感染症を繰り返す場合や尿検査で常に膿尿がある場合は積極的に残尿を疑い，超音波検査や導尿を繰り返して膀胱内に貯留した尿量を測定し，推測する．常に100 m*l* 以上の尿が貯留しているようであれば，残尿があると判断する．また抗生剤使用頻度が少ないにもかかわらず尿路感染症の起炎菌が緑膿菌やMRSAであるような場合も，残尿の存在や尿路の形態異常を疑い精査すべきである．

　膀胱収縮力を低下させる薬剤も多く（**表2-2-30**），抗てんかん薬や向精神薬，中枢性筋弛緩薬など，重症児（者）にしばしば使われる薬剤には注意が必要である．総合感冒薬を処方したら尿閉になり，調べてみると抗ヒスタミン薬が入っていた，などということもありうる．

　便秘も糞塊が膀胱頸部や尿道を圧迫することにより尿排出障害の原因となる．過去には糞塊による急性完全尿閉の報告[2]もある．重症児（者）は便秘になりやすく注意が必要である．

（3）神経因性膀胱による合併症（図2-2-37）

i　膀胱の変形

　排尿筋括約筋協調不全で膀胱が高圧状態に長期間さらされると膀胱壁の肥厚や肉柱形成，膀胱憩室をきたす．低活動膀胱の場合は膀胱壁が菲薄化し，巨大膀胱となる．

ii　上部尿路への影響

　膀胱尿管移行部の逆流防止機構が圧により破綻し，二次性膀胱尿管逆流が生じる．放置すれば水腎症となり，腎機能低下をきたす．

iii　尿路感染症

　腎盂腎炎を反復することで腎実質が傷害され，腎機能低下につながる．尿路感染症から敗血症，菌血症になることもあり，適切な抗生剤治療が必要となる．

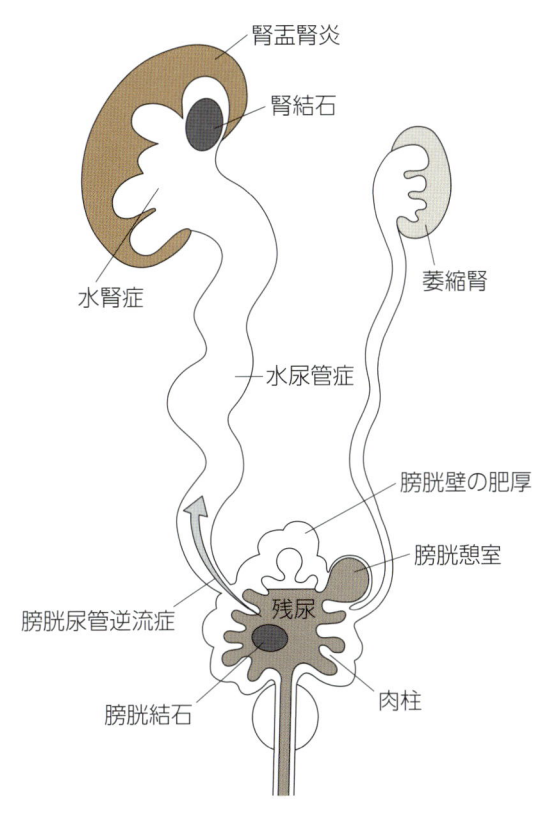

図 2-2-37　神経因性膀胱の合併症

iv　尿路結石

尿流停滞により尿路結石ができやすくなる．

(4) 検査（泌尿器科を受診する前の段階でできるものに限る）

①病歴，内服薬の確認は必須である．
②身体所見：外陰部，仙骨部の異常，男性の場合は前立腺肥大に留意する．
③検尿：膿尿の有無，尿培養を確認する．
④超音波検査：残尿の有無とその量の計測，膀胱の変形や壁の厚さ，膀胱内の腫瘍や結石の有無，前立腺の大きさなどを観察し，同時に腎の形態もみておく．膀胱の肉柱形成は高圧排尿の程度と相関する．
⑤IVP（排泄性腎盂造影）：腎から尿管，膀胱の形態や水腎症の有無，造影剤の排泄の程度をみる．最近は造影CT後のKUBで代用することが多いが，CTが撮れない場合は必須である．
⑥CG（膀胱造影），VCU（排尿時膀胱尿管造影）：膀胱の変形や膀胱尿管逆流の有無をみる．
⑦CT検査：腎，膀胱の形態や尿管の拡張の有無，結石の有無などを確認する．

(5) 治療[1]

　　上部尿路機能の保持が最優先事項である．低い膀胱内圧での蓄尿，排尿ができるようにするため，薬物治療や間欠導尿，尿道カテーテル留置を行う．

　　蓄尿障害の第一選択は抗コリン薬である．膀胱の不随意収縮を抑制することで膀胱容量を増加させる．一般に抗コリン薬は，副作用として口渇，便秘，緑内障を起こすことがあるが，下部尿路通過障害がある場合には残尿の増加にも注意が必要である．

　　尿排出障害の場合，尿道抵抗を下げ，排尿効率を上げるためにα受容体遮断薬を用いる．この際，低血圧に注意する．膀胱平滑筋の収縮を高めるために副交感神経刺激薬や抗コリンエステラーゼ薬を使用することもあるが，膀胱容量が小さい場合には増悪因子となりかねず慎重な投与が必要である．高圧排尿により膀胱変形や膀胱尿管逆流現象がみられる場合には間欠導尿や尿道カテーテルの留置，あるいは夜間のみの尿道カテーテル留置などを考慮する．尿道カテーテル留置が長期間にわたる場合，あるいは尿道カテーテル挿入が困難な場合は，膀胱瘻造設も視野に入れる．長期間の尿道カテーテル留置は尿路感染のリスクが高く（尿道カテーテル留置中は持続的な膀胱炎，尿道炎は不可避），急性腎盂腎炎や男性であれば急性前立腺炎，急性精巣上体炎などを起こすことがある．また尿道皮膚瘻や尿道膣瘻，膀胱結石，さらには膀胱萎縮をきたすことがあり，できるかぎり長期間の留置を避けるべきである．

2）尿路結石

(1) 重症児（者）における誘因

　　尿路結石の誘因は，尿流停滞，長期臥床，尿路感染症，薬物，内分泌・代謝異常，高尿酸血症などである．重症児（者）ではこれらの多くを併せもち，尿路結石の発生頻度は高い．運動障害が重度であるほど結石はできやすく，寝たきりの症例における尿路結石の頻度は 16.3～42.0％[3,4] と報告されている．前述した神経因性膀胱による尿流停滞や，寝たきりのために生じる脱灰による高カルシウム尿症，抗重力姿勢がとれないための微小な結石の排出困難，反復する尿路感染症，さらにはゾニサミドやトピラマートなどの抗てんかん薬，あるいはアセタゾラミド，ビタミンD製剤などの薬剤が危険因子となりうる．一般にはまれとされる下部尿路結石の頻度も比較的高い[3]．体動の制限や尿流停滞に伴う微小な結石の排出困難に加え，膀胱内に尿道カテーテルという異物が留置される頻度の高さなども要因と考えられる．

(2) 症状

　　腎内に留まっている場合の多くは無症状か軽度の腰背部の鈍痛程度で，腎盂腎炎発症時の精査で初めて発見されたり，画像検査で偶然発見されることがほとんどである．一方，下部尿路結石の症状は残尿感や下腹部の違和感とされている[1]が，重症児（者）では訴えることができず，腎結石同様に偶然発見されることが多い．結石が腎盂尿管移行部に嵌頓

した場合や尿管結石では疝痛発作が生じる．この場合も痛みを直接訴えることができない重症児（者）では，筋緊張亢進や発汗，顔色不良，頻脈，発熱など，非特異的な症状を呈するのみであることが多い．また，吐き気や嘔吐をきたしたり，イレウスを併発することもある．血尿があれば診断しやすいが，血尿を伴わない場合もあり，これらの症状をみた場合には必ず尿路結石の可能性を考慮すべきである．

(3) 検査
① KUB：結石の90％がX線に写る[5]が，シスチンや尿酸結石は写らない．
② 超音波検査：水腎症や水尿管症など上部尿路の評価，経過観察に有用である．
③ CT検査：被ばくの問題はあるが最も確実な画像検査である．
④ IVP検査：CTと同様にX線陰性結石に有効であるが，腎機能低下時には行えない．

(4) 治療

i 上部尿路結石
① 十分な輸液（尿排出障害があれば，尿道カテーテル留置を行ったうえで輸液をする）．
② 感染を併発している場合，適切な抗生剤の投与．腎盂腎炎から膿腎症あるいは敗血症をきたすこともあり，注意が必要である．
③ 結石による尿路の閉塞があれば，泌尿器科と連携をとり，緊急で尿管ステント留置や腎瘻造設を考慮する．
④ ESWL（体外衝撃波結石破砕術）．自排石困難例，水腎症合併例，疝痛発作を繰り返すような場合などでは，泌尿器科でESWLを施行する．場合によっては鎮静が必要なことがある．処置後，結石の破砕片が尿管につまり，水腎症や感染を引き起こすことがあるので，尿の性状や間隔，発熱の有無などに留意する．
⑤ PNL（経皮的腎破石術），TUL（経尿道的尿管砕石術），切石．ESWLの適応にならないような大きな結石（腎結石：長径2cm以上，尿管結石：長径1cm以上）や尿管嵌頓結石，あるいはESWL不応症例などで行われる．

　結石が成長して2つ以上の腎杯に及ぶサンゴ状結石になるとESWLやPNLでの治療が行えなくなり，腎摘出術しか治療方法がなくなる場合もある．サンゴ状結石は反復性尿路感染症や腎機能低下をきたすため，結石を認めた場合には小さいうちに排石させることが大切である．

ii 下部尿路結石
　下腹部の違和感や排尿時痛，残尿感などを訴えることができない重症児（者）では，経過観察となることがほとんどである．結石がどんどん大きくなってくる場合，血尿や尿排出障害の原因となる場合は泌尿器科と相談し，粉砕または摘出の適応を検討する．

(5) 予防
　一般における尿路結石の5年以内の再発率は40％とされており[1]，重症児（者）ではもっ

と高いと考えられる．尿路結石の予防方法として，以下の項目があげられる．
　①水分摂取量を増やし，尿量増加を図る．
　②体位変換を積極的に行う．
　③使用薬剤の見直し．近年新規抗てんかん薬が相次いで使用可能となり，ゾニサミドやトピラマートと置換可能がどうか検討する．また，ビタミンD製剤の漫然とした投与は避けるべきである．
　④尿のpHの調整．酸性尿では尿酸やシスチン結石が，アルカリ尿では感染性のリン酸塩を含む結石が析出しやすくなるため，尿のpHを6.0～7.0の間に保つようにする．酸性尿に対しては重曹やウラリット®（クエン酸カリウム，クエン酸ナトリウム配合剤）で尿のアルカリ化を行う．アルカリ尿に対しては感染のコントロールを行う（尿流停滞や残尿を改善させる）のはもちろんであるが，尿の酸性化目的でクランベリージュースを飲ませるとある程度の結石の予防効果がある[6,7]．
　⑤結石分析の提出．排石があった場合，結石の種類によって形成過程が異なるため必ず結石分析を提出し，再発予防のための対策をたてる．カルシウム結石であればビタミンD製剤の減量や中止が可能かなどの検討を，尿酸結石であれば尿酸の代謝障害や高尿酸血症または高尿酸尿症の検索を，リン酸マグネシウムアンモニウム結石であれば慢性的な細菌尿の改善を，シスチン結石であればシスチン尿症の検索を行う．

3）尿路感染症

（1）重症児（者）と尿路感染症

　重症児（者）は前述のとおり，尿流停滞や残尿，尿路結石などのために尿路感染症のリスクは高い．気道感染に伴って脱水気味となり，尿路感染症を併発する場合もあるので，たとえ咽頭炎や肺炎を疑っていても発熱時には尿もみておく．

（2）検査

i　尿検査・尿培養

　残尿のため常時膿尿・細菌尿がある場合も少なくないので，平時の尿所見を把握しておく．尿蛋白や血尿の有無がアクティブな尿路感染症かどうかの判断材料となる．
　健常者同様，単純性尿路感染症では大腸菌や肺炎桿菌が起炎菌となることが多いが，複雑性尿路感染症では緑膿菌やモルガネラなどの検出頻度が高い[3]．

ii　血液検査

　重症児（者）では筋肉量が少なく，クレアチニンの値は健常者と比べ上昇しにくい．平時のクレアチニンの値を把握しておくとともに，腎機能障害を疑った場合はシスタチンCで評価する．

iii　基礎疾患の検索

　尿路感染症を繰り返す場合や起炎菌が緑膿菌やセラチアなどである場合は，水腎症や水

尿管症，尿路結石，神経因性膀胱，膀胱尿管逆流，前立腺肥大，尿道狭窄などの有無を，KUB，超音波検査，CT 検査などでみる．

(3) 治療

i ドレナージ
尿排出障害がある場合は，水分摂取増量と同時に尿道カテーテル留置を行う．

ii 抗生剤投与
選択する抗生剤はできるだけ目的菌だけを狙い，漫然と使用しないようにする．また常時膿尿がある場合は，発熱や悪寒などの症状がみられるときのみ抗生剤を使用する．

4）泌尿器科的疾患を考慮する症状

(1) 肉眼的血尿
一般的に無症候性血尿では尿路悪性腫瘍を，発熱や排尿時痛，頻尿などの症候性血尿では尿路感染症や尿路結石を，浮腫があれば腎炎やネフローゼなどを疑うとされている[1]が，重症児（者）では症状を訴えることができないうえ，おむつ排尿であれば排尿間隔も把握しにくく，発熱や頻脈の有無などで判断するしかない．膿尿を伴えばまずは尿路感染症を考えるが，常時膿尿がみられるような場合には判断に苦慮することも少なくない．変形赤血球や円柱がみられる場合は，腎炎や腎症を疑う．変形していない赤血球がみられる場合は膀胱結石や膀胱炎などのことが多いが，まれに抗アレルギー剤による膀胱出血のことがある．40歳以上であれば尿路悪性腫瘍の可能性も考慮すべきである．悪性腫瘍では血尿が持続しない場合も少なくない．無症候性血尿では「出血が止まったから」と油断して放置してはいけない．血液検査（末梢血，CRP，生化学検査，IgA，ASO，補体，PSA（50歳以上は必ず）など），尿検査，尿培養，尿細胞診などを行う．

(2) 膿尿
ほかの症状と併せて考える．血尿，疼痛（当然自分では訴えないので，疼痛を示唆する症状），発熱，尿排出障害などの有無より疾患を類推する．

次に行う検査は，尿培養，菌数定量，抗生剤の感受性試験である．発熱があれば血液検査（末梢血，CRP，生化学検査）を行い，腎盂腎炎や複雑性尿路感染症が考えられるようであればさらに画像検査を進め，基礎疾患の検索を行う．

(3) 急性尿閉
急性尿閉は自分で症状を訴えることができない重症児（者）において，見逃してはならない状態のひとつである．急激な筋緊張の亢進，発汗，顔色不良，頻脈などの症状があった場合，骨折や尿路結石あるいは胆石による疝痛発作などと同時に，尿閉の可能性も考慮しなければならない．たとえ直前まで排尿がみられていたとしても，それが溢流性尿失禁

による排尿である場合もある．下腹部の膨満があれば尿道カテーテルを挿入し，排尿を促す．このとき，尿道狭窄の可能性もみることができる．また，尿検査で血膿尿，細菌尿の有無を確認する．下腹部の膨満がはっきりしなくても上記のような苦痛を示唆する症状の原因がほかに見当たらない場合は，超音波で膀胱内の尿の貯留と水腎症の有無を確認する．尿閉が解除できた後，必ず内服薬の確認や残尿測定をするとともに，水腎症があった場合は超音波検査などで軽減しているかどうかの確認も行う．

（徳光亜矢）

文　献

1) 栗田　孝，八竹　直・監修：改訂版　泌尿器科臨床コンパス．メディカルレビュー社，2005．
2) 梅津隆子・他：糞塊による急性完全尿閉の1例．東京女子医科大学雑誌，32(7)：293-296，1962．
3) 徳光亜矢・他：重症心身障害児・者における泌尿器科的合併症．日本重症心身障害学会誌，23(1)：41-44，1998．
4) 白川悦久：重症心身障害児（者）病棟における尿路結石の検討．IRYO，66(5)：192-196，2012．
5) 東京女子医科大学泌尿器科：尿路結石症について．http://www.twmu.ac.jp/KC/Urology/urinarystone/scan.html#content
6) 伊藤由香利・他：クランベリージュースの効果—尿路感染予防と皮膚トラブルの改善に取り組んで—．IRYO，64(11)：735-738，2010．
7) 松井欣也・他：重症心身障害児（者）の腎結石症に対するクランベリージュースの効果．日本重症心身障害学会誌，38(1)：143-147，2013．

10．感覚入力とその障害

1）感覚とは

　感覚入力は神経系の発達にとって大事な栄養源である．身体内部および外界の状況を理解し，その状況に適応するためにさまざまな感覚を受容し，脳内で意識的・無意識的に処理されている．

　重症児（者）は，感覚への反応の低さ，偏りがみられ，その反応の表出方法は個人によってさまざまであるために，それらを一様に評価することは難しく，日常生活での十分な観察が必要になる．

　いわゆる五感（視覚，聴覚，触覚，味覚，嗅覚）が感覚の代表的なものだが，感覚運動の発達に重要となる感覚には，触覚，固有感覚，前庭覚，視覚，聴覚があげられる．

2）感覚はどのように伝わるのか

　種類ごとに感覚はそれぞれ異なる受容器で受け取られる．受容器とは皮膚，筋，関節などに存在する感覚を受け取るセンサーである．この受容器によって感覚は電気的情報（インパルス）に置き換えられる．インパルスとなった感覚情報は末梢神経を介して脊髄へ伝えられる．各末梢神経の感覚情報を伝える速さは異なり，また伝える脊髄内の場所も異な

る．そしてさらに上位の中枢神経から大脳に送られる．大脳では身体のどの部位の感覚なのか，またどのような感覚であるかを意識的に認知するだけでなく，無意識的に感情や記憶とも結びつけられる．

3）感覚はどのように発達に影響しているのか

Ayres[1]は，発達における感覚の重要性について，種々の感覚が中枢神経内でまとまることで行動の適応化が生み出され，その結果として適切な行動反応になると説明している．触覚系，前庭覚系，固有感覚系が最も初期に機能する感覚系であり，この3つの感覚系とほかの感覚系が十分に刺激され，受容器から脳へ送られる．それらが統合されて，人とのかかわりや学業，働くために必要となる最終産物となる（**表2-2-31**）．

4）感覚と運動経験の重要性

Teresaら[2]は，各感覚系と身体を動かす運動系は密接に連動しており，身体は外部との環境に適応するために，中枢神経系は運動前，運動中にこれらの感覚情報を処理し，まとめていると説明している．たとえば乳児はガラガラなどのおもちゃを見ると，頭部の位置を変化させ（視覚，前庭覚，固有感覚），距離を把握して（空間認知），手を伸ばす（固有感覚，運動）ための筋への適切な運動命令を出す．手が届かないとその運動をさらに各感覚系同士が連絡しながら修正を繰り返していく必要がある．このように適切な感覚情報を受け取り，神経系において感覚がまとめられ，そして感覚を記憶として蓄えておくことは重症児（者）にとっては難しい．Neilsonら[3]は脳性麻痺の重症児（者）の運動障害の本質は随意運動の障害ではなく，筋への適切な運動命令を形成し，伝達する能力が障害されていることと述べている．そのため，中枢神経系に障害をもつ重症児（者）は，その状況に合わせた多様な運動行動パターンを経験することが難しいとGordonら[4]は述べている．

感覚情報を処理することに障害がある重症児（者）は，情報を処理し応答するために長い時間が必要になる．

5）感覚障害による反応，行動とその対応

これから述べる感覚障害による反応，行動は，中枢神経による感覚入力の統合が障害されることによってみられる一例である．

（1）触覚

触覚は，皮膚や粘膜への刺激に対する感覚である．その刺激が危険かどうかを探知する原始的な防衛反応とその刺激から与えられる位置・形を処理する弁別反応を引き起こす．

触覚過敏は，主に弁別機能が十分に機能していない場合，防衛機能が前面に出てしまうことでみられる．多動や注意散漫，情緒的な不安定がみられる場合が多い．からだの表面をそっと軽く触ったり，くすぐり遊び，ある種類の布の服を着ていることにおいても常に触感覚として刺激を受け止め，不快さをあらわにすることがある．声かけなしで急に触れられることやほかの利用者や介護者が近づいてくることでも恐怖を感じ，自己防衛のために攻撃する他傷行為などの問題行動をとることもある．触覚過敏の場合，触れたときに不快な表情をする，緊張が増す，筋緊張が亢進するなど身体的な表出で気づくことが多い．個々人によって受け入れられる刺激の量や質を見極める必要はあるが，触れるときには声かけをする，視覚，聴覚刺激で近くにいることや何をするかを伝えてから触れる必要がある．特に清拭や排泄介助，食事介助，姿勢変換などで常にからだに触れることの多い介護者は重症児（者）それぞれの感覚特性について理解しておく必要がある．一般的に触覚過敏の場合，全体を包むように，圧迫するように触れると受け入れやすいことが多い．

　口腔粘膜，口周囲，顔面の過敏さによる摂食拒否，歯磨きや歯肉マッサージへの強い抵抗を示すことがある．顔，口唇，口腔内の脱感作やバンゲード法による嚥下，咀嚼に必要な筋への刺激として準備段階をつくることが必要となる．食物の形態や温度にも注意が必要で，ペースト食の中に多少の固形物が入っていると，それを触覚過敏の影響で吐き出し，飲み込めないこともある．また，味の変化によっても過敏さがみられる．いわゆる「三角食べ」では，頻回に味が変化したり，味が混ざり合うために過敏さをもっている重症児（者）にはつらい食事となりかねない．口の動き，飲み込み具合，表情の変化など食事中の様子を十分に観察し，食事の進み具合を評価していく必要がある．

　逆に重症児（者）は触覚の鈍感さを持ち合わせていることもあり，痛みに対する反応の低さがみられることがある．骨折，温冷覚の鈍麻による火傷，服や靴などの擦過傷など，本人から訴えることが困難な場合も多く，感覚鈍麻の表出が発見しにくく，正確に評価することは難しい．触覚刺激としてマッサージや摩擦刺激などを声かけや視覚情報を与えながら行うとよい．

（2）前庭覚・固有感覚

　前庭覚の感覚受容器は内耳にあり，重力と加速度にかかわる受容器として地球上に存在している重力加速度と運動に伴うスピードを感じる．その入力は非常に精密で，重力との関係でからだがどこにあるのかを正確に中枢神経に伝えることができる．

　固有感覚は，筋の収縮と伸張，関節の運動，関節の引き伸ばし，関節の圧縮を含めた複合感覚であり，自分自身のからだの感覚を中枢神経に伝える．

　重症児（者）は，重力に抗して頭部を持ち上げる，寝返りをする，からだを起こすなどの自発的な運動経験が少なく，それに伴う前庭覚，固有感覚の入力が少ない状態になりやすい．そのために介助されることが多くなり，他動的なポジショニングによる姿勢変換，トランスファーにより床面から離れる感覚は異常反射として過剰な筋緊張を増すことになる．そのため，介助する際にはしっかりと支えて安定させ，関節可動域，運動能力をもっ

表 2-2-31　感覚，感覚入力の統合および最終産物

感覚	感覚入力の統合	最終産物
聴覚（聞くこと）		話す能力 / 言語
前庭覚（重力と運動）	目の動き / 姿勢 / バランス / 筋緊張 / 重力への安心感	
	身体知覚 / 身体の両側の協調性 / 運動企画	集中力 / 組織力 / 自尊心 / 自己抑制 / 自信 / 教科学習能力
固有感覚（筋と関節）	活動レベル / 注意の持続性 / 情緒的安定性	目と手の協調 / 視知覚 / 目的的活動
		抽象的思考および推理力
触覚（触れる）	吸う / 食べる / 母と子の絆 / 心地よい触覚	身体および脳の両側の特殊化
視覚（見ること）		

（Ayres, J.（佐藤　剛・監訳）：子供の発達と感覚統合. 協同医書出版社，1994, p.91. より一部改変）

ている重症児（者）には自らの運動を伴う姿勢変換や移動方法を理学療法士や作業療法士などリハビリテーションスタッフと連携して行っていく．

「動く重症児（者）」には，指しゃぶり，服かみ，からだゆすり，頭部振りなどの常同行動，手足，頭部，顎部分などをぶつけたり，叩くなどの自傷行為，常に歩いたり，走ったり，ジャンプしたりするなど直接自分のからだに刺激を感じることができる自己刺激行動がみられることがある．

(3) 視覚

視覚では眼球運動のコントロールができるか，定位できるか，視覚刺激を知覚しているかの評価が必要である．重症児（者）は寝たきりの状態が多く，臥位で過ごしている場合は，天井の電球の光や窓からの明かりなどの光刺激を常に見続けている場合もある．外出ではさらに直射日光が当たることもある．それらが眩しすぎる場合もあるために光の調整が必要になる．また，明暗のコントラストの変化や動くものに注意が向きやすいため，その刺激を好むことがある．

(4) 聴覚

音の大小に対する反応の個別性，聴覚閾値の高低により驚愕反射が異なる．聴覚の過敏性として，特定の音を嫌がったり，耳をふさいだり，自らの発声で音をかき消したりする場合もある．日常の生活音に注意したり，重症児（者）と接するときの声かけを大切にする．

6）環境との関係性

　重症児（者）は，施設に入所している場合は，一定の場所で多くの入所者，通所者とともに床上やベッド内で過ごすことが多い．家庭で過ごす場合は，かかわる人が限られたり，外出の機会が少ない．そのため，自発的に感覚を求めて運動することは少なく，刺激を与えられる側になりやすい．「動く重症児（者）」は行動上の制約や安全面の問題から限られた環境で生活していることが多いが，知的発達面，特に認知面でも感覚を自己刺激的に行うことが多い．

　自己刺激行動は時として問題行動ととらえやすい．その行動をただ単にやめさせるのではなく，どの刺激を感覚欲求としてこれらの行動をしているのか，どのようなときにどのような環境で行っているのかを観察する．

　また，行動の「間（時間，空間，人間の3間）」を評価し，個々人が欲求している感覚や優位に用いている感覚を満たし，人とのかかわりにつなげていけるような生活環境を整えていくことが必要である．

7）感覚刺激を楽しむ活動

　聴覚，視覚，触覚，固有感覚を楽しめるスヌーズレンは，各個人が有効に時間や活動の選択ができるように設定されている．光刺激によって定位反応がみられたり，自ら近くに移動して光や音の振動を楽しんだりする様子がみられることもある．また，音楽の音量やリズム，ハンモックやウォーターベッドの揺れ幅，リズムによって落ち着かせる効果や覚醒をあげる効果が得られる．これらの活動は心理療法として取り入れていることが多くみられているため，心理士と連携をとって進めることができる．

　重症児（者）は，感覚に対する反応の表出が複雑なため，時として何も感じていないととらえがちである．しかし，日々のかかわりのなかで表情の変化，手指の動き，全身の筋緊張の変化や行動として表出していることでわかることが多い．運動や知的な発達段階を考慮する以外にも，重症児（者）が感覚を受け取り，まとめ，表出することに注目することで重症児（者）の行動を受容し，共感していくことが重要である．また，本人の能力を発揮しやすい環境を，われわれ生活にかかわる者たちが整えていくことが大切になる．

　　　　　　　　　　　　　　　　　　　　　　　　　　　　（塩澤悦子・塩澤伸一郎）

文　献

1) Ayres, J.（佐藤　剛・監訳）：子供の発達と感覚統合．協同医書出版社，1994，pp.90～103．
2) Teresa, E.P. et al.（今川忠男・監訳）：脳性まひ児の24時間姿勢ケア．三輪書店，2006，pp.60～62．
3) Neilson, P.D., McCaughey, J.：Self Regulation of spasm & spasticity in cerebral palsy. J Neurol Neurosurg Psychiatry, 45：320～330, 1982.
4) Gordon, A.M., Forssberg, H：Development of neural mechanisms underlying grasping in children.

Neurophysiology and neuropsychology of motor development（ed. by Connolly, K.J., Forssberg, H）. Mac Keith Press, 1997, pp.214-231.

11．行動障害への配慮・対処

　本項では，いわゆる「動く重症児（者）」として医療型障害児入所施設や療養介護事業所（以下，「施設」）に入所している利用者を主たる対象に，行動障害への配慮・対処などについて述べる．

1）行動障害のとらえ方

　行動障害の種類は，「強度行動障害スコア」などに記載されているとおり，実に多岐にわたる．筆者の施設において不安定歩行以上の運動機能をもつ62名の入所者に対して調査を行ったところ，「激しいこだわり」が40名と最も多く認められ，次いで「他害行為」，「自傷行為」の順であった（**図 2-2-38**）．これは，知的障害と行動障害をもつ人には自閉スペクトラムの合併率が高いということが大きな理由と考えられる．

(1) 行動障害の要因

　多くの場合，下記の要因が複合的に関連して行動障害を引き起こしていると考えられる．

　i　生物学的要因

　糖尿病や自己免疫疾患などが精神症状を合併する場合がある．消化器系では，反芻を繰

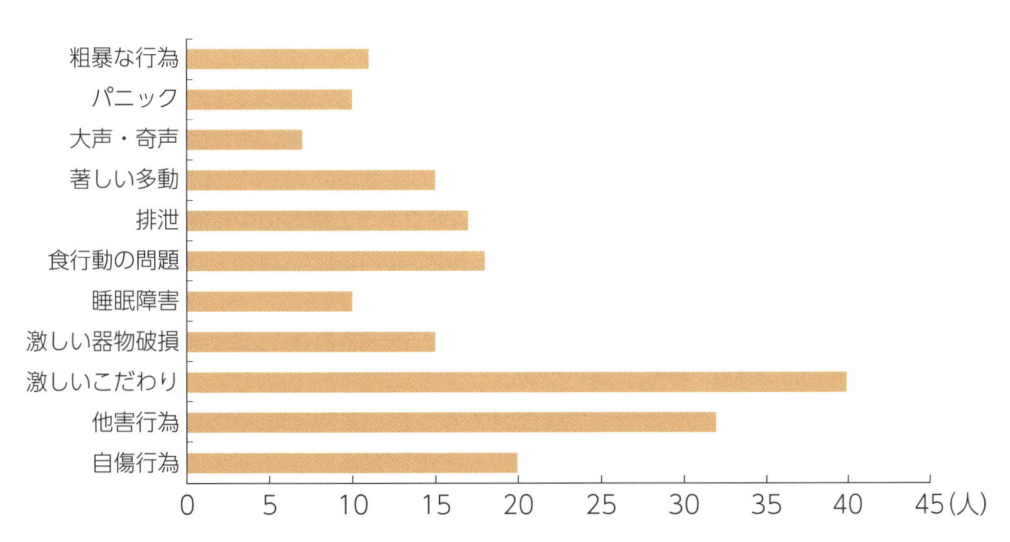

図 2-2-38　大倉山学院における，不安定歩行以上の運動機能をもつ入所者の行動障害の内容（2011年．男性40名，女性22名，重複あり）

り返す人に食道裂孔ヘルニアが発見されることがある．便秘や尿閉などによる苦痛が興奮という形で表現される場合もある．特殊な例では，レッシュ・ナイハン症候群に伴う自傷行為がある．また，てんかん患者には，うつ，不安症状，精神病性障害，擬似発作などの種々の精神症状が高率に出現する．なかでも，「てんかん性不機嫌」と呼ばれ，発作が近い時期に攻撃性・暴力性が高まり，器物損壊や自傷・他害行為に及ぶ場合がある[1]．女性で行動障害に周期性がみられる場合には，PMDD（月経前不快気分障害）を疑う．

ii 心因反応

精神遅滞をもつ人は，理解力・対処能力の不足から，些細なストレスで容易に心因反応を起こしうる．その症状は，イライラ，興奮，攻撃性，不安，抑うつ，食欲低下，拒否などである．心因となった事象を特定し，環境調整を行うとともに症状に応じて向精神薬を用いるが，症状が1カ月以上にわたる場合は，別の疾患を考えるべきである．

iii 自閉症などの発達障害

いわゆる「自閉症」は，米国精神医学会によるDSM-IVでは広汎性発達障害のなかの自閉性障害と分類されている．しかし，2013年に発表されたDSM-5での変更を受け，「自閉スペクトラム症／自閉症スペクトラム障害」という名称が使用されることになった．その中核となる症状は**表2-2-32**のとおりである[2]．

表2-2-32のAのコミュニケーションの障害によるストレスや葛藤状況から，興奮・攻撃性などの行動が惹起されうる．また，Bの項目は，その症状自体が行動障害としてとらえられうる．すなわち，常同行動，異常なこだわり行動，パターンがくずれた場合のパニック，かたくなな拒否などである．

また，注意欠如・多動症（AD/HD）に伴う多動，衝動性などは，行動障害の一因となる．

iv 精神病症状

精神遅滞や発達障害をもつ人は，統合失調症様の幻覚妄想状態や精神運動興奮，感情障害（躁状態，うつ状態）などの精神病症状を呈することがある．

表2-2-32 自閉スペクトラム症／自閉症スペクトラム障害の中核症状[2]

A．社会的コミュニケーションおよび対人的相互反応における欠陥
  ・相互の対人的−情緒的関係（共感性）の欠落
  ・言語的あるいはジェスチャーや表情などによる非言語的コミュニケーションの欠陥
  ・人間関係の発展，維持，理解の欠陥
B．行動，興味，活動の限定された反復的な様式
  ・常同的または反復的動作，反響言語，奇異な発語
  ・同一性への固執，儀式的行動様式
  ・些細な変化にも大きな苦痛を感じる
  ・きわめて限定され執着する興味
  ・感覚刺激に対する過敏さまたは鈍感さ

(2) 問題行動の現れ方

i ABC分析

さまざまな行動障害についてアセスメントを行う際,最も基本となるのはABC分析である[3]. すなわち,ある行動(Behavior)に対し,それに先行する(誘因となる)事象(Antecedents)とその結果として生じる事象(Consequences)を特定していくという方法である.たとえば,衣類への激しいこだわりをもつ人が,「着せられた服が気に入らなかった(a)」ことに対し,「服を脱いでトイレの水に浸ける(b)」ことにより,「別の服を用意せざるを得ない状況になる(c)」というようなケースである.このような場合,a・b・cそれぞれの要因に対する検討を行うことが可能である.しかし,必ずしもこのような分析が可能なケースばかりではない.異常行動のなかには,どう考えてもまったく了解不能な,本人にとってのメリットが見出せないものも少なからず存在する.

ii 環境要因

多くの施設では,行動障害をもったグループが,いわゆる「動く重症児(者)棟」にて集団で生活していることが多い.確かに,寝たきりの重症児(者)と動く重症児(者)が同じスペースで生活することは安全管理の観点上,大きなリスクを伴うのは事実である.しかし,自閉傾向の強い利用者一人ひとりにとっては,たとえ自分も奇声を発しているとしても,他人の奇声は苦痛なのである.逆に言えば,「周囲からの(自分にとっては理解不能な)刺激から回避するために,大声を上げたり,常同行動を行っている」とも考えられる.一人の利用者が情動不安定となって大声を上げたり,攻撃的になったりすると,それに反応して他者も次々と不安定となる「不穏の伝染」がしばしば生じる.また,「嫉妬する心」は本能に根ざした生得的感情であり,たとえば正月などに誰かの家族が迎えに来て帰省したりすると,それを敏感に感じとってイライラ・興奮が悪化するなどといったケースがしばしばみられる.これらはある意味,集団生活の弊害でもあり,「施設有害論」の一根拠となりうるであろう.しかし,現実的に行動障害をもった利用者が生活している以上,このようなことに対する最大限の配慮をするべきである.

2) 行動障害への対応

実際に行動障害への対応を検討・実行するにあたり,支援者が常に忘れてはならないのは,「本人の心のあり方を尊重する」ということである.ともすれば,「支援」・「治療」と称しながら,施設や支援者側の常識や都合を押しつけてしまいがちである.たとえば,支援者側のスケジュールどおりに動いてくれないことを「拒否」と評価して無理に矯正しようとしてはいないか? 利用者に合わせた別の支援方法はないのか? などといったことを常に振り返り,確認しながら取り組む必要がある.

(1) 具体的な取り組み(表2-2-33)

まず大切なことは,できるだけ多くの情報を集めることである.多種多様な行動障害は,

表 2-2-33　行動障害への具体的な取り組み

① とにかく，とことん観察する
　・身体的（医学的）要因はないか？
　・誘因となる状況，目的，周期性・再現性はあるか（ABC 分析など）
　・本人の内面に存在する世界（認知，価値観，こだわりなど）は，どうなっているのか？
② 多職種によるアセスメント
③ 方針決定
④ 支援者の意思統一，構造化した対応・実行
⑤ 定期的な評価
⑥ ①に戻る

明快な原因や対処法が見つかることはむしろまれであり，多職種による共同作業により，長期にわたって対象者に「寄り添い」ながら，ともに経験を積み重ねることによって安定した状態を目指すことになる．

（2）ABC 分析にもとづいた取組み（図 2-2-39）

先行する事象や状況（a）から行動障害（b）が惹起され，行動の結果（c）が生じたと考えられる場合，もしそれに代わる行動（b'）に転換・誘導することができれば，行動の結果（c'）はどうなるであろう，というような検討手法である．また，同じ行動（b）であっても，異なる結果・対応（c"）をした場合などと発展させていくことも可能である．

（3）TEACCH 的アプローチ

TEACCH（Treatment and Education of Autistic and related Communication handicapped CHildren）とは，米国のノースカロライナ州が中心となって確立した，自閉症に対応するための手法である．その名のとおり，治療教育的な観点が多くを占めているが，行動障害への対処方法としても参考とすべき点が多い．TEACCH における最大のキーワードは「構造化」である．すなわち，「曖昧さを極力排除し，認識しやすい形で提供する」ということである．

スポーツにたとえると，サッカーでは各選手が「自由に」動きまわり，「臨機応変に」判断し，攻守が「不規則に」交代するのに対し，野球は攻める時間と守る時間が「明確に

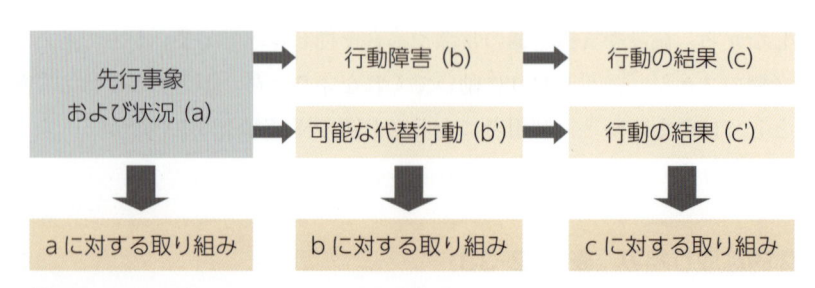

図 2-2-39　ABC 分析にもとづく進め方

分かれ」ており，打席に立つ「順番が決まって」いて，前の番になると「円形の目印」の中で待機し，「四角い領域」の中でバットを振って，打ったら「必ず一塁に向かって」走る，という非常に構造化度の高い競技である．

　発達障害者は，「不意打ち」的な予想外の出来事に対し，多大なストレスを受ける．つまり逆に考えれば，そのようなことを極力排除し，「わかりやすく，見通しがつく」状況を整えることにより，心の安定を図ることができる．「このような構造化が，同一性に固執する自閉症状を助長するのではないか？」という議論もあるが，近年数々の試みにより構造化の有効性が示されている[4]．

i　物理的構造化

　「寝る場所」，「食べる場所」，「作業する場所」，「物の置き場所」など，それぞれの場所と機能が1対1に対応するようにし，極力多目的に使わないようにする．

ii　視覚的構造化

　自閉スペクトラムの人は，聴覚刺激に対しては過敏であったり，認識困難な場合があり，視覚に訴えたほうが理解しやすい場合が多い．そのため，それぞれの場所を，壁や線，色などで境界を設け，ひと目で区別がつくようにする．スケジュールなどは，個々の能力・特性に合わせて，文字・イラスト・写真などを用いて具体的に提示する．しかし，時にピクチャーカードを「黄門様の印籠」のように強制的に使っている例がみられるが，これは間違いである．本人にとって，たとえ意味が理解できたとしても，「嫌なものは嫌」なのである．

iii　支援体制の構造化

　どんなに素晴らしい試みであっても，支援者が勝手にアレンジを加えたりしてしまっては，構造化の効果は半減する．利用者への接し方，日課の組み方，情報提供の仕方など支援者サイドの構造化も必要である．

（4）薬物療法

　行動障害への薬物療法として，抗精神病薬，抗うつ薬，注意欠如・多動性障害（AD/HD）治療薬，睡眠薬などが用いられる．おのおのの薬剤の作用，副作用については，成書を参照されたい．ここでは，ピットフォール的なポイントを指摘しておく．

①抗精神病薬の副作用であるアカシジアと不穏・興奮の鑑別が困難な場合があるので，注意が必要である．

②ベンゾジアゼピン系などの抗不安薬は，小児や知的障害者では逆に興奮をきたす場合がある．

③身体障害がなくても，抗精神病薬の副作用で誤嚥性肺炎を起こすことがある．

④抗コリン作用の強い薬剤（レボメプロマジン，ビペリデンなど）では，慢性的に消化管の運動が抑制され，巨大結腸症を呈することがある．健康管理上，排便コントロールは最も頭を悩ませる問題のひとつである．このような薬剤が漫然と投与され続けることのないように注意すべきである．

⑤カルバマゼピンなどの抗てんかん薬が，肝におけるチトクローム P450 を介する代謝へ影響を及ぼし，抗精神病薬の血中濃度が大きく変動する場合がある[1]．

（5）行動制限について

　　行動障害に伴う危険が切迫している場合，隔離・拘束などの行動制限が必要となる場合がある．行動制限は，「行動の自由」という基本的人権を制限するのであるから，厳密な基準や手続きにもとづいて行われなければならない．わが国の近年の取り組みとして，高齢者に対しては，2001（平成13）年に厚生労働省による「身体拘束ゼロ作戦推進会議」が設置され，「身体拘束ゼロへの手引き」が発行されており，ネットからダウンロード可能である．精神病床においては，精神保健福祉法および厚生労働省告示により，厳密にその要件が規定されている．また，2012（平成24）年に「障害者虐待防止法」が施行されており，不適切な行動制限が行われた場合は，この法に抵触するおそれがある．

　　行動制限の3原則は，下記のとおりである．
　①切迫性：利用者本人またはほかの利用者などの生命または身体が危険にさらされる可能性が著しく高いこと
　②非代替性：身体拘束そのほかの行動制限を行う以外に代替する介護方法がないこと
　③一時性：身体拘束そのほかの行動制限が一時的なものであること

　　上記の原則を踏まえ，マニュアルおよび委員会を整備し，適切な施行，本人・家族への告知，施行記録，解除へ向けての定期的な検討などが行われなければならない．激しい行動障害に日々対処するにあたり，安易に行動制限を行ったり，懲罰的な意味で行うことは，誤りであり，違法行為である．しかし，本当に必要なときには正しく行動制限を行えるということも職員に必要なスキルのひとつである．

（出店正隆）

文　献
1) 渡辺裕貴：これからのてんかん診療における精神科医の役割．てんかん研究，31：74～78，2013.
2) 高橋三郎，大野　裕・監訳：DSM-5 精神疾患の診断・統計マニュアル．医学書院，2014，pp.49～57.
3) 長畑正道・他編著：行動障害の理解と援助．コレール社，2000.
4) Schopler, E. et al.：Effect of Treatment Structure on Development in Autistic Children. Arch Gen Psychiatry, 24(5)：415-421, 1971.

12. その他の障害

1）体温調節障害

　　重症児（者）は感染症のほか，環境温に左右されたり，うつ熱を起こしたりして，高体温，低体温を起こしやすい．

(1) 体熱平衡

ヒトの体温（腋窩温または赤外線による前額部温）は成人男子で36.0〜37.5℃で，この範囲に維持する機構（体熱平衡）が存在する．体内では，酸化過程によって常に熱産生が起こっている．場所は肝臓と筋が主で，筋が75%を占める．体熱平衡は，熱放散（輻射・対流などの非蒸散性熱放散と蒸発などの蒸散性熱放散がある）と貯熱量，仕事量で表される．体温を上げるには，熱放散を減らして貯熱量を増やす（熱産生を増やす）．下げるには逆のことを行う．

(2) 体温と生体

体内の酵素反応などの化学反応の速度は，反応場の温度に依存する．著しい低体温が長時間続くと全身の代謝速度が低下し，生命維持機能が危機に陥る．著しい高体温では，体力の消耗や，横紋筋融解を伴う多臓器不全など，重篤な症状が起こる．重症児（者）では発汗や震えなどの体温調節機能が未熟なことが多いため，体温調節障害についての知識は重要である．一般に成人で早朝37.2℃以上，夕方37.7℃以上を発熱とみなす．また，35℃以下を低体温とみなす．重症児（者）の場合は，平熱をもとにした判断が求められる．

(3) 高体温

ⅰ 感染症

細菌，ウイルスなどの感染により体内で生じたサイトカイン（IL-1, IL-6, インターフェロン，腫瘍壊死因子（TNF）など）によって，体温調節中枢のセットポイントが高温側にシフトした状態である．体温調節中枢は脳の前視床下部に近い第3脳室底部付近にある．その部の血管内皮細胞がプロスタグランディンE_2を産生して体温の設定値を上昇させる．発熱時は原疾患の治療とともにクーリングを行う．38.5℃を目安に解熱剤を使用する（細菌やウイルスは37℃前後でよく増殖し，38〜39℃で増殖が抑制される．早期の解熱剤は必ずしも最良の処置ではないことも念頭に置いて，対処すべきである）．解熱剤としてはアセトアミノフェンが使いやすい．効果は30分で出現し始め，1〜2時間後がピーク，4時間まで持続する．6時間で再投与可能，1日3回までとする．

ⅱ 熱中症

感染や過度の筋緊張などで著しい高体温が続き，肝機能障害や凝固系に異常をきたして発症する．

症　例：新生児頭蓋内出血後遺症の男児で，体格小（身長，体重とも−2 SD以下），普段から筋緊張が強く，39℃の発熱がありながらCRP陰性のことがよくあった．13歳時，気道感染を契機に筋緊張も亢進して体温が上昇し，40℃以上の発熱が1日続いたあと発汗がなくなり，41.8℃まで上昇した．呼名に対する反応がなくなり，エアウェイで気道確保して酸素を投与した．白血球数は上昇，血小板数は減少した．AST, ALT, LDH, CPKなどの著明な高値があり，膵臓や腎臓の機能障害に発展，さらにDICから多臓器不全，横紋筋融解に至った．その後全身状態は安定したが，経口摂取をしなくなり，以前なかっ

たてんかん発作が出現するようになった．周囲の大人と遊ぶことができなくなった．視力と聴力も低下した．頭部 CT で以前より脳室が拡大し，皮質の萎縮が著明となった．その後，全身状態は比較的安定していたが，32 歳時に突然心停止をきたした．救命したが閉眼不能となり，遷延性意識障害の状態となった．

熱中症のダメージは甚大である．このような症例では，現疾患の治療に加えて，強力な物理的冷却と脳浮腫対策を早くから講じる必要がある．

（4）低体温

重症児（者）で急性の低体温を見出した場合，速やかなウォーミングと熱産生のための処置が必要である．経腸栄養剤や補給用の水分の温度は，低体重の重症児（者）では注意が必要である．

症　例：体格小（身長 − 1.7 SD，体重 − 1.3 SD）で慢性的な低体温を呈した矢天性水頭症の症例である．施設利用時の体温をみると，3 歳時に年間の平均体温が 36.2℃（1 日 1 回，年 88 回測定），4 歳時に 36.0℃（同 66 回），5 歳時に 35.6℃（同 62 回）と，年によって平均体温が異なった．最低体温も 35.2℃，35.0℃，および 34.7℃であった．各年齢時の，患児の居住地域を囲む県内の 3 地点（都市部，山間地域，臨海地域）での年間平均気温を平均すると，それぞれ，17.2℃，16.7℃，16.5℃と同様の変動がみられた（気象庁データ）．環境温にあわせて体温が変動したと思われる．覚醒レベルが低いことが多く，覚醒していても不機嫌なことが多かった．

低体温を呈する重症児（者）は体温調節中枢の障害が考えられる．また，基礎代謝が低下していることもある．慢性的な低体温に気づいたときは，栄養のアセスメントが必要である．また，こまめに電気毛布などによる体温管理を行うことが必要である．

（松葉佐　正）

2）睡眠障害

重症児（者）では睡眠障害の合併が高頻度である[1〜3]．睡眠障害の存在は生活・生体リズムを乱し，QOL の低下のみでなく，障害の増悪や合併症の発現にも少なからず関与する．そのため，睡眠障害の的確な診断と対応は重要である．

睡眠覚醒リズム／睡眠中枢は胎児期から乳幼児期の短期間で急速に変化・発達する．①胎児期：妊娠中〜後期に睡眠と覚醒の区別が出現（睡眠中枢が活動），②新生児期：視覚刺激・外界刺激に曝されることで，睡眠覚醒リズムが次第に 24 時間周期に近づく，③乳幼児期：3 歳頃までにほぼ成人パターンになる[4]．重症児（者）の脳障害のほとんどはこの睡眠中枢の発達する時期に一致して生じる．それ故，脳障害が睡眠中枢の発達に影響を及ぼす可能性があり，睡眠障害を合併しても不自然でなく，ひとつの障害としてとらえるのが妥当である．

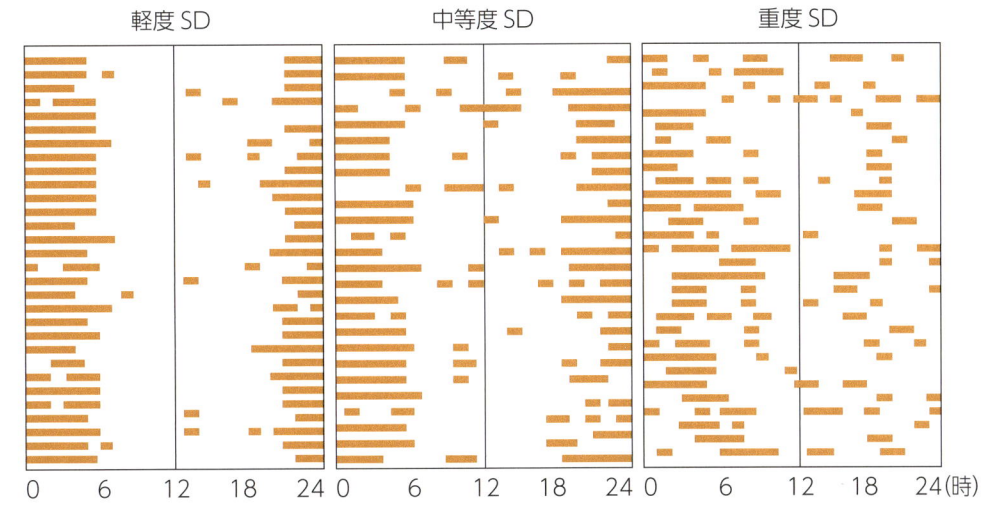

図 2-2-40　睡眠障害の程度（day by day プロット法）

（1）睡眠障害の診断・評価

　　　睡眠障害は多種多様で，診断基準として睡眠障害国際分類がある[5]．この分類は膨大な疾患群を含み，かつ終夜睡眠ポリグラフィ（PSG）所見に重点が置かれているなど，一般臨床で使用するにはやや難がある．

　　　診断手順としては，①睡眠衛生や生活習慣の問診，②睡眠にかかわる調査票（Pittsburgh sleep quality index など），③睡眠日誌の記載（day by day プロット法），④PSG の順に進める[6]．しかし，重症児（者）では自己表現が不能で，かつ PSG で睡眠深度判定が難しいなど，臨床観察を重視した診断とならざるを得ない．

　　　睡眠障害の程度や種類の診断については，筆者らが提唱した評価法が有用である[3]．つまり，生活リズムに直結した 5 指標（①睡眠覚醒リズムの安定性，②日中の午睡の程度，③入眠時間の規則性，④起床時間の規則性，⑤夜間の中途覚醒の程度）を睡眠日誌から読み取り，各指標をスコア化して半定量的に評価する（**図 2-2-40**）．

（2）睡眠障害の頻度・特徴

　　　上記評価法を用いた重症児（者）の睡眠障害（SD）の頻度は，正常 5.7%，軽度 SD 35.7%，中等度 SD 38.6%，重度 SD 20.0% で，中等度以上を明らかな SD としても 58.5% ときわめて高頻度であった．指標別にみると，重症児（者）の SD は，入眠時間の規則性＞起床時間の規則性＞睡眠覚醒リズムの安定性で入眠や起床時間の不規則性が特徴であった．背景因子との関係では障害程度が重いほど SD の合併が高く，かつ重度 SD が多かった．障害種・障害時期別にみると，出生前障害では SD の頻度が高く，かつすべての指標に及んでいた．これに対して周産期障害や出生後障害では，入眠時間の規則性が主体であった．さらに，出生後障害では睡眠リズムが完成する 3 歳以降の発症例では SD の合併が明らかに少なかった．このように SD の合併は障害重症度や障害種（時期）によって異なっ

表2-2-34 ベンゾジアゼピン系睡眠薬

作用時間	一般名	商品名	用量（mg）	半減期（hr）
超短時間	トリアゾラム	ハルシオン	0.125-0.5	2-4
	ゾピクロン	アモバン*	7.5-10	4
	ゾルピデム	マイスリー*	5-10	2
短時間	エチゾラム	デパス	1-3	6
	ブロチゾラム	レンドルミン	0.25-0.5	7
	リルマザホン	リスミー	1-2	10
	ロルメタゼパム	ロラメット	1-2	10
中間型	ニメタゼパム	エリミン	3-5	21
	フルニトラゼパム	ロヒプノール	0.5-2	24
	エスタゾラム	ユーロジン	1-4	24
	ニトラゼパム	ベンザリン	5-10	28
長時間	フルラゼパム	ダルメート	10-30	65
	ハロキサゾラム	ソメリン	5-10	85
	クアゼパム	ドラール	15-30	36

* 非ベンゾジアゼピン系

ており，そのことを理解して対応策を検討する必要がある．なお，約30％は周期性SDを示した（数名はfree run pattern）．これらは出生前障害や視覚障害を有するケースに多く，睡眠中枢の発達早期における障害と考えると興味深い所見である[3]．

（3）睡眠障害の対応・治療

「睡眠障害＝薬物療法」と考えがちであるが，SDの種類や背景因子を考慮することなく眠剤を投与することは慎むべきである．近年，薬物療法乱用の反省から，①原因となる因子・病態への対応，②行動療法と心理療法（刺激抑制療法，睡眠制限療法など），③生理学的治療（上気道閉塞の抑制，高照度光療法，時間療法など）などの重要性が強調されている[7]．重症児（者）SDに対する治療法の一部を以下に記す．

①高照度光療法：毎朝早朝に1時間程度高照度環境に置く．入眠時間＞起床時間の不規則性の是正に有効，総睡眠時間の適正化も得られる[8]．

②運動療法：毎日夕方に一定時間の運動を実施する（介助歩行など）．睡眠導入がスムーズになり中途覚醒減少につながる[9]．背面解放座位も同様の機序で効果が得られる．

③CPAP療法：睡眠時無呼吸症候群に伴うSDに有効である．低呼吸無呼吸指数（AHI）＞40以上で適応となる．午睡の軽減がみられ，日中の活動性向上につながる[10]．

④薬物療法：**表2-2-34**に示したベンゾジアゼピン系薬剤が多く用いられる．SDの特徴に従い，作用時間を考慮して薬剤選択を行う．翌日への作用持ち越しや蓄積作用に留意する．近年，メラトニン製剤（ロゼレム）が市販され，概日リズム睡眠障害に有効性が期待される．しかし，重症児（者）ではメラトニン分泌が多いとする報告もあり，十分な配慮が必要である．

睡眠覚醒リズムは日常生活リズムの基盤となるものであり，重症児（者）のQOLに直接的に関連する．さらに，その障害は各種の合併症を惹起する原因にもなりうる．

（小西　徹）

文　献

1) 田中　肇・他：障害児の睡眠障害治療に関する検討．小児科臨床，52：2002-2008，1999.
2) Zucconi, M., Bruni, O.：Sleep disorders in children with neurologic diseases. Semin Pediatr Neurol, 8：258-275, 2001.
3) 小西　徹・他：重症心身障害児（者）における睡眠障害：障害重症度および障害時期との関係について．日重障誌，31：251-256，2006.
4) Kohyama, J.：Sleep as a window on the developing brain. Curr Probl Pediatr, 28：69-92, 1998.
5) American Sleep Disorders Association：International classification of sleep disorders, revised：Diagnosis and cording manual. American Sleep Disorders Association, 1997.
6) 井上雄一：睡眠障害診断の手順．睡眠障害診療マニュアル（久保木富房，井上雄一・編）．ライフサイエンス，2003, pp.2-15.
7) 内山　真・編：睡眠障害の対応と治療ガイドライン．じほう，2002.
8) 平沢美穂子・他：睡眠障害を有する重症心身障害児（者）に対する光療法の試み．重症心身障害の療育，3：47-51，2008.
9) 早川有紀子・他：睡眠障害のある重症心身障害者への運動によるアプローチを試みて．第20回重症心身障害療育学会抄録集，2009, p.55.
10) 小西　徹・他：重症心身障害児（者）における睡眠時無呼吸症候群の合併と対応．日重障誌，30：87-92，2005.

3）骨折

（1）重症心身障害と骨折

　重症児（者）の骨は脆弱で骨折しやすい．これは体幹や四肢の自発的な運動が乏しく，抗重力姿勢の保持が困難なため，運動器としての骨格や筋肉の発達が不十分であり，さらに多様な障害の合併により代謝や栄養上の不利な条件が重複しているため，骨が十分な強度を獲得していないことによる．このような骨が脆弱で骨折しやすい状態は易骨折性，骨折は脆弱性骨折と呼ばれている．

　重症児（者）に生じる骨折の年間発生頻度については，これまでの報告で0.3～2.8％（1994年），あるいは0.57～1.9％（1996年）とされている[1,2]．西日本の重症児施設62施設で約6,000例を対象に継続的に行っている骨折調査[3〜5]によると，2004年から2012年までの9年間で，年間発生頻度は2.06～3.21％であり，やや増加の傾向にある（**図2-2-41**）．このような傾向の背景には超重症児（者）や準超重症児（者）が増加し，障害程度の重度化とともに骨の脆弱性も進んできたことや，CT，MRIなどの新たな画像診断の普及により，それまでの単純X線画像ではとらえきれなかった骨折を診断しうるようになったことなどが要因としてあると考えられる．

　骨折の好発部位については，以前は大腿骨，上腕骨，下腿骨の順であったが，近年では最も多いのが大腿骨で変わらないものの，その割合が低くなり，次いで足・足趾，前腕・手などの割合が増加し，上腕骨や下腿骨が低下している．前述した西日本の調査では大腿骨26.1％，足・足趾25.4％，前腕・手20.1％，上腕骨8.7％であった（**図2-2-42，図2-2-43**）．

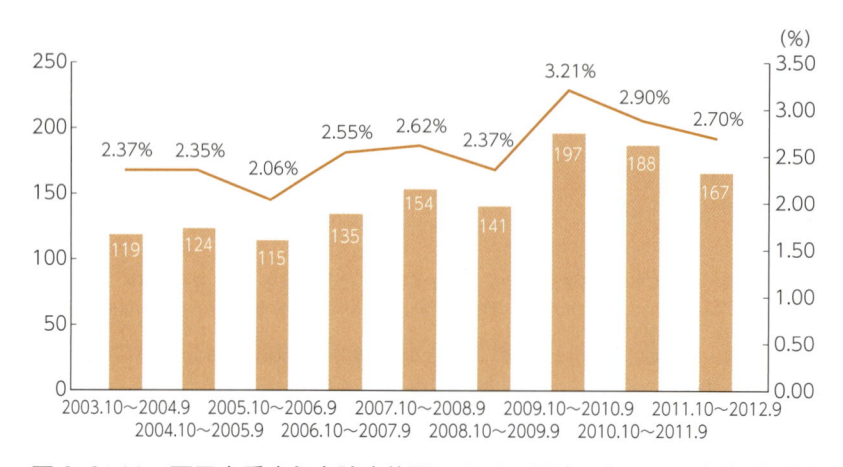

図 2-2-41　西日本重症心身障害施設における過去9年間の骨折頻度（件数・割合）

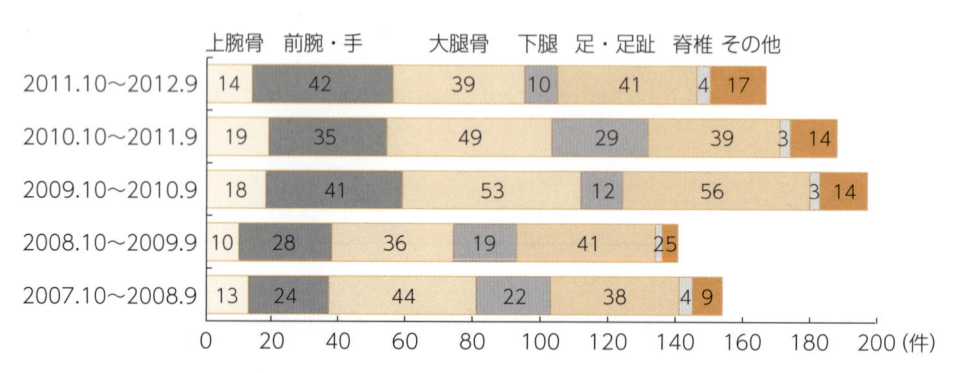

図 2-2-42　2007年10月～2012年9月（5年間）における年間部位別骨折件数

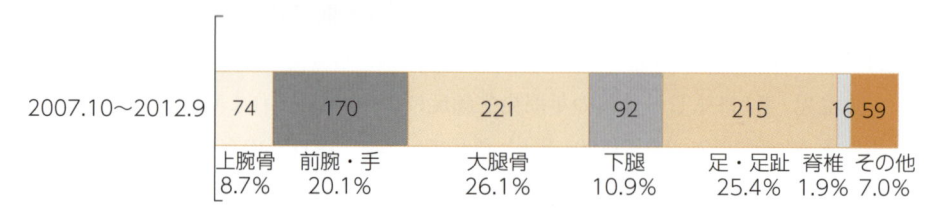

図 2-2-43　部位別骨折件数と割合（2007年10月～2012年9月の総計）

（2）易骨折性の背景

　豊富な日光のもとで自ら活発に動くような機会に乏しく，食事からの栄養摂取も不十分となりやすい重症児（者）に骨折が生じやすいことの背景には，①多様な因子による避けることのできない骨の脆弱性，②筋緊張異常や不動の結果としての高度の拘縮や変形，③比較的移動能力の高いレベルではバランス能力や防御動作の未熟さから転倒しやすいことや転倒時に受ける外力が直達的であること，④言語による痛みや苦痛の表出が困難なために介助や機能訓練中に万一過剰な外力を受けそうになっても，それを伝えて回避することが困難であることなど二重三重の易骨折性要素がある．

(3) 骨の力学特性

　　ヒトの骨格を形成する骨には，その形状から大腿骨や上腕骨に代表される長骨（長管骨），肩甲骨や骨盤骨などの扁平骨，脊椎や足根骨などの短骨などがある．

　　長管骨はその部位により骨幹，骨幹端，骨端に分けられる．骨幹は骨の体部で緻密な皮質骨が多くを占めるために力学特性として硬いが，骨幹と骨端の移行部に相当する骨幹端は骨髄の占める割合が高いために曲げ負荷や捩り負荷に対して強度が低く，骨折の好発部位となりやすい．骨折の型では，屈曲骨折や捻転骨折の形態をとることが多いが，これは骨の破断強度が長軸方向での荷重（圧迫外力）に対しては高いものの，曲げ外力や捩り外力に対しては低いためである．とりわけ大腿骨の骨幹端部の破断強度は捩り外力に対して特に低い特性がある．

(4) 骨折の原因

　　重症児（者）の骨折の原因は骨の脆弱性を背景に，転倒や転落のほか，日常的な介護や看護行為中の外力，てんかん発作，他者との交錯などが報告されているが，原因がわからない場合も多い．前述した西日本の調査では転倒転落や介護時の外力など骨折発生時の状況が把握できたのは28.4％に過ぎず，71.6％が原因不明であった．

　　股関節や膝関節に拘縮のある下肢を挙上する際に，足関節部や足部のみを持って強引に力を入れれば，膝関節の周辺にテコの原理で強い屈曲応力が加わり，大腿骨の顆上部や脛骨の近位部で骨折を引き起こしやすくなる．また，おむつ交換などで股関節を開排（屈曲＋外転＋外旋）する肢位をとれば，大腿骨の長軸に対し捩り力が作用する．このとき，膝関節から離れた足部などに不用意に力を加えると，輪軸の原理で予期せぬほど大きな捩り応力が大腿骨に加わり，意外に軽微な力でも骨折を引き起こす原因となる．体位変換や移乗，更衣介助やおむつ交換などの際にはこのような状態がしばしば生じるので，知識や技術が不十分な新人の職員が業務に就き始めるときには，特に注意が必要と考えられる．

　　また，外部からの力が加わらなくても，てんかんの発作や突発的に強い筋緊張を生じた際に強力な自家筋力により骨折を生じることもある．その一方で，発作や興奮を抑えるための抗てんかん薬や向精神薬の長期にわたる服用は骨の強度を低下させる重要な因子のひとつでもある．

　　骨が極度に脆弱な例では，抱え上げる，仰臥位から側臥位にするなどのごく普通の介護行為でさえ骨折を生じる場合があるといわれている．原因が特定しきれない要因のひとつに，介護者が単独で抱えて移乗しようとして注意が行き届かず，上肢や下肢がベッドの支柱や車椅子の肘掛けに接触したことに気がつかないなどもあげられる．

(5) 症状と診断

　　一般的な骨折の症状は疼痛，腫脹，変形，異常可動性などで，通常，強い痛みと運動困難を主訴とすることが多い．重症児（者）の場合はこうした一般的な症状を自ら訴えることができないのが通常であり，入浴や更衣の場で腫脹や内出血に介護者が気づいて判明す

ることも多い．また，いつもより不機嫌であったり，不快な表情が続く，食欲が低下する，触られたり他動的に動かされることを嫌がる，泣くなどいつもと違う行動や表情から骨折の発見に至ることもしばしば経験される．症状が発熱のみであるようなケースも時々ある．

　骨折を疑った場合，通常，単純X線撮影が行われ診断されるが，重症児（者）では骨折の所見が明確でないこともしばしばある．当初のX線画像で明瞭でなくても後日の画像で骨折の所見が明らかとなる場合や，2～3週後に仮骨陰影や骨膜反応が現れて初めて骨傷の存在が確定することもある．疑わしい場合は経時的にX線撮影を行うことが推奨される．拘縮や変形が強いと部位によっては正確な方向でのX線像が得られない場合がある．骨陰影の輪郭，骨梁の走行，軟部陰影の腫脹像などから骨折が疑わしいが，なお確定しえないときには，可能であればCTやMRIにより確認することが望ましい．

（6）治療

　一般的な骨折の治療は，髄内釘固定やプレート固定などに代表される観血的骨接合術，牽引療法やギプス固定に代表される非観血的治療，その中間的位置にある創外固定がある．近年の運動器外科学的視点からは，できれば観血的骨接合術や創外固定を実施し，早期から後療法（運動器リハ）を行えば治療期間を短縮でき，後遺障害を最小限度にとどめうるとの理由から観血的治療が増加の傾向にある．しかし，重症児（者）では，さまざまな理由から非観血的治療を選択せざるを得ない場合がしばしばある．

　治療のための固定期間が長引けば，さらなる廃用，不動による筋萎縮や拘縮を招きやすく，易骨折性が増すという悪循環をきたすことになるため，治療に際してはリスクを最小限にする配慮が必要になる．幸いなことに重症児（者）の骨は脆弱ではあるものの骨癒合の機序が働かないわけではない．巨大な仮骨を伴って癒合する例もときに経験される．ギプス固定はできるだけ最小限の期間とし，早めに装具療法などに移行して関節可動域訓練などの理学療法を併施し，二次的な障害を防ぐ対応が望ましい．

（7）予防

i　骨脆弱性を回避または改善する方法

　骨の脆弱性を回避する方法は，成長発達期に骨自体の量や質を高め，骨の強度を増そうとするもので骨の縦径や横径を大きくしながら骨密度を高くする，すなわち骨の発育とモデリングを促進し，ピークとしてできるだけ高い骨強度を獲得すること，そして成熟後は獲得した骨量をできるだけ低下させないように維持する手段ということになる．

　荷重刺激や振動刺激などの物理的刺激が骨密度を増加させたという報告も増えている．NICUなどで行われる乳幼児期からの理学療法は体幹四肢の骨格や筋の運動発達を促し，拘縮や変形をできるだけ回避することで将来的な骨折のリスクを軽減する効果が期待できる．

　近年，骨代謝関連薬剤の開発が進み，骨粗鬆症の治療は急速な進歩をとげている．これまでに開発された薬剤としては腸管からのカルシウム吸収を促進するカルシウム製

剤や活性型ビタミンD製剤，骨形成を促進するビタミンK2製剤や副甲状腺ホルモン，骨吸収を抑制するカルシトニン製剤，イプリフラボン，ビスホスホネート製剤，エストロゲン関連製剤，抗RANKL（破骨細胞分化因子）抗体などがある．

これらの研究成果を総括すると，できるだけ出生後早い時期から適切な理学療法や荷重刺激を加えながら薬物療法を組み合わせていけば，骨形成を促進できる可能性があるが，果たして日常での骨折を防ぎうるほどの骨強度が得られるか否かについては未知の段階といわざるを得ない．

これまでの研究成果に新たな知見を加え，骨の強度を上げる試みは骨折の発生を減らすことにつながり，重症児（者）にとって福音となる．近年，重症児（者）に導入しやすい剤型や投与方法の薬剤も開発が進みつつある．リハビリテーションを含めた集学的取り組みが待たれる．

ii　骨折にいたる外力が加わりにくくする方法

骨折のリスクを嫌がるあまり，積極的な活動はできるだけしないというのでは重症児（者）のQOLは低下してしまうし，過剰な安全対策は廃用や不動による骨の低形成や骨粗鬆化，四肢の拘縮や変形をさらに増悪させ，かえって骨折のリスクを増す悪循環となる．拘縮や変形の重度化を防ぐことは，介護時に不測の外力が加わりにくくする間接的な効果にもつながる．

重症児はできるだけ早期から（できればNICU入院時から）理学療法を実施して，運動刺激や荷重負荷を加えて骨格の形成を促し，関節の拘縮や四肢の変形を防ぐ取り組みが望まれる．重症児（者）に対する（リ）ハビリテーションはNICUや病院から在宅あるいは後方施設への移行後も切れ目なく継続的に提供される体制を整える必要がある．

また，看護や介護の方法を工夫し，体位変換や移乗に際してはできるだけ四肢と体幹を一体として扱い，愛護的に，ゆっくりとやさしく行うこと，またリスクの高いケースでは複数介助を原則とすることなどの対策が各施設で実践されている．移乗時や体位変換時に左右の上肢を体幹の前方でバンドなどを用いて互いに締結する方法は，簡便でありながら上肢の骨折を防ぐのに有効で，筋ジストロフィー患者などでもよく用いられている．全身の骨がきわめて脆弱な例では体幹と四肢を一体として固定する補装具を本人に合わせて作製し，体位変換や移乗の際に使用している例もある．

安全度の高い介助方法は療育に携わる多職種間でその情報や技術を共有化することがリスクを減らす助けとなる．日常の介護場面のビデオ映像を合同カンファレンスなどで視聴し，評価を通して適切な介助方法や改善点の周知を図っている施設もある．

介護者の腰痛予防対策の視点からは無理な体勢や単独での抱え上げなどを極力避け，介護用リフトやスライディングシートなどの介護ツールを積極的に活用することが望ましい．今後，重症児（者）の看護や介護の現場では介護用リフトを使用する機会がさらに増えると予想されるが，リフト使用時の転落や接触による骨折を未然に防ぐよう，スリングシートの形状やサイズには重症児（者）ならではの工夫を重ねる必要があると思われる．

重症児（者）の特性を考慮した重症児（者）のための介護用機器の開発が今後進むこと

を期待したい．

（伊達伸也）

文　献

1) 林　優子・他：重症心身障害児者の骨折の検討．重症心身障害研究会誌，19(1)：41-46，1994．
2) 吉野邦夫：重症心身障害児（者）の骨折と骨脆弱性．重症心身障害医学　最近の進歩（黒川　徹・監修）．日本知的障害福祉連盟，1999，pp.167-171．
3) 森下晋伍：重症心身障害児（者）の施設内骨折について─実態と予防に向けて─．重症心身障害の療育，1(2)：91-96，2006．
4) 西日本重症児施設協議会広報，第3号～第13号，2005～2012．
5) 日本重症心身障害福祉協会西日本施設協議会広報，第14，15号，2013．

4）褥瘡

　重症児（者）は身体的な特徴から褥瘡を発生するリスクが高い．褥瘡ケアの基本的な考えは，褥瘡はつくらない（予防），悪化させない（早期発見・介入），できてしまったら早く治す（適切なケア・治療）である．

（1）褥瘡発生要因と重症児（者）の身体的な特徴からのリスク

①意思疎通の難しさ

　痛みや不快を他者に正確に伝えることが難しい．

②長時間の同一部位の圧迫

　寝たきりなど自力体動が限られる場合がある．

③皮膚の脆弱さ

　おむつの使用や筋緊張による発汗で皮膚が湿潤し，容易に損傷しやすい状態であることが多い．

④摩擦とずれ

　筋緊張により耳を枕にこすりつけるような動作，ジストニアなどの動きがある．

⑤身体の変形

　強度の脊柱側彎，拘縮，病的骨突出，関節可動域の制限などによりポジショニングが難しい．

⑥循環状態の悪さ

　末梢冷感，浮腫，呼吸状態の悪化がみられることがある．

⑦低栄養

　重症児（者）はやせていることが多い．栄養剤の注入のみに頼ることも多く，不足する栄養素もある．

⑧装具などによる局所の圧迫

　小児ではからだに比して頭部が重いことによる頭部や耳の褥瘡，医療機器（NPPVのマスクの圧迫部位，鼻などへのチューブ類の圧迫，モニターやコード類の圧迫など）

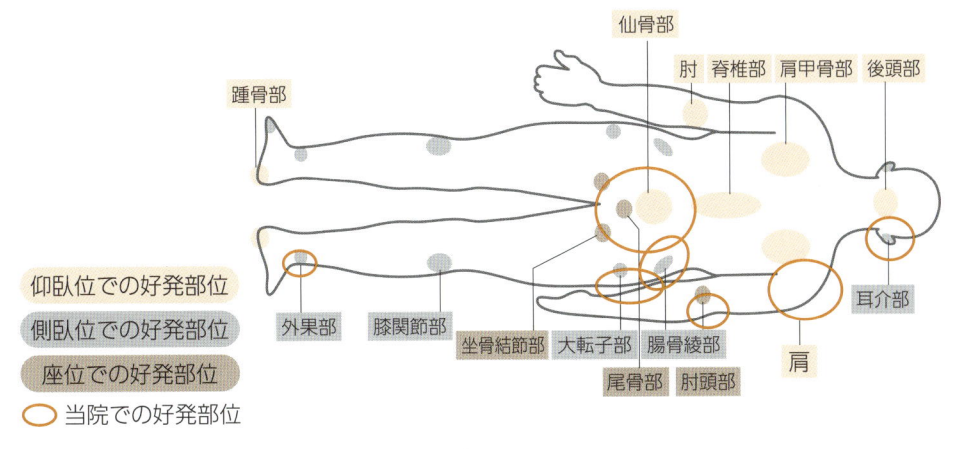

図 2-2-44 重症児（者）の褥瘡好発部位

による褥瘡がみられる．

（2）褥瘡発生に伴う弊害

当然ではあるが，褥瘡の発生は避けるべきトラブルである．以下は褥瘡が発生することでの重症児（者）に起こりうる弊害である．

①褥瘡は痛みを伴い筋緊張が増す．
②感染を起こし，重篤な状態になる危険がある（おむつ内など清潔を保つことが難しい部位に褥瘡が起こりやすい）．
③低栄養が進行する（浸出液中へのタンパク流出により，さらなる低栄養状態になる）．
④瘢痕治癒後は局所の外見の変化を伴う．
⑤重症児（者）では患側の圧迫を避けるために褥瘡治療中の体位は限られることが多い．それによる新たな拘縮や本人が不得手な体位をとることで唾液の誤嚥，肺炎を起こす恐れがある．また，反対側に新たな褥瘡を発生する危険がある．
⑥褥瘡がいったんは治癒しても皮膚は脆弱のままであり，同一部位に再発することが多い．

当院重症児施設（大島分類1～4の入所者）の主な褥瘡好発部位は**図2-2-44**のとおりである．

一般的な褥瘡好発部位は仙骨，尾骨，大転子の順であるが，当施設では仙骨，耳介，腸骨稜，大転子の順であった．

褥瘡は深達度によりⅠ～Ⅳ度に分類されるが，耳介は皮下組織が薄いために軟骨に到達し，Ⅲ度以上の深い褥瘡となりやすい．痛みも強く，耳介が一部欠損して外見上大きな問題を後に残しやすい．

（3）褥瘡発生時の対応について

①Ⅰ度（局所の圧迫を取り除いても消退しない発赤，紅斑）

ポリウレタンフィルム（カテリープラス®ロールなど）を貼って保護し，無用な外力，摩擦刺激を避ける．

②Ⅱ度（真皮まででとどまる皮膚傷害（水疱やびらん，浅い潰瘍））

水疱にはポリウレタンフィルムを貼り，水疱の破裂を避けるように保護する．水疱が大きいときはポリウレタンフィルム上から水疱を穿刺し，血清内容をドレナージすることがある．

びらんや浅い潰瘍は，薄いハイドロコロイド材（デュオアクティブET®など）や自着性ポリウレタンフォーム（ハイドロサイト®薄型），傷に固着しないガーゼで保護し，浸出液をコントロールする．

③Ⅲ度（傷害が真皮を越え，皮下脂肪層にまで及ぶ褥瘡）およびⅣ度（障害が筋肉や腱，関節包にまで及ぶ褥瘡）

皮下組織に至る創傷被覆材の使用を考えることになる．形成外科や皮膚科専門医の受診を勧める．

褥瘡の局所の管理は，壊死組織の除去，細菌感染の抑制，褥瘡部位と周囲を含めた洗浄，治癒を促すための創面の適切な湿潤環境調整（モイストウンドヒーリング）を行い，新生組織の形成を待つ．生活面では，栄養状態の改善，局所の直接的な圧迫とずれや摩擦の回避を行う．

褥瘡が発生すると褥瘡の局所処置のみに目が奪われがちになりやすいが，生活環境の改善は優先されるべきことである．創傷被覆材は局所の細胞を活性化するために湿潤環境をコントロールする．創部自体を治癒に導く根本は身体の内側からの栄養にあり，低栄養状態では治癒は遅れる．エネルギー量だけでなく食事や注入内容の検討（ビタミンや亜鉛の強化）を行う．当院ではNSTが介入し，胃瘻であればより自然な栄養を目指してミキサー食を注入することを推奨している．

（4）重症児（者）の褥瘡予防を考えたポジショニングや寝具

重症児（者）のポジショニングを考えるときに呼吸状態の安定が第一である．第二に変形・拘縮を将来的になるべく助長しない体位であり，そして褥瘡予防を目指して日々のポジショニングと生活について理学療法士，作業療法士と相談している．

一日を通してベッドに横になる時間の長い重症児（者）にはウレタン製体圧分散マットレスやエアーマットレスの使用を考慮する．当施設での体位変換は，体圧分散マットレス使用時には2〜4時間ごとで行っている．夜間の質のよい睡眠の確保も忘れてはならない．

腹臥位は褥瘡発生部位の仙骨，尾骨，大転子などが圧迫されず，唾液の流入による誤嚥を防止し，脊椎も伸びて良肢位を保ちやすい．褥瘡に対しても呼吸に対しても変形・拘縮に対しても有効な体位である．胃瘻をもつ重症児（者）であっても胃瘻の挿入部分の圧迫を避け，（個別の腹臥位器であれば胃瘻の部分をくり抜く）工夫して積極的にとるようにしている．胃瘻からの注入は腹臥位のままでも可能である．

褥瘡予防を考えたポジショニングは，重症児（者）の特徴（身体の変形，病的骨突出部

位やその程度，緊張の入り方，擦りやすいところ，力の入りやすいところ）や日々の生活を知らないとうまく行うことができない．そして体位変換後は重症児（者）の表情を見て，声を聞いて，離れる前に手で骨突出部位の圧迫状態を触れて確認するなど生活上のきめ細やかな観察や日々の評価を行うことはとても有効である．

　重症児（者）の褥瘡は生活場面に密接にかかわっている．医師，看護師，理学療法士，作業療法士，栄養士（NST），保育士や児童指導員，学校教員，家族など重症児（者）を取り巻くすべての人々が共通の認識のもとにかかわり，チーム医療のもとでみていくことが理想である．

（吉橋恭子）

参考文献
1) 日本褥瘡学会：在宅褥瘡予防・治療ガイドブック．照林社，2012.
2) 日本褥瘡学会：褥瘡ガイドブック．照林社，2012.

5) 生活習慣病・婦人科の疾患

(1) 生活習慣病[1,2]

　重症児（者）は本人の意思で生活習慣を悪くすることはほとんどないが，介護者の養育習慣によっては生活習慣病になる可能性がある．筆者らによる国立病院機構の重症児病棟に入院していた重症児（者）を対象とした研究[3]と，わが国の各疾患の受療率調査[4]を比較すると，脂質異常症は健常者より有病率が低いが，そのほかの疾患では差が小さいので，長期入所という栄養管理が行き届いた環境で生活していても配慮が必要である（**表2-2-35**）．

i 糖尿病

　糖尿病は，膵臓からのインスリン分泌が不足したり，インスリン機能が低下することにより高血糖状態が続く疾患で，網膜，神経，腎臓に合併症を起こし，傷が治りにくくなる．

表2-2-35　生活習慣病の有病率・受療率

	成人重症心身障害児（者）*の有病率（成人長期入所利用者1000人対）	日本人**の受療率（人口1000人対）
糖尿病	7	19
脳梗塞	1	2
虚血性心疾患	4	7
脂質異常症	19	330
高血圧	18	61

*：文献3より転載　　**：文献4，5より算出

予防法は，摂取エネルギーの抑制と適度な運動である．しかし，重症児（者）では適度な運動が難しいため，栄養管理も健常者とは異なる．主治医と相談しながら食事を調整すること，少しでも本人自身がからだを動かす機会をつくることが重要である．

ii 脂質異常症

脂質異常症とは血液中の脂質のうち，コレステロール，中性脂肪（トリグリセリドなど）が過剰となる疾患である．中性脂肪が過剰に血液にあるとLDL（悪玉）コレステロールが血液中に増加し，動脈硬化を起こし，脳卒中や心臓病の原因となるため，脂質異常症の予防は重要である．予防は食事の改善と運動である．食事の改善は栄養士の指導のもとで実施する．運動は重症児（者）では困難な場合が多いが，できるだけ自分でからだを動かす機会を増やすことは血液循環を促進するので奨励したい．

iii 高血圧

高血圧は，安静時の収縮期血圧140 mmHg以上または拡張期血圧90 mmHg以上の状態が続くことを指す．高血圧は動脈硬化を起こしやすくし，その結果として心臓病や脳卒中，腎臓病などの原因となる．家族に高血圧の人がいると高血圧になりやすいので，より生活習慣に注意する必要がある．予防は塩分摂取抑制，カリウム摂取促進，適正体重の維持，適切な運動，慢性的なストレスや急激な温度変化の排除であるが，重症児（者）では実施できることは限られる．

iv 心臓病

生活習慣病のなかで取り上げられている心臓病とは心筋梗塞や狭心症といった虚血性心疾患を指す．虚血性心疾患とは心臓に栄養を送っている血管が細くなったり詰まったりして心筋がダメージを受ける病気である．症状は，狭心症では短時間の胸の痛みであるが，心筋梗塞では突然胸痛が起こり，長時間激しく続く．重症児（者）はこのような痛みを表出することが難しい．予防は4つの危険因子（高血圧，脂質異常症，高血糖，喫煙）をなくすことである．重症児（者）が喫煙することはほとんどないので，残りの3つが対象となる．適度な運動や，慢性的ストレス解消も予防に有効であるが，重症児（者）でこの2つを行うことは困難である．

v 脳卒中

脳卒中とは脳の血管が破れたり詰まったりすることにより脳の神経細胞が破壊される疾患である．脳梗塞（脳の血管が詰まる），脳出血（脳の血管が破れる），クモ膜下出血（クモ膜と脳の間の血管が破れる），一過性脳虚血発作（脳の血管が詰まって起こるが24時間以内に症状が回復する）が含まれる．予防は危険因子（大量飲酒，喫煙，運動不足，肥満，高血圧，脂質異常症，糖尿病，心房細動）をなくすことである．重症児（者）では肥満，高血圧，脂質異常症，糖尿病，心房細動が対象となる．

（2）婦人科の疾患

重症心身障害をもつ女性に関連が深いと思われる婦人科疾患について簡単に説明する．

i 月経異常

正常な月経は，周期が25～38日，日数が3～7日，出血量（経血量という）が20～140 ml とされている．この範囲を超えた周期，日数，経血量の月経は異常月経で，何らかの疾患やホルモンの異常が原因である場合がある．治療は，重症児（者）の場合，異常月経による健康上の問題がある場合に行われる．

ii 糞瘻

直腸または小腸と性器官との間に道ができて，そこを通って膣から大便が排出される状態を指す．健常者では分娩時損傷や婦人科手術後，子宮がん・膣がん・直腸がんによって起こるが，重症児（者）ではこのような疾患がなくても起こる場合がある．この場合，少量の便が膣から排出されることで気づかれるが，体圧のかかり方によっては肛門から排泄された便が外陰部に至る場合もあるので，診断にはつながっている道の確認が必須である．発見された糞瘻は手術で塞がれる．

iii 膣炎

膣炎の多くは性感染症で起こるが，膣内異物や化学的刺激，一般細菌・真菌などによる膣炎もある．多くはおりもの（帯下）が多かったり，おりものに変なにおいや色がついていたりすることで発見される．治療は抗生物質などの投与である．

iv 子宮内膜症

子宮内膜症は，本来子宮内腔にしか存在しないはずの子宮内膜などの組織が，子宮以外の場所に増殖する疾患で，過多月経や月経時腹痛の原因のひとつである．治療は，内膜症の部位や症状の程度によって異なるが，内服や手術が一般的である．

v 子宮筋腫

子宮筋腫は月経異常，貧血，腹痛などを契機に発見される良性腫瘍であるが，ときに急性腹症（激しい腹痛を伴うショック状態）を引き起こすことがあるので注意を要する疾患である．治療は，重症児（者）では薬物療法が第一選択となることが多いが，腫瘍が大きかったり，症状が激しかったりする場合は手術となる．

vi 卵巣腫瘍

卵巣は人体のうちで最も多くの種類の腫瘍が発生する臓器といわれている．良性腫瘍から悪性腫瘍までさまざまな腫瘍が卵巣にできるが，症状は小さいうちは無症状であることが多い．ある程度大きくなると頻尿，下腹部痛などが現れるが，重症児（者）ではこのような症状から発見することは難しいので腫瘍マーカー検査や超音波検査が有用である．治療は婦人科で行われる．

〔曽根　翠〕

文　献

1) 厚生労働省：生活習慣病を知ろう！http://www.mhlw.go.jp/topics/bukyoku/kenkou/seikatu/（2014/8/13）
2) 厚生労働省：平成24年人口動態統計月報年計（概数）の概況 http://www.mhlw.go.jp/toukei/saikin/hw/jinkou/geppo/nengai12/dl/gaikyou24.pdf（2014/8/13）

3) 曽根　翠・他：成人重症心身障害児・者の生活習慣病の実態―SMID データベースを利用した後方視的研究―. 平成 13 年度厚生労働省精神・神経疾患委託費佐々木班報告書.
4) 厚生労働省：平成 17 年患者調査の概況 http://www.mhlw.go.jp/toukei/saikin/hw/kanja/05/index.html（2014/8/13）
5) 厚生労働省：平成 19 年人口動態統計（確定数）の概況 http://www.mhlw.go.jp/toukei/saikin/hw/jinkou/kakutei07/index.html（2014/8/13）

参考文献

6) 岡井　崇, 綾部琢也・編：標準産科婦人科学　第 4 版. 医学書院, 2011.

6）内分泌障害

　重症児（者）の診療において内分泌的な問題はしばしば遭遇する．原病の中枢神経障害によるもの，抗てんかん薬の影響や栄養管理に伴うものなど原因は多岐にわたる．ここでは，子どもの成長の機序を簡単に述べた後に，比較的多い内分泌疾患について概説する．

（1）ICP モデル

　Karlberg らが身長発育パターンを数学的分析し，3 期に分かれることを示した．
　Infant（乳児期）は，成長スピードが最も大きい胎児期後半から乳児期の成長で，これを支えている大きな要素は「栄養」である．Child（子ども期）は，1 歳頃から穏やかに成長する時期で「成長ホルモン」が関与している．そして Puberty（思春期）には「性ホルモン」が関与し，スパートをかけて成長が完了する．このうちどれが欠けても順調な成長はできない．

（2）IGF-I の役割

　IGF-I（ソマトメジン C）は成長ホルモン（GH）に反応して肝臓あるいは軟骨細胞から分泌される成長因子で，長管骨の伸長，筋肉の成長を通して成長を促す．IGF-I の作用は睡眠・栄養で促進され，ストレス・低栄養で抑制される．すなわち IGF-I は GH の分泌状態を反映するだけでなく栄養状態の重要な指標でもある．IGF-I の半減期は 12～15 時間であり，血清アルブミンの 2～3 週間に対して敏感な栄養指標と考えられている．思春期前の小児では慢性・急性の栄養障害において，IGF 蛋白は BMI やほかの体組成，身体計測を反映する．また，食事中の炭水化物と脂肪量が IGF 蛋白に影響し，血清 IGF-1 濃度を維持するのに蛋白摂取量に関係なく 11～18 kcal/kg のエネルギー摂取が必要である．エネルギー摂取が十分であれば（35 kcal/kg），蛋白摂取量のわずかの増加（0.2 g/kg）に反応して血清 IGF-I 濃度が上昇する．食事栄養のなかのエネルギーと蛋白は IGF-I の血清濃度の調整に不可欠であるがエネルギーのほうが蛋白より重要である．絶食後に IGF-I を増加させるには，エネルギーが適量であれば蛋白が少なくても IGF-I は増加するが，一方，蛋白が十分であってもエネルギーがなければ IGF-I は増加しない．
　重症児においても IGF-I 低値は GH 分泌状態と栄養状態ともに反映している．低身長がある場合，有意に血清アルブミン値が低く慢性栄養障害に陥っている可能性がある．

表 2-2-36　思春期早発症の主要症状

1. 男性	2. 女性
① 9歳未満で精巣，陰茎，陰嚢の明らかな発育が起こる	① 7歳6カ月未満で乳房発育が起こる
② 10歳未満で陰毛の発生が起こる	② 8歳未満で陰毛発生，小陰唇色素沈着など外陰部早熟，あるいは腋毛発生が起こる
③ 11歳未満で腋毛，髭，変声が起こる	③ 10歳6カ月未満で初潮が起こる

(3) 思春期早発症，思春期遅発症

　思春期発来時，視床下部下垂体の成熟が始まりLH，FSHが上昇し，それを受けて性腺から性ホルモンの分泌が始まる．骨の成熟が起こり，身長のスパートを経て，骨端線が閉鎖することで成人身長に達し，成長が止まる．一般的な思春期発来は男児11歳（精巣が大きくなる），女児9歳（乳腺が大きくなる）で，初潮年齢は12.5±1.1歳である．これに対して重症児は男児15歳と遅延し，女児の初潮年齢も14.9±1.3歳と遅い．一方で，男児で9歳，女児で7.5歳までに思春期が始まる思春期早発症（**表2-2-36**）を示す重症児もある．水頭症，脳炎髄膜炎などの中枢神経障害は思春期早発症の原因となりうる．一方，脳腫瘍が原因である場合があり，性早熟がみられたら，重症児においても原因検索が必要である．腫瘍性が否定されたLH・FSHの高値（ゴナドトロピン依存性）思春期早発症治療の目的は，最終身長が低身長となることを防止すること，および社会的な不利益（おむつ替えなどのケアをする両親の気持ちや性教育の時期の問題，異性の介護員の問題）を回避することにある．思春期発来は本来生理的な現象であることから，治療を開始するかどうかは両親と十分話し合って決める．成人になって「小柄」であることは介護しやすいことに通じる．治療はLHRHアナログであるリュープリン®を40〜60μg/kg/回を月1回皮下注する．平均的な思春期発来年齢まで続けることが多い．

　思春期が遅い場合，骨密度の低下に注意しながら経過を追う．

　無月経の場合は高プロラクチン血症を鑑別するために血中のプロラクチンを測定する．

(4) 甲状腺機能低下症

　重症児（者）の栄養として経腸栄養剤を使用することが多いが，医薬品で開発された経腸栄養剤のなかにヨウ素含量がきわめて少ないものがある．それらの経腸栄養剤を単独で長期間使用することによりヨウ素欠乏を起こして甲状腺機能低下となり，甲状腺腫大，便秘や活動性の低下，徐脈，皮膚の乾燥などを呈することがある．甲状腺機能は定期的に検査すること，さらにできるだけ単独の栄養剤にしないこと，少しでも自然流動食を利用することなどが予防となる．正常範囲は成人で血清総ヨード値は4〜9μg/dL，尿中総ヨードは21.4±1.9μg/dLである．また同様に経腸栄養剤のなかにセレンの含有が少なく，そのためにセレン欠乏を起こすことがあり，セレンの機能のひとつに$T_4 \rightarrow T_3$への転換を促進し，活性型であるT_3を産生することがあり，セレン欠乏により甲状腺機能低下を起こす．さらに重症児（者）は栄養障害に陥っていることがしばしばあるが，これにより低

T_3 血症を起こす.

　抗てんかん薬により甲状腺機能が低下する. フェノバルビタールやカルバマゼピン, フェニトインなどの投与で肝ミクロゾームの酵素が誘導され, T_4 の異化が亢進し, 血中の T_4 が低下する. TSH はほぼ正常範囲である. T_4 の値と抗てんかん薬の投与数と逆相関し, 投与期間が長く, 年齢が上がるほど T_4 が低下する. また甲状腺ホルモン蛋白結合への競合的作用の可能性, 視床下部下垂体系の抑制などが報告されている. バルプロ酸は影響が少ない. 臨床症状はほとんどなく L-サイロキシンの投与で症状は変わらないとされている.

（5）二次性カルニチン欠乏による低血糖

　カルニチン欠乏症は, カルニチンの摂取不足または代謝異常によって生じる. この欠乏症により筋肉代謝が障害され, ミオパシー, 低血糖症または心筋症を引き起こす. ほかにミオグロビン尿症, 脂肪肝のほか, 筋肉痛, 疲労, 精神錯乱, 高アンモニア血症を引き起こす. ほとんどの場合, 治療は食事性 L-カルニチンで行う. カルニチンは, 長鎖脂肪アシル補酵素 A（CoA）エステルを筋細胞のミトコンドリアに輸送するために必要であり, エステルはミトコンドリアで酸化されてエネルギーを産生する. カルニチンは食品, 特に動物性食品から摂取されるほか, 体内でも合成される. カルニチン欠乏症の原因には, 不十分な摂取や後で述べる抗生剤やバルプロ酸の使用があり, 重症児（者）では注意を要する. ヨード同様カルニチンも経腸栄養剤の中に含まれていない場合があり, 摂取不足の原因となる. 少しでも自然流動食を併用することが望まれる.

　薬剤性低カルニチン血症には, トミロン®（CFTM-PI）, メイアクト®（CDTR-PI）, フロモックス®（CFPN-PI）, オラペネム®（TBPM-PI）が経口抗菌薬として一般臨床の場で広く用いられているが, これらの抗菌薬は, 腸管での吸収を高めるためにピバリン酸を結合させたプロドラッグである. 投与されたこれらの抗菌薬は抗菌薬の活性体とピバリン酸に分解され, 効果を発揮するが, ピバリン酸自体は一種の脂肪酸で, カルニチンと結合してピバロイルカルニチンとなり尿中へ排泄され, ほかの経路からはほとんど排泄されない. このためピバリン酸含有抗菌薬の長期投与は, カルニチン保有量の少ない小児では二次性低カルニチン血症の原因となり, 低ケトン性低血糖症などの副作用が報告されている.

　安息香酸ナトリウム投与でも, 安息香酸のカルニチン抱合体が形成され, 尿中排泄されるため, カルニチン低下が生じる. 高アンモニア血症で長期投与する場合は, 血中ガルニチン濃度を測定し, 補充を検討する.

　バルプロ酸投与によっても低カルニチン血症をきたすことが知られている. 特にほかの抗てんかん薬を併用している症例や経管栄養時ではその危険性が高まるために注意が必要である.

　L-カルニチン製剤（エルカルチン® 100 mg 錠, 300 mg 錠）は, これまでプロピオン酸血症, メチルマロン酸血症の治療薬として保険適用を受けていたが, 2011 年 3 月より効能・効果がカルニチン欠乏症に変更され, 臨床症状, 検査所見からカルニチン欠乏症と診断された場合, あるいはカルニチン欠乏症が発症する可能性がきわめて高い症状である場

合の投与が可能となった．このため二次性低カルニチン血症が疑われる場合は積極的にL-カルニチン投与を検討すべきである．

（位田　忍）

参考文献

1) Karberg, J. et al.：Linear growth retardation in relation to the three phases of growth. Eur J Clin Nutr, Suppl 1：S25-43, 1994
2) 荒木久美子：内分泌代謝の異常．重症心身障害療育マニュアル　第2版（江草安彦・監修）．医歯薬出版，2011，pp.233-236.
3) 木村正彦・他：重症心身障害児者における甲状腺機能について．脳と発達，23：50-56，1991.
4) 児玉浩子・他：特殊ミルク・経腸栄養剤使用時のピットフォール．日児誌，116：637-654，2012.

7）悪性腫瘍

　重症児（者）療育の現場でも高齢化に伴う種々の問題が生じている．重症児（者）の加齢に伴う疾病として，悪性腫瘍に対応する必要が生じている[1]が，発達障害が専門分野である小児科医が重症児（者）医療を担っていることが多い現状で，悪性腫瘍への対応は困難が多い．

（1）頻度および死亡率

　悪性腫瘍の全国的な頻度や死亡率に関する統計的調査は行われていない．数少ない研究として，2000～2004年の国立病院機構入所者に関する研究が曽根らにより報告されたが，その後の調査はみられない．筆者らは2008年に悪性腫瘍で死亡した重症児（者）の詳細を調査したが，部分的な研究に終わっている[2]．また，統計学的処理には値しないが，それぞれの症例として学会報告が散見される．曽根らによる罹患率は2.5％，筆者らの腫瘍による死亡率は2.8％といずれも成人対象群5.8％に比して有意に低値であった．また，臓器別にみると，精巣・乳腺・結腸・食道・皮膚などに高頻度であるというデータがある．

（2）悪性腫瘍各論

i　大腸・結腸がん

　腫瘍による死亡例16例のうち，4例が同がんであった．1例の人工肛門造設術のほか，いずれも発見時はすでに多臓器転移があり，保存・緩和療法で短期間に死亡している．早期発見には定期的便潜血検査が有効手段である．日常的に慢性便秘があり，浣腸を施されている例が多く，浣腸刺激による出血として見逃される可能性が高い．どの時点で大腸内視鏡などの精密検査をするかは担当医の判断によるが，ポリープなどが発見され，切除術によって予後良好に過ごしている例も少なくない．原因に関しての食事の習慣とはあまり相関しないように見受けられ，遺伝性のものも含まれている．慢性便秘が原因のひとつとも考えられる．発見しやすいという要素もあるため，専門医との連携により早期発見・早期診断に努め，外科的根治術などで対応できれば最もよい．

ii 乳がん

リスクとして，遺伝性や妊娠出産歴がないことなどがいわれている．重症児（者）に関しては妊娠出産歴がないというリスクがあるが，比較的みられるのは表面にしこりを発見する機会が多いことによる．日常の更衣や入浴介助のときに気づかれることが診断につながっている．乳房切除術を行うのが原則であるが，その後の化学療法や再発に対しての根治療法は避けられている状況である．

iii 精巣がん

停留精巣との関連でがん化の危険が推測されているが，これを裏づけるかのように一般成人の5倍強の発生率という未発表データがある．重症児（者）であっても幼少期に停留睾丸を発見されたら手術をしておくことが望ましい．

（3）診断および治療の方針

全身多臓器への転移により根治治療が不可能な場合は，未治療，保存療法，緩和ケアが選択されることが多い．乳がんはしこりの発見により診断され，根治術が行われるが，化学療法などはなされず緩和ケアが行われている．大腸がんは，便潜血検査により発見され，摘出手術または人工肛門併設が行われる例が一般的であるが，やはり化学療法などは行われず，緩和ケアが主となっていた．

現在のところ，いわゆる健診により早期発見は限界があるが，重症児（者）に苦痛や傷害を与えない方法で診断に至るのが望ましい．体表からの触診により疑診に至り専門医へのコンサルトが可能になるものは，乳房，精巣，皮膚腫瘍などが考えられる．また，大腸・結腸がんは定期的便潜血反応や便性状の日常的観察で確認できる．

筆者らは，スクリーニングとして専門医による乳房触診，婦人科的には経腟超音波，停留精巣の例には定期的腹部超音波検査，便潜血検査，一部腫瘍マーカー検査などを行っている．

保護者に診断を告げ，治療方針を決めるにあたっては，本人の意思を確認することが困難であることから，保護者，兄弟姉妹，医師，看護師，担当介護者など複数の関係者で医療・ケアチームを作成して数回の討議を持ち決定することになる．これは2007年5月の厚生労働省が発表した「終末期医療の決定プロセスに関するガイドライン」に沿っている．討議の記録はきちんと取っておき公表できるようにしておく．親や兄弟姉妹がすでにない場合には成年後見人に役割を担ってもらうことが最も望ましいという社会的コンセンサスがかなり高いが，現在のところ法的根拠はなく，医療同意代行という法的整備が必要であるという問題提起がされている状況である．緊急的対応の必要な場合には当面緊急避難の原則に沿って対応するということもある．どんな場合でも，もちろん最も大切なのは本人のQOLの維持であり，苦痛なく人生をまっとうできるよう医療側は配慮すべきである．

（4）緩和ケアへのアプローチ

限られた死亡例を概観すると，発見されたときにはすでに多臓器や全身への転移をきた

しているため，ほとんどは未治療のまま経過し，保存療法・緩和ケアにて対応されていた．がんが発症・発見された場合，それが終末期であろうがなかろうが緩和ケアの必要性を念頭において治療方針を決めるべきである．

WHOが緩和ケアの定義を「緩和ケアとは治癒を目的にした治療に反応しなくなった患者に対する積極的で全人的なケアであり，痛みやその他の症状のコントロール，精神的，社会的，霊的な問題のケアを優先する．緩和ケアの目標は患者と家族のQOLを高めることである」と述べている．

言うまでもないことであるが，本人に対しては身体的苦痛いわゆる痛みに対してのコントロールに全力を尽くすべきであるが，それと同時に家族の精神的苦痛に対しても同様の対処が求められる．重症児（者）をもつ親や家族は，当人が幼い頃から常に生命の危機に直面して現在に至っている場合が多い．そのため，よくここまで命を永らえてきているという気持ちと，これ以上の苦痛を与えたくないという気持ちに満たされている．侵襲の強い治療や耐えられない副作用がある化学療法・放射線療法などは自ずと避けたいと願うのは自然なことである．

疼痛管理の薬剤は種々あるが，重症児（者）に使用可能な薬剤は限られている．塩酸モルヒネは散薬，錠剤，徐放剤など経口投与可能であるが，いずれも安定した使用が困難である．筆者らは，塩酸モルヒネ坐剤（アンペック坐剤）と塩酸モルヒネ注射剤とを組み合わせて投与している．注射剤は効果発現が早く，一定のモルヒネを投与することにより安定した効果が得られる．投与法は持続点滴注射法が推奨される．詳細は緩和ケアに関するマニュアルが種々の専門機関で作成されているので参考にされたい．

保護者には最後まで在宅で過ごさせたいという思いがあり，今後在宅診療で緩和ケアをつかさどる医師や看護師の確保が課題となっていくであろう．

(5) 看取りの思想

重症児（者）は生命の危機に直面する多くの機会を経て，終末期に至っているわけで特に悪性腫瘍の終末期にはその人らしく過ごさせてあげたいと誰もが考える．日常介護に当たっている療育チームは療育の原点に立ち返って，どのように過ごさせてあげられるかを，全員一致した態度で対応していくことが大切である．また，保護者や家族の心情を配慮し，その後の思いが満足のいくようなものになるよう，心を砕いて対応していきたいものである．

〔倉田清子〕

文 献

1) 倉田清子：高齢期を迎える重症心身障害児の諸問題―加齢を重ねる重症児（者）の臨床的特徴―合併症と死亡原因の検討．脳と発達，39：121-125，2007．
2) 倉田清子：高齢化しつつある重症心身障害者の医療上の問題点（悪性腫瘍）．小児内科，40：1660-1663，2008．

8）感染予防

　わが国では，1999年にこれまでの「伝染病予防法」に替わり，「新・感染症法」が施行された．2008年には「新型インフルエンザ等感染症」が追加され，近年では指定感染症に「鳥インフルエンザ（H7N9）」も追加され，時代とともに変化していく感染症への対策がとられている．こうしたなかで，重症児（者）で注意が必要な主な感染症を**表2-2-37**に示す．

（1）重症児（者）への感染予防対策

i　重症児（者）の特性の理解

　重症児（者）は感染症に罹患しやすく，また繰り返しやすい状態にある．その特性を**表2-2-38**に示す．

表 2-2-37　重症児（者）で注意が必要な主な感染症

①重症児（者）および支援者ともに感染が起こり，媒介者となりうる感染症 　・インフルエンザウイルス 　・RSウイルス，アデノウイルス，ヒトメタニューモウイルスなど 　・感染性胃腸炎（ロタウイルス，ノロウイルスなど） 　・腸管出血性大腸菌感染症 　・疥癬 　・結核 ②感染抵抗力が低下したり，医療処置が多い重症児（者）に起こりやすい感染症 　・メチシリン耐性黄色ブドウ球菌感染症（MRSA感染症） 　・緑膿菌感染症 ③血液・体液を介して感染する感染症 　・HB肝炎，HC肝炎 　・HIV感染症

表 2-2-38　重症児（者）の易感染性の特性

○感染症にかかりやすい合併病態がある 　・呼吸器感染……口呼吸が多い 　　　　　　　　　唾をためやすい（咽喉頭停留） 　　　　　　　　　喀痰排出がうまくできない 　　　　　　　　　胸郭変形による換気不全がある 　　　　　　　　　誤嚥をしやすい　など 　・尿路感染………神経因性膀胱（膀胱の機能不全）が多い 　　　　　　　　　尿路結石の頻度が高い　など ○気管カニューレ，経管栄養チューブ，膀胱カテーテル，IVHなどの医療処置部位に細菌が定着しやすい ○自ら感染予防と対策（手洗いなどの清潔保持）がとれない

ii 重症児施設における感染症の特徴の理解

重症児施設は,「病院」であるとともに「生活の場」でもある．したがって,病院としての感染（医療処置による院内感染など）が起こりやすく,また施設として利用者と職員が集団生活をしていることからウイルス感染などが流行・拡大しやすい環境にある．どちらへも対策が必要となる．

iii 感染症に対する正しい知識と対応

細菌・ウイルス・真菌感染のそれぞれの特徴を理解し,平常時の感染予防と感染症発症時の対策を十分に講じておく必要がある．

iv 感染罹患重症児（者）の人権の尊重

急性疾患罹患時の治療のためであっても,過度の隔離や抑制は重症児（者）にとって大きなストレスとなり,健康回復への妨げになりうる．一人ひとりの身体的・知的状態に応じて,必要な安静や危険回避対応を考慮する．またHBウイルスキャリアなど慢性感染症罹患重症児（者）への偏見や差別的な対応がなされないように人権に配慮した対策が必要である．

v 支援スタッフの健康管理（感染源・媒介者にならないこと）

特に,流行性のウイルス疾患などが重症児（者）に発症する場合は,施設の職員や家族が外部で感染し,施設や自宅に病原体を持ち込むケースがほとんどである．重症児（者）支援に携わるスタッフは家族も含めて自らが感染症に罹患しないように務める必要がある．

(2) 基本的な感染対策

i 感染源対策（早期発見・早期対応）

重症児（者）では,呼吸器感染症や尿路感染症,皮膚感染症の頻度が高い．日頃から重症児（者）一人ひとりの健康状態を観察・把握し,いつもと違う感染症を疑う症状があるかどうかを見つけることが,感染症対策の第一歩となる．

ii 感染経路対策

感染経路対策とは,病原体を持ち込まない,病原体を持ち出さない,感染源を拡げないことである．そのためには,支援スタッフの手洗いの励行,清潔の保持および環境の整備・清掃が重要となる．また感染症罹患中の重症児（者）の看護・介護では,感染源となる細菌やウイルスを含んでいる尿・便などの排泄物や吐物,喀痰や膿などの分泌物は,素手で触らず,必ず手袋を着用し,看護・介護後は十分な手洗い,うがいを行う必要がある．

iii 予防接種（感受性対策）

予防接種は,感染予防における感受性対策として3本柱のひとつである．重症児（者）へのインフルエンザワクチン接種では,脳波上のてんかん波が増えるなどの報告もあるが[2],日本小児神経学会の推薦基準として,「重症心身障害児（者）は,発育障害,全身状態不良,てんかん発作などがあるため予防接種を受けていない場合が多い．しかしデイケアや施設入所などの際に感染症に罹患する機会が多く,またいったん感染症に罹患

表 2-2-39　重症児（者）への予防接種基準（日本小児神経学会推薦基準）

①発育障害が明らかであっても全身状態が落ち着いており，予防接種の有用性が大であればすべての予防接種をして差し支えない
②接種対象年齢を超過していても接種の有用性が大であれば接種をして差し支えない
③てんかん発作が認められてもその発作状況がよく確認され，安定していれば主治医（接種医）の判断で適切な時期に接種して差し支えない
④乳幼児期の障害児で原疾患が特定されていない例では接種後けいれんの出現や病状の増悪を認めた場合，予防接種との因果関係をめぐり混乱を生じる恐れがあるので，事前に保護者への十分な説明と同意取得が必要である
　（注意事項：ほとんどの予防接種は一般の小児と同様に行えるが重症心身障害児で以下の症状などを合併している場合は主治医（接種医）の個別判断が必要となる
・発育障害・てんかん・免疫不全が疑われる例・過緊張を示す例・低体温を示す例・呼吸状態が不良な例・原疾患が特定されていない例など）

表 2-2-40　介護を行ううえでの主な標準予防策（医療的ケアを除く）

		通常の介護・支援 ・食事介助 ・入浴介助 ・体位変換 など	"感染の可能性のあるもの"に触れる介護・支援 ・排泄介助　・おむつ交換 ・外陰部の清拭　・口腔ケア ・汚物・吐物の処理 ・経管チューブの交換 ・吸引チューブの洗浄　など
介護前	手洗い	必ず行う	必ず行う
介護中	手洗い	（ー）	上記"感染可能性物"に触れた後に必ず行う ほかの重症児（者）に行く前に必ず行う
	ユニホーム	着用する	着用する
	エプロン	（ー）	着用する 汚れた場合はすぐに脱ぎ，着替える
	手袋	（ー）	着用する 使用後に，非汚染物・環境表面に触れる前，ほかの重症児（者）に行く前に必ず外す
	マスク	（ー）	咳・痰などが顔に飛び散る可能性がある前に着用する
	長袖の予防衣 靴下	主に疥癬のときに使用する	
介護後	手洗い うがい	必ず行う 必ず行う	必ず行う 必ず行う

"感染の可能性のあるもの" とは，血液，分泌物（痰，唾液），排泄物（尿，便，吐物），体液（精液，膣分泌物），傷・褥瘡のある皮膚，発疹・水泡などのある皮膚，口腔粘膜，外陰部粘膜などをさす．
（東京都多摩立川保健所：在宅ケアにおける感染症予防マニュアル ダイジェスト版．2002．より）

と重症化が予測されるため予防接種を行うことが望ましい」とされ，**表 2-2-39** のような接種基準が示されている[3]．ただし，Hibワクチンや肺炎球菌ワクチンについては，重症児（者）の肺炎の原因菌としては頻度が低いことから，今後の検討が必要と思われる．

(3) 平常時の感染予防

i 標準予防措置策（スタンダード・プリコーション）

1996年に米国疾病管理予防センター（CDC）が，院内感染対策のガイドラインとして標準予防措置策（スタンダード・プリコーション）を提唱し，現在，感染対策として広く取り入れられている．すなわち，感染症は誰もがかかる可能性があるので，感染症状の有無にかかわらず，すべての患者に対して，何らかの感染症をもっているかもしれないと考えて行う予防策である．介護を行ううえでの標準予防策の1例を**表2-2-40**に示した[4]．

ii 感染経路別予防対策

感染経路としては，接触感染，飛沫感染，空気感染，血液感染などがあり，感染経路に応じた適切な対策が必要となるが，詳細はほかの成書を参照いただきたい．

（平元　東）

文　献

1) 辻　明良・他：高齢者介護施設における感染対策マニュアル．平成24年度厚生労働省老人保健事業推進費等補助金（老人保健健康増進等事業分）介護施設の重度化に対応したケアのあり方に関する研究事業．三菱総合研究所（人間・生活研究本部）編．2013.
2) 川久保敬一・他：重症心身障害児（者）に対するインフルエンザワクチン接種の脳波学的影響．日本重症心身障害学会誌，24(2)：30-34，1999.
3) 粟屋　豊：神経疾患と予防接種．小児感染免疫，19(4)：420-426，2007.
4) 東京都多摩立川保健所：在宅ケアにおける感染症予防マニュアル―ダイジェスト版．東京都多摩立川保健所・平成13年度マニュアル作成委員会，2002, pp.1-12.

第3章 日常生活の支援

1. 生活環境

　重症児（者）は，自分から積極的に環境を変えることができないため，環境から一方的に受ける影響が大きく，身体的な心地よさや健康面へのきめ細かな配慮が必要となる．

1）快適な環境の提供

（1）ゆとりのある空間

　重症児（者）は座位で過ごす人より臥位姿勢で過ごす人が多い．移動には車椅子やストレッチャーが欠かせない．重症児（者）が安全で快適に過ごすためには居室やトイレ，通路を含めて十分な空間・面積が必要である．また，窮屈な場所での介助では，思わぬ事故を起こしやすい．危険を避ける意味からもゆとりのある空間が必要である．

（2）採光，温度，湿度などの配慮

　年間を通して快適に過ごせる光や温度・湿度を適切に整える．そのためには，まず自然の光と暖かさを可能なかぎり得られる場所を用意したい．自然から得られる快適さを利用して，強すぎる光はカーテンで調節し，エアコンで温度を調節し（夏期24〜26℃，冬期19〜23℃，ただし外気温との差は10℃以内），加湿器によって湿度の調節（夏期55〜65％，冬期45〜60％）をする．

　動きが多い介助者と動きが少ない利用者では，温度の感じ方が違う．介助者の感覚だけでなく，利用者自身をよく観察し，温度調節することが大切である．また，部屋の温度は均一であるように思えても，場所によってかなり違うことがある．夏場にエアコンを使うと，全体として快適に思えても，一部の人だけに冷風が当たりすぎてからだが冷えてしまうことがあるので注意したい．臥位で過ごすことが多い人にとっては，冬場は均一な温度が設定できる床暖房が快適で便利であるように思われるが，低体温であったり，熱がこもりやすかったりと個別の温度調節が必要な人も多く，カーペット式暖房器具のほうが調節しやすく便利な場合もある．

臥位で過ごす時間も快適に過ごせるよう，天井の照明は間接照明や調光のできるものにするなど，工夫すべき余地がある．

(3) 衛生への配慮

重症児（者）は多くの人に介助され，人との直接的な接触を受ける生活を余儀なくされる．介助にあたる職員は，自身の衛生・清潔に十分に気をつけなければならない．介助者を介しての感染を防ぐため，一介助ごとに手洗いや速乾性擦式消毒剤，さらには使い捨てグローブなどを使い分ける．

環境面での衛生・清潔への配慮も欠かせない．重症児（者）は呼吸器症状の出やすい（気管の弱い）人が多く，臥位で過ごすことも多いので，埃などが立たないように床面素材に気を遣うとともに，まず外からの汚れや埃を持ち込まない工夫をする．家庭，施設を問わず，車椅子で移動する場所と車椅子を降り，座位・臥位となって過ごす場所を区分けし，ゾーニングし，清潔な区域を確保することが大切である．

(4) 安全への配慮

事故を起こさないためには，事前の配慮・工夫によって危険性を低くする努力が大切である．たとえば，介護する際，利用者の周りにある吸引器や注入関係の器具（スタンド，イリゲーターなど）などに引っ掛かってしまわないように，電源を天井から取れるようにしたり，イリゲーターも吊り下げられるようにしたりすることで，足下の危険をかなり減らすことができる．

それ以外にも，滑る，つまずく，ぶつかるのは，不注意だけでなく構造的な要因によることも多い．滑りにくい床面素材の選択によって転倒を防いだり，ドアを引き戸にすることによって開閉に伴う事故やヒヤリハットを減らすことができる．震災対策を含め，事故防止の観点から介護環境（建物の造りや設備の配置など）を見直してみるべきである．

(5) 音への配慮

音に対する配慮はとかく忘れられがちであるが，この点はもっと注意されてよい．

介助者が忙しく動き回り，あちらこちらで物音がしていては落ち着いて過ごすことはできない．身近での介助者の歩き回る音でさえ臥位で過ごす人にとっては，脅威・不快に感じられることもある．このことは歩き方，履物を工夫することで改善することができる．

また，絶え間なく流される音楽も考えものである．聞いてもらいたい，感じとってもらいたいのならば，効果的に提示するべきである．

(6) 言葉の配慮

言葉や声かけへの配慮はつい後回しになってしまうが，もっと配慮されるべき点である．その人の年齢に応じた言葉や声かけを行うことで，その人にとって心地よく，安心できる環境をつくることができ，何よりその人の尊厳を尊重できる．

2）部屋の確保，設置

（1）居室

　　通園施設などでは，まず全員が集まれる広さの部屋・ホールを用意する．行き帰りの集合や顔合わせ，レクリエーション，そして食事といった生活上の場面の切り替わりをホールなどに集合することで意識できる．そのうえで，活動時には，活動内容，利用人数に合った部屋に分かれる．少人数の活動の場合，広すぎる部屋で行うのと適切な大きさの部屋で行うのでは，落ち着き方や集中度が違う．ホールなどの広い場所ではグループに分かれることもあるが，それでは周囲の刺激に気を取られてしまう人も多い．現実的には部屋数は限られるので，いつでも必要なときに小さな空間がつくれるよう，スライディングウォールやアコーディオンカーテンやパーティションなどで仕切れるような部屋の構造や設備，工夫があると便利である（**図2-3-1**）．

　　集団で過ごすことが多く，個別対応の時間がとりにくくなる場合は，個別で過ごすことを保障する時間づくりとそのための部屋（個室）も必要である．個室があると，個別活動の時間だけでなく，プライバシーに配慮した臨時の着替えや静養の場としても使える．

（2）トイレ

　　排泄の介助はトイレあるいは専用の場所で行うことが望ましい．プライバシーが守られ，排泄介助のしやすい専用のスペースやベッド・ストレッチャーなどをトイレの中にきちんと確保しておく．複数の人がゆとりをもって利用者のプライバシーを守りながら使える広さが必要である．

　　そのような場所がなく，居室で介助する場合でも，仕切りやカーテンなどを使い，プライバシーへの配慮を忘れないようにする．

（3）浴室

　　重症児（者）の介護で介護者の身体的負担が大きく，家庭では難しい介護の代表に入浴があげられる．福祉サービスでこれを行うことは，家族の負担を軽減するだけでなく，利

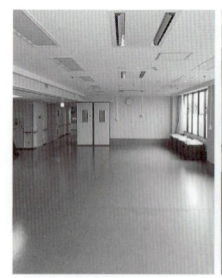

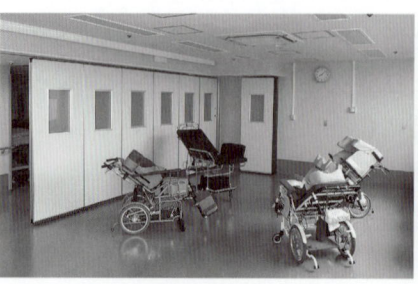

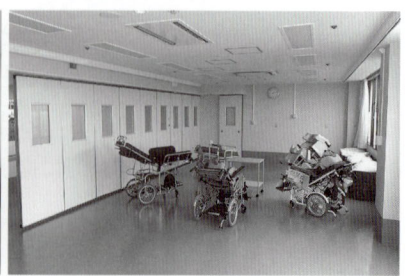

　　a．ホール全景　　b．スライディングウォール使用例1　　c．スライディングウォール使用例2
　　　　　　　　　　　　（小スペース）　　　　　　　　　　　（大スペース）

図2-3-1　部屋の使い方の一例（島田療育センターはちおうじの場合）

a. 浴室全景　　　　　b. 機械式昇降型浴槽　　　　c. リフト付き浴槽

図 2-3-2　浴室・浴槽の一例（島田療育センターはちおうじの場合）

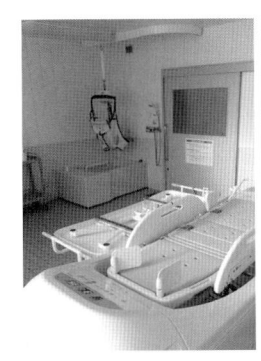

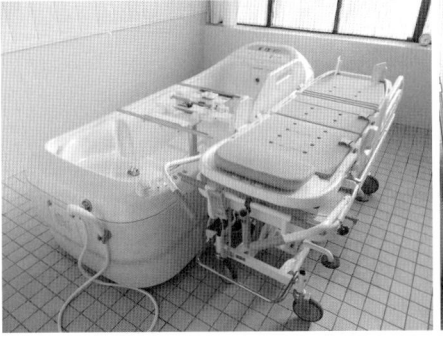

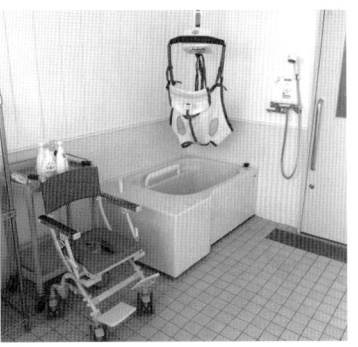

用者にとっても入浴という心休まる時間が確保されることにもなる．介助者が限定され，介助者となる親の高齢化の避けられない家庭では，入浴介助の必要性は年々高まる．

　全面介助だけでなく部分介助で入浴できる人も使いやすいように浴室を広く取り，できるならタイプの異なる複数の浴槽（図 2-3-2）を用意するのがよい．

3）ハードを生かすソフトの大切さ

　設備や条件をみれば，実際には必要と思われる設備や環境が整わないことで日々の療育に苦心しながら取り組んでいる施設も多いだろう．しかし，整った環境だけが，質の高い療育を保証するものではない．ハード面で必要な設備などが揃っていても，うまく使っていかなければ，生活環境を利用者本人にとって快いものにすることはできない．ソフト面での配慮や工夫があれば，ハード面が揃っていなくてもそれを補うこともできる．

　たとえば，活動する部屋と食事をする部屋が同じであっても，食事のときは，カーテンや音楽や，テーブルクロスなどを上手に工夫して食事に適した場の雰囲気をつくりあげることができる．また，床に臥位になるときでも，敷き物があると，そこまでがその人の空間として認識されやすくなり，目の前まで不用意に近づいて不安感を与えることも少なくできる．こうした工夫や配慮こそが療育の質を上げるのである．

4）家庭での介護・支援環境

　在宅生活者の生活の基盤は家庭である．在宅生活を安定的に継続するためには，介護者の介護負担を軽減する，また不足する介護を補うためのさまざまな福祉器具の導入や在宅福祉サービスの利用を図ることが必要である．

　家庭での介護負担の大きいものの代表に移動や入浴があげられる．これに対しては，部屋と廊下の段差がないバリアフリーであることはもとより，居間・寝室・トイレ・浴室間の移動を助けるためのリフトや入浴時の補助となる入浴リフト椅子，そして玄関などの出

入り口には段差解消のための昇降機などの福祉用具を導入・設置することで，家庭内での介護や外出に伴う負担をかなり軽減することができる．

介護そのものも，在宅福祉サービスを積極的に導入することで負担を解消または軽減できる．訪問看護や入浴サービス，さらには日中一時支援や短期入所などの福祉サービスを使うことで介護負担が軽減され，介護環境が整うことで家族とともに暮らせる期間を長くできる．

2．生活援助

重症児（者）が快適な生活を送るために必要な援助の基本は，受容と共感から出発し，人権やプライバシーに配慮され，本人の意思・自主性が大切にされていることである．介護は介護者によって一方的に行われるものではなく，介護者と介護を受ける人との信頼関係のうえに，双方の動作が無理なく安全に行えることで成り立っている．利用者本人の望む援助，また願いに沿った援助を行うためには，本人のことばによる訴えが難しいこともあり，援助者には援助を受ける人への深い理解－健康状態・病状などの日常状態や趣味・趣向などの把握が欠かせない．

ここでは「援助の心構え」を各援助の共通原則としたうえで，直接的な介護の面から身の回りの生活援助のポイント・原則を述べることにする．

1）援助の心構え

①まずは聞く・洞察する

　　援助に入る前に，まずは訴えに耳を傾け，あるいは訴えたいことを表情やしぐさなどから洞察する．

②話しかけてから援助を始める

　　まず利用者の目線まで顔を下げて目を合わせ，話しかけて次の動きを説明し，同意または受け入れる心構えができたことを見計らってから援助する．

③選択肢を用意し，希望を尊重する

　　食事や衣服，行動のプログラムなど一人ひとりの好みや要求を表現しやすいように，選択肢を工夫し積極的に働きかける．

④「できること」を大切にする

　　意思表示する，からだ（の一部）を動かす，日常動作などができることは利用者本人の自信につながり，生活の幅が広がることにもなる．援助者は自発性・自主性を尊重しながらもてる能力が発揮できるよう，また能力が伸びるよう援助する．

　　同時に援助者は利用者の「できないこと」，「したくないこと」もゆとりをもって認

める．
⑤ていねいに観察する

援助のあいだ，からだの状態や動き，表情の変化，要求や訴えなどを見落とさないようにし，見つけたらすぐに対処する．
⑥安全の確保に努める

利用者が快適で充実した生活を営めるために安全面に細心の注意を払う．

2）食事

バランスのとれた栄養は生命の維持にとって欠かせないものである．それと同時に，食事は楽しみや安らぎでもある．医師，栄養士，言語聴覚士，作業療法士などの専門的アドバイスを参考に，一人ひとりの摂食機能を正しく把握して，適切な形態，適切な姿勢，適切な方法で介助する．

（1）食事介助の原則

まず食事を楽しみ，食べ物を味わうことが基本である．主食と副食を混ぜたり，ひとつの食べ物だけを続けて食べさせるようなことは避ける．

i 食事の環境

落ちついてゆったりとした雰囲気で提供する．たとえ食事する場とそれまでの活動の場が同じであっても，カーテンや音楽，テーブルクロスなどを上手に工夫して，食事に相応しい環境をつくる．利用者と援助者が一対一でゆったりした雰囲気のなかでもつコミュニケーションの機会と考え，食事の援助を行う．

ii 食物形態

摂食機能（摂り込み，咀嚼，嚥下）に合った食物形態（**表 2-3-1**）の食べ物を食べることで，本人のもつ摂食機能を最大限に高めることができる．食物形態の選択にあたっては，家庭での食事の様子，言語聴覚士など専門職の評価を踏まえて，総合的に判断する．

食品にトロミをつける増粘剤や栄養補助食品などの補助食品も，製品の特徴をつかみな

表 2-3-1 食物形態の目安

名称	初期食 A	初期食 B	初期食 C	中期食 A	中期食 B	後期食	普通食（常食）
食物形態	半流動	すりつぶし食	押しつぶし食	粘調軟固形食＋押しつぶし食	粘調軟固形食＋刻み	粘調軟固形食＋刻み	一般食に近い
食物の特徴	液体状 少し粘りがあり，なめらか	ペースト状 粘りがあり，なめらか	マッシュ状 粘りがあり，なめらか	軟らかめ 形があり，舌でつぶせる	やや硬め 歯ぐきでつぶせる軟らかさがある	歯でかみくだき，すりつぶせる大きさ，硬さがある

がら，摂食機能に合わせて利用するとよい．

ⅲ 姿勢

　リラックスでき安定した姿勢で食べられるか否かで，本来もっている摂食機能がうまく働くかどうかも左右される．一般には，座位姿勢またはそれに近い姿勢（45～90度）が食べやすいが，自力で食物（食塊）を咽頭に運べない嚥下する力が弱い人では，体幹の角度を15～45度くらいにしたほうが食べやすい場合がある（**図2-3-3**）．身体の状態・変形具合によっても起こす角度や身体の向きも異なるので，一人ひとりに合った姿勢を工夫する．頸部の角度は，原則として体幹の角度に関係なく前傾（頸部前屈）させたほうが誤嚥もしにくく，嚥下がしやすい（**図2-3-4**）．

a　臥位　　　　　　　　　　　　　b　座位

体幹の角度は15～45°くらいに調整する

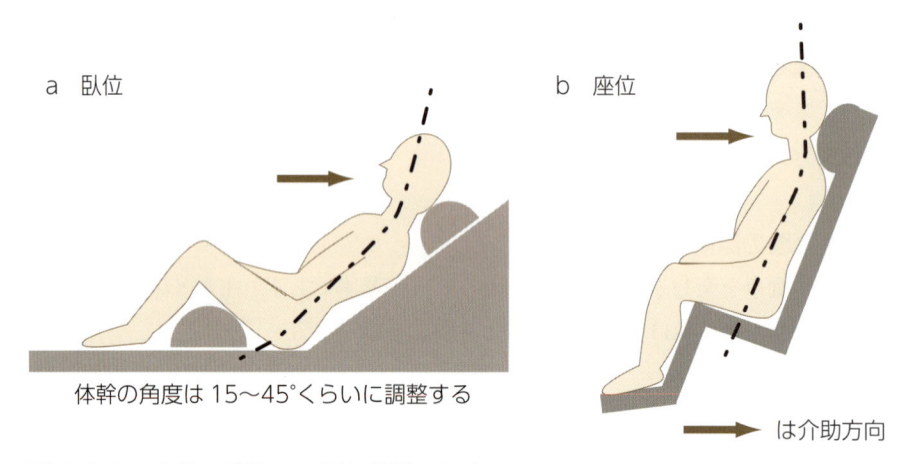

→は介助方向

図2-3-3　座位・臥位での頭と体幹の角度
（岡田喜篤・他編：重症心身障害通園マニュアル第2版．医歯薬出版，2004，p.170．より）

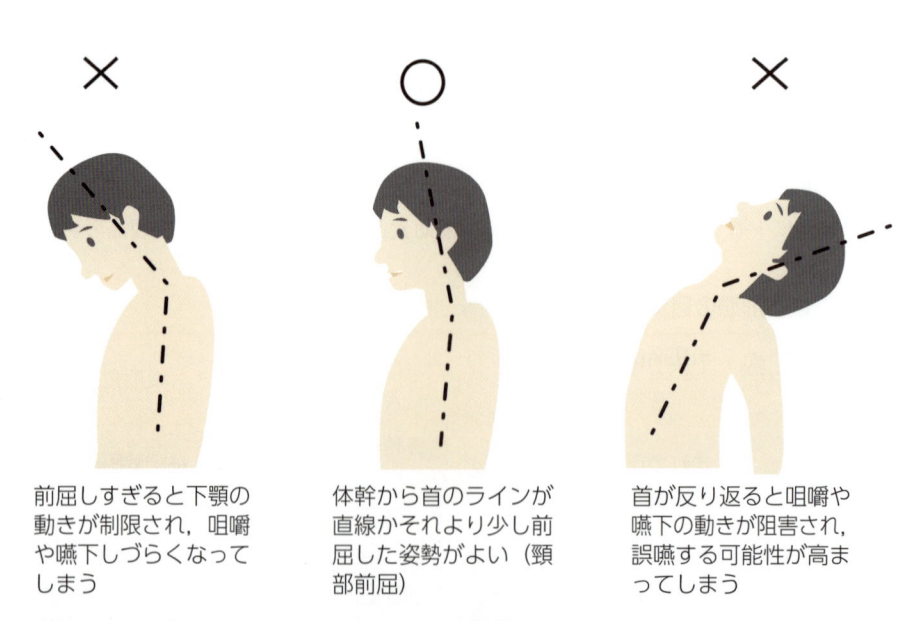

× 　　　　　　　○ 　　　　　　　×

前屈しすぎると下顎の動きが制限され，咀嚼や嚥下しづらくなってしまう

体幹から首のラインが直線かそれより少し前屈した姿勢がよい（頸部前屈）

首が反り返ると咀嚼や嚥下の動きが阻害され，誤嚥する可能性が高まってしまう

図2-3-4　食べやすい姿勢・食べにくい姿勢の例
（岡田喜篤・他編：重症心身障害通園マニュアル第2版．医歯薬出版，2004，p.171．より）

iv 摂食機能援助

　食物の摂り込み，咀嚼，嚥下に問題のある重症児（者）では，食べやすい姿勢とともに口腔機能を高めるための口腔周囲・内への摂食機能援助（脱感作，歯肉マッサージ，口唇閉鎖介助など）が必要となる．訓練場面に限らず，介護する施設職員や家族も，訓練士から指導を受け，摂食機能を高めるための援助を行えるようにする．

v 食事時間

　もう少し食べてほしいなどという介助者の気持ちから，食事時間が長くなることがある．楽しいはずの食事が苦痛・負担にならないよう食べている本人の様子をみながら適度な時間で行う．家庭での食事時間や姿勢保持の時間などを参考にして，各自にあった適切な時間を設定し，介助する．摂食力が不十分であれば，経管栄養を併用する．

vi 誤嚥防止

　むせ込みのある人には，誤嚥していないか注意しなくてはならない．むせ込みがなくても誤嚥している場合（不顕性誤嚥）もあるので，確実に飲み込みができているか，喘鳴がないか，チアノーゼはないかなどを観察しながら介助する．誤嚥が疑われる場合には，医師や言語聴覚士，作業療法士などに相談し，誤嚥検査をする．

　誤嚥を防ぐには，食形態，介助時の姿勢，体調などに注意しながら介助することが大切である．1回1回の飲み込みがしっかりなされているかを確認しながら介助を行い，体調が思わしくないとき，食べられる状態ではないと思ったときは，無理をせず経口からの摂取はしない．

vii 「できること」への援助

　部分的に自分の力で食べられる人には，作業療法士などのリハビリテーションスタッフの協力を得て，より安全に，楽に，自立の方向へ進めるように援助する．本人の年齢や意欲を考え合わせながら，自分の食べられる機能を使って少しでも食べやすくなるように援助する．その際，楽しいはずの食事が本人にとって苦痛な時間とならないように配慮することが大切である．

　食事動作を助ける補助具・食器には，カットアウトテーブル，訓練用スプーン（柄が太く持ちやすい，角度がつけてあるもの），コップ（取っ手が持ちやすくなっているもの），食器固定台，滑り止めなどがある（**図 2-3-5**）．

（2）特別な配慮・工夫が必要な場合

i 経管栄養

　誤嚥などがあり，口からの食事が困難，危険な場合には，鼻腔や胃瘻・腸瘻部からの経管によって栄養をとることになる．

　経管栄養の場合でも，注入を食事として考え，始めるときはまず注入物を見せ，注入を接続したら「いただきます」，終わったら「ごちそうさま」の挨拶をする（注入物の温度は，人肌程度）．注入中の胃チューブの抜去は誤嚥につながるので注意する．姿勢，筋緊張などの要因によって落下速度は変動する．リラックスした姿勢がとれるようにするとともに，

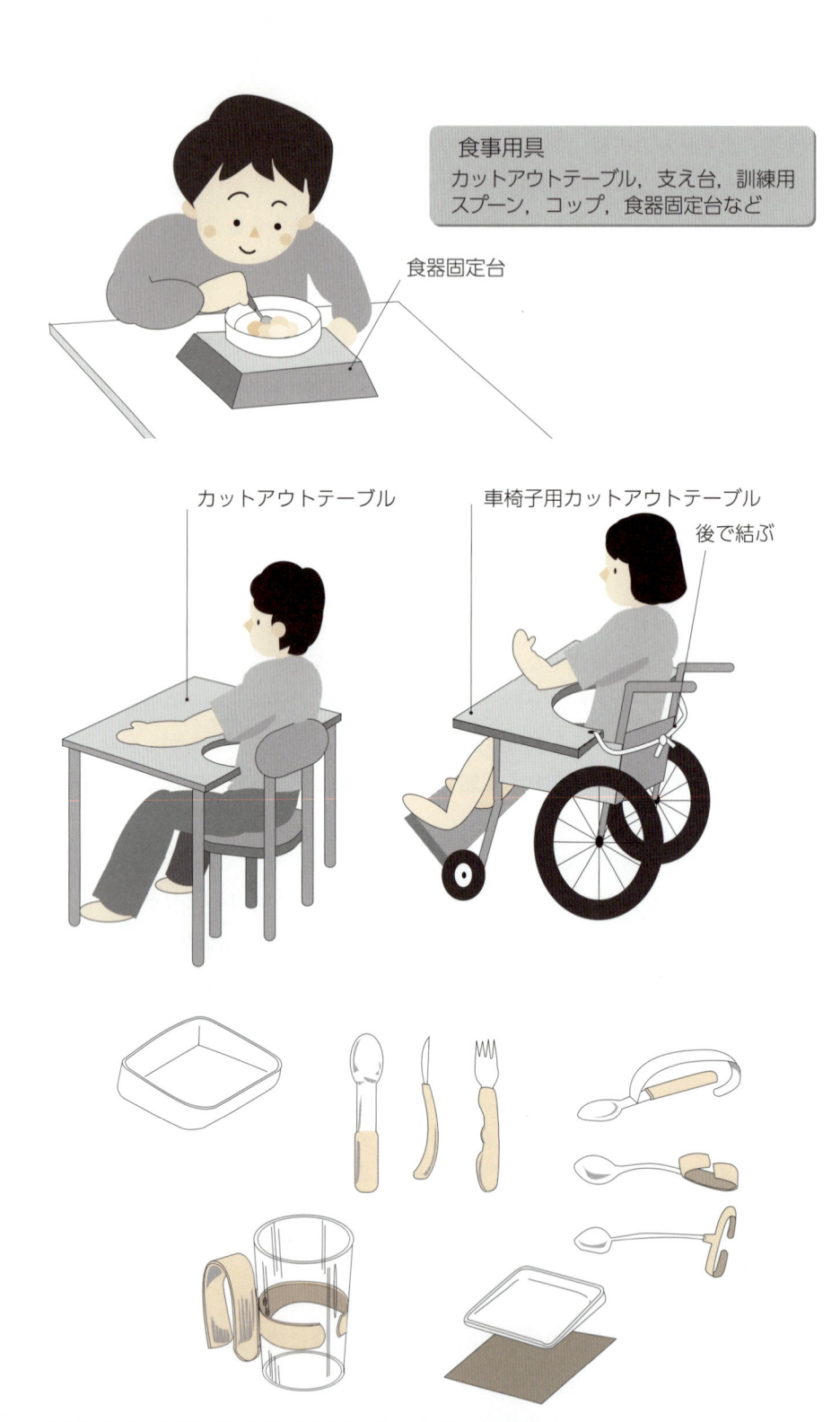

図 2-3-5　食事動作を助ける補助具・食器の一例
（岡田喜篤・他編：重症心身障害通園マニュアル第 2 版. 医歯薬出版, 2004, p.173. より）

常に落下速度に注意する．

　市販の経腸栄養剤を長期に使用していると，銅・亜鉛・セレンなどの微量元素不足，ビタミン不足，食物繊維不足などの問題が起きやすい．経腸栄養剤と併せて上記栄養素を含む食事をミキサーにかけ，お湯やスープで溶いた物を注入することで栄養素の偏りを防ぐことができるうえに便通の改善も期待される．またそれによって，家族またはほかの者と同じ食事をとっている一体感を味わえる食事本来の楽しみがもてる．

ii　食物アレルギー

　食物アレルギー（鶏卵，牛乳，そば，大豆など）がある利用者もいる．重度の食物アレルギーでは，全身に発疹が出たり，呼吸障害を引き起こして生命の危機に瀕する場合もあるので注意を要する．通園開始時には，アレルギーの有無を忘れずに聞き取りしておく．また，調理現場，介助場面で二重に確認できる体制づくりも必要である．

3）排泄

　人は栄養を食事からとり，身体の老廃物を体外に排出する機能をもつ．そしてその排泄物の量や質で健康状態を把握することができる．障害の重い人の排泄行動は一様ではなく，環境や援助者の接し方によっても大きな影響を受けるデリケートな要素をもっている．それぞれの障害や個人の排泄習慣，プライバシーなどを尊重するとともに，利用者が安全で快適に排泄できることを目指す．

（1）排泄介護の原則

　排泄の場面では，人としての尊厳が守られなければならず，人権の尊重とプライバシーの保護に配慮した適切な介護が行わなければならない．

i　排泄に適した環境づくり

　排泄（介助）はできるだけトイレ（専用の場所）で行う．

　トイレに行けない場合は，プライバシー，清潔，音，臭気などの配慮ができる場を確保する．カーテン，つい立てなどを利用して，落ち着いた空間をつくる．

　排泄方法についても，トイレ，ポータブルトイレ，排泄専用椅子，尿器，差し込み便器，掘り込みトイレまたはおむつなどがあるが，身体的特徴や排泄習慣，排泄サインの有無などを考慮して本人に合ったものを選択する．

ii　適時介助

　尿意，便意があるときに排泄できることが望ましいので，その人による何らかのサインを汲み取るよう観察する（もじもじする，泣く，手を挙げる，顔をゆがめるなど）．排泄のサインやリズムがわかると，排泄したらすぐ介護できたり，尿器を当てることもできる．排泄習慣がつくれるように働きかけていくことが大切である．

　時間で誘導，交換する場合であっても，排泄を確認したときは速やかにおむつを交換する．誘導時は本人の気持ちを大事にして促す．

ⅲ　同性介護

　　同性介護が原則となる．それが困難な場合には，限定的かつ羞恥心に十分に配慮した介助に努める．

　ⅳ　衛生管理

　　一人ひとりの排泄介助前後には，職員の手洗い・消毒をする（感染予防のため）．

　ⅴ　清潔の保持

　　おむつ交換時には，尿路感染などを防ぎ，心地よく感じられるよう洗浄清拭を行う（清拭用ウエットティッシュなど）．女性の場合には，排便後には陰部洗浄も必要となる（陰部洗浄の噴射びんやフォームなど）．また，おむつが適切に当てられていないと排泄物が漏れてしまい，不快感につながる恐れがある．身体の変形や拘縮，筋緊張も考慮し適切に当てられるように常に工夫することが必要である．

（2）排泄自体が難しい人への配慮・工夫

　ⅰ　便秘など

　　重症児（者）は，食形態の低い物，消化のよい物をとる傾向にある．そして抗てんかん薬を多量・長期に服用していることや，障害が重いために日々の運動量が少ないなど腸の動きを抑制し，便秘になる条件が揃っている．

　　慢性的な便秘は緩下剤の効果も少なく，座薬，浣腸に頼りがちであり，食べ物の内容，水分量，腹部マッサージ，腹圧がかかる姿勢や運動法を具体的に考えて実施する．

　　重症児（者）には便秘のほかに，下痢，鼓腸，腸閉塞などの腸疾患が多い．日常の排泄を介助するなかで，いつもと違う変化を早期に発見し，対応するようにする．

　ⅱ　導尿

　　尿閉・残尿などの排尿障害があると，膀胱炎や腎盂腎炎などを起こしやすくなるので，膀胱までチューブを差し込む間欠導尿法により排尿を促す．

　　導尿を行うには，尿路感染症を避けるための十分な清潔管理が必要であり，定期的な検査はもとより，日常的に下記の事項の観察を怠らず，尿路感染症や腎機能の異常に注意しておかなければならない．

　　①前回の排尿時間・量を確かめ，下腹部の緊張状態をみる．
　　②挿入した際の訴え，様子，尿の流出状態を確認する．
　　③尿の量・色・混入物の有無，透明度・臭いに注意する．

　ⅲ　人工肛門（ストーマ）

　　直腸狭窄，鎖肛など肛門部の手術で，肛門括約筋が損傷された場合，人工の排泄口（ストーマ）を造設し，排便を行うことになる．ストーマ周囲の皮膚はストーマ装具を貼っているため，皮膚トラブルを起こしやすくなる．これについては日頃からの以下のようなスキンケアを心がけて行うことにより予防することができる．

　　①ストーマ周囲の皮膚を清潔にし，排泄物の接触を避け，感染を予防する．
　　②皮膚に合わない保護剤などを使用しない．

③ストーマ装具は丁寧にはがし，拭く時にはストーマ周囲の皮膚を強くこすらない．

　日常生活場面では，清潔にし，ストーマ装具を圧迫したり，変形させて漏れがないようにすれば，入浴や運動など通常の生活に支障はない．日常生活に過剰な制限を加えないようにする．

4）更衣

　衣服は体温調節や身体の保護など外的刺激（病気，けが，寒暖）から身を守る重要な働きをもつ．身体に重度の障害をもつ人にとっては，衣服による身体保護の機能・役割と体温調節の機能・役割は特に重要である．

　身体の変形・拘縮・筋緊張が強い人の場合，無理な着脱で骨折や脱臼の原因となりうるので，服の素材，着脱の順番，関節を動かす方向に注意する．特に冬場は，防寒のため重ね着することが多くなるので，変形や拘縮が強い人の場合，サイズの大きい服を着ていることもよくある．サイズが大きいと着脱しやすいが，背中や腰の辺りにシワができやすかったり，周囲のものに引っかかってしまいやすくなるので注意する．

（1）更衣介助の原則

i　プライバシー

　着替えに際しても，プライバシーが守られるよう配慮する．つい立てやカーテンを用い，可能なら更衣室などの個室で行うとよい．

ii　姿勢

　運動機能や骨の状態（関節可動域や骨粗鬆症），行動パターンなどを把握して，無理な姿勢は避け，リラックスできるような声かけを心がける．

iii　着脱の順番

　着るときは動かしにくいほう（麻痺や拘縮が強い方）の手足から，脱ぐときは動かしやすい方（麻痺や拘縮が弱い方）の手足から介助することが原則である．

iv　確認

　臥位姿勢で過ごすことが多い人に対しては，背など床に当たっている部分に硬いものやシワが当たっていないか，苦しい部分がないか，本人にも確認する．

（2）衣類の工夫

　衣類はからだの動きや活動を妨げないよう，動きやすい，ゆったりとしたデザインで，伸縮性のある柔らかい素材のものを選ぶのが基本である．最近では，軽くて柔らかい素材（フリース，軽量ダウンなど）の服が数多く出回っている．冬場など防寒のために重ね着しても着ぶくれせず，動きやすい．下着も，保温性や吸汗・速乾性機能に優れたものが出回っているので，それらを利用するのが望ましい．

　夏期・冬期は，移動先ごとに温度差がある場合がある．半袖で過ごす夏場は，冷房の冷

風で手足が冷たくなってしまうことがある．掛け物やレッグウォーマー・アームウォーマーなどで冷えてしまう部分を保護し，室温を調節してから，取る，脱ぐなどするとよい．冬場は，移動時にからだが冷えないよう着脱しやすいからだを包み込むようなマント・ポンチョ類，掛け物があると便利である．

衣服は，身体保護や温度調節だけでなく，それが着る人の個性を表現することにもなるので，機能重視のみにならずに本人の好みや要望を取り入れ，個性をうまく表現できるようにしたいものである．重度の障害者の場合，必要に迫られてつけることの多いスタイ（よだれかけ）もバンダナなどを使ったり，タオルなどを縫製して機能と見た目を両立できるよう工夫している人も見かける．

車椅子に乗ったときの見かけにも気をつける．からだがずり落ちない，姿勢が崩れないように安全を確保するためベルト・パッド類を使用するが，ベルト，特に股ベルト・三つ又を使用することによって不快な，見苦しい印象を与えないよう，掛け物をかけるなどして安全面だけでなく見かけ上の配慮もしたい．

5）移動

人は生活のなかで，しなければならないこと，したいことを実行するために必要な場所に移動するが，重症児（者）は何らかのあるいは全面的な介助が必要となる．移動することによって生活空間が拡大するだけでなく，気分転換にも役立つので，本人の意思や自主性を尊重したうえで，移動によって身体が不安定になったり，苦痛を感じないように気を配りながら，積極的に移動の援助を行うことが大切である．

(1) 移動介助の原則
 i 自力で移動する人の場合
　①車椅子移動
　　　自分で車椅子を操作し移動できる人には，できるだけ自由に行動できるよう，周囲に危険なものがないか安全に気を配り，見守る．
　②身体の一部を使っての移動
　　　ローリング，四つ這い，背這い，肘這いなどによって移動する人もいる．行動範囲，特に床面に危険物がないか，清潔か，歩行者や車椅子移動者，家具備品などに接触しないか，安全・衛生に配慮し，目を離さないようにする．
 ii 自力移動が困難な人の場合
　①車椅子による移動
　　　車椅子を利用者に近づけて止め，ブレーキをしっかりかけ，ベルトやパッド類をすぐにつけられる状態にセットする．移乗後は，安全に快適に乗車できているかを確認する．また，車椅子に乗るときは，足の保護のため靴かそれに代わるものを履くようにする．

●下り坂での移動　　前向きで軽くブレーキを　　　　　　　　　　　後ろ向きでブレーキを軽くか
　　　　　　　　　かけながら，車椅子を引く　　　　　　　　　　　けながら車椅子を受け止める
　　　　　　　　　ように力を入れる　　　　　　　　　　　　　　　ように力を入れる．転倒に
　　　　　　　　　　　　　　　　　　　　　　　　　　　　　　　　注意する

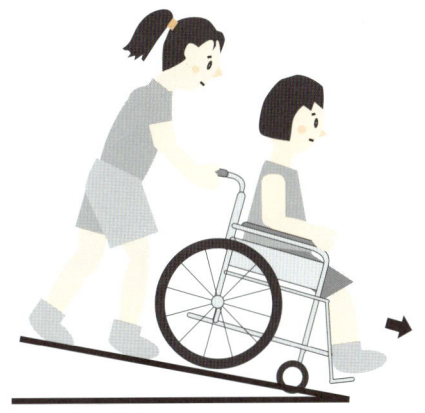

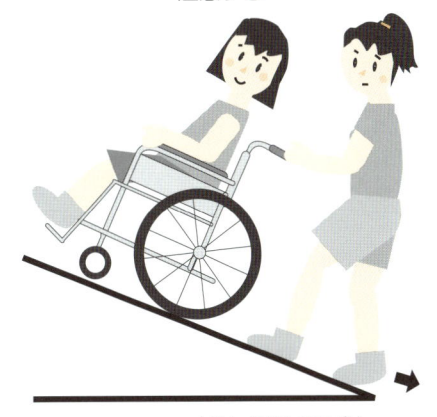

（傾斜がなだらかな場合）　　　　　　　　　　　　　　　　（急な傾斜の場合）

●上り坂での移動　前傾姿勢で押す，逆行に注意する

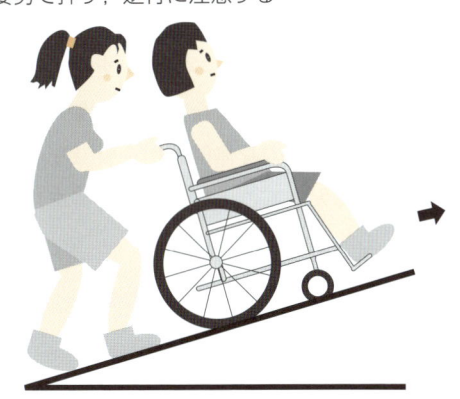

●段差の移動　　　後ろ向きになり後輪を　　　　　　　　　　ティッピングレバーを踏んで
　　　　　　　　浮かせて下段に降ろし，　　　　　　　　　　前輪を浮かせて段に載せる．
　　　　　　　　次に前輪を降ろす　　　　　　　　　　　　　後輪を持ち上げ，前進する

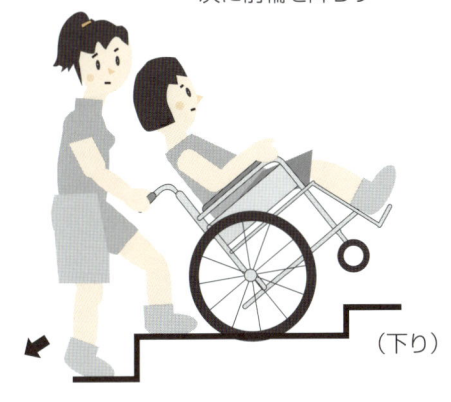

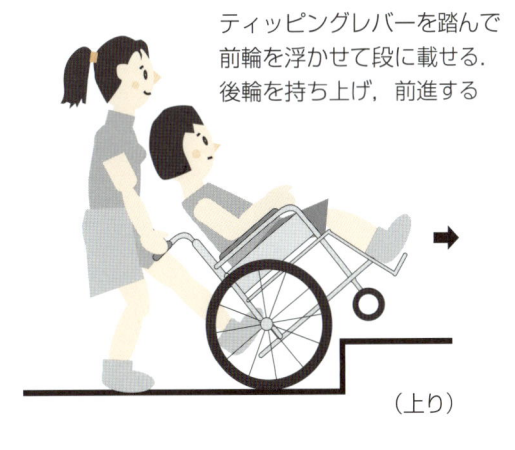

（下り）　　　　　　　　　　　　　　　　　　　　　　　（上り）

図 2-3-6　車椅子操作の基本法
（岡田喜篤・他編：重症心身障害通園マニュアル 第 2 版. 医歯薬出版, 2004, p. 178. より）

移動に際しては，段差や坂道などに注意して車椅子を操作する．特に坂道を下る際は後ろ向きで下るなど，車椅子操作の基本を守る（**図 2-3-6**）．降車時は，ブレーキをしっかりかけたか，ベルト類をすべて外したか，移る場所を確保できているかなどを確認する．

②抱きかかえによる移動

抱きかかえはベッドや床面，浴槽などと車椅子，ストレッチャー間の移動の手段であって，別の場所への移動手段ではなく，移乗手段である．

からだの大きな児（者）の抱きかかえ移動では，無理な態勢で行うことによる事故を防ぎ，不安定さによる不安を取り除くために2人（以上）で介助する．十分に腰を落とし，声をかけ合いながら自分に引きつけ，ゆっくり立ち上がる．安全の確保と介助者自身のからだへの負担軽減のために介助者間の協力が必要となる．

③リフトによる移動

抱きかかえによる介助者の身体的負担を軽減するため，近年リフトを導入する施設・家庭が増えてきている．リフトによる移動を行うためには，からだを包み運ぶためのシート（スリングシート）が必要になる．からだ，特に頸部や下肢の状態に合ったもの，気管切開施行者の場合には，カニューレを圧迫しないものなど身体状況に合わせて大きさや形状が適切なものを選ばないと，予想外の事故，危険に遭遇しかねない．リフトによる移動は，介助者の身体的負担を軽減する一方，危険防止のため一定の時間を要する．リフトを導入することで，介護態勢を見直し，介助にかかる時間的ゆとりをもちたい．

（2）身体・機能に合った車椅子の選択

自力での移動や姿勢保持が難しい重症児（者）の場合，車椅子は移動のための大切な道具であると同時に，生活の幅を広げるために欠かすことのできない道具でもある．からだに合った車椅子を選択することで，適切な姿勢が一定時間無理なく保持でき，生活のさま

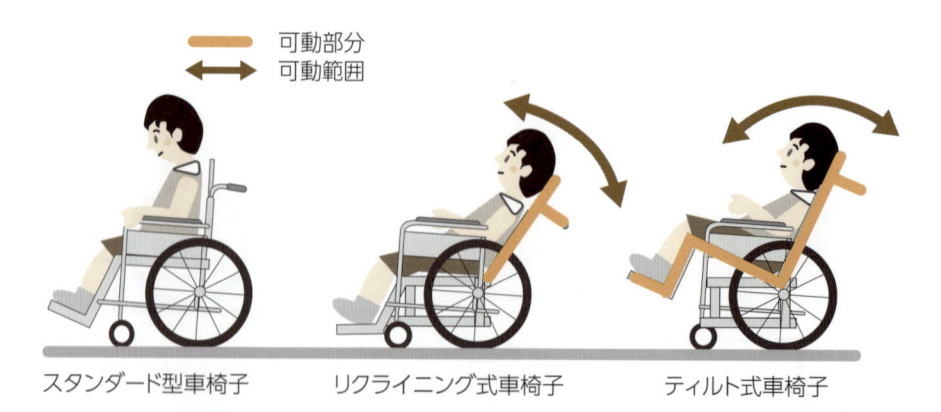

図 2-3-7 車椅子の形式

（岡田喜篤・他編：重症心身障害通園マニュアル第2版．医歯薬出版，2004，p.180．より）

表 2-3-2 車椅子の形状と機能

種類	形状・機能の特徴	向いている人のタイプ
スタンダード	標準型で座面と背もたれの調節はなく背もたれがほぼ垂直に起きたタイプ	頭，からだを自分で支えられ，座位姿勢がとれる人
リクライニング（新方式）	背もたれだけが座面に対して傾斜するタイプ（からだが前方に滑りやすい）新方式では，臀部の位置はそのままで安定した状態を保つことができる．	頭，からだを自分で支えられず，主に緊張の低い人
ティルト	座面と背もたれの角度が一定のまま全体が傾くタイプ	主に筋緊張が高く，反り返りが強い人
ダブルリクライニング	リクライニングとティルトが両方可能なタイプ	リクライニングとティルトと同じ（場面によって使い分ける）
車椅子＋座位保持（モールド型）	体型に合わせてからだを全面で保持・接触するタイプ材質によりさまざまなタイプがある	拘縮や変形の強い場合か，変形の予防と矯正を確実にしたい人

（岡田喜篤・他編：重症心身障害通園マニュアル第2版．医歯薬出版，2004，p.179．より）

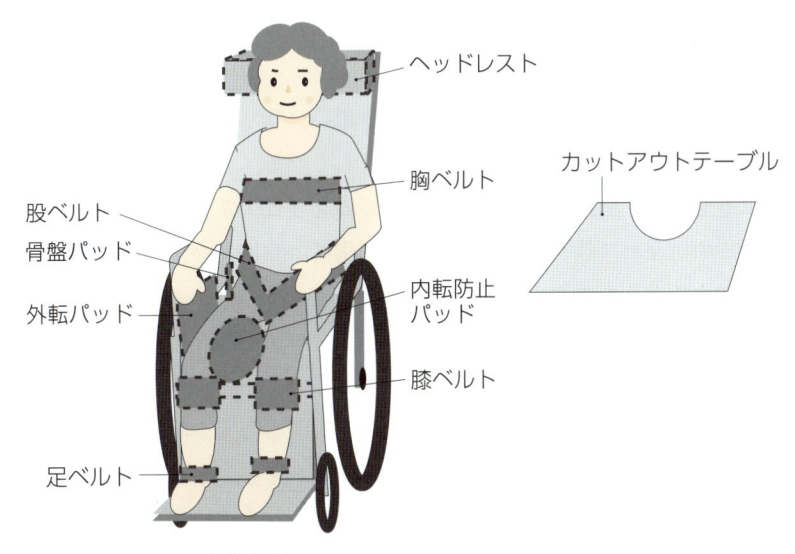

図 2-3-8 主な座位保持装置

（岡田喜篤・他編：重症心身障害通園マニュアル第2版．医歯薬出版，2004，p.180．より）

ざまな場面に移動，参加できるようになる．

　一人ひとりからだの変形や筋緊張の度合いが違うので，必要となる車椅子の形状や機能もそれぞれ異なる（**図2-3-7**，**表2-3-2**）．座面と背もたれの角度，座面の奥行き，座面からフットレストまでの距離などをからだに合わせ，変形や筋緊張の度合いに応じて形式や素材，ベルト・パッド類を選ぶ（**図2-3-8**）．重症児（者）の場合，移動や休息，食事そのほかの活動と多目的に使うので，状況に合わせて最適な角度による姿勢がとれ，角度調節により体圧分散を変化させ，疲労を軽減できるリクライニング機構の必要性が高い．

呼吸や筋緊張・拘縮の程度によっては，臥位になれるストレッチャー型をベースにリクライニング機構を取り入れる．

随意的にコントロールできる部位があれば，それを活かした移動方法がとれるように電動車椅子，手こぎ・足こぎ車椅子，歩行器などを検討する．必要に応じて，酸素ボンベ，注入スタンド，呼吸器とその関連器具の搭載の有無などを使用状況や安全性と合わせて検討する．

車椅子がからだに合っていなければ，姿勢が安定せず，筋肉痛や疲労の原因になったり，ひどい場合には，褥瘡の原因になったり，変形が進行することもある．変形の進行や筋緊張の度合いの変化に気づいた場合には，理学療法士などのリハビリテーションスタッフに相談し，家族に適切な情報を伝え，必要に応じて車椅子を修理，新調できるようにする．

（3）移送・送迎

移動支援・移送サービスは，移動の自由を保障し，移動の手段を確保する大切なサービスである．付き添いによる移動支援は，外出機会の少ない重症児（者）の外出経験を補い，家族の介護負担を軽減する有効なサービスであり，移送手段のない家庭では，車による移送サービスを使うことで，通院やそのほかの外出が可能となり，生活範囲を広く確保できる．

通園施設への移送・送迎を保護者の付き添いに頼っていては，家族・保護者の負担は大きく，利用者の長期的・安定的な通園は難しくなる．送迎負担があることで，通園を躊躇する家庭も多い．施設・事業所による送迎の必要性・重要性は高い．

施設での送迎バス運行に当たっては，利用者の重度化が進むなか，障害の重い人でも安心して通えるような乗車中の施設・事業所スタッフの添乗の必要性が増している．2011（平成23）年度より介護士などによる痰の吸引などの医療的ケアも制度化（第3号研修）され，認定資格を取得することで，看護師だけでなく介護士も添乗中の痰の吸引ケアができるようになった．しかしながら，痰の吸引以外にも酸素吸入や呼吸器管理などを必要とする利用者も数多くいる現状のなか，看護師による添乗を必要とする場合も少なくはない．超重症児（者）も含めて重症児（者）が家族の送迎や付き添い負担がなくても安心して通えるよう，送迎までをも含めた総合的な通園事業への支援体制が望まれる．

6）入浴

入浴は身体面のみならず，心理面にも大きな影響を与える．また，介助者との楽しく気持ちのよいかかわり・コミュニケーションの時間ともなる．体温調節が不十分な低体温の利用者にとっては，体温を上昇させる働きにもなる大切な援助である．その反面，エネルギー消費量も大きいため，健康状態によっては，疲労させ体力を低下させてしまう場合もある．入浴前の全身状態を把握（バイタルサインの確認）し，温度，時間，方法を配慮することで，体力の消耗が最小限ですみ，爽快感や満足感が得られるよう介助することが必

要である．

（1）入浴介助の原則

i 安全への配慮

身体的変化を起こしやすいので細かい観察が必要である．水の事故は生命に直結するので，介助者は目と手を決して離してはならない．ストレッチャーや洗面台からの転倒，転落に注意する．利用者にお湯をかける前，お湯に浸かる前には，介助者がお湯の温度を必ず直接確かめる．

ii プライバシーの保護

同性介護が基本である．利用者同士のプライバシーも考慮する．入浴中は介助者以外の入室は避けるようにする．

iii 衛生への配慮

衛生，感染症予防のため，垢すり・スポンジなどは個人の物を使う．

iv 自立への働きかけ

部分的にでも自分で洗える人には，過剰な介助はせず，部分的に協力して，その後介助者が確認して補う．

（2）特別な配慮・工夫が必要な場合

i 気管切開

気管切開を施している人の入浴では，呼吸路を確保したうえでタオルやビニールなどでカバーし，切開孔にお湯がかかったり，入らないようにする．

ii 胃瘻，腸瘻

チューブが引っかかってしまい，胃瘻・腸瘻部を引っ張らないようにする．腸瘻はテープのみで固定されているため，テープが剥がれないように気をつける．

（3）浴室・浴槽

入浴介助する人数や入浴する人数，または入浴にかけられる時間などそれぞれの条件によって，利用しやすい浴室や浴槽の形，広さなどの入浴環境は異なる．短時間に大勢を入浴させ，介助しなくてはならない場合や比較的ゆったりと入浴に時間をかけられる場合，また部分的に自立して入浴できる人と全面介助の人が混合して入浴する場合などがある．利用しやすい・介助しやすい入浴環境（浴室や浴槽）はそれぞれの条件で異なる．利用する人の介助形態（全介助または部分介助）が違っても柔軟に対応できるよう，浴室を広く取り，利用・介助形態の異なる浴槽が複数設置してあると多様な入浴介助が可能となる．家庭でもリフォームの際には，可能なかぎり広い空間を確保する．

（4）入浴サービス

介護する親の高齢化に伴い，入浴に代表される身体介護の支援の必要性はますます増し

ている．積極的に親の介護負担を軽減するよう取り組みたいものである．

　通園施設での入浴サービス以外の在宅支援サービスでは，訪問看護やホームヘルプサービスなどによる自宅での入浴介助やデイサービスに送迎しての入浴サービスがある．相談支援事業者と相談し，必要なサービスが受けられるように調整する．

（箱崎一隆・大谷聖信）

3．日中活動

　われわれが日常生活をしていくなかで，家族・個人を問わず，さまざまな行事・活動が暮らしのなかに取り入れられている．年間を通してそれらのものが契機となり，さまざまな人とのふれあうことでコミュニケーション能力が培われ，個人として成長し，社会の一員となる．あるいは社会がその個人を認め，受け入れていく．

　重症児施設で生活する利用者は社会との接点が限られたものになりやすい．特に超重症児（者）はベッドや居室内中心の生活になりがちである．生活空間や生活リズムを変化させることが体調の悪化につながるという心配から単調な生活となり，利用者がもっている能力を十分に活かせる対応ができない．このようなことが悪循環となり，生活の豊かさまで制限してしまいがちである．

　生活空間をベッドからサンルーム（プレイルーム），棟外，そして施設外へ広げていくためにも，施設の地域性や利用者の特性に合わせた行事・活動を計画立案し，実行する必要がある．

　また，個々の利用者には，個別的な視点でのニーズが把握され，適切な医療と生活が保障されていることが基本である．施設は集団生活であるが，利用者によりその年齢や病態はさまざまであり，個人を尊重し，それぞれのライフステージを考慮した日常生活の支援が必要である．日中活動においても同様で，利用者の障害状況，発達状況，生活年齢などを踏まえたうえで，必要に応じた配慮のもと，生活そのものがより豊かなものになるように工夫した対応が行われなければならない．

1）活動内容

　施設で取り組まれている活動を分類すると，大きくは年間行事を中心とするイベント型の取り組みと，個々の発達を支援する生活連動型の取り組みに分けられる．

（1）イベント型の取り組み

　これまで多くの施設でさまざまな取り組みが行われてきている（**表2-3-3**）．行事・活動は利用者の気分転換や娯楽に主眼をおいているが，季節感の演出，レクリエーション，

表 2-3-3　行事・活動

1. 四季の行事	お正月，節分，雛祭り，子どもの日，七夕，お月見，お餅つき，クリスマス会など
2. 人生の節目の行事	お誕生会，七五三，入学祝い，卒業祝い，成人式，還暦など
3. 生活体験拡大の活動	ハイキング，宿泊旅行，果物（いちご・リンゴなど）狩り，買い物，映画鑑賞，科学館，植・動物園など
4. 日々の生活充実のための活動	運動会，お楽しみ献立，音楽会（演奏会），動物とのふれあい，ゲーム大会など
5. 社会活動参加	お祭り（地域や四季の祭り），花火大会，他施設の祭りなど

利用者施設と家族・施設職員との交流，地域社会との交流，生活経験の拡大などの意味をもつ．槙島は次のような意義があるとしている[1]．

①単調な日常生活に変化をもたせ，リズムある生活を楽しむことができる．

②日常では体験しないことを活動として取り上げることでさまざまな体験ができる．

③家族や施設職員と利用者が一緒に同じ活動を体験することで，連帯感や達成感などの感情を共有することができる．

しかし，準備や後片付けに時間や人員を要するものも多いため，年間計画を立て，活動の目的・内容・方法を明確にし，施設職員がより主体的・積極的にかかわってもらえるように共通理解を図っておく必要がある（**図 2-3-9**）．

（2）生活連動型の取り組み

重症児（者）はさまざまな疾患をもち，重度の脳障害によりその発達の様相は複雑な要因があり，適切な発達援助方法を見出すことが困難な状況にある．杉田は「重症心身障害児の発達も一般の発達の基本的な考えに，重症心身障害児の発達の特殊性ということを十分に理解したうえで，発達状況を把握し評価を行わなければならない．また重症心身障害児の発達はきわめて初期の段階にあること，発達がアンバランスであること，より重症化している傾向が近年みられること，発達領域や因子による違いがみられることなど，複雑な要因が絡み合っていることに留意して援助計画を立てていく必要がある」としている[2]．また重症児（者）の表現能力については年齢が上がっても向上する傾向にあることが知られている．次の発達段階に上がるのに時間を要するが，長期的な視野に立ち，計画的に継続した内容を日々の生活のなかでも行う必要がある．

利用者個々の特性に合った日中活動を行い，生活の豊かさにつなげるための援助方法には，次のような点に留意し，目標・方法などを計画し，継続的に実践できることが必要である．

①発達段階にあった内容とする．

②移動運動・理解能力・対人関係などの発達のアンバランスに留意し，各領域を考慮した内容とする．

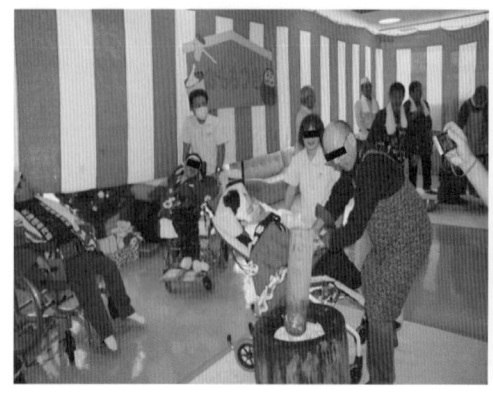

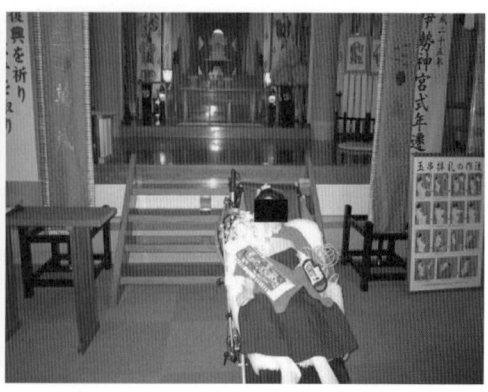

お餅つき（四季の行事）　　　　七五三，お宮参り（人生の節目の行事）

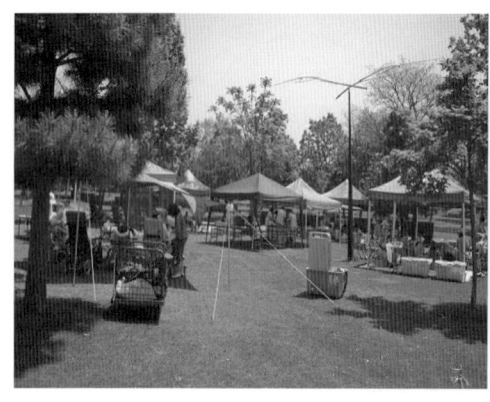

ハイキング（生活体験拡大の活動）　　動物とのふれあい活動（日々の生活充実のための活動）

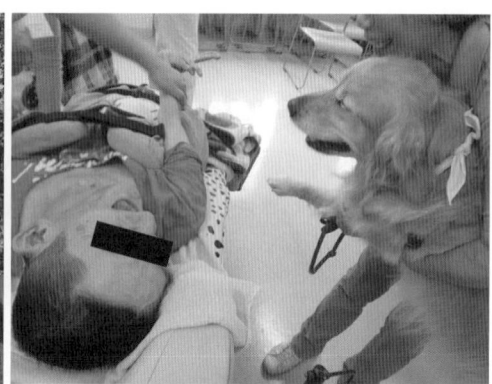

図 2-3-9　行事の様子

　③発達年齢のみでなく，生活年齢にも配慮した内容とする．
　④年間カリキュラムだけでなく長期的視野のもとに立案する．
　⑤個々の趣味・趣向を探り，楽しみ・興味のもてる内容とする．
　⑥計画－援助－評価の一連の流れにより継続して行う．
　⑦小グループ単位とし，可能なかぎり1対1に近い状態で活動を行う．
　⑧毎回の準備・片付けに時間を要しない，容易に行える内容とする．
　この活動の展開も個々にあった雰囲気のなかで，発達の課題への取り組みへと導いていくことが重要である．各領域の発達を促す活動内容は**表2-3-4**のようなものがある．
　実施にあたっては**図2-3-10**のように療育カリキュラムを作成することが望ましい．詳細に療育カリキュラムを作成する利点として以下のことがあげられる．
　①グループ分けをすることで発達段階にあわせた活動が提供できる．またかかわる職員も細かなサインを探ることができる．
　②小グループで実施することにより，個々の特性にあわせた方法に変更することが容易であると同時に，1対1に近いかかわりをもつことができる．

表 2-3-4　発達を促す活動内容

感覚	シーソー，スヌーズレン，マッサージ，紙やぶり，ローリング，足浴，アロマテラピー，スライム遊びなど
粗大運動	散歩，プール，トランポリン，ボールプール，マット，滑り台，ダンス，ボーリングなど
視聴覚	音楽療法，カラオケ，リトミック，絵本，シャボン玉，リズム遊びなど

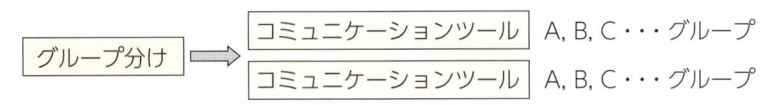

グループ分け → コミュニケーションツール　A, B, C・・・グループ
　　　　　　　　コミュニケーションツール　A, B, C・・・グループ

第1段階	第2段階	第3段階
導入	慣れる	期待・表出
方法（段階に合わせてステップアップ）		

・療育カリキュラム表
・活動内容カード（方法，必要物品，場所など）
・進行表（開始から終了までの流れ）
・記録表

図 2-3-10　療育カリキュラム

③発達段階ごとにねらい・目標が明確になる．
④細やかな記録を残し，継続してかかわることで趣向を生活の場面に活かすことができる．
⑤かかわる職員によって方法が変わることなく，同じ方法・手技でかかわることができる．

療育カリキュラムの具体例を**図 2-3-11**に，音声言語以外のコミュニケーションの発達認知能力（理解能力・表出能力）と療育活動内容の具体例を**図 2-3-12**に示す．

2）かかわり方の基本的姿勢

重症児（者）はコミュニケーションの手段が乏しく，相互関係が成立しにくいことが多い．そのため，コミュニケーションは職員からの一方通行になりがちで，相互作用のなかから学ぶという姿勢が職員側も希薄になりやすい．職員の姿勢として，重症児（者）のレベルに合わせてできるだけ，自発的な反応を待つ態度で接し，利用者が興味や意欲をもてるような働きかけを行うことが，コミュニケーションの向上，すなわち発達の促進につながる．また，重症児（者）は特に反応の評価が困難な場合が多い．そのため，職員は反応を読み取り，洞察する能力をより高める必要がある．この感性を自己評価し，研鑽を積んで向上させることは，発達援助にとって重要な点である．発達支援の視点での職員姿勢の例を**図 2-3-13**に示す．

第1段階（導入）

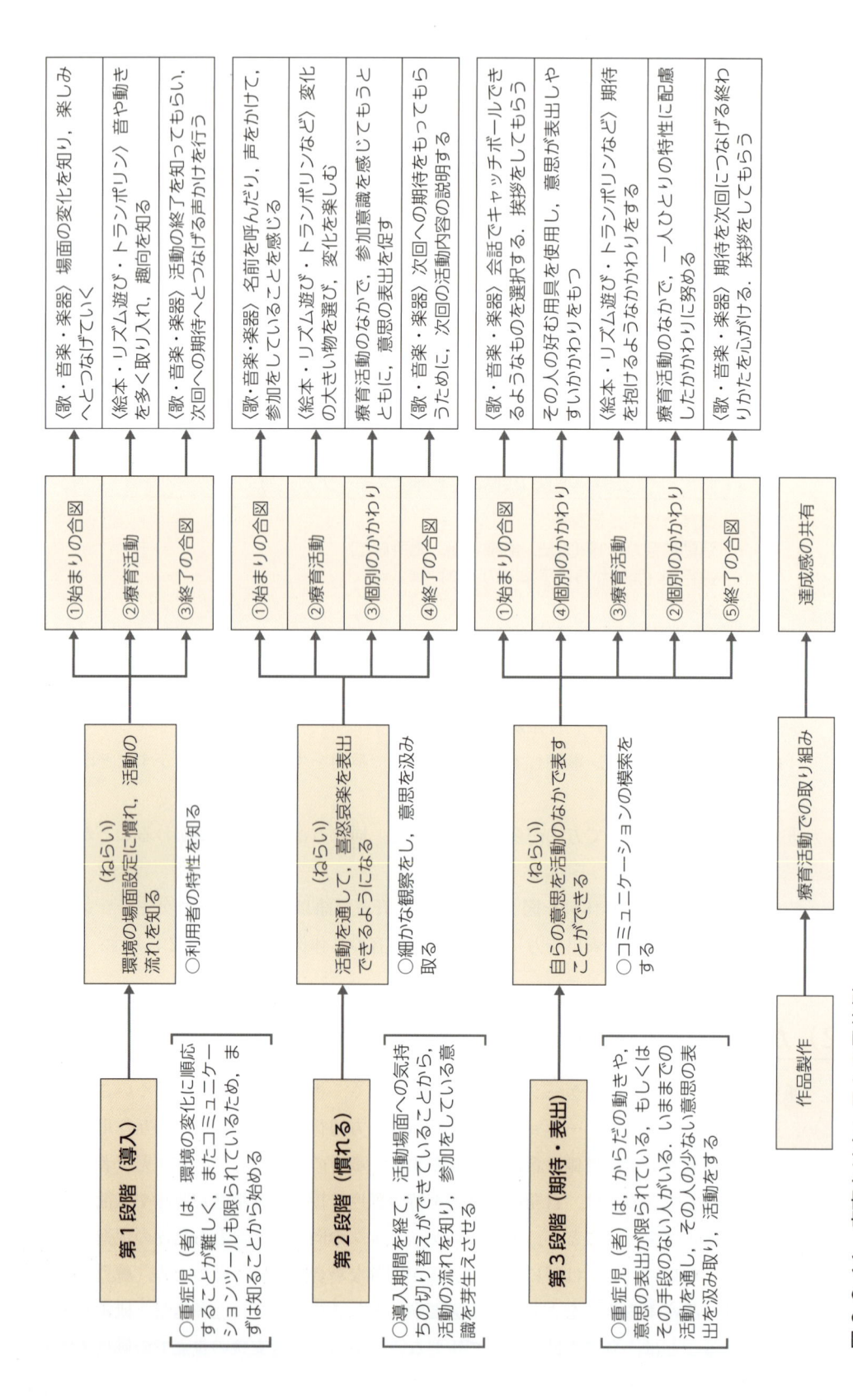

（ねらい）
環境の場面設定に慣れ、活動の流れを知る

○利用者の特性を知る

○重症児（者）は、環境の変化に順応することが難しく、またコミュニケーションツールも限られているため、まずは知ることから始める

- ①始まりの合図 →〈歌・音楽・楽器〉場面の変化を知り、楽しみへとつなげていく
- ②療育活動 →〈絵本・リズム遊び・トランポリン〉音や動きを多く取り入れ、興向を知る
- ③終了の合図 →〈歌・音楽・楽器〉活動の終了を知ってもらい、次回への期待へとつなげる声かけを行う

第2段階（慣れる）

（ねらい）
活動を通して、喜怒哀楽を表出できるようになる

○細かな観察をし、意思を汲み取る

○導入期間を経て、活動場面への気持ちの切り替えができていることから、活動の流れを知り、参加している意識を芽生えさせる

- ①始まりの合図 →〈歌・音楽・楽器〉名前を呼んだり、声をかけて、参加をしていることを感じる
- ②療育活動 →〈絵本・リズム遊び・トランポリンなど〉変化の大きい物を選び、変化を楽しむ
- ③個別のかかわり →療育活動のなかで、参加意識を感じてもらうとともに、意思の表出を促す
- ④終了の合図 →〈歌・音楽・楽器〉次回への期待をもってもらうために、次回の活動内容の説明をする

第3段階（期待・表出）

（ねらい）
自らの意思を活動のなかで表すことができる

○コミュニケーションの模索をする

○重症児（者）は、からだの動きや、意思の表出が限られている、もしくはその手段のない人がいる。いままでの活動を通し、その人の少ない意思の表出を汲み取り、活動のなかで表出をこころがける

- ①始まりの合図 →〈歌・音楽・楽器〉会話でキャッチボールできるようなものを選択する。挨拶を出しやすいかかわりをもつ
- ④個別のかかわり →その人の好みを用具を使用し、意思が表出しやすいかかわりをもつ
- ③療育活動 →〈絵本・リズム遊び・トランポリンなど〉期待を抱けるようなかかわりをする
- ②個別のかかわり →療育活動のなかで、一人ひとりの特性に配慮したかかわりに努める
- ⑤終了の合図 →〈歌・音楽・楽器〉期待を次回につなげる終わりかたをこころがける。挨拶をしてもらう

作品製作 → 療育活動での取り組み → 達成感の共有

図2-3-11 療育カリキュラムの具体例

発達段階	音声言語以外の手段による理解能力	音声言語以外の手段による表出能力	絵本	リズム遊び	音楽
2〜3カ月	保護者の顔を見て微笑む．おもちゃをずっと注視する	欲しい物に手を伸ばす	触る絵本・絵の大きい絵本	からだに触れる4分の4拍子の童謡	ゆっくりとした音楽，童謡など
4〜5カ月	保護者や身近な人を見つけると喜ぶ	欲しい物を保護者や身近な人に視線を向けて要求する（表情で要求をする）	登場人物の少ない絵本	からだに触れる4分の4拍子の童謡	ゆっくりとした音楽，童謡など
6カ月	写真やイラストに興味を示す	指さしで保護者や身近な人に視線を向けて要求する（表情で要求する）	登場人物の少ない絵本で，音の表現が多い絵本	音の出る楽器を使用しながらからだに触れる	ゆっくりとした音楽と楽器の併用
7〜12カ月	保護者や身近な人がおもちゃや絵本を見せたら遊んでもらえたり，絵本を読んでもらえたりすることがわかる	「ちょうだい」などの身振りで物を要求する	身近な題材．たとえば食べ物や犬など	からだを揺らしたり動かしたりできる用具を用いてのリズム遊び	音楽と楽器の選択をする．また，楽器をたたくときの合図を設定する
13〜18カ月	保護者や身近な人の写真を見てわかる．絵本を見て身近な物の名前がわかる．簡単な身体模倣ができる	やりたい遊びを実物を持ってきて保護者や身近な人に手渡しで伝える	身近な物語．簡単な展開のある絵本	からだを揺らしたり動かしたりできる用具を用いてリズムに合わせ強弱をつける	音楽と楽器の選択をする．複数の楽器の利用
19〜21カ月	絵本の中の知っている物を指さす．「これちょうだい」と指示されて，示された物を渡す	絵や写真を指さして欲しい物を要求する．尋ねられた物が二者択一である場合，指さしをして答える	複数の登場人物が展開する物語．たとえば，対比関係が表されている絵本	リズムに合わせさまざまなパターンの動きと揺れを加えるリズム遊び	音楽の切り替え，楽器の持ち替えなど，遊びの要素を加える

図 2-3-12　音声言語以外のコミュニケーションの発達認知能力と療育活動の例

　　重症児（者）のなかには生命維持が最優先の児（者）も多く，生活リズムが生命リズムと一致し，リズムを壊さないことが目標とされている．しかし，それでは「健康で文化的な最低限度の生活」が営まれているとはいえない．さまざまな活動への参加をよい契機とし，体調を整え，計画的に生活リズムを変化させることが大切である．活動の主体は利用者であることを念頭に置き，一人ひとりがどのように参加できているかを重視し，長期的な視野に立ち，実践を積み重ねていかなければならない．このような取り組みのなかで，利用者を中心として多くの職種の連携が取れ，協働できるようになる．

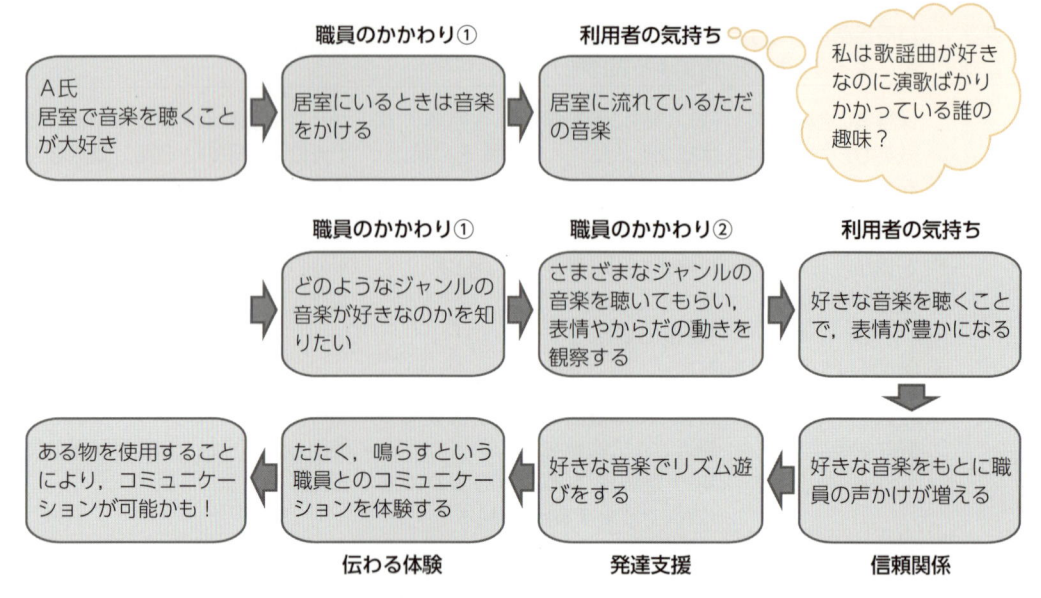

```
職員のかかわり①        利用者の気持ち
┌─────────┐  ┌─────────────┐  ┌─────────────┐    ╭─────────────╮
│ A氏      │  │ 居室にいるとき│  │ 居室に流れて │    │私は歌謡曲が好き│
│ 居室で音楽│→│ は音楽をかける│→│ いるただの   │    │なのに演歌ばかり│
│ を聴くこと│  │              │  │ 音楽         │    │かかっている誰の│
│ が大好き  │  │              │  │              │    │趣味？         │
└─────────┘  └─────────────┘  └─────────────┘    ╰─────────────╯

            職員のかかわり①       職員のかかわり②       利用者の気持ち
            ┌─────────────┐  ┌─────────────┐  ┌─────────────┐
            │どのようなジャン│  │さまざまなジャン│  │好きな音楽を聴く│
            │ルの音楽が好きな│→│ルの音楽を聴いて│→│ことで，表情が │
            │のかを知りたい │  │もらい，表情やか│  │豊かになる    │
            │              │  │らだの動きを観察│  │              │
            │              │  │する          │  │              │
            └─────────────┘  └─────────────┘  └─────────────┘

┌─────────────┐  ┌─────────────┐  ┌─────────────┐  ┌─────────────┐
│ある物を使用す│  │たたく，鳴らす │  │好きな音楽で  │  │好きな音楽をも│
│ることにより， │←│という職員との │←│リズム遊びを  │←│とに職員の声か│
│コミュニケーシ│  │コミュニケーシ │  │する          │  │けが増える    │
│ョンが可能かも！│  │ョンを体験する │  │              │  │              │
└─────────────┘  └─────────────┘  └─────────────┘  └─────────────┘
     伝わる体験                      発達支援              信頼関係
```

図 2-3-13 職員姿勢の例（発達支援の視点）

　活動は気分転換やレクリエーションを目的とするのみではなく，利用者のコミュニケーション能力の向上など個々の成長となり，生活の幅が広がり，豊かな生活につなげていくことが重要である．

（平元　東・伊藤光子）

文　献

1) 槙島　晃：行事について．小児看護，24(9)：1292-1296，2001．
2) 杉田祥子：発達評価に基づいた発達促進のための接し方と遊び．重症心身障害児のトータルケア—新しい発達支援の方向性を求めて（浅倉次男・監修）．へるす出版，2006，pp.50-53．

参考文献

3) 岡田喜篤・他編：重症心身障害療育マニュアル　第2版．医歯薬出版，2005．

第3編
社会編

生活を豊かに するために

第1章 在宅の実際

1. NICUの長期入院児の実態

　わが国における新生児医療は，呼吸・循環器療法を中心とした診療技術の進歩と，産科と小児科の協力により新生児医療が周産期医療へと拡大し，厚生労働省の指導のもと総合周産期医療センターと地域周産期医療センターから構成される周産期医療ネットワークシステムが全国展開した結果，新生児死亡率と周産期死亡率は世界でも最も低い値を維持している（**図 3-1-1**）．特に早産児や各種外科的疾患や染色体異常，奇形症候群など以前は救命困難であった症例も救命されるようになった．

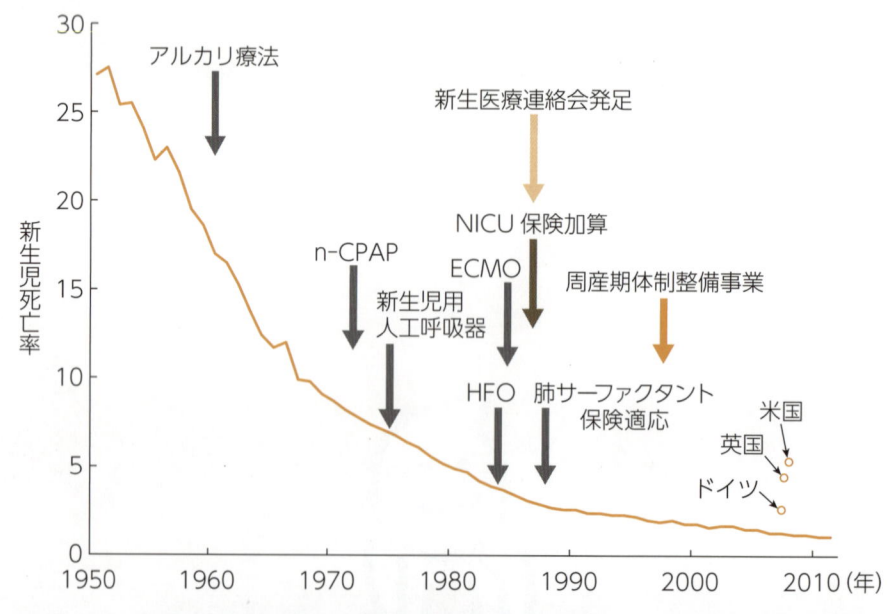

図 3-1-1　過去60年間のわが国の新生児死亡率の推移（新生児死亡率＝新生児死亡/1,000出生）

1）ハイリスク新生児の増加

わが国の出生数は低下傾向にあるが，低出生体重児の出生率は上昇し，その出生数も増加している[1]．また，不妊治療の普及とともに増加傾向にあった多胎の割合は，近年若干の減少傾向にあるものの，多胎児における低出生体重児の割合は高く，現在その約73％が低出生体重児として出生し，8.5％が体重1,500 g未満の極低出生体重児である[2]．出産年齢の高齢化も低出生体重児の増加と切り離せない問題であると推測される．また一部の染色体異常は母体の年齢の増加とともに発生率が上昇することが知られている．

2）NICU長期入院児問題

ハイリスク新生児，特に早産児が救命された場合は，未熟であるほど新生児集中治療室（NICU）での入院期間が長くなる（**図3-1-2**）．また各種外科的疾患や染色体異常，奇形症候群の救命は，経管栄養や在宅酸素療法，気管切開，人工呼吸管理などの医療依存度の高い重症な障害児の増加をもたらした．その結果，人工呼吸器などを装着したままNICUに長期入院する児が増加し，従来の計算法にもとづいた制度設計ではNICU病床数の不足をもたらす結果となり，厚生労働省は適切なNICU病床数を周産期医療ネットワークシステム発足時（1994年）の1,000出生当たり2床から3床へと増やすこととなった（**表3-1-1**）[3]．

NICU長期入院児の問題は，NICUを中心とした新生児病棟ではNICU長期入院児自身に高度な医療ケアは提供できても年齢相当の成長・発達に適合した育児環境や機能回復・

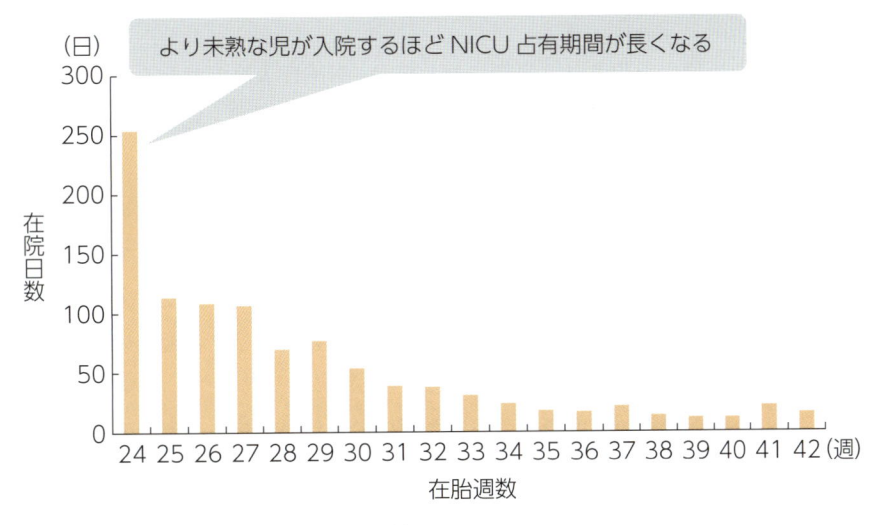

図3-1-2　在胎週数別平均在院日数

2013年の埼玉医科大学総合医療センター総合周産期母子医療センターの入院症例で在胎週数別にNICU入院日数をまとめた．22, 23週児は死亡率が高いので示さなかったが，生存例ではさらに在院日数が長くなり，1年を超えることもまれではない．

表 3-1-1　低出生体重児の増加と予後の改善

	1994 年	2009 年
人口	124,069,000	125,947,000
出生数	1,238,328	1,091,156
出生率（人口 1,000）	10.0	8.7
2,500 g 未満低出生体重児出生数	88,362	104,479
2,500 g 未満低出生体重児出生率	7.1	9.6
新生児死亡	2,889	1,331
新生児死亡率（出生 1,000）	2.3	1.2

1994 年と 2009 年の母子保健統計比較

促進に必要なリハビリテーションケアを与えることができず，兄・姉を含めた家族との接触の機会が損なわれることである．このように長期入院児は児自身の成長・発達に相応しい環境整備のためにも，また周産期医療センターの有効活用のためにも，新生児医療施設からの転出が望ましいが，そのためには社会全体で，長期入院児とその家族を支える体制の整備が必要である．

3）NICU 長期入院児の年次的変化

このように NICU 長期入院児の増加傾向が社会問題化されているが，NICU 長期入院児が療育施設や中間小児科施設に移行したあとでしばしば問題になるのが，「医師・看護師数に比較的恵まれた NICU から人的にも機材にも恵まれない施設側の体制に対する家族の不平・不満」である．

そうした事態が予想される事例に対しては，NICU 入院のできるだけ早い段階からのスタッフと家族の意識づけが重要である．その第一歩は長期入院児を月ごとに入院期間を区切ってリストアップし，各職種をまたいで認識共有することである．その認識のもとに患児の母・家族の心のサポートと並行して，家族として受け入れるためには，どのような準備が必要かを具体的にあげ，重症な医療依存度の高い障害児であっても自らもケアに参加する親としての自立を促すように努める必要がある．また将来受け入れをお願いすることになる中間小児科施設や療育施設，在宅医療関連のスタッフと合同の事例検討会を開催することが重要である．

しかしながら現行の制度では，在宅医療中の乳幼児を抱える家族のレスパイトを目的として療育施設が短期入所を受け入れる場合は，人工呼吸管理などの高度な医療ケアを必要とする乳幼児では人的サポートが大変なうえに経済的にも採算が合わないために敬遠される傾向がある．このように施設側に負担の大きいレスパイト入院を側面援助するために，厚生労働省は，平成 22 年度には，NICU に長期入院している小児の在宅への移行促進事業，地域療育支援施設設備整備事業，日中一時支援事業を新規補助金事業として打ち出した[6]．

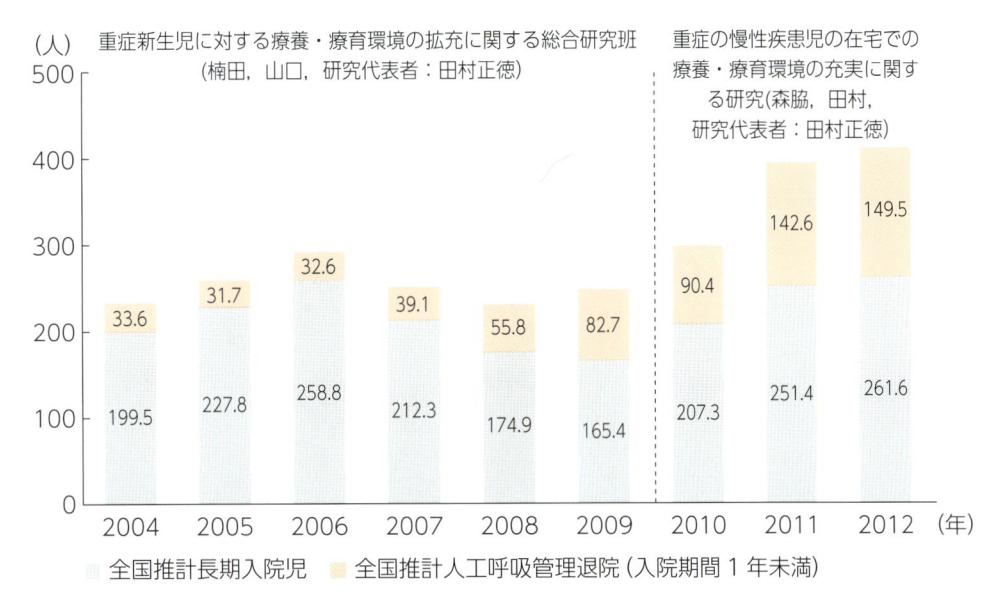

図 3-1-3　長期入院児と退院時人工呼吸管理児の推定全国推移
NICU の 1 年以上の長期入院児を赤棒で，間欠的陽圧式人工呼吸器（IPPV）を装着したまま 1 歳前に NICU から転出した児を桃色棒で示した．

そうした官民一体となった取り組みにより，2008 年出生児より 1 年以上 NICU に長期入院する児は減少傾向を示しだした（図 3-1-3 の灰色棒）[7]．しかしながら 2013 年度に筆者らが実施した追跡調査によれば，全国の長期入院児の発生数は 2010 年出生児より再び増加傾向に転じていた（図 3-1-3 の灰色棒）．2010〜2012 年出生児で，平均 NICU1,000 床当たり 90.2 例で，年間の発生数は約 250 例と推計された．これは出生 1 万人当たり約 2.5 例の発生率となる．2010 年と 2012 年を比較すると，NICU1,000 床当たりでは約 85 例から 95 例に，出生 1 万人当たりでは 2.0 例から 2.6 例に発生率が増加していた．

本調査で特に危惧されることは，人工呼吸装置をつけたまま生後 1 年以内に NICU から転出する児はうなぎ登りに増加傾向を示している（図 3-1-3 の色棒）ことである．これらの NICU 転出児はその多くが最終的には人工呼吸器を装着したまま在宅医療へと移行していることも明らかとなった．

4) NICU 長期入院児の基礎疾患

NICU 長期入院児の基礎疾患を分析すると，2004〜2009 年出生児の調査でも，筆者らによる 2010〜2012 年出生児の調査でも基本的には，先天異常＞極低出生体重児＞新生児仮死の順に多く（図 3-1-4），新生児仮死である症例が特に新生児医療施設内に長期にとどまる傾向が強かった[7]．しかしながら詳細に比較すると，「先天異常」と「極低出生体重児」の占める割合は両群でほとんど変わっていないのに，「新生児仮死」は 19% から

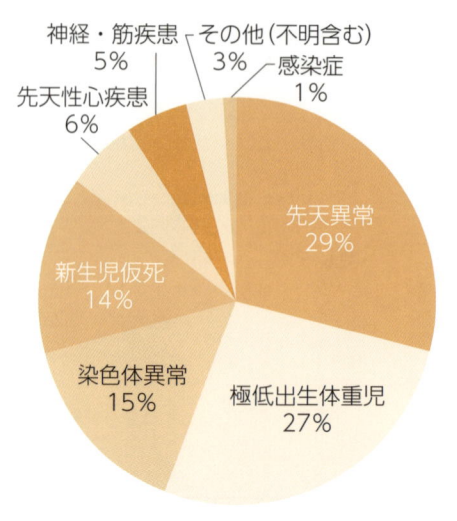

図 3-1-4　2010～2012 年出生児の NICU 長期入院児の基礎疾患

14%へと減少し，その代わりに「先天性心疾患」は 2%から 6%へと増加していた[4,8]．

5）NICU から呼吸管理をしながら生後 1 年以内に転出する児の年次的変化と基礎疾患

　従来は NICU に長期入院していた児が，生後 1 年以内に間欠的陽圧式人工呼吸管理をしながら NICU/GCU（継続保育室）から転出する乳児の数は顕著な増加傾向を示していた（図 3-1-3 の色棒）[4,9]．これらの患児の基礎疾患としては，先天異常が 29%と最も頻度が高く，次に極低出生体重児 27%と続き，ついで染色体異常 15%，新生児仮死 14%であり，これは，新生児病棟の 1 年以上の長期入院児の基礎疾患割合とほとんど同じであった（図 3-1-4）[4,5]．

　さらに注目すべきは，気管挿管による間欠的陽圧式人工呼吸器以外の気管切開，CPAP，マスク換気を含めた広義の呼吸管理（単なる酸素療法のみは除く）をしながら生後 1 年以内に NICU/GCU から退院した児は間欠的陽圧式人工呼吸管理児以上のペースで増加傾向を示していることである[4,5]．こうした児の基礎疾患としては先天異常と極低出生体重児 が最も頻度が高く，ついで新生児仮死と染色体異常であった．こうした児では，新生児病棟からの転出先は自宅が最も多く，呼吸管理をしたままの最終的な転出先は自宅が 2/3 以上を占めていた[4,9]．

　NICU の長期入院児を取り巻く環境は行政の支援などで少しずつ改善がみられるもののまだまだ不十分である．長期入院児によりよい環境を提供し，家族との絆を強めるためには，在宅医療を基本軸として，地域中核小児科施設と療育施設が両輪となり，在宅療養診療所や訪問看護ステーション，在宅介護施設を中心に地域で患児と家族を支える社会的シ

ステムの整備が重要である[10].

　本項の資料の多くは平成20～22年厚生労働省子ども家庭総合研究「重症新生児に対する療養・療育環境の拡充に関する総合研究（研究代表者　田村正徳）」と平成23～25年厚生労働省地域医療基盤開発推進研究「重症の慢性疾患児の在宅での療養・療育環境の充実に関する研究」によった．分担研究者と研究協力員の皆様に深謝したい．

（田村正徳・森脇浩一・内田美恵子）

文　献

1) 厚生労働省：平成25年度「出生に関する統計」の概況．人口動態統計特殊報告．
2) 中村友彦：不妊治療による出生児　短期予後・長期予後．周産期医学，42：1038-1039，2012．
3) 厚生科学研究費補助金（子ども家庭総合研究事業）「周産期母子医療センターネットワークによる医療の質の評価と，フォローアップ・介入による改善・向上に関する研究（研究代表者藤村正哲）」NICUの必要病床数の算定に関する研究（分担研究者楠田聡）平成19年度　分担研究報告書
4) 厚生科学研究費補助金（地域医療基盤開発推進研究事業）「重症の慢性疾患児の在宅での療養・療育環境の充実に関する研究（研究代表者田村正徳）」平成23-25年度研究報告書．
5) 森脇浩一，田村正徳・他：地域中核病院小児科の乳幼児の在宅医療支援体制の現状調査（I）—地域中核病院小児科のNICU長期入院児の在宅医療への移行のための受け入れに関するアンケート調査．日本小児科学会雑誌，投稿中．
6) 厚生労働省雇用均等・児童家庭局母子保健課：周産期医療ネットワーク及びNICUの後方支援に関する21年度実態調査の結果について．2010．
7) 厚生科学研究費補助金（子ども家庭総合研究事業）「重症新生児に対する療養・療育環境の拡充に関する総合研究班（研究代表者田村正徳）」平成22年度研究報告書．
8) 森脇浩一，田村正徳・他：全国のNICU・GCU長期入院児の実態調査．日本周産期・新生児医学会雑誌，投稿中．
9) 内田美恵子，森脇浩一，田村正徳・他：NICU・GCUからの一歳前の人工呼吸管理付き退院児の実態調査．日本未熟児・新生児医学会雑誌，投稿中．
10) 田村正徳：長期入院児支援システム．母子保健情報，(62)：92-101，2010．

2．在宅の実態

1）重症心身障害児（者）の増加

　図3-1-5に国立病院機構の重症児施設の入所者の年次別年齢推移を示す．1988年，1998年，2008年と入所者の平均年齢は確実に上がってきている．重症児（者）の数は増加してきているため，在宅で生活している重症児（者）が確実に増えている．

　重症児（者）の数については，愛知県でのデータがある．そのデータからは，重症児（者）の人口比は0.03%と予想され，わが国には38,400人の重症児（者）がいることが推定される．そのうちの施設入所者は，13,880人であるので，24,520人が在宅にいると予想される．

　杉本らによる2007年の調査では，8府県における20歳未満の超重症児（者）・準超重症児（者）は7,350人であり，そのうち約70%，5,000人弱が在宅と推定されている[1]．

　2010年に行った筆者らの網羅的な共同調査では，東京多摩地区（人口約420万人）の療育施設・病院（小児科，小児神経科）を受診している在宅の超重症児（者）・準超重症

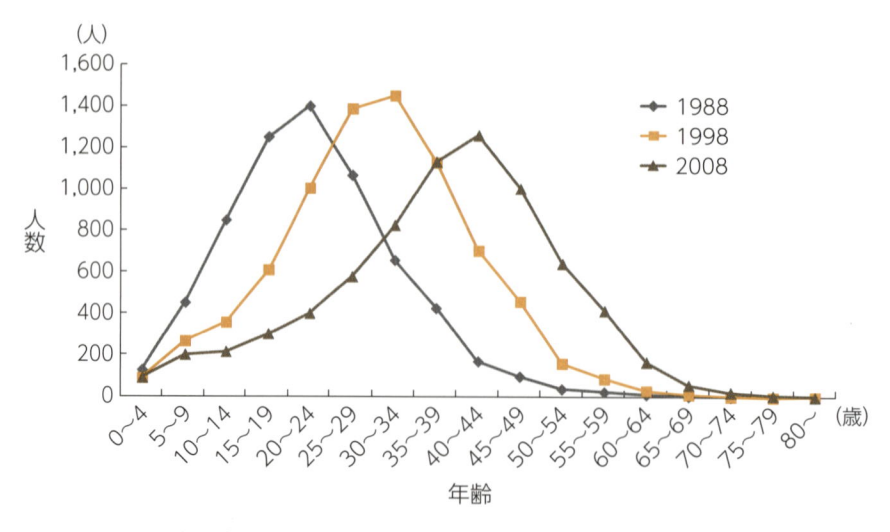

図 3-1-5　重症心身障害児施設の入所者の年次別年齢推移

児（者）は，264人であった．この数から全国では 8,000 人の超重症児（者）・準超重症児（者）がいると推定される（264 ×（1 億 2,790 万／ 420 万））[2]．

2）在宅の実際

多摩地区の病院に通院している超重症児（者）・準超重症児（者）264 名の調査を示す用紙を配布・記入してもらい，介護の実際について調査した．

（1）超重症児（者）・準超重症児（者）の人数および状態

本調査は，超重症児（者）・準超重症児（者）264 名のうち，200 名（75.8％）（男：女＝ 113：87，超重症児（者）77 名（38.5％），準超重症児（者）123 名（61.5％））の回答である．その状態としては，在宅人工呼吸器 34 名（17.0％），気管切開 95 名（47.5％），酸素療法 45 名（22.5％），1 時間 1 回以上の吸引 112 名（56％），1 日 6 回以上の吸引 66 名（33.0％），ネブライザー常時使用 18 名（9.0％），ネブライザー 1 日 3 回以上使用 115 名（57.5％）であった．栄養に関しては，中心静脈栄養 2 名（1.0％），経管・経口全介助 197 名（98.5％），抑制できないコーヒー様の嘔吐 21 名（10.5％），人工肛門 1 名（0.5％）が存在した．対象者の平均年齢は 16.9 歳（18 歳以上が 80 名，最高 44 歳）であった．超重症児スコアの平均は 23.2 点（最高 47 点）であった．

（2）社会資源の利用について

在宅サービスの利用については，「市および民間の訪問看護ステーションの利用」88 名（44.0％），「都訪問看護事業の利用」39 名（19.5％），「ヘルパーの利用」64 名（32.0％），「ボランティアの利用」8 名（4.0％），「何も利用していない」65 名（32.5％）であった．

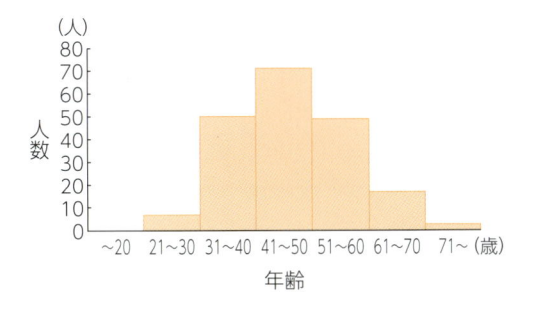

図 3-1-6　介護者の年齢

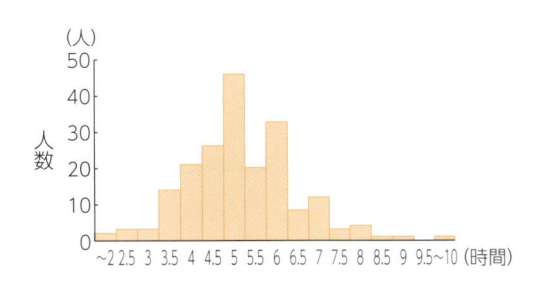

図 3-1-7　介護者の平均睡眠時間（文献 2 より）

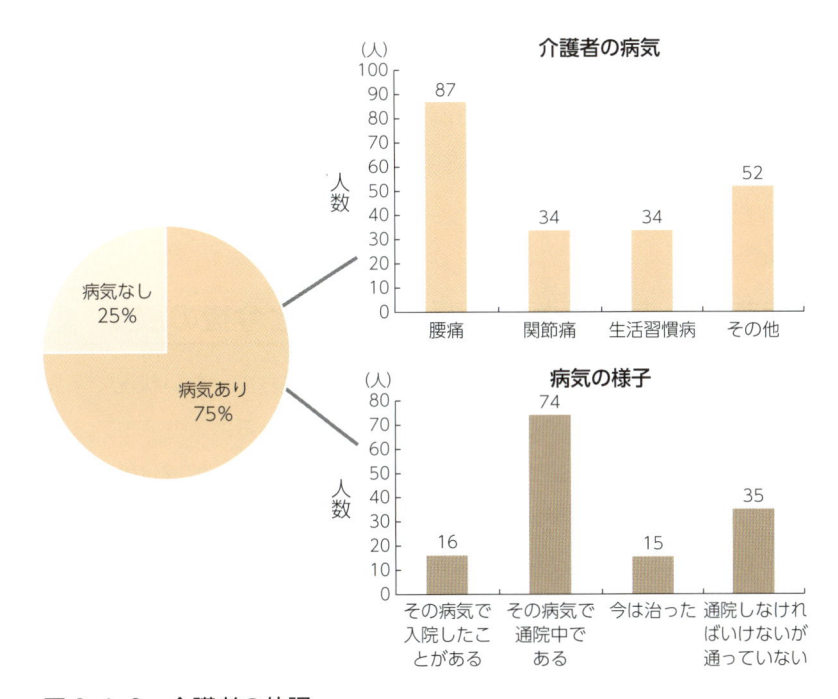

図 3-1-8　介護者の体調

（3）介護の状態について

　主な介護者は，195名（97.5％）が母親であり，介護者の年齢は，平均47歳（最高齢73歳）であった（**図3-1-6**）．介護負担への意識については，「介護をとても負担に感じている」62名（31.0％），「少し負担に感じている」90名（45.0％）であり，両者を合わせると76.0％だった．介護者の平均睡眠時間は5時間（**図3-1-7**）であり，75.0％が体調不良を抱えていた（腰痛87名，関節痛34名，生活習慣病34名）（**図3-1-8**）．短期入所は156名（78.0％）が利用し，理由として「介護疲れ」が一番多く91名，「介護者および家族の病気」52名，「冠婚葬祭」70名であった．また126名（63.0％）が「利用しようとして利用できなかった」と回答した．

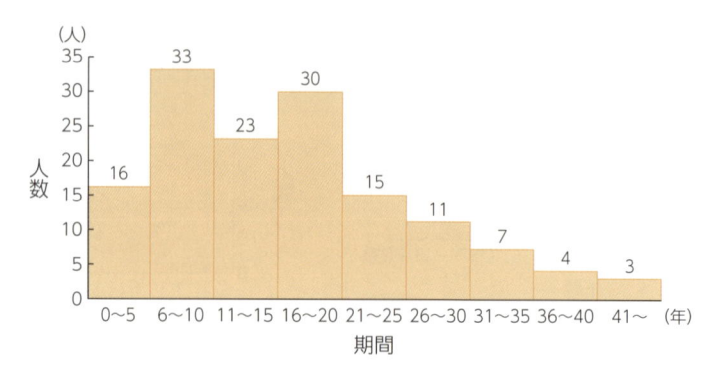

図3-1-9　介護者があと介護できる時間（文献2より）

（4）将来に対する意識

今後の生活については，「在宅で面倒をみていきたい」と思っている人が多かった．介護者が今後も介護できる期間（介護できると思っている年齢から実際の年齢を引く）は，10年以内が51名，20年以内が104名であった（**図3-1-9**）．

3）調査からみえてきた課題・問題点と今後の展望

施設から在宅へという流れのなか，社会制度の整っていない状況で家族は介護負担の重みに耐えながら必死に子どもたちを支えているのである．

厚生労働省は，地域包括ケアシステムを提唱している．地域包括ケアシステムとは，30分でかけつけられる圏域を日常生活圏域と定義し，医療，介護，予防，住まい，生活支援という5つの視点での取り組みが包括的，継続的に行われることが必須であると説明している．そのために，①医療との連携強化，②介護サービスの充実強化，③予防の推進，④見守り，配食，買い物など，多様な生活支援サービスの確保や権利擁護など，⑤高齢期になっても住み続けることのできるバリアフリーの高齢者住宅の整備が必要不可欠であると述べている．また，児童福祉法の一部改正により，障害児についても，指定障害児相談支援事業者が通所サービスの利用にかかわる「個別支援計画」を作成することが義務づけられるようになる．

「個別支援計画」を作成するにあたっては，医療・福祉・教育それぞれが，お互いのことを理解し，日常生活圏域にどのような社会資源があり，どのように利用していったらよいのかを連携して考えていくことが必要不可欠である．

時代の変化のなかで，重症児施設が果たすべき役割は大きくなっていっている．その中心的役割を担っていき，地域を，そして制度をつくっていくことが必要である．

（小沢　浩）

文　献

1）杉本健郎，河原直人・他：超重症心身障害児の医療的ケアの現状と問題点―全国8府県のアンケート調査―．日本小児科学会雑誌，112：94-101，2008．
2）小沢　浩・他：東京多摩地区における超重症児者の実態調査．日本小児科学会雑誌，114：1892-1895，2010．

第2章 在宅支援

1. 在宅支援の歴史的背景

　重症心身障害児（者）（重症児（者））の支援にかかわる法制度は，重症児施設の法制化（1967年）から始まった．それ以前は肢体不自由児施設や知的障害児施設は存在したが，重度の障害を有する重症児（者）は対象外とされていた．1967年から措置入所という形で支援が始まり，翌1968年より国立病院機構にも重症児病棟が併設され，支援枠が広がった．障害児（者）の在宅支援が始まったのは1972年の心身障害児通園（肢体不自由児が主体）からである．そして，1978年に重症児（者）を対象とした緊急一時保護制度（後にレスパイト目的も含めた短期入所に発展）ができた．翌1979年には養護学校義務教育化がなされ，在宅重症児の教育面での支援にも広がりができた．その間に児童福祉手当（1971年），障害者福祉手当（1974年），障害者基礎年金（1986年）など経済的な支援が整備されている．一方，重症児（者）の通所支援については，1990年に重症児（者）通園モデル事業が全国5施設で始まり，1996年から一般事業化され，A型（定員15名／日，医療施設に併設），B型（定員5名／日，施設形態は問わず地域密着型）として全国的に徐々に広がった．

　障害児（者）支援の大幅な制度改革は，2003年の支援費制度からである．それまでの措置としての支援提供から患者側が支援を自己選択する契約制度へと変わった[1]．そして，翌2004年に厚生労働省グランドデザイン「地域で暮らすを当たり前に」が出され，グランドデザインに沿った形で2006年に障害者自立支援法（措置の撤廃，障害程度区分の設定，肢体不自由・知的障害・精神障害の3障害一元化，児−者支援の分離）が施行された．その後，2010年にいわゆるつなぎ法（障害児支援の明確化，重症児（者）通園の法制化，発達障害も含む），2012年に障害者総合支援法（共生社会を目指す給付法，相談支援の充実，神経難病も含む）が施行された．この2003年からの改革は事業体系の整理，障害の一元化や契約制度への変更などが前面に出ているが，ベースに流れているものは入所支援から地域・在宅支援への視点の転換である．今後とも在宅支援を中心に制度改革が行われるものと思われるが，ライフステージを考慮し，かつ障害種や障害程度に沿った支援体制になることを期待している．

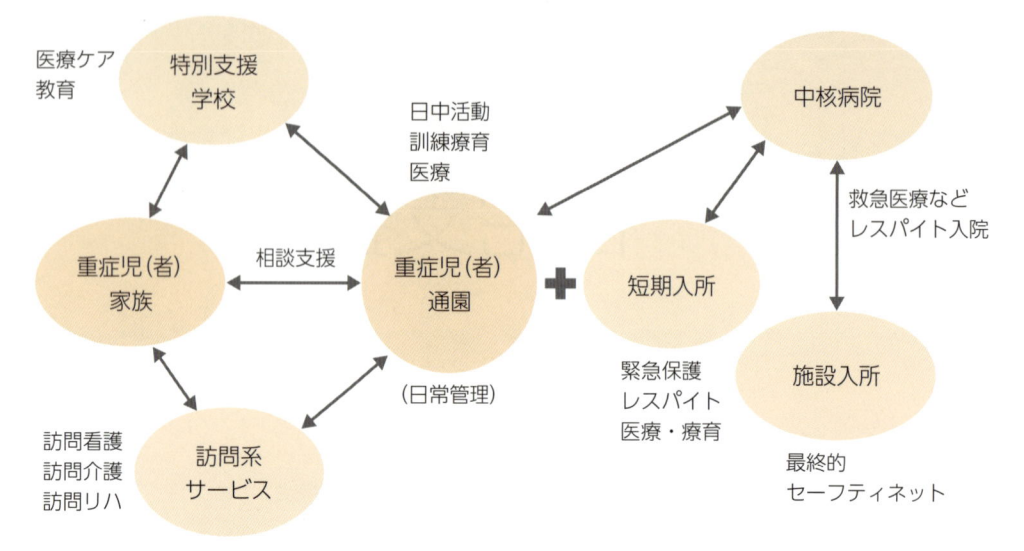

図 3-2-1　重症児（者）の在宅支援

　現時点における重症児（者）の在宅支援を**図 3-2-1** に示す．在宅支援は大きく，①相談支援（各種相談，利用ニーズの把握と計画相談），②短期入所（レスパイト：医療型・福祉型短期入所），③通所支援（日中活動／日常管理：生活介護，児童発達支援，放課後等デイサービス），④訪問系支援（訪問看護・訪問介護・訪問リハなど）に分けられる．当然のことながら，特別支援学校による医療ケアを含む教育面の支援，救急疾患や合併症の治療を担う中核病院（レスパイト入院も含む）も在宅支援に含まれ，これらの支援施設・病院が密接に連携することで重症児（者）の在宅生活が豊かに，かつ安全に継続できるものと考える．なお，施設入所も在宅継続が難しくなった場合のセーフティネットと考えると地域支援のひとつとして重要な役目を担っているものと思われる．

2. 相談支援

　障害児（者）が在宅生活するためのさまざまな問題点について相談する窓口で，かつサービス利用につなげる窓口でもある．そのため，障害者総合支援法において重点施策とされ，各都道府県および市町村に相談支援センターが設置されている．都道府県は広域にわたる相談や支援ニーズの把握調整を行い，市町村は地域における相談を受けることになっているが，その区別がやや曖昧なまま経過しているのが実状である．また，障害児（者）支援は専門性が高いことから実際の相談支援業務は各障害児（者）施設などに委託して実施されている（都道府県：地域生活支援センター，市町村：相談支援事業所）．相談支援の担当者については，職種は問わないが，多くは社会福祉士で，一定期間の経験があり，相談支援者研修を受けた者とされている．前述したとおり，障害者総合支援法に該当する障害

は肢体不自由，知的障害，精神障害の3障害に加えて発達障害，神経難病も含まれており，きわめて広範な領域に及んでいる．研修を受けたとしてもそのすべての障害に精通することは難しい．また，福祉職員は病態把握や医療支援については見識が浅い傾向がある．重症児（者）では日常生活支援・療育支援に加えて医療支援も必須であり，より専門性の高い相談支援が必要となる．重症心身障害支援に精通または特化したコーディネーターの養成が必要と考える．

相談支援事業所では相談を受けるのみでなく，相談内容に沿った制度利用・サービスの紹介，各種サービスを利用しての計画相談（個別支援計画の作成）も行う．そして，この計画相談をもとに市町村がサービスの受給決定を行うことになる．しかし，障害児（者）に対しての支援を実施できる事業所は限られる（高齢者におけるコーディネートとはかなり異なる）．特に重症児（者）については幅広い濃厚な支援が必要であるにもかかわらず支援事業所が限られ，計画相談を立案しても広がりの少ない支援内容にならざるを得ないのが実状である．相談支援が重要であることは当然であるが，その計画を実施支援できる社会資源のさらなる拡大・充実が必要である．

3．短期入所

重症児（者）では重度の障害を重複して有しているために常時，かつ濃厚な介護ケアが必要である．さらに，呼吸・摂食障害などの各種合併症を有していることが多く，医療・看護ケアも要する．在宅生活ではそのすべてを家族（主に母親）が担っており，精神的および肉体的ストレスはきわめて多大である．そのため，家族のレスパイトなどを目的とした短期入所は在宅生活を維持する生命線的な支援である．在宅重症児（者）に対する支援のニーズ調査では，短期入所はいずれの調査においても上位にあがっている[2,3]．1978年から始まった緊急一時保護制度では保護者の病気や冠婚葬祭などの重大な社会的理由がある場合に限って入所が認められたが，次第に介護休憩や家庭内の用事・旅行などの私的理由にも広く対応できるようになった．そして，短期入所の意義は，①ケア提供者の負担の軽減，②ほかの家族のために使う時間の確保，③ケア提供者の社会的役割の遂行（冠婚葬祭，仕事，出産など），④障害児（者）の将来の自立に向けての準備，⑤QOL向上のため，などと考えられる[4]．

短期入所の利用は年々着実に増加している[5]．**図3-2-2**に長岡療育園における利用者数・年間延べ利用数の推移を示す[6]．利用ニーズの増大に沿って13→17→20床と増床しているものの10年余りで3倍以上の利用となっている．そして，常時の医療ケアが必要な超・準超重症児（者）の利用割合が上昇し，直近では利用の1/3を超えるまでになっている．そのなかにはNICU経由のケースも相当数含まれている（NICU後方支援）．また，最近ではNICUや小児科病棟からの在宅移行に際して，その中間的支援として短期入所

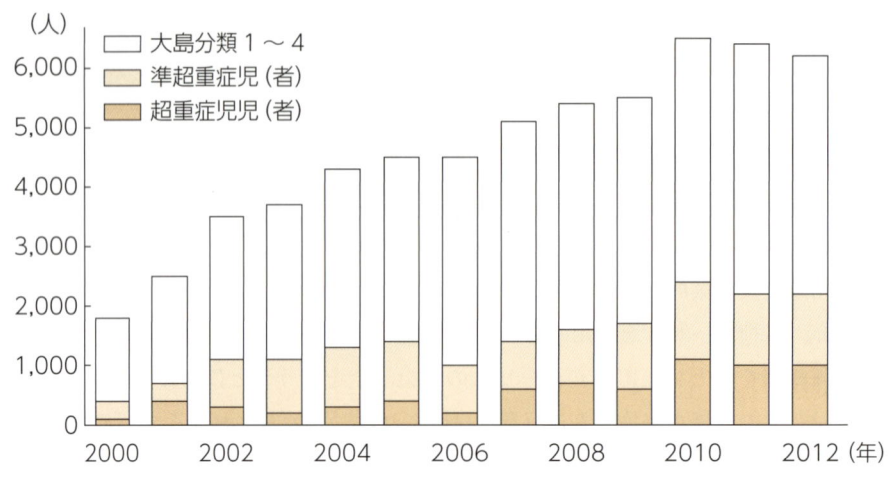

図 3-2-2 短期入所利用者

を利用するケースもでてきている．この短期入所の利用増加は全国的な傾向であり，大都市圏などでは病床数の関係から利用の制限（利用日数の制限や予約制）をせざるを得ない状況にある．短期入所の趣旨を考えた場合，日数制限や予約制はできれば回避したいことであり，短期入所枠のさらなる拡大が望まれる．短期入所の利用理由は多岐にわたり，治療・訓練目的，看護・介護疲労，家族の休憩，家の用事，冠婚葬祭，家族の仕事，などである．そして，利用理由・回数・日数は障害重症度や障害種によって異なっていることは当然である[6]．

短期入所の実施については，①外来診察（状態把握）：全身状態，病態の把握，障害重症度，医療ケアの必要性などを評価し，それに沿った短期入所時の支援体制を組織，②体験入所：家族とともに1～2日間の短期入所を経験（重症児（者）の入所環境への慣れ，家族が実施しているケアを職員が継続実施するための調整など），③単独の短期入所につなげる，の順に進めることで安全で安心できる短期入所になるものと思われる．短期入所中の支援については，ただ預かるという支援では不十分で，日中活動支援，介護支援，療育支援，訓練を含めた医療・看護支援など，入所者におけるものとほぼ同じレベルの支援を実施する必要がある．短期入所においては個別支援計画などを策定することは義務づけられていないが，通所支援などのほかの在宅支援利用も含めて長期的展望に立った積極的な計画を策定しておくことが重要である．

つなぎ法・障害者総合支援法では短期入所は医療型短期入所（病院機能を有する施設）と福祉型短期入所（それ以外の施設）に分かれている．重症児（者）の短期入所については，医療ケアを要する場合には医療型短期入所を利用するのが当然であるが，平素は医療ケアを必要としない重症児（者）においても突然の体調変調（環境変化に伴う異常興奮，不眠，異常筋緊張亢進，てんかん発作など）などがあり，可能であれば医療型短期入所を利用すべきと考える．

＊レスパイト入院
　短期入所事業所が限られるなかで，中核病院が重症児（者）をレスパイト目的で社会的入院を実施することが医療制度のなかで認められている．事業所の少ない地域やニーズ超過の地域ではやむを得ないことではあるが，このレスパイト入院は，①医療／看護支援が主であり，介護支援や療育面の支援は薄い，②元来，急性疾患や専門的医療のための病床であり，長期にわたると大切な地域医療資源の損失につながる可能性がある，などを考慮しておく必要がある．

4．通所支援

1）重症心身障害児（者）通所支援の歴史的背景

　重症児（者）の通所支援は，前述したとおり1990年の重症児（者）通園モデル事業から始まり，1996年に一般事業化された．その後実施施設は増え始め，地域間格差はあるものの全国的に普及した．そして，2012年のつなぎ法で法定化されるまでに厚生労働省が目標としていた300施設を優に超えるまでになり（2011年，A型64，B型251），通園利用者も6,000～6,500名と在宅重症児（者）支援の中核的事業となった[7]．2012年につなぎ法に全面移行し，18歳以上は"生活介護（障害者総合支援法）"，18歳未満は"児童発達支援，放課後等デイサービス（児童福祉法）"に分断されることになった．そして，重症児（者）においては特例的に児・者一体的運用が認められ，かつB型通園も継続できるように定員5名以上での運用を可能とするなどの配慮がなされた（**図3-2-3**）．一方，施設の専門性を重視し，主たる対象を限定することが可とされるが，事業名が同じことから重症児（者）が他障害の通所に混在利用する可能性があり，支援内容の質的低下が懸念される．そのほかにも児と者の施設基準，報酬単価の違いなど法定化されたとはいえ，ま

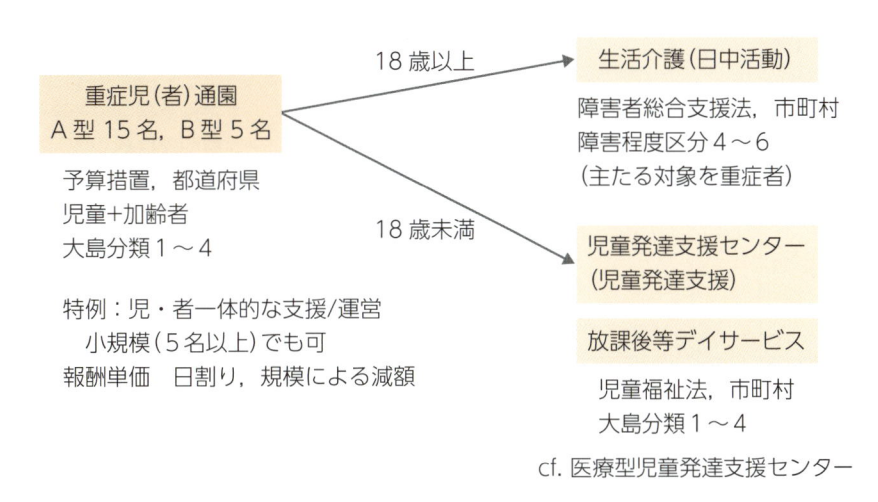

図3-2-3　重症児（者）通園の法定化

だまだ問題点が山積している.

2）重症心身障害児（者）通所支援の実際

　重症児（者）通所は日中活動支援であることは間違いなく，この点では他障害の通所支援と同じである．しかし，重症児（者）では重度の障害が重複して存在し，かつ障害に伴うさまざまな合併症などを有することが多い．そのために訓練などを含めた幅広い療育活動が求められ，加えて合併症を含めた治療・管理も必要不可欠である．つまり，重症児（者）通所は"日中活動の場"＋"療育活動の場"＋"健康を維持する医療の場"であるということができる．また，通所施設では短期入所や相談支援などの各種在宅支援サービスも合わせて実施しており，地域における重症児（者）総合支援センター的な役割を担っていると思われる[8]．

　以下に，重症児（者）通所の利用状況および活動状況について述べる．

i　利用者の年齢

　利用者の年齢は1～65歳ときわめて広範囲に分布している．平均年齢は，現在は23～24歳になっている．末光らの報告では就学前に小さいピークがあり，学童期はいったん減少し，特別支援学校卒業と同時に大きなピークを示す（図3-2-4）．幼少時のピーク（児童発達支援に相当）では早期療育・発達支援や医療目的の利用であり，卒業後の大きなピーク（生活介護）は日中生活支援を目的とした利用と考えることができる．年齢およびライフステージによって利用目的が異なることは，通所活動を実施するうえで考慮しておく必要がある．なお，特別支援学校を卒業する重症児（者）は全国で約1,300人／年であり，現在の通所施設で対応できるかどうかは疑問であり，さらなる拡充が必要である．

ii　利用者の障害重症度

　開始当初は狭義の重症児（者）（大島分類1～4）は80％弱であったが，現在は約90％（大

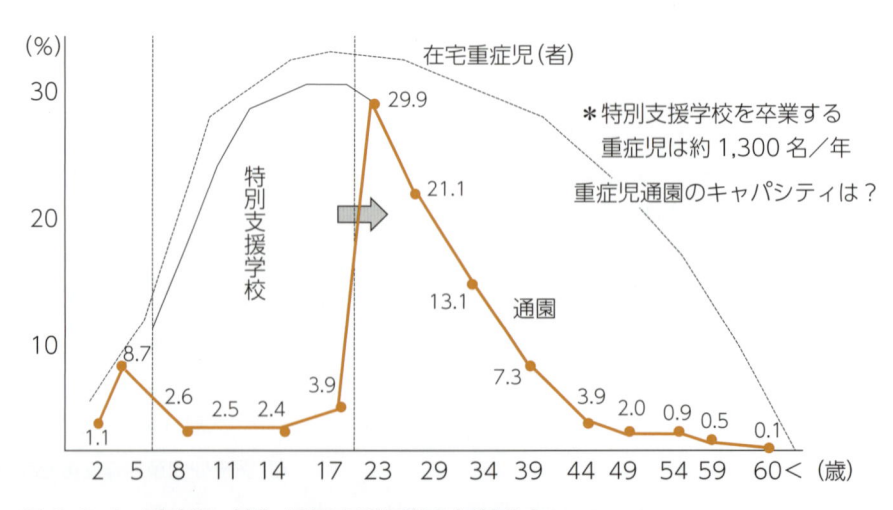

図3-2-4　重症児（者）通園の利用者の年齢分布（末光より）

表 3-2-1　医療処置 6 項目の対象者数（4 施設）[9]

	経管栄養	胃瘻・腸瘻	気管切開	気道吸引	酸素療法	人工肛門
A-1	21.3%	8.2%	19.7%	32.8%	3.3%	0%
A-2	23.6%	20.0%	9.1%	25.5%	5.5%	1.8%
A-3	23.9%	4.2%	8.5%	18.3%	4.2%	0%
A-4	21.3%	6.4%	8.5%	17.0%	2.1%	0%
平均	22.6%	9.4%	11.5%	23.5%	3.8%	0.4%

島分類1が増加）を占めている．この比率は重症児施設の入所者とほぼ同じである．超および準超重症児（者）の利用も確実に増加しており，当初15％であったが現在25％前後で30％を超える施設も多くなっている．また，人工呼吸器管理の超重症児（者）は2008年頃から急に増加しており，その多くはNICU経由のケースである（NICU後方支援）．

iii　医療ケアの実施

　重症児（者）においては，障害そのものに対する治療，呼吸器や消化器合併症などに対する治療，一般的内科的疾患の治療など，広範な医療が必要である．障害重症度が入所者と同程度であることを考慮すると，通所においても入所と同程度の医療ニードがあるものと思われる．以前に当園の通所（利用者58名）で調査した医療行為は，年間延べ1,954日／3,456日（58.5％）で3,320件であった．つまり，通所利用の2日に1〜2件以上の医療行為を実施したことになる．これらの医療ニードに応えるためには相当数の看護師および訓練士の配置が必要不可欠である．事実，通園実態調査2005年では看護師配置はA型2.5人，B型1.5人，訓練士配置はA型3.3人，B型2.1人であり，相当数の医療スタッフが通所にかかわっていた．**表 3-2-1** に旧A型通園における生命維持にかかわる6医療処置の実施率を示す．これらは主として超および準超重症児（者）に対して実施されているものであるが，経管栄養・胃腸瘻栄養の消化器合併症に対する処置が30％強，気管切開・気道吸引・酸素療法などの呼吸器合併症に対する処置も30％強であり，濃厚な医療処置が日常的に実施されていることがうかがわれる[9]．

iv　療育活動・生活介護支援

　重症児（者）通所では広範な年齢層で，かつ障害重症度も超重症児（者）から比較的軽度の重複障害児（者）の利用がある．そのため，個々の年齢や障害重症度を考慮した幅広い療育・生活・介護支援を実施する必要があり，個別支援計画を策定して，それに沿った療育プログラムを実施することになっている．しかし，限られた職員では個々のニードにすべて応えることは難しく，さまざまな工夫をしながら対応しているのが現状である．つなぎ法・障害者総合支援法における職員配置基準は1.7（利用者）：1（職員）とされているが，この基準では児童指導員，保育士，介護福祉士などの多職種にわたる療育スタッフを揃えることは難しい．重症児（者）の特性を考慮した療育を実施するには1：1（入所と同程度）の職員配置が妥当である．しかし，新法に移行して報酬単価はやや好転したとはいえ，1：1職員配置ではまだまだ赤字運営を余儀なくされているのが現状である．

3）重症心身障害児（者）通所支援の意義・課題

つなぎ法への移行を契機に，それまでの重症児（者）所園が果してきた役割・意義および課題について調査した（厚生労働科学研究，モデル事業からの5施設の実態調査[10]）．

i　通所のニーズ

開設直後から利用者は急増し，定員の3～5倍を受け入れており，医療福祉圏域を越えた支援を実施していた（人口50～70万人／施設をカバー）．これは，重症児（者）に特化した通所支援ニーズが高いことを意味している．

ii　利用者の障害像

障害重症度および超・準超重症児（者）の割合は入所者と同等で，年々重度化する傾向にある．医療面の支援は必須であり，重症児（者）加算等の設定が望まれる．

iii　利用状況

利用開始年齢は6歳未満と18～24歳に2つのピークがあり，おのおのの利用目的や活動内容が異なることから"児童発達支援"と"生活介護"に分けること自体は妥当であると思われる．利用期間については継続利用者も途中入所者も平均約10年で（15年以上の利用もかなり多い），在宅支援としての役目を十分に果たしていると思われ，長期利用者では通所活動が生活の一部となって定着していた．さらに，ライフステージを越えての継続利用があり，"児・者一体的な支援"は重要な意味があり，今後とも継承される必要がある．

iv　通所活動

障害重症度や年齢に沿ってQOL向上を目指した各種の療育プログラムが組まれていた．療育支援の実施には多数の職種がかかわる必要があり，重症児（者）に特化した通所支援枠（生活介護＋α）の設定が望まれる．

図3-2-1で示したとおり，通所支援は定期的に通ってもらうことによって状態把握や日常管理が行えるきわめて有利な支援である．その点で在宅支援のなかで中核的な支援として位置付け，通所活動のなかから各支援への広がりを組み立てることが自然な流れである．

5．訪問系サービス

訪問系サービスには，訪問介護，訪問看護，訪問リハビリテーションなどがある．障害や疾病をもちながら住み慣れた地域・家庭を拠点として生活が継続できるように支援していく"在宅ケア"の理念に沿ったものであり，比較的歴史が浅いサービスである．高齢者支援が主体であったが，近年ようやく障害児（者）の領域にも広がってきている．

i 訪問介護（重度訪問介護）

　2006年の障害者自立支援法から重症児（者）支援として法制化されている．外出が難しい重度障害を有するケースや養育者の高齢化などで介護が難しくなったケースにおいては重要な支援である．障害者総合支援法で実施時間など制度的には拡充された．家庭内における直接的な介護であり，施設などで行う介護とは異なり，日常生活に直結した支援が可能である．しかし，介護職員などの配置や訪問先の距離的制限などその実施は飛躍的には伸びていないのが現状である．今後サービス利用が増えることが期待される．

ii 訪問看護

　1992年の医療法改正で在宅ケアの概念が確立し，老人保健法，健康保険法，介護保険法で高齢者を対象とした訪問看護ステーションが認められ，その後，障害児（者）の看護へと広がっている．超および準超重症児（者）の在宅が増えるなかで，訪問看護の要望が増えているが，障害児（者）の看護に精通し，対応できる看護ステーションが少ないのが現状である（徐々に増加はしている）．訪問看護では看護面のみならず生活面や訓練など幅広いサービスが展開可能であり，今後は在宅支援の重要なサービスになるものと思われる．

iii 訪問リハビリテーション

　病院からの派遣と訪問看護ステーションからの派遣がある．病院の訓練室で実施する訓練と異なり，リラクゼーションや関節可動域訓練など実施できる範囲は少ないものの，日常生活場面での訓練であり，実際の生活に沿った視点で障害を明らかにできるなどの利点もある．病院への定期受診が難しいケースでは有益なサービスである．

（小西　徹）

文　献

1) 小西　徹：障害児・者の地域移行　在宅サポートと支援費制度．小児科，45：1185-1190，2004．
2) 石井光子・他：重症心身障害児（者）短期入所事業の10年間の変遷　国療下志津病院と陽育園の実態調査より．日重障誌，28：81-88，2003．
3) 山本重則：障害者自立支援法施行後の在宅重症心身障害児者の実態―千葉県内の在宅重症心身障害児者家族へのアンケート調査を用いて．平成19～20年度国立病院機構共同臨床研究「障害者自立支援法における重症心身障害児（者）への支援に関する総合的・実践研究」，2009，pp.16-21．
4) 長谷美智子：我が国における重症心身障害児をそだてている母親のレスパイトケアに関する文献レビュー．日重障誌，33：339-345，2008．
5) 椎木俊秀：短期入所事業を活用した在宅支援の取り組み．Clinical Rehabilitation，21：660～665，2012．
6) 石田美枝子・他：超重症児（者），準超重症児（者）の短期入所利用状況について．日重障誌，34：357-362，2009．
7) 熊倉直美・他：A型重症心身障害児（者）通園12年間の利用状況について．日重障誌，28：163-167，2003．
8) 小西　徹：通園施設を活用した在宅支援の取り組み．Clinical Rehabilitation，21：654～659．
9) 小西　徹・他：重症心身障害児通園の医療―通園事業における課題と対策―．日重障誌，36：383-391，2011．
10) 小西　徹・他：重症心身障害児者通園が果たしてきた役割：モデル事業からの23年間の経験．平成23～25年度厚生労働科学研究「障がい者総合支援法（仮称）」下における重症心身障害児者通園事業のあり方に関する研究」，2013，pp.5-15．

6. ICTを活用した遠隔医療と地域生活支援

1) ICTを活用した障害者支援の経緯

　近年，障害者対策でもコンピュータ，情報通信技術（Information Communication Technology：ICT）の活用が始まっており，特に肢体不自由や視覚・聴覚障害などの身体障害者の日常生活や社会参加の支援に一定の成果がみられる．一方，重症児（者）の医療や地域生活支援に関する系統的な事業はいまだ皆無といっても過言ではない．

　筆者らは，在宅重症児（者）への人的支援（人手による医療・介護・介助）や経済支援（年金・手当）に加えて，21世紀情報化社会の第3の支援策として，十数年前からICTを活用した情報支援の実現を目指してきた．本節ではICTを活用したいくつかの情報支援モデル[1〜3]を紹介しながら，在宅重症児（者）と家族への支援ネットワークについて考える．

2) 遠隔医療支援[1,2]

　地域で生活する重症児（者）に対しても医療支援は重要であり，ICTを利用した遠隔医療ではバイタル信号をモニタリングする機能を装備しておくことが望まれる．**図3-2-5**は筆者らが日本コーリン㈱（現オムロンコーリン㈱）と共同開発した医療型ICTシステムであり，下記の7つの機能を備えている．

①音声情報	②映像情報	③バイタル測定	④モニタリング
⑤遠隔操作	⑥自動収集	⑦データベース	

　主要な機能は①〜④であり，①音声情報と②映像情報は問診や視診に使用するいわゆるテレビ電話である．③バイタル測定は居宅においてバイタル信号を測定する機能であり，血中酸素飽和度，脈拍数，呼吸数，体温，血圧，心電図を測定できる．④モニタリングは居宅で測定されたバイタル信号を施設でリアルタイムに表示する機能である．北海道療育園が支援域とする北海道道北地区の在宅重症児（者）12居宅を対象に，このICT機器システムを使用した延べ4年半の実証運用が行われた．

　遠隔医療は北海道療育園の担当医から居宅へ接続する方法でおおむね10日間隔で1回当たり10〜15分間程度行われた．**表3-2-2**は7居宅を対象に診療内容ごとの平均的な頻度を調べたものであり，それぞれの内容が10回の診療当たり何回あったかで表している．たとえば，「健康状態のチェック」が平均で7.3回/10回であり，次いで「慢性的合併症に対する助言」が4.1回/10回みられる．「急変時の対処に対する助言」の頻度は1.8回/10回と低いが，急に健康状態が変わることはそれほど頻繁でないとすればおおむね5回の診療で1回程度とみることができる．「リハビリの相談・指導」と「介護者への精神的

北海道療育園　　　　　　　　　　　　　重症児（者）居宅

パソコン
（テレビ電話，バイタルモニタ，遠隔制御）　　　　テレビ電話　バイタル測定装置

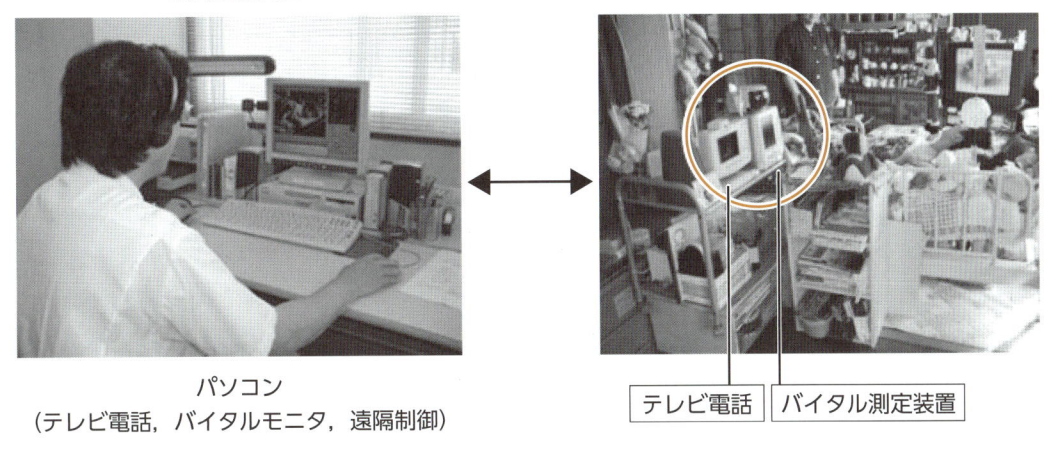

図 3-2-5　医療型 ICT システム（左：施設，左：居宅）
（平元　東，三田勝己・他：情報技術（IT）を活用した重症心身障害児（者）の在宅支援Ⅱ．IT システムの開発と実証運用．重症心身障害学会誌，32：99-105，2007．より）

表 3-2-2　遠隔医療の内容と頻度（10 回当たり）

	内容	範囲	平均±標準偏差
1	健康状態のチェック	4.6～10	7.3±2.0
2	慢性的合併症に対する助言	2.7～6.7	4.1±1.7
3	急変時の対処に対する助言	0～4.6	1.8±1.6
4	リハビリの相談・指導	0～3.6	0.9±1.3
5	介護者への精神的な支援	0～2.2	0.9±0.7
6	日常生活介助の相談・指導	0～2.1	0.7±1.0

（頻度（回/10 回））

（平元　東，三田勝己・他：情報技術（IT）を活用した重症心身障害児（者）の在宅支援Ⅱ．IT システムの開発と実証運用．重症心身障害学会誌，32：99-105，2007．より）

な支援」が 0.9 回/10 回，「日常生活介助の相談・指導」が 0.7 回/10 回である．つまり，こうした相談支援はおおむね数カ月に 1 度の頻度で行われたことになる．
　家族の感想は，「ICT によって専門医と常につながっている」「相談できる相手がいる」という安心感があり，さらに映像によって顔が見えることがその安心感をより大きくしたとのことである．また，介護者の精神的な負担や孤独感をかなり軽減できたようである．その背景には，本人の健康状態が安定していると医療機関と疎遠になり，そうした状況下で急変時に頼る相手がいない．また，昼間は通所施設など専門家のいる所にいられるが，夜間はいつも不安である．家族は引き続き地域での生活を希望しており，そのためにもICT は有用であり，必須であるとの意見が聞かれている．

3）地域生活支援[3]

　上記の医療型 ICT システムは施設機器が 300 万円，居宅機器が 200 万円の購入費用となるので実用化は難しい．しかし，これまでの経緯を検討すると，「比較的健康状態が安定した重症児（者）」では，簡単な診療や生活支援であれば市販 10 万円以下のテレビ電話（音声・映像のみ）でかなりの要望を満たすことができると思われる．なお，「健康状態が不安定な重症児（者）」にはバイタル信号のモニタリングは不可欠であるが，その人数は前者と比べて少ないと想定される．この場合にはバイタル信号のみを扱う ICT 機器を別途に考え，必要に応じてテレビ電話と併用するシステムが構想される．

　本項では，テレビ電話を中心とした ICT システムを利用した 3 つの地域生活支援モデルを紹介する．

（1）訪問教育支援

　通学が困難な重症児に対する教育支援として訪問教育が週数日行われている．この支援モデルでは，京都府立向日が丘支援学校の教室と重症児居宅をテレビ電話で接続し，教室と居宅が一体となった遠隔授業を実施した（**図 3-2-6**）．複数の生徒を対象とした教室でのテレビ電話授業では 8 インチの表示画面は相対的にサイズが小さく，また，居宅でも多数の生徒の姿を見分けることができない．そのため，双方ともテレビ電話の映像を 26 インチ以上の外部テレビに入力して拡大した．

　ICT による遠隔授業では，支援学校での授業と居宅での訪問教育が同時進行し，普段は顔を合わせることのない両生徒が同じクラスメイトであるといった一体感が生まれた．こうした課題学習だけでなく，訪問教育に先立って担当教員と保護者との打ち合わせが容易となり，特に居宅生徒の体調を含め，家族との連絡がお互いの映像を見ながらより詳細にできたことは有用であった．また，居宅生徒に対してまったく行われてこなかった朝の会や終わりの会などの学校行事への参加がテレビ電話を通して可能となった．家族参観日にはテレビ電話を通じて居宅生徒や保護者も参加することができ，ほかの生徒の保護者と

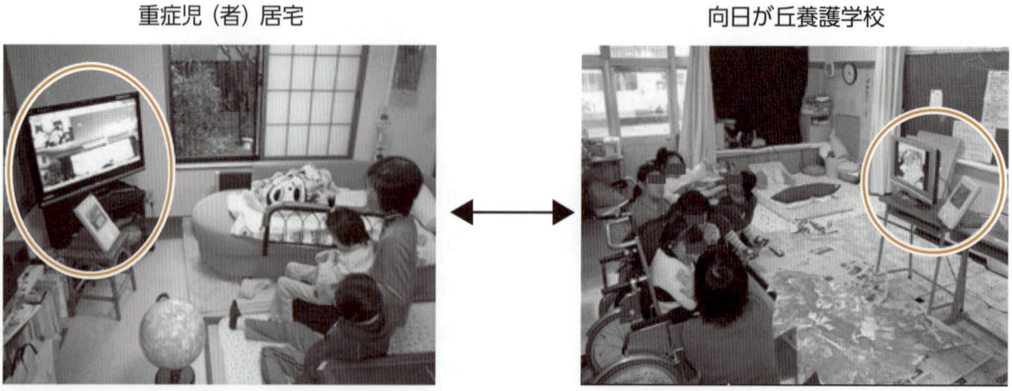

図 3-2-6　訪問教育支援モデル

の交流が可能となり，遠隔授業の意義を広く知らせる機会にもなった．

(2) 家族の見守り支援

ICTは重症児（者）が生活する居宅と介護者（父親）が営む自営商店の2カ所に設置した．父親は昼間自営商店に勤務しており，母親も別の職場で働いているので，当人はかなりの時間を一人で過ごしている．自営商店は居宅の比較的近隣にあり，その距離は約2kmである．テレビ電話は当人のベッドサイドと商店のカウンター横の2カ所に設置した．

実際の利用例では，父親が職場のテレビ電話の映像によって当人が目覚めているか睡眠中かを確認した．睡眠中は職場の接客の声や周囲の雑音が居宅のスピーカーから出ないように，職場のマイクを切断状態にした．目覚めているときにはマイクを接続状態にして，互いの顔を見合わせながら声がけをした．重度の障害のために会話は困難であったが，機嫌のよいときはニコニコと表情豊かに反応した．また，映像を通して当人の状態や周囲の様子を見守り，特に吸引チューブが外れてむせ込んだときには，急ぎ居宅へ戻って対応した．運用はおおむね16時～20時の間で，ほぼ毎日約1年間継続したが，テレビ電話による見守りが大きな安心感をもたらし，日々の生活に欠かせないものになったとのことである．

(3) 自立生活支援

この支援モデルはびわこ学園とケアホーム大平の2カ所から構成され，対象者は重症心身障害者1名（大島分類4）と重度知的障害者2名（大島分類5）であった．ICTシステムは急変時の対処，日常の健康管理，生活介護の相談や助言，介護職員の業務連絡などに利用した．利用期間は2年半にわたり，週に1回程度使用された．

支援提供者の施設側では，テレビ電話を通して利用者の日常生活の活気や意欲，発熱や筋緊張の程度など体調を推し量ることができた．特に夜間の生活の様子や表情を知ることができたこと，医療的な側面として便秘や受診の指示などができたことは有用であった．また，転倒事故などの緊急時に，ケアホームの介護者のみでは受診の判断が困難であったため，テレビ電話によって速やかに適切な対応がとれた．利用者からは，テレビ電話による施設職員との会話によって安心感が得られ，また，自分の姿（頑張っている様子）を伝える機会となり，日々の活動への意欲につながったとの感想が得られた．

4) 展望：格子型ユビキタス情報支援ネットワーク

ICTは在宅重症児（者）の遠隔医療のみならず，家族の見守り，自立共同生活，訪問教育など地域生活を幅広く支援できる有用な手段になることが実証されてきた．これらの情報ネットワークは，「家族の見守り支援」を除けば，支援提供者から利用者へという縦型ネットワークと位置づけることができる（図3-2-7）．一方，重症児（者）の家族同士がICT上で距離にも時間にもとらわれることなく気軽に交流でき，苦悩や喜びを分かち

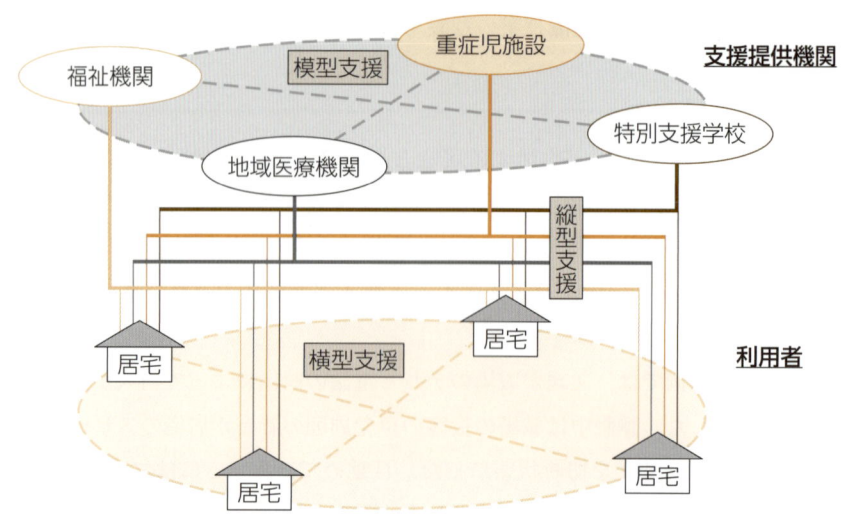

図 3-2-7　縦型・横型を統合した格子（グリッド）型情報支援ネットワーク

合うことができれば，精神的に大きな支えや活力となる．こうした重症児（者）家族の交流は利用者同士の横型ネットワークといえる．また，重症心身障害医療の専門施設である重症児施設と地域基幹病院とを ICT を使って連携できれば，支援提供者同士の横型ネットワークの別の形態となる．さらに縦型と横型の情報ネットワークを統合して包括的に支援する格子（グリッド）型ともいえる情報支援ネットワークが構築できれば，地域に居住する重症児（者）とその家族の生活をより豊かにする新しい方策になることが期待される．

ところで，筆者らは ICT 機器として独自に開発した医療型 ICT システムや市販のテレビ電話（NTT フレッツフォン）を使用してきた．一方，近年 Skype を始めインターネットを利用した簡易テレビ電話ソフトが提供されており，パソコンに指定のソフトをインストールして Web カメラを設置すれば比較的簡便に利用することができる．しかし，それらのサービスは通常インターネットを利用する水準でのセキュリティである．そのため，自分の責任においてセキュリティ対策をしたり，パソコンの操作に習熟しておく必要があるので，技術的な支援が必要かもしれない．また，パソコンの形態もデスクトップやノート型に加えて，タブレット型やスマートフォンなどのユビキタスな ICT 機器の発展が著しい．筆者らもタブレット型パソコンやスマートフォンを導入し，Skype を利用したユビキタスな遠隔医療や生活支援事業に着手している．

（三田勝己・赤滝久美）

文　献

1) 平元　東，三田勝己・他：情報技術（IT）を活用した重症心身障害児（者）の在宅支援 I．生活実態と IT 支援システムに関する調査．重症心身障害学会誌，32：91-98，2007．
2) 平元　東，三田勝己・他：情報技術（IT）を活用した重症心身障害児（者）の在宅支援 II．IT システムの開発と実証運用．重症心身障害学会誌，32：99-105，2007．
3) 三田勝己，平元　東・他：重症心身障害児（者）の在宅生活を支援する ICT（情報通信技術）システム―3つの情報ネットワークモデルによる実証研究―．重症心身障害学会誌，37：125-132，2012．

第3章 入所支援

1. 重症心身障害児施設の役割としての入所支援

　入所施設は生活の場でもあるために，医師，看護師，介護福祉士，リハビリテーションスタッフ，児童指導員，ソーシャルワーカーなど多くの専門職が協力し，医療ならびに各種のリハビリテーションサービス，日中活動や教育などさまざまな支援を通じて，重症児（者）一人ひとりが社会の一員として生活していくことを目的に，日々の療育を行っている．

　現在は，在宅でのサービスが充実して地域で生活することが重点項目になってきているが，養育者の状況，本人の医療状況，それに対応する地域の資源の偏在などで入所支援の必要性は減らない．

2. 入所の目的

　入所には大きく分けて，①入所による生活支援，②在宅支援（ショートステイ），③地域移行支援の3つの目的がある．

　これまでの入所は長期入所であった．その理由として，介護者である家族の負担の軽減，本人の状態が在宅療育では難しい場合，家庭環境や教育環境などが整わない場合，また虐待などの改善が難しいと判断された場合などである．

　施設を取り巻く状況の変化として，1979年に養護学校義務化となるなどさまざまな環境整備があげられる．さらに在宅支援の一環としてショートステイ（短期入所）が普及した（277頁参照）．

　地域移行支援のための入所は，ある目的のために一定期間（ショートステイより長い有期限）入所することである．たとえばNICUから在宅への移行のため，母子で入所して在宅での生活技能の訓練やほかの利用者との交流などを行う．

3. 入所手続き

　2012（平成 24）年 4 月の児童福祉法の改正により，重症心身障害児施設は「医療型障害児入所施設」となった．18 歳以上の入所者については，障害者総合支援法による療養介護事業所（障害福祉サービス）にて対応することになる．なお，児・者一貫の支援の確保が求められることから同一施設で医療型障害児入所施設と療養介護事業所の指定を受けることは可能となっている．上記の経過に伴い，18 歳未満と 18 歳以上の場合では施設入所を利用する手続きが異なってくる．また，主に虐待などさまざまな事情で措置が適当であると判断された場合には，措置制度にもとづく施設利用となる（**図 3-3-1**）．

（1）契約による入所

＜18 歳未満の場合＞

①居住地の児童相談所が窓口となる．
②重症心身障害児であることの認定手続きを行う．
③入所申請時に必要な書類は以下のとおりである．
　・障害児施設給付費支給申請書兼利用者負担減額・免除等申請書
　・世帯状況・収入・資産等申告書
　・課税証明書または非課税証明書，生活保護世帯はその証明書
　・医療保険証の写し
④障害施設受給者証と障害児施設医療受給者証が児童相談所から交付され，施設と契約を結ぶ．

＜18 歳以上の場合＞

①居住地の市区町村の福祉事務所もしくは障害福祉課などが窓口となる．
②18 歳未満（東京都では 20 歳未満とされている）で重症心身障害であると認定されていることが条件となる．
③市区町村による障害支援区分判定が「5」または「6」の人で，療養介護対象として認められることが必要である．
④入所申請時に必要な書類は以下のとおりである．
　・介護給付費・訓練等給付費・特定障害者特別給付費・地域相談支援給付費支給申請

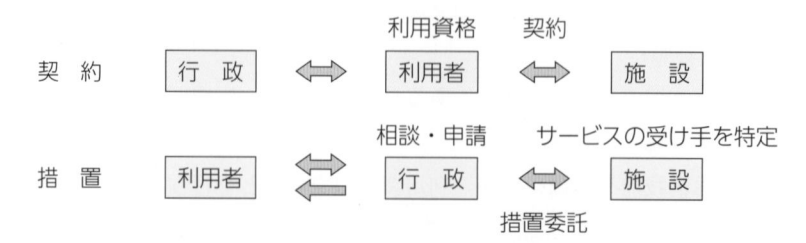

図 3-3-1　契約と措置による入所手続きの流れ

　　　　書兼利用者負担額減額・免除等申請書
　　　・世帯状況・収入・資産等申告書
　　　・課税証明書または非課税証明書，生活保護受給の場合はその証明書
　　　・医療保険証の写し
　　⑤障害者福祉サービス受給者証と療養介護医療受給者証が交付され，それをもって施設と契約を結ぶ．

(2) 措置による入所

　　次の場合は，措置による入所が検討される．
　＜18歳未満の場合＞
　　①保護者が不在であることが認められ，利用契約の締結が困難な場合
　　②保護者の精神疾患などが理由により，利用契約の締結が困難な場合
　　③入所が必要であるにもかかわらず，保護者の虐待などにより利用契約の締結が困難な場合
　＜18歳以上の場合＞
　　①入所などが必要であるにもかかわらず，その支給申請が難しく福祉サービスを利用する手続きが著しく困難と認められる場合
　　②家族などの介護者から虐待を受け，その介護者からの保護で入所が必要と認められる場合
　　③その他，当該の首長がやむをえないと判断した場合

(3) 入所にかかる費用

　　福祉部分，医療部分，食事・療養負担から構成されるが，福祉部分，医療部分は原則1割の自己負担となる．負担が際限なく増えないように世帯の課税状況で費用負担が異なる．さらに日用品費（日常生活にかかわる身の回りの品．おむつの処理費や衣服などの洗濯・整理費なども含まれる）や，教養娯楽費，そのほかにも衣服，衛生材料（歯ブラシ，生理用品など），外出時の飲食費，予防接種代などが個別の自己負担となる．
　　それぞれの施設により違いがあるので，入所前面接などで確認することが必要である．

(4) 待機者リスト

　　現状では，入所施設に空きがないことが多く，すぐに入所となることはない．そのための待機者リストが児童相談所や市区町村で作成されている（各自治体によって異なる）．施設に空きができると選考となる．
　　当該施設から年齢，医療程度などが条件として出され，児童相談所や市区町村の担当部局がその条件に合う待機者に声をかけ，保護者や後見人が了解した人が選考の対象となる．施設側は必要に応じて選考対象者の家庭を訪問して，大島分類による障害程度の確認，医療ニード，家族状況，困窮度などを勘案しながら入所者を決定していく．

4．成年後見人

　未成年者の場合，親権者が生活や経済的なことなどについて契約を行うが，成人では本人が決定し，契約を行うことになる．重症心身障害者にとって，これらの対応は難しいため，成年後見人を立てる必要がある．成年後見人は，本人の意思を尊重しつつ，生活，療養上の契約や財産の管理などを行う．
　施設入所の際，成年後見人をつけることを条件としているところが多い．

1）成年後見制度について

　認知症，知的障害，精神障害などによって物事を判断する能力が十分でない人について，本人の権利を守る援助者を選ぶことで本人を法律的に支援する制度である．
①すぐに支援を受けたい場合（法定後見制度）
　　本人がすでに判断能力が不十分な場合，家庭裁判所に申し立て，審判により後見人を選任してもらう．
　　本人の判断能力の程度により，後見，保佐，補助の制度に分かれる（**表 3-3-1**）．
②将来に備えておきたい場合（任意後見制度）
　　本人に十分な判断能力があるうちに，将来判断能力が不十分な状態になった場合に備えて，あらかじめ後見人（任意後見人）を選び，自分の生活や財産管理などの代理権について公正証書による契約を行い，法務局に登記しておく．本人の判断能力が不十分になった場合に，家庭裁判所に申し立てを行い，任意後見監督人を選任してもらい，任意後見人の仕事を確認する．任意後見は法定後見に優先する．

2）手続き

　本人が住民登録をしている場所を管轄する家庭裁判所に申し立てをする．必要書類を**表 3-3-2**，費用を**表 3-3-3**に示す．

3）成年後見登記制度

　成年後見人などの権限や任意後見契約の内容などを法務局に登記し，登記官が登記事項を証明した登記事項証明書を発行することによって登記情報を開示する制度である．

4）成年後見人の仕事

　成年後見人の主な仕事は下記のとおりである．

表 3-3-1　後見・保佐・補助の制度の内容

	後見	保佐	補助
対象者	判断能力がまったくない	判断能力は著しく不十分	判断能力が不十分
申し立て人	本人　配偶者　四親等内の親族　検察官　市区町村長		
医師による鑑定	原則として必要	原則として必要	原則として不要
成年後見人等が同意または取り消すことができる行為	日常の買い物などの生活に関する行為以外の行為	重要な財産関係の権利を得喪する行為など（民法法第13条1項記載の行為）	申立ての範囲内で裁判所が定める行為（民法第13条1項記載の行為の一部に限る）（本人の同意が必要）
成年後見人等に与えられる代理権	財産に関するすべての法律行為	申立ての範囲内で裁判所が定める特定の行為（本人の同意が必要）	申立ての範囲内で裁判所が定める特定の行為（本人の同意が必要
本人の同意	不要		必要
後見人への報酬	家庭裁判所が本人の支払い能力により決定		
後見監督人	申し立てと家庭裁判所の判断で選任．必ずいなければならないことはない		

（「成年後見制度―詳しく知っていただくために」より一部抜粋）

表 3-3-2　必要書類

①申立書・事情説明書（様式）
②本人の診断書および付票（様式）
③委任状（弁護士の代理人がいる場合）
④親族関係図
⑤親族の同意書
⑥後見人等候補者事情説明書
⑦戸籍謄本（本人・後見人等候補者）
⑧住民票（本人・後見人等候補者　それぞれの世帯分）
⑨本人の登記されていないことの証明書
⑩本人の財産目録
⑪本人の収支状況報告書
⑫療育手帳の写し　など

（「成年後見制度―詳しく知っていただくために」より一部抜粋）

表 3-3-3　費用

収入印紙	申し立て手数料	800 円
	後見登記手数料	2,600 円
郵便切手（裁判所による）		
鑑定費用		実費

（「成年後見制度―詳しく知っていただくために」より一部抜粋）

①財産目録をつくる．
②本人の意向を尊重し，今後の財産管理や生活支援上の契約などの計画を立てる．
③金融機関との契約，土地・建物の管理など財産管理を行う．
④施設との契約，福祉サービス利用の契約など身上監護を行う．
⑤家庭裁判所に定期的に報告する．

後見人にできないこととして，医療行為についての同意，入院やアパート入居の際の保証人，死後の事務がある．

（松山容子）

第4章 教育

1. 社会生活を支える教育の現状

1）特殊教育から特別支援教育へ，そして，インクルーシブ教育へ

　2007年4月から特別支援教育がスタートした．特殊教育から特別支援教育へと，明治以来の障害児教育の歴史の大転換である．特殊教育は場に応じた教育，特別支援教育は特別なニーズのある子どもに応じた教育，といわれている．特別支援教育のキーワードは，適切な教育と必要な支援，その場は幼稚園・小学校・中学校・高等学校・特別支援学校である．特別なニーズのある子どもとは，生活上や学習上の障害にもとづくさまざま困難があるために，専門性の高い特別な手だてなどを用いて，一人ひとりの自立と社会参加を図る必要のある子どもである．特別支援教育の基本的な考えのなかで着目すべき点は，「一人ひとりのニーズ」に応じること，「支援」という概念を用いていることであり，"障害のある子ども"ではなく"支援の必要な子ども"としてとらえることとしている．このような基本理念にもとづいて，小・中・高等学校においては，主に発達障害児への対応を中心に全校で組織的に取り組むなど，その成果が拡充してきている．

　2012年7月，「共生社会の形成に向けたインクルーシブ教育システム構築のための特別支援教育の推進（報告）」が出された[1]．文部科学省が，インクルーシブ教育について検討を深めた背景には，わが国における「障害者の権利に関する条約」の批准の課題があった．このことについて「共生社会の形成に向けたインクルーシブ教育システム構築のための特別支援教育の推進（報告）概要」（以下，報告書）には，以下の内容が示されている．

　　障害者の権利に関する条約第24条によれば，「インクルーシブ教育システム」（inclusive education system，署名時仮訳：包容する教育制度）とは，人間の多様性の尊重等の強化，障害者が精神的及び身体的な能力等を可能な最大限度まで発達させ，自由な社会に効果的に参加することを可能とするとの目的の下，障害のある者と障害のない者が共に学ぶ仕組みであり，障害のある者が「general education system」（署名時仮訳：教育制度一般）から排除されないこと，自己の生活する地域において初等

中等教育の機会が与えられること，個人に必要な「合理的配慮」が提供される等が必要とされている．

2）歴史的変遷～特殊教育から特別支援教育へ

　障害児教育は，長い歴史的変遷を経て，整備され充実してきている．その始まりは，明治11年（1878年）の京都盲唖院の誕生である．義務制の施行は，盲学校・聾学校は昭和23年（1948年），養護学校は，昭和54年（1979年）からである．特殊教育から特別支援教育への変遷の経過は，下記のように辿ることができる．

平成13年
- 21世紀の特別支援教育の在り方に関する調査研究協力者会議「21世紀の特殊教育の在り方について（最終報告）」

平成14年
- 「障害のある児童生徒の就学について（通知）」（14文科初第291号）

平成15年
- 今後の特別支援教育の在り方に関する調査研究協力者会議「今後の特別支援教育の在り方について（最終報告）」
- 「特別支援教育推進体制モデル事業」開始

平成16年
- 「発達障害支援法」公布（平成16年法律第167号 17年4月施行）

平成17年
- 「発達障害のある児童生徒等への支援について（通知）」（17文科初第211号）
- 中央教育審議会「特別支援教育を推進するための制度の在り方について（答申）」

平成18年
- 「通級による指導の対象とすることが適当な自閉症者，情緒障害者，学習障害者又は注意欠陥多動性障害者に該当する児童生徒について（通知）」（17文科初第1178号）
- 「学校教育法等の一部を改正する法律」公布　（平成18年法律第80号）
- 「特別支援教育の推進のための学校教育法等の一部改正について（通知）」（18文科初第446号）

平成19年4月
- 「特別支援教育の推進について（通知）」（19文科初第125号）

平成24年7月
- 中央教育審議会初等中等教育部会報告「共生社会の形成に向けたインクルーシブ教育システムの構築のための特別支援教育の推進

> 平成25年8月
> ・「学校教育法施行令の一部を改正する政令」 平成25年9月1日施行

> 「学校教育法施行令の一部を改正する政令」
> 【改正の概要】
> 　(1) 視覚障害者等（視覚障害者，聴覚障害者，知的障害者，肢体不自由者又は病弱者（身体虚弱者を含む）で，その障害が同令第22条の3の表に規定する程度の者をいう．）について，特別支援学校への就学を原則とし，例外的に認定就学者として就学することを可能としている現行規定を改め，個々の児童生徒について，市町村の教育委員会が，その障害の状態等を踏まえた総合的な観点から就学先を決定する仕組みとする．

3）インクルーシブ教育システムの構築とは

　インクルーシブ教育については，「これからは，障害のある子どもは，全員小・中学校などで学ぶことになる」との反応もある．以下に中央教育審議会からの報告を紹介し，その本質について知識・理解を図りたい．

（1）共生社会の形成に向けたインクルーシブ教育システムの構築

　「共生社会」とは，だれもが相互に人格と個性を尊重し，支え合い，人々の多様な在り方を相互に認め合える全員参加型の社会である．共生社会の形成に向けて，障害者の権利に関する条約にもとづくインクルーシブ教育システムの理念が重要であり，その構築のために特別支援教育を着実に進めていく必要があるとしている．以下の報告書の記述を参照されたい[1]．キーワードは「その時点で教育的ニーズに最も的確に応える指導を提供できる，多様で柔軟な仕組みを整備することが重要である」と考えている．

> (1) 共生社会の形成に向けたインクルーシブ教育システムの構築
> 　インクルーシブ教育システムにおいては，同じ場で共に学ぶことを追求するとともに，個別の教育的ニーズのある幼児児童生徒に対して，自立と社会参加を見据えて，その時点で教育的ニーズに最も的確に応える指導を提供できる，多様で柔軟な仕組みを整備することが重要である．小・中学校における通常の学級，通級による指導，特別支援学級，特別支援学校といった，連続性のある「多様な学びの場」を用意しておくことが必要である．

(2)「合理的配慮」について

インクルーシブ教育の構築に当たって，新たに「合理的配慮」という概念が示されている．

報告書では，「合理的配慮」とは，「障害のある子どもが，他の子どもと平等に『教育を受ける権利』を享有・行使することを確保するために，学校の設置者及び学校が必要かつ適当な変更・調整を行うことであり，障害のある子どもに対し，その状況に応じて，学校教育を受ける場合に個別に必要とされるもの」であり，「学校の設置者及び学校に対して，体制面，財政面において，均衡を失した又は過度の負担を課さないもの」と定義している．
「合理的配慮」に関しては，次のような具体例が示されている．

①バリアフリー・ユニバーサルデザインの観点を踏まえ，障害の状態に応じた適切な施設設備
②障害の状態に応じた身体活動スペースや遊具・運動器具の確保
③障害の状態に応じた専門性を有する教員などの配置
④移動や日常生活の介助および学習面を支援する人材の配置
⑤障害の状態を踏まえた指導方法などについて指導・助言する理学療法士，作業療法士，言語聴覚士および心理学の専門家の確保
⑥点字，手話，デジタル教材などのコミュニケーション手段の確保
⑦一人ひとりの障害の状態に応じた教材などの確保（デジタル教材，ICT機器の活用）
⑧障害の状態に応じた教科における配慮（たとえば，視覚障害の図工・美術，聴覚障害の音楽，肢体不自由の体育など）

4）障害の重度・重複化に伴う医療的ケアに関すること

(1) 医療的ケアの歴史的経過の概要

特別支援学校における医療的ケアを巡る課題は，未開の道を切り開いてきた「ひとつの歴史」のプロセスとして辿ることができる．歴史的経過のなかで目指してきたことは，病院における治療の一環としての医療的ケアではなく，学校という教育の場における医療的ケアの，①理念と教育上の意義の確立，②安心・安全なシステムの開発，③法的な課題への対応であった．特別支援学校における医療的ケアの歴史は，おおむね4期に分けることができる．

第1期　平成元年～9年度：大都市圏教育委員会で検討会の設置，国への働きかけ
第2期　平成10～16年度：モデル事業による国の対応と実施県の拡大
第3期　平成17～23年度：違法性の阻却による通知に基づく医療的ケアの実施体制の整備，看護師配置の開始
第4期　平成24年度～現在：法制度化に基づく新たな医療的ケアへの対応

次に，厚生労働省を中心とする検討会などの経過を紹介する．

平成15年7月
・「ALS患者の在宅支援について」厚生労働省医政局長通知
平成16年10月
・「盲・聾・養護学校におけるたんの吸引等の取り扱いについて」厚生労働省医政局長通知
平成17年3月
・「在宅におけるALS以外の療養患者・障害者に対するたんの吸引の取扱いについて」厚生労働省医政局長通知
平成17年4月
・「盲・聾・養護学校における医療的ケア体制整備事業」
平成22年4月
・「特別養護老人ホームにおけるたんの吸引の取扱いについて」（通知）
平成22年7月
・「医療スタッフの協働・連携によるチーム医療推進について」（通知）
平成22年7月
・「介護職員等によるたんの吸引等の実施のための制度の在り方に関する検討会」（厚生労働省）
平成23年6月
・「介護サービスの基盤強化のための介護保険法の一部を改正する法律の公布について」厚生労働省社会・援護局長通知
平成23年11月
・「特別支援学校等における医療的ケアの実施に関する検討会議」文部科学省
平成23年12月
・「特別支援学校における医療的ケアの今後の対応について」（23文科初第1344号）
平成25年4月
・「特別支援教育専門家（看護師等）配置事業」

（2）特別支援学校医療的ケアの現状と今後の課題

　　特別支援学校では，「医療的ケアを必要とする児童生徒の状態に応じ看護師及び准看護師の適切な配置を行うとともに，看護師等を中心に教員やそれ以外の者が連携協力して特定行為に当たる」「特別支援学校において認定特定行為業務従事者となる者は，医療安全を確実に確保するために，対象となる児童生徒等の障害の状態や行動の特性を把握し，信頼関係が築かれている必要があることから，特定の児童生徒等との関係性が十分ある教員が望ましいこと．」（通知）としている．現在，看護師のみが実施している学校と看護師と

表3-4-1　現状　医療的ケア対象児童生徒数等（文部科学省）

平成	在籍校数	児童生徒数	看護師数	教員数
17年度	542校	5,824人	597人	2,769人
18年度	553校	5,901人	707人	2,738人
19年度	553校	6,136人	853人	3,076人
20年度	580校	6,623人	893人	3,442人
21年度	622校	6,981人	925人	3,520人
22年度	626校	7,306人	1,049人	3,772人
23年度	580校	7,350人	1,044人	3,983人
24年度	615校	7,531人	1,291人	**3,236人**
25年度	615校	7,842人	1,354人	**3,493人**

※平成23年度は，岩手県，宮城県，福島県仙台市は調査対象外
※太字は，認定特定行為業務従事者として医療的ケアを行っている教員

教員が協働して実施している学校がある．**表3-4-1**をみると，看護師が年々増えている現状がある．

（3）看護師の果たす役割

特別支援学校において看護師の果たす役割は大きく，対象児童が超重症化していく現状では，さらに大きくなっていくと思われる．教育の場における看護師像を，看護師約500名によるアンケートからまとめてみた（**表3-4-2**）．

2．教育のさまざまな形

1）障害種別を併せた学校の誕生

2007年4月1日から，学校教育法第一条における学校のなか，「盲・聾・養護学校」については「特別支援学校」へと一本化された．そのことによって，障害種別を併せた学校が増えてきている．特に，全障害種別を併せた学校として総合化している学校も設置されている．学校の名称については，たとえば「特別支援学校」「支援学校」「総合支援学校」「養護学校」などと，都道府県によって異なっている現状である．いずれも，児童・生徒の居住地から近い学校に通学できる利便性もある．そのような状況のなかで，それぞれの障害種別がこれまで構築してきた専門性を生かした学校づくりが求められている．

表 3-4-2　特別支援学校における看護師像（求められている能力）

①安心・安全・信頼感のある医療的ケアを的確に実施している
②医師が，常駐していない状況で医療的ケアを円滑に実施している
　→医療に関する状況に応じた判断力をもち，判断の根拠が示せる
　→医療的なことに関する専門的な知識・技能などを有している
③教師に対する指導・助言を行っている（指導助言・研修会の講師）
　→教師にわかりやすく説明できる知識・技能をもっている
　→医療的根拠にもとづいた教師への指導や相談援助を行っている
　→教師が必要としている情報を提供している
④医療的ケアは，児童・生徒の学びと発達への支援であるとの基本的な考えをもっている
　→医療的ケアをする職種ではなく，医療的ケアを通して教育活動を支える職種である
⑤学校の組織の一員として，「学校の生命線は，授業である」と認識している
　→授業の流れに合わせて，医療的ケアがスムーズに実施できる
　→治療の成果を上げるという一方向の目的で患者とかかわる医療現場に対して，子どもの成長・発達のために，子どもや保護者と共感的理解をしながら支援している
⑥児童生徒を理解する能力を有している
　→児童・生徒の変化に気づく力，表情や動きを注意深く観察する能力を有している
　→バイタルサインや子どもの状態から，ケアの必要性や状況をアセスメントする能力を有している
⑦児童・生徒・保護者やその関係者とコミュニケーションを円滑に図っている
　→子どもとのコミュニケーションを図る手立てを有している
⑧他職種と連携・協働する力を有している
　→担任教師などとの連携・意思疎通・情報共有・共通理解を図っている

2）障害のある子どもが学ぶ場

　障害のある子どもが学ぶ場は，小，中，高等学校，特別支援学校である．小・中学校には，特別支援学級が設置されている．また，通常の学級に在籍しながら，時間によって専門的な指導が受けられる「通級による指導」のシステムも設けられている．
　特別支援学校には，少子化に伴う空き教室の活用によって，小・中学校の中に分教室を設置するなど，より地域のなかで教育が受けられるような多様性のある工夫もされてきている．

3）特別支援学校の教育課程

　特別支援学校では，「特別支援学校幼稚部教育要領」「特別支援学校小学部・中学部学習指導要領」「特別支援学校高等部学習指導要領」（平成21年3月告示）に基づいて教育課程を編成している．
　単一障害の児童・生徒の場合には，幼稚園，小学校，中学校，高等学校に準じる教育として，国語や算数などの各教科の指導，道徳，外国語活動，総合的な学習の時間，特別活動の指導が行われている．このように各教科の指導を行うほか，特別支援学校には，障害

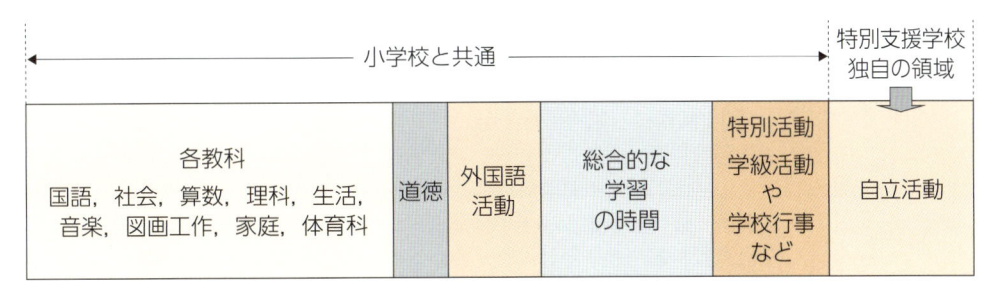

小学校と共通					特別支援学校独自の領域
各教科 国語，社会，算数，理科，生活，音楽，図画工作，家庭，体育科	道徳	外国語活動	総合的な学習の時間	特別活動 学級活動や学校行事など	自立活動

図3-4-1　特別支援学校の教育課程（小学部）

による学習上または生活上の困難を改善・克服するために，「自立活動」という特別の指導領域が設けられている（**図3-4-1**）．

　自立活動は，特別支援学校独自の領域で，その目標は，「個々の児童又は生徒が自立を目指し，障害に基づく学習上又は生活上の困難を主体的に改善・克服するために必要な知識，技能，態度及び習慣を養い，もって心身の調和的発達の基盤を培う」である．

　その内容は，①健康の保持，②心理的な安定，③人間関係の形成，④環境の把握，⑤身体の動き，⑥コミュニケーションの6区分であり，26の下位項目が設定されている．

　また，障害の状態が重度のため，通学して教育を受けることが困難な子どもについては，教員が家庭や施設，病院などを訪問して，一人ひとりの障害の状態に応じた指導を行う訪問教育を行っている．訪問教育は，おおむね週3回の訪問によって，一人ひとりの障害の状態や発達課題に応じて，きめ細かな指導を行っている．特に，病院内の訪問教育は，医療関係者と密接な関係をとりながら，病状に応じた配慮の下に指導している．

4）条件整備

（1）学級編制基準について

　特別支援学校では，一人ひとりに応じたきめ細かな指導をするために，少人数学級にしている．学級編制については，「公立義務教育諸学校の学級編制及び教職員定数の標準に関する法律」（通称：標準法）（昭和33年5月1日法律第116号：最終改正：平成18年6月21日法律第80号）に制定されている．この法律の目的は，「（第一条）この法律は，公立の義務教育諸学校に関し，学級規模と教職員の配置の適正化を図るため，学級編制及び教職員定数の標準について必要な事項を定め，もって義務教育水準の維持向上に資する」とある．具体的には，小学部・中学部は1学級6名，高等部は1学級8名，重複障害の場合には，重複学級として1学級3名である．特別支援学級は1学級8名である．

（2）特別支援学校の教科書に関すること

　教科書に関しては，原則として，「文部科学大臣の検定を経た教科用図書又は文部科学大臣が著作の名義を有する教科用図書を使用しなければならない」となっている．しかし，

表 3-4-3　文部科学省著作教科書

1. 聾学校用　国語教科書（小学部 1 年　2 年　3 年　6 年）
2. 特別支援学校（知的障害）用
　①国語教科書「こくご☆」「こくご☆☆」「こくご☆☆☆」（小 1〜6）
　　「こくご☆☆☆☆」（中 1〜中 3）
　②算数・数学教科書（小学部算数☆・☆☆・☆☆☆　中学数学☆☆☆☆）
　③音楽教科書（小学部音楽☆・☆☆・☆☆☆　　中学音楽☆☆☆☆）

表 3-4-4　支給される経費

国庫補助事業
教科書費，給食費，通学費（生徒・付添人），交流実習交通費（職場実習・交流学習），新入生用品費，校外学習費（生徒・付添人），学用品費等，修学旅行費（生徒・付添人），宿泊生活訓練費（生徒・付添人），職場実習宿泊費，拡大教材費，帰省費（生徒・付添人），寄宿舎用品費（日用品・寝具），賄費

　重複障害など，障害の状態により特別な教育課程を編成し，文部科学省著作教科書などの使用が適当でない場合には，学校教育法附則第 9 条に，「文部科学省検定教科書，文部科学省著作教科書以外の教科用図書を使用することができる」とされている．
　参考までに，文部科学省著作教科書は，**表 3-4-3** のようである．

（3）就学奨励費の支給

　特別支援学校への就学のために保護者などが負担する経費の一部，または全部を保護者の負担能力の程度に応じて支給する就学奨励事業を設けている．本事業では，保護者の負担を軽減することにより，特別支援教育を普及奨励し，教育の機会均等を実現することを目的としている．支給される経費は，主に **表 3-4-4** のようになっている．

〔飯野順子〕

文　献

1) 厚生労働省：共生社会の形成に向けたインクルーシブ教育システム構築のための特別支援教育の推進（報告）概要．
http://www.mext.go.jp/b_menu/shingi/chukyo/chukyo3/044/attach/1321668.htm

第5章 家族への支援

1. 全国重症心身障害児（者）を守る会

1）設立の経過

　全国重症心身障害児（者）を守る会（守る会）は，重症心身障害のある子をもつ親の会として1964（昭和39）年6月に発足しました．

　児童福祉法からはずれた重い障害がある子らの生きる権利を認めてもらうことを願い，「最も弱いものをひとりももれなく守る」という基本理念にもとづいて，施設対策と在宅対策の充実のための運動を進め，親の意識の啓発と連携を密にするために全国47都道府県に支部を設け，約12,000人の会員がいます．2014（平成26）年6月には創立50周年を迎え，天皇皇后両陛下のご臨席を賜り記念式典を行いました．

　1964年，当時の島田療育園の小林提樹氏が発行していた「両親の集い」の発行を引き継ぎ，これまで682号を発行しています．この機関誌は，全国の重症児（者）の親のつながりを深め，より多くの人々に理解していただくための指導誌として始まったものです．

　親の会から始まった守る会は，全国にいる重症児（者）の相談事業を行っていたことから，1966年に社会福祉法人の認可を受けました．その後，「あけぼの学園」や「三宿つくしんぼホーム」の運営実績が認められ，東京都やほかの地方自治体から重症児関係施設の運営委託や国立療養所足利病院の経営移譲を受ける事業体となったことから，2005年，社会福祉事業を運営する「社会福祉法人全国重症心身障害児（者）を守る会」（法人守る会）と，親の会活動を行う「全国重症心身障害児（者）を守る会」（親の会守る会）に分離しました．

2）「親の会守る会」の活動

（1）「会の三原則」と「親の憲章」

　守る会が発足する以前の重症児（者）への施策は，重複障害であるために「制度の谷間」におかれ，重症児（者）を支援する福祉施策がありませんでした．そこで親たちは会を結

成し，厚生省（当時），大蔵省（当時），国会議員などへの陳情を始めました．陳情活動は深夜や早朝にも及び，足を棒のようにして関係機関を歩き回る母親たちのひたむきで真摯な活動は，やがて政治家を動かし，国を動かし，理解者や賛同者を広めていきました．

　活動に当たっては，重い障害の子どもたちとその家族はもとより，すべての人々が幸せになるよう取り組むために守る会の「三原則」と「親の憲章」（**表 3-5-1**）を定めています．

（2）エピソード

　1965 年に開催した守る会の「第 2 回全国大会」で，親の切実な訴えを聞いた政府の高官が，役所が用意した挨拶文を読み上げず，早急に対応をすることを約束され，翌年には，国立病院・療養所への重症児病棟（480 床）の設置が認められました．親の訴えが，時の政府や国を動かしたのです．

　また，2010 年，「障害者総合福祉法」の策定に向けた「総合福祉部会」（内閣府）の議

表 3-5-1　守る会の三原則と親の憲章

【守る会の三原則】
- 決して争ってはいけない
  争いの中に弱いものの生きる場はない
- 親個人がいかなる主義主張があっても重症児運動に参加する者は党派を超えること
- 最も弱いものをひとりももれなく守る

【親の憲章（親の心得）】
(生き方)
- 重症児をはじめ，弱い人びとをみんなで守りましょう．
- 限りなき愛をもちつづけ，ともに生きましょう．
- 障害のある子どもをかくすことなく，わずかな成長をもよろこび，親自身の心をみがき，健康で豊かな明るい人生を送りましょう．

(親のつとめ)
- 親が健康で若いときは，子どもとともに障害を克服し，親子の愛のきずなを深めましょう．
- わが子の心配だけでなく，病弱や老齢になった親には暖かい思いやりをもち，励まし合う親となりましょう．
- この子の兄弟姉妹には，親がこの子のいのちを尊しとして育てた生き方を誇りとして生きるようにしましょう．

(施設や地域社会とのつながり)
- 施設は子どもの人生を豊かにするために存在するものです．施設の職員や地域社会の人々とは，互いに立場を尊重し手をとり合って子どもを守りましょう．
- もの言えぬ子どもに代わって，正しい意見の言える親になりましょう．

(親の運動)
- 親もボランティア精神を忘れず，子どもに代わって奉仕する心と行動を起こしましょう．そして，だれでも住みよい社会を作るよう努力しましょう．
- 親の運動に積極的に参加しましょう．親の運動は主義や党派に左右されず，純粋に子どもの生命の尊さを守っていきましょう．

論の過程で,「施設に長期間入所させることは人権侵害」との意見が出たことに危機感を抱き,全国の会員に対し,会発足以来,初めて署名活動を実施したところ,短期間のうちに約12万筆の署名を集められました.会員が約1万2,000名であるにもかかわらず,約10倍の署名があったということは,家族のみならず,施設の職員をはじめ重症児(者)にかかわる人々や一般の方々などに賛同していただいたものと考えています.これを,内閣府に持参したことにより,「施設廃止論」は同部会の報告書から削除され,重症児(者)は年齢によって適用される法律は異なるものの,これまでどおりの児・者一貫制度が維持されることになりました.

(3) 今後の親の会活動のあり方

2006年の障害者自立支援法施行により,障害福祉サービスが利用契約に変わり,障害種別ごとにあった施設が一元化され,福祉の実施主体が市区町村に移行するなど障害児(者)に関する制度が大幅に見直されました.このため,サービスの種類や量に地域格差が生じています.サービスがない場合には,親同士が連携して重症児(者)の特性を市区町村の方々に理解していただく親の会活動を展開することも親の役目だと思います.

2. 重症心身障害児(者)の親の思い

1) 障害の受容と家族の協力

(1) 障害の受容

夢と希望のなかで生まれたわが子に障害があると知らされた多くの親は,大きな衝撃を受けます.特に母親のそれは計り知れないものがあります.

どの母親も,わが子は五体満足で健康な赤ちゃんとして生まれてくるものと思い,母として,親として大きな期待をもってその時を待っています.

障害があると医師に告知されてもその事実を認められず,「何かの間違いではないか」と疑い,「先々に治るのではないか」「どのような障害がどのくらい続くのか」などと不安に駆られます.首が座らない,言葉が出ないなど,発達の遅れが明らかになったとき,己の不幸を恨んだりします.

そのあいだに,手術や訓練によって治るのではないかとありとあらゆる機会をとらえ,子ども病院や専門の医療機関,訓練施設などを訪れます.遠くに評判の医師がいると聞けば,藁にもすがる思いで時間や費用を惜しまずに出かけます.そして,治らないという事実を冷静に受け止め始め,少しずつわが子の障害を認めていくことになります.

やがて,子どもの成長過程で現れる笑顔やかわいい仕草に励まされ,また,小さなからだで懸命に生きる姿に,「何としてもこの子の命を守り,かけがえのない人生を豊かなも

のにしてあげたい」と前向きに歩き始めます．

（2）家族の協力

　　ほとんどの重症児（者）は寝たきりで全面的な介助を必要とするので，母親にかかる負担は並大抵のことではなく，日夜疲れきって，孤独に陥りがちになります．障害がわかり，受容できた段階から，介護は決して無理をしないことが肝要です．それにはまず，家族全員に子どもの障害を理解・認識してもらい，子育てと介護に協力してもらう必要があります．濃厚な医療的ケアを必要とする障害児（者）の場合は，特に家族の協力を欠かすことができません．

2）地域とのかかわり

　　重症児（者）が地域で安心して暮らしていくためには，行政機関，相談支援機関，障害福祉サービス事業者などによる支援が欠かせません．

・家族に障害児（者）がいることを知っておいてもらうことが大切です．障害を正しく理解してもらうために積極的に地域に出て交流をもつようにしましょう．重症児（者）の懸命に生きている姿が，周りの人たちに優しさや命の大切さを気づかせてくれます．このような暮らしが子どもとともに地域での生活をいっそう豊かなものにしてくれるのです．

・地域の保健福祉センターなどに障害児（者）や家族の実情を伝え，なんでも相談できるような関係を構築するとともに，家族で抱え込まないためにもわが子に合った障害福祉サービスを積極的に利用しましょう．

・地域にある子どもに関係する病院，就学前の通園施設，公園，特別支援学校，警察署などを調べておくことも必要です．

・震災や火災などの災害が発生した場合に，優先して避難支援や安否確認が行われる「避難行動要支援者名簿」への登録をしておくとよいと思います．

・親の会など障害児の親同士の仲間づくりは，思いが共有できる何よりも大切な仲間であり，痛みを分かち合え，情報交換の場づくりもできる力強い味方でもあります．積極的に仲間づくりに参加しましょう．

3）障害児教育について

（1）一人ひとりの可能性を引き出す教育の推進

　　障害者権利条約の締結に関連して，インクルーシブ教育の理念のもと，可能なかぎり障害のある子どもと障害のない子どもが一緒に教育を受けられるよう配慮する方針が打ち出されたところです．

　　教育における成果は，子どもの健康を増進させ，よい生活リズムが身につくとともに一人ひとりの可能性が引き出され，知的にも機能的にも発達を促してくれています．どんな

に障害が重くても，すべての子どもには必ず力や可能性をもっています．

（2）医療的ケアを必要とする児童・生徒への対応

医療的ケアを必要とする児童・生徒には，担当する教員が一定の研修を修了した場合にはそれらの行為を限定して実施できることになるとともに，近年，多くの都道府県で特別支援学校などへの看護師の配置が進められています．今後さらに医療的ケアが必要な児童・生徒が通学するすべての特別支援学校などに看護師が配置されることを希望します．

医療的ケアを必要とする児童・生徒は，通学バスによる送迎の対象外とされ，家族による送迎ができない場合には，通学をあきらめて訪問教育を選択することになります．親が送迎をする場合，子どもの授業中は親が学校で待機しなければならないのが実情です．このような事態が解消されることを望みます．

4）日中活動の場の確保

守る会が2011年度に実施した「重症心身障害児者の地域生活の実態に関する調査」（厚生労働省：障害者総合福祉推進事業）によりますと，特別支援学校の児童・生徒の卒業後の進路として，74.8％が「通所施設の利用」を希望していますが，「施設などの受け入れ先がない」（36.9％），「定員に空きがない」（21.5％），「施設が遠い」（6.2％）などとなっており，卒業後の進路が不足しています．

主として重症心身障害者が通える通所施設は，現在，全国に約300カ所ありますが，身近な地域で利用できる施設はまだまだ不足している状態です．

親たちは，日中活動の場が身近に整備されることを願うとともに，通所施設に次のような望みを抱いています．

- 特別支援学校の生活と同様，通える人は週5日の通所ができること
- 特別支援学校で身につけた知識や，培われたこと，経験したことがより伸ばせる療育活動につながること
- 重症心身障害者を受け入れられる設備，職員（特に医療的ケアへの対応）が配置され，夢をもって，生き生きと輝いて活動できる場所であること

5）在宅生活を支える制度の活用

（1）福祉サービスを賢く使う

親の多くは，少しでも子どもと長く一緒に生活をしたいと願っています．しかし，それを支える支援がなくては，在宅生活はなり立ちません．濃厚な医療ケアを要する場合はなおさらです．より豊かな在宅生活を送るには，何が必要なのか，どう支援してもらったらいいのかを考えて，現行の制度をよく知り，利用することが肝要です．そのためには，制度の仕組みや手続きなどについて知っておく必要があります．

6）入所施設はもうひとつの家庭

　親の最大の心配事は，自分が亡くなった後のわが子の将来です．親亡き後は，だれがこの子の面倒をみてくれるのか．兄弟姉妹もそれぞれ家庭があり頼みにくいことから，医療設備の整った施設に託していきたいと願っています．すべてを周りから介助されて生きて行く子どもたちにとって最も大事なことは，だれからでも介護を受けられることです．親以外の人の介助では，食事もできないということでは生きていけません．そうした意味でも，親が元気なうちに短期入所を利用して，訓練をしておく必要があります．可能なかぎり在宅で頑張りながら，介護の中心にある母親が倒れないように，また家族との時間や最低限の社会参加のためにも，預けられる施設を確保しておくことが必要です．

3．重症心身障害児（者）の兄弟姉妹の思い

1）初めてのきょうだい支援

　わたしたちは，障害のある子のことを最優先し，その兄弟姉妹（以下「きょうだい」）のことは，気になりながらも考える余裕がありませんでした．知らず知らずのうちに我慢をさせ，障害のある子のことをきちんと説明することもなく，どのように対応したらよいか悩みながらそのままになってしまっていました．

　2006年，独立行政法人福祉医療機構の助成金をいただき，守る会の発足後初めて「きょうだい支援」に取り組みました．

2）きょうだいの思い

　「きょうだい支援事業」では，小学生から高校生までの「きょうだい」の作文を募集し，その作文を親たちの前で発表しました．その内容は，「親に正面切って自分の悩みや不満などを伝えられない」「友達に障害のある兄弟姉妹のことを話せない」「障害のあるきょうだいのことでいじめられた」「不登校になった」など，これまで親に言えなかったさまざまな事柄でした．また，子どもたち同士で1泊2日の「きょうだいキャンプ」を実施しました．このキャンプで初めて出会ったにもかかわらず，以前からの知り合いであったようにすぐに打ち解け，子どもたちからは，「同じ境遇であることが初めからわかっていたので気軽に話せた」「こんな機会がもっと早くもてたらよかった」などの感想がありました．

　障害のあるきょうだいのことで不登校になっていた女子高校生が，キャンプから帰ったら登校を再開したとの母親からの報告は，何にも勝るうれしい便りでありました．

　障害の子どものことを，いつ，どのように説明すればよいのか，親も悩んでいます．気

になりながらも，障害児の日々の介護に追われ，説明の時期を逸したりしているなどのなどのさまざまな問題がみえてきました．

　また，親自身の高齢化に伴い，「親亡き後の障害者の介護をきょうだいに頼んでよいのか」という親の悩みも明らかになりました．

　この補助事業は2年間で打ち切りとなりましたが，当会では引き続き，自主財源でこの事業を継続的に実施しています．

（岩城節子）

和文索引

あ
アウェアネス　12
愛着形成　50
悪性腫瘍　233

い
イレウス　162, 168
インクルーシブ教育　93, 294, 296
医学モデル　27, 104
医療型障害児入所施設　10
医療的ケア　11, 73, 297
易骨折性　219
胃食道逆流症　164
胃瘻　183
異常パターン動作　172
移動介助機器　84

う
う蝕　193
動く重症児（者）　7, 11, 18
運動機能　115

え
栄養　226
栄養サポートチーム　185
栄養所要量　186
栄養障害　185
遠隔医療　284
鉛管現象　113
嚥下機能　82

お
嘔吐　164
大島分類　11, 13, 57
折りたたみナイフ現象　113

か
カニューレ　159
概念的技能　13, 129
風に吹かれた股関節　51, 86, 115
活動　26
活動制限　27
合併症　36, 72
完全閉じ込め状態　12
陥没呼吸　145
感覚遊び　88
感覚統合　87
感覚入力　204
感染症　215, 236
感染対策　237
緩和ケア　106, 234
環境調整　99

き
キュイラス　157
きょうだい支援事業　308
気管狭窄　147
気管切開　154, 158
気管軟化症　147
気道狭窄　145
機能障害　25, 27
機能的半球離断術　140
吸引　155
協働意思決定　108
胸郭呼吸運動　152
強度行動障害　18
仰臥位　148, 165
筋解離術　123
筋緊張異常　70
筋緊張亢進　117, 146
筋緊張低下　146
緊張性咬反射　170

く
空気嚥下症　169
車椅子　254

け
下痢　164
経管栄養　247
経管栄養法　182
経口筋弛緩薬　118
経腸栄養剤　189, 192, 231
経鼻エアウェイ　158
経鼻胃チューブ　182
経鼻空腸チューブ　183
痙縮　117
言語聴覚療法　89

こ
コミュニケーションの発達段階　91
コミュニケーション不全　100
小林提樹　3
股関節脱臼　51, 80, 125
呼吸障害　77, 143
固縮　117
個人チェックリスト　39, 55
個別支援計画　76, 274, 277
誤嚥　83, 149, 171, 180, 247
誤嚥性肺炎　183, 194, 196
口腔ケア　196
口腔ネラトン法　184
口臭　194
口内炎　195
行動障害　209
行動制限　214
抗てんかん薬　138, 194,

221, 232
更衣　251
拘縮　81, 86, 122
拘束性換気障害　80, 143
後見　292
咬傷　195
咬耗症　194
高血圧　228
高炭酸ガス血症　143
高頻度胸壁振動法　158
喉頭軟化症　146
絞扼性イレウス　168
合理的配慮　32, 297
国際障害分類　24
国際生活機能分類　26, 65
国立療養所　7
骨折　219

さ

作業活動　84
作業療法　84
座位　150
最善の利益　108
在宅支援　289
参加　26
参加制約　27
酸素療法　158

し

ジストニア　117
支援費制度　9, 275
思春期早発症　231
姿勢管理　152, 158
姿勢保持　151
姿勢保持装置　84
脂質異常症　228
歯周病　193
歯石沈着　194
歯肉肥大症　194
自閉症　210
自立活動　301
児・者一貫体制　7, 10
児童福祉法　4, 7, 19

事前ケアプラン　108
実用的技能　129
島田療育園　5
社会モデル　27, 104
社会的技能　129
社会的不利　25
社会福祉基礎構造改革　9
重症児（者）通園モデル事業　22, 275
重症心身障害児施設入所対象選定基準　10
重症心身障害児対策委員会　5
準超重症児（者）　17
症候性てんかん　135
焦点部切除術　140
障害者の権利に関する条約（障害者権利条約）　22, 93, 294
障害者基本法　20, 24
障害者虐待防止法　23
障害者施設等入院基本料　19
障害者自立支援法　9, 20, 275
障害者総合支援法　9, 22, 275
上腸間膜動脈症候群　80, 169
情報支援ネットワーク　288
食後高血糖　191
食道裂孔ヘルニア　165
食物形態　172, 245
食物繊維　163
植物機能　81
職員配置基準　20, 281
褥瘡　224
心身機能　26
心身障害者対策基本法　19
心臓病　228
身体障害者手帳　11
身体構造　26
神経因性膀胱　197

神経発達学的訓練　50
侵襲的陽圧人工呼吸療法　161
診療報酬　15, 23, 79
新生児死亡率　266
人権　30
人工呼吸器　159

す

スヌーズレン　208
睡眠覚醒リズム　216
睡眠障害　216
睡眠中枢　216

せ

世界人権宣言　30
生活援助　244
生活環境　240
生活習慣病　227
生命予後　48
成年後見人　234, 292
整形外科的治療　123
脆弱性骨折　219
喘鳴　145
摂食嚥下障害　170
摂食機能　82, 170, 177, 180
摂食指導　175
舌根沈下　50, 146, 151
舌突出　170
遷延性意識障害　11
選択的医療　108
選択的脊髄後根切断術　122
全国重症心身障害児（者）を守る会　6, 303
全般発作　135

そ

ソーシャルワーク　104
咀嚼　170
相談支援　276
相談支援センター　276
側臥位　150
側彎症　125

た

ダンピング症候群　191
体温調節障害　214
体熱平衡　215
待機者リスト　291
耐糖能障害　191
短期入所　277
男女の割合　59

ち

チームアプローチ　103
地域移行支援　289
地域生活支援　286
地域包括ケアシステム　274
知的機能　127
知的障害　126
知能テスト　128
知能指数　11, 127
超重症児（者）　8, 15
超重症児（者）スコア　15

つ

つなぎ法　21
通所支援　279

て

てんかん　134
てんかん重積症　141
低血糖　232
低酸素症　147
低出生体重児　267
定型発達　170
適応行動　127, 129
適応行動評価法　131
電解質　189

と

トロミ調整食品　172
糖尿病　227
動的体幹装具　125
動物機能　81
特別支援教育　93, 294

な

内分泌障害　230

に

日本国憲法　30
日本赤十字社中央病院　4
日常生活　240
日常生活の自立度の評価　115
入所支援　289
入浴　242, 256
尿路感染症　202
尿路結石　200
任意後見制度　292

ね

熱中症　215
年齢分布　59

の

ノーマライゼーション　6
能力障害　25
脳性麻痺　35, 41, 112, 122, 205
脳卒中　228
脳損傷　34
脳梁離断術　140

は

ハビリテーション　29
バクロフェン髄腔内投与療法　118, 121
背臥位　81
肺内パーカッションベンチレーター　157
排泄　242, 249
排痰　153, 156
発達支援　98

ひ

ビデオ嚥下造影検査　171, 180
非侵襲的陽圧換気療法　160

微量元素　189, 192
標準予防措置策　239
病因　61
病理群　129

ふ

プレーリーくん　125
プレゼンテーションの3原則　97
プレバイオティクス　163, 192
プロバイオティクス　163, 192
婦人科疾患　228
部分発作　135
腹臥位　81, 154, 226

へ

閉塞性イレウス　168
閉塞性換気障害　80, 143, 167
閉塞性無呼吸　145
変形　81, 86, 122
変形性頸椎症性脊髄症　125
便秘　162, 250

ほ

ボツリヌス毒素治療　118, 120
ポジショニング　153
保佐　292
捕食　170
補助　292
補装具　84
法定後見制度　292
訪問リハビリテーション　283
訪問介護　283
訪問看護　283
訪問教育　286
発作型診断　136

ま
麻痺性イレウス　168
磨耗症　194
守る会の三原則　304
丸飲み込み　170

み
ミキサー食　191
看取り　109, 235

め
迷走神経刺激療法　140

よ
陽陰圧体外式人工呼吸器　157
横地分類　12, 13

り
リハビリテーション　29, 76

理学療法　80
療育　28, 49, 71, 76, 260
療育手帳　11
療養介護事業所　10
倫理　30

れ
レスパイト入院　279

欧文索引

A
AAC　*93*
ABC 分析　*211*

B
BCV　*157*
BMI　*187*

D
dying spell　*147*

F
Flynn 効果　*128*

H
HFCWO　*158*

I
ICF　*26, 65, 76*

ICIDH　*24*
ICT　*284*
IPV　*157*

M
MAC　*156*
MI-E　*156*

N
NICU　*267*
NPPV　*160*
NST　*185*

P
PMD　*65*
profound disability　*11*

Q
QOL　*29*

R
ROM 訓練　*50*

S
severe motor and intellectual disabilities　*11*
SpO_2　*148*

T
TEACCH　*212*
TPPV　*161*

V
VE　*171*
VF　*171*

新版　重症心身障害療育マニュアル	ISBN978-4-263-23596-6

2015年3月20日　第1版第1刷発行
2022年1月10日　第1版第8刷発行

　　　　監修者　岡　田　喜　篤
　　　　発行者　白　石　泰　夫
　　　　発行所　医歯薬出版株式会社
〒113-8612　東京都文京区本駒込 1-7-10
TEL. (03) 5395—7618（編集）・7616（販売）
FAX. (03) 5395—7609（編集）・8563（販売）
https://www.ishiyaku.co.jp/
郵便振替番号 00190-5-13816

乱丁，落丁の際はお取り替えいたします　　　印刷・あづま堂印刷／製本・明光社
Ⓒ Ishiyaku Publishers, Inc., 2015. Printed in Japan

本書の複製権・翻訳権・翻案権・上映権・譲渡権・貸与権・公衆送信権（送信可能化権を含む）・口述権は，医歯薬出版（株）が保有します．
本書を無断で複製する行為（コピー，スキャン，デジタルデータ化など）は，「私的使用のための複製」などの著作権法上の限られた例外を除き禁じられています．また私的使用に該当する場合であっても，請負業者等の第三者に依頼し上記の行為を行うことは違法となります．

JCOPY ＜出版者著作権管理機構　委託出版物＞
本書をコピーやスキャン等により複製される場合は，そのつど事前に出版者著作権管理機構（電話 03-5244-5088, FAX 03-5244-5089, e-mail：info@jcopy.or.jp）の許諾を得てください．